H. Thiel, F. Niegot, S. Traxler (Hrsg.)

Psychiatrie für Pflege-, Sozial- und Heilberufe

Holger Thiel, Frithjof Niegot, Siegfried Traxler
(Hrsg.)

Psychiatrie für Pflege-, Sozial- und Heilberufe

6. Auflage

Unter Mitarbeit von
Dr. Dirk Arenz, Euskirchen; Yvonne Brachtendorf, Neuwied; Andrea Gasper, Andernach;
Dr. Susanne Lieb, Annweiler; Frank Lücke, Dernbach; Dr. Thomas Luedtke, Andernach;
Werner Mayr, Heidenheim; Hans Neufeld, Plaidt; Dr. Frithjof Niegot, Dernbach;
Wolfgang Prüm, Bernkastel-Kues; Beate Reinders, Bad Bergzabern; Melanie Schwickert, Dernbach;
Holger Thiel, Neuwied; Dr. Siegfried Traxler, Höhr-Grenzhausen; Frank Vilsmeier, Rickling;
Michael Waibel, Heidenheim

Mitherausgeber der 1.-5. Auflage:
Dr. Markus Jensen (in memoriam)

ELSEVIER

Elsevier GmbH, Hackerbrücke 6, 80335 München, Deutschland
Wir freuen uns über Ihr Feedback und Ihre Anregungen an books.cs.muc@elsevier.com

ISBN 978-3-437-26553-2
eISBN 978-3-437-09939-7

Wichtiger Hinweis für den Benutzer
Ärzte/Praktiker und Forscher müssen sich bei der Bewertung und Anwendung aller hier beschriebenen Informationen, Methoden, Wirkstoffe oder Experimente stets auf ihre eigenen Erfahrungen und Kenntnisse verlassen. Bedingt durch den schnellen Wissenszuwachs insbesondere in den medizinischen Wissenschaften sollte eine unabhängige Überprüfung von Diagnosen und Arzneimitteldosierungen erfolgen. Im größtmöglichen Umfang des Gesetzes wird von Elsevier, den Autoren, Redakteuren oder Beitragenden keinerlei Haftung in Bezug auf jegliche Verletzung und/oder Schäden an Personen oder Eigentum, im Rahmen von Produkthaftung, Fahrlässigkeit oder anderweitig, übernommen. Dies gilt gleichermaßen für jegliche Anwendung oder Bedienung der in diesem Werk aufgeführten Methoden, Produkte, Anweisungen oder Konzepte.

Für die Vollständigkeit und Auswahl der aufgeführten Medikamente übernimmt der Verlag keine Gewähr.
Geschützte Warennamen (Warenzeichen) werden in der Regel besonders kenntlich gemacht (®).
Aus dem Fehlen eines solchen Hinweises kann jedoch nicht automatisch geschlossen werden, dass es sich um einen freien Warennamen handelt.

Bibliografische Information der Deutschen Nationalbibliothek
Die Deutsche Nationalbibliothek verzeichnet diese Publikation in der Deutschen Nationalbibliografie; detaillierte bibliografische Daten sind im Internet über https://www.dnb.de abrufbar.

20 21 22 23 24 5 4 3 2 1

Um den Textfluss nicht zu stören, wurde bei Patienten und Berufsbezeichnungen die grammatikalisch maskuline Form gewählt. Selbstverständlich sind in diesen Fällen immer alle Geschlechter gemeint.

Planung: Julia Lux, München
Projektmanagement: Ulrike Schmidt, München
Redaktion: Dr. Nikola Schmidt, Berlin
Satz: Thomson Digital, Noida/Indien
Druck und Bindung: Drukarnia Dimograf Sp. z o.o., Bielsko-Biała/Polen
Umschlaggestaltung: SpieszDesign, Neu-Ulm
Titelfotografie: © satori - stock.adobe.com

Aktuelle Informationen finden Sie im Internet unter **www.elsevier.de.**

Vorwort

Auch in der Psychiatrie ist wirtschaftliches Denken zunehmend ein verlangter Eckpfeiler des Gesundheitssystems. Die Ansprüche an eine gute psychiatrische Behandlung können aber nur erfüllt werden, wenn sich die Mitarbeiter im Behandlungsfeld zu Hause fühlen und die Ansprüche hinsichtlich der Theorie und Praxis erfüllen.

Die Gegenwart und Zukunft der Psychiatrie ist zudem eng mit den Begriffen „Qualitätsmanagement" und „Qualitätssicherung" verbunden. Gerade um die geforderte Qualität zu sichern, sind fundierte Kenntnisse – wie sie in diesem Buch beschrieben werden – von grundlegender Bedeutung.

Nicht nur im psychiatrischen Krankenhaus, sondern im gesamten psychiatrischen Arbeitsfeld wird oft mehr als in anderen medizinischen Bereichen im Team gearbeitet. Zielorientierte Arbeit in diesen Arbeitsgruppen funktioniert aber nur dann, wenn alle Mitarbeiter über ein breites gemeinsames Basiswissen verfügen. Durch klar strukturierte, kompakte, praxiserprobte Inhalte wollen die Herausgeber und Autoren dieser Auflage Hilfen anbieten.

Wir sehen Krankheit als Teil des Lebens. Daher ist für uns der Mensch, der uns in unserer Arbeit gegenübertritt, das Maß der Dinge. Für uns ist das Gegenüber nicht nur „Versicherungspartner" oder „Kostenfaktor". Dabei helfen ein breites psychiatrisches Wissen und fundierte Techniken. Gerade dem Patienten nah zu sein und gemeinsam seine Probleme konstruktiv anzugehen, also Menschlichkeit walten zu lassen, sind – bei aller Zeitknappheit – wesentliche Ziele unserer Arbeit.

Die Herausgeber möchten mit dieser Auflage den Weg der Weiterentwicklung der psychiatrischen Gesamtbehandlung weiteranstoßen. Alle Berufsgruppen greifen in einem hohen Maße in die Therapie ein. Daher ist es von hoher Bedeutung, dass die therapeutischen Techniken gezielt und gekonnt eingesetzt werden.

Die Psychopharmakologie hat in den letzten Jahrzehnten beeindruckende Fortschritte gebracht. Dadurch wurde eine Grundlage dafür geschaffen, dass die psychotherapeutischen und psychosozialen Techniken und Hilfen wirksam werden können. Dem Trend, in Teilen der klassischen Medizin im Schwerpunkt das Krankhafte (pathogenetische Dimension) zu sehen, versuchen die Autoren mit einer Vermittlung einer zeitgemäßen ganzheitlichen, zunehmend mehr gesundheitsbezogenen (salutogenetischen Dimension) Haltung entgegen zu treten.

Ähnlich wie die aktuellen biologischen Ansätze in der Psychiatrie / Psychotherapie, nach denen wir mit modernen technischen Verfahren den Menschen beim Denken nahezu zusehen können, helfen uns die Sozial- und Pflegewissenschaften dabei, neue Denkmodelle und Strukturen in unser Fachgebiet zu bringen. Sie ersetzen jedoch nicht den direkten, überaus vielschichtigen, individuellen Kontakt von Mensch zu Mensch in der Psychiatrischen Arbeit.

Um dies mit der gebotenen Fachlichkeit tun zu können, sind zu den klassischen Basiskompetenzen erweiterte Qualifikationen nötig. Diese umfassen Wissen und Erfahrung in der Gruppenarbeit, der Krisenbewältigung, der Milieugestaltung, im Case-Management, in der Psychoedukation, der Angehörigenarbeit und der Sozio-und Psychotherapie. Im Unterschied zur früheren eher somatischen Pflege und Bevormundung ist dabei die Beziehungsarbeit von besonderer und nachgewiesener Effektivität.

In unseren unterschiedlichen Rollen und Funktionen als Pfleger, Ärzte und Psychotherapeuten haben wir Herausgeber uns immer als Team verstanden – und sind dabei Freunde geworden.

Ohne die Unterstützung unserer Familien und des privaten Umfelds hätten wir dieses Buch kaum realisieren können, daher danken wir Martina, Mary, Marion und Anneliese.

Wir denken mit Wehmut an unseren verstorbenen Freund Markus, er war ein Integrator in hohem Ausmaß.

Julia Lux und Ulrike Schmidt vom Elsevier-Verlag sowie Dr. Nikola Schmidt danken wir für mannigfache Hilfen und Geduld in der umfangreichen Zusammenarbeit.

S. Traxler für die Herausgeber
Höhr-Grenzhausen, Januar 2020

Abbildungsverzeichnis

Der Verweis auf die jeweilige Abbildungsquelle befindet sich bei allen Abbildungen im Werk am Ende des Legendentextes in eckigen Klammern. Alle nicht besonders gekennzeichneten Grafiken und Abbildungen © Elsevier GmbH, München.

J787 colourbox.com
K157 Werner Krüper, Bielefeld
L143 Heike Hübner, Berlin
L157 Susanne Adler, Lübeck
L235 Willi Schittek, Duisburg
P612 Werner Mayr, Niederstrotzingen
P613 Holger Thiel, Neuwied
R401 Frank, KLB Psychiatrie, Elsevier, Urban und Fischer Verlag, 15. A. 2007
V492 abavo GmbH, Buchloe
W1089 Bundesarbeitsgemeinschaft der überörtlichen Träger der Sozialhilfe (BaGüS), „Orientierungshilfe zur Gesamtplanung", Februar 2018

Inhaltsverzeichnis

KAPITEL

1

Holger Thiel, Siegfried Traxler und Dirk Arenz

Kurze Geschichte der Psychiatrie

1.1 Psychiatrie von gestern

„So ein Mann Plage und Last hat mit Frauen, Kindern, Schwestern, Brüdern oder Hausgesinde, die siech sind, oder so er selbst dem Siechtum anheim gefallen sei, lasse er sie liegen, wo sie sind, und wir fänden es auch lobenswert, wenn er sich selbst oder die solchermaßen entkräftete Person verbrennte."

(aus Stafford-Clark 1967)

Gerade 700 Jahre ist es her, dass solch ein unmenschlicher Satz geltendes Recht war.

Im Gegensatz zur Entwicklung der somatischen (körperlichen) Medizin ist die der Psychiatrie weniger konstant und menschenfreundlich. Psychisch Kranke wurden aus Unwissen und Aberglauben auf dem Scheiterhaufen verbrannt, verfolgt, grausam misshandelt, in Einzelzellen gesperrt und mit Ketten gefesselt. Brandeisen und andere Instrumente einer Folterkammer kamen zum Einsatz. Wie können Menschen so etwas tun? Eine ganz wesentliche Rolle spielt dabei unsere Sprachlogik.

INFO

Dazu ein Beispiel eines Gesprächs:
Harald: … und habe somit eine *„Kalkeiner"*.
Doris: Was meinen Sie mit *„Kalkeiner"*. Was wollen Sie damit zum Ausdruck bringen?
Harald: Ich meine damit selbstverständlich, dass ich eine kalkweiße Weste habe, wie sonst keiner.
Doris: Aber den Ausdruck *„Kalkeiner"* gibt es nicht, den können Sie nicht einfach …
Harald fällt Doris ganz barsch und hochmütig ins Wort: Wenn ich das Wort „Kalkeiner" als Ausdruck meiner weißen Weste benutze, dann bedeutet es dies auch, nicht mehr und nicht weniger.

Das Gespräch ist an dieser Stelle beendet, und Doris ist, wie man sich unschwer vorstellen kann, verärgert.

Bei dem Wort „Kalkeiner" handelt es sich um eine sprachliche Verschmelzung mehrerer Wörter (Wortkontamination) zu einem unverständlichen Wortgebilde. Als mögliche negative Reaktion von Doris wäre hier ein Spruch wie „der spinnt, der ist verrückt" durchaus denkbar.

Fachausdrücke wie „paranoide Schizophrenie" oder „hirnorganisches Psychosyndrom" werden also gelegentlich durch „Spinner, Bekloppte, Verrückter, Irrer oder Wahnsinniger" ersetzt. Dadurch lässt sich Verachtung, Abscheu, Spott oder Herablassung gefühlsmäßig besser ausdrücken. Schon immer begegneten die geistig Gesunden den geistig Kranken mit gemischten Gefühlen. Auch heute noch empfinden viele anständige und keineswegs inhumane Menschen so.

Die Haltung und die emotionale Einstellung zum psychisch kranken Menschen sind entscheidend. Es gibt zwei Pole. Wir können den „Irren" als uns wesensfremd ablehnen, um möglichst wenig mit ihm zu tun zu haben und somit auch wenig Verantwortung übernehmen zu müssen. Oder wir sehen ihn als Kranken an, der Anspruch auf unser Mitgefühl und unsere Hilfe hat.

Möglicherweise liegt hier eine der Ursachen, warum psychisch erkrankten Menschen oftmals feindselig begegnet wird. Krankheiten wie Kinderlähmung, Querschnittslähmung oder Krebs wecken eher Mitgefühl.

Man sollte aber heutzutage nicht in den Fehler verfallen, alle früheren psychiatrischen Konzepte mit einem Lächeln beiseitezuschieben. Wer weiß schon, was in hundert Jahren über so manche heutige Weltsicht gedacht werden wird. Immerhin ist die sog. „Humoralpathologie" (Vier-Säfte-Lehre), die aus dem antiken Griechenland hervorging und dem Altmeister der Medizin Hippokrates (ca. 460–370 v. Chr.) zeitlich die mit Abstand erfolgreichste medizinische Theorie, überdauerte sie immerhin gut zweitausend Jahre. Die Theorie war folgende: Im gesunden menschlichen Organismus befinden sich vier wichtige „Körpersäfte" (Blut, gelbe Galle, schwarze Galle, Schleim) im Gleichgewicht. Erst wenn diese vier Körpersäfte in Ungleichgewicht geraten, erkrankt der Körper. Die Erkrankung äußert sich – je nach Vorherrschen eines bestimmten „Saftes" – auch psychisch:

- Ein Übermaß an „Blut" (Sanguis) bewirkt eine starke Launenhaftigkeit. Heute würde man wohl von „Affektlabilität" sprechen. Der Begriff „Sanguiniker" meint demnach bis heute diese launenhaften, stimmungsschwankenden und affektiv labilen Charaktere. Ob diese Ansicht bereits als Vorläufer heutiger Borderline-Konzepte bezeichnet werden könnte?
- Wenn aber die „gelbe Galle" (Chole) im Körper überwiegt, kommt es in dem antiken Konzept zu Wutausbrüchen, Zorn und Aggression. Noch heute bezeichnet der „Choleriker" einen zu Wutausbrüchen neigenden Menschen. Unschwer lassen sich Beziehungen zum modernen Konzept der „Impulskontrollstörungen" erkennen, die Eingang in die modernen Diagnoseklassifikationen (ICD-10, DSM 5) fanden.
- Dominiert hingegen die „schwarze Galle" (Melaina Chole) den Körper, verfällt der Mensch in eine tiefe Depression, die früher „Melancholie" genannt wurde. Ein überdauernder Zustand dieser „Schwarzgalligkeit" führt zum Charakter des Melancholikers.
- Tritt nun der vierte Körpersaft, der Schleim (Phlegma) in den Vordergrund, bewirkt dies eine Apathie und Antriebsstörung, der Mensch wird phlegmatisch oder – ist der Zustand überdauernd – gar zum „Phlegmatiker".

Das Konzept der antiken Humoralpathologie (Humor = Feuchtigkeit = Saft) ist also gerade keine Lehre, welche die psychischen Erkrankungen auf Dämonen oder Hexenwirkungen zurückführte, sondern – ganz modern – auf körperliche Ursachen. Die psychischen Eigenschaften der Sanguiniker, Choleriker, Melancholiker und Phlegmatiker, die anhand ihrer Bezeichnungen auf die alten Krankheitskonzepte verweisen, sind noch heute den meisten Menschen geläufig, auch wenn die Lehre der Humoralpathologie aufgegeben wurde. Immerhin handelte es sich dabei aber um ein „dimensionales" organmedizinisches Konzept, wobei beliebig viele Übergänge der vier Körpersäfte und der vier „Prägnanztypen" möglich waren. Auch heute nähert man sich in der Psychiatrie wieder **dimensionalen Konzepten,** indem man annimmt, dass Krankheitsübergänge (z. B. zwischen Schizophrenien und Depressionen) möglich sind. Demgegenüber stehen **„kategoriale" Krankheitsmodelle,** die von einer scharfen Trennung und Abgrenzbarkeit der verschiedenen Krankheitsbilder ausgehen. Diese kategoriale Sicht war z. B. im 19. und 20. Jahrhundert sehr populär, verschiebt sich aber seit einigen Jahren wieder stark zu dimensionalen Modellen hin.

1.1.1 Erste Behandlungsmethoden

Es ist erwiesen, dass schon die Menschen der frühen Geschichte und später die sog. Naturvölker an übernatürliche Wesen geglaubt haben. Man deutete Stimmen aus den Geräuschen des Windes, des Wassers, der Flüsse und der Meere. Das Grollen des Donners, der Blitz, die Sonne, der Mond waren Zeichen der Anwesenheit von Göttern, Geistern und anderen Wesen. Es gab gute und böse, freundliche und ständig feindselige Mächte. Je weniger der Mensch über seine Umgebung wusste, desto mehr glaubte er an die Macht übernatürlicher Wesen.

Die Götter lenkten die Geschicke der Welt, waren für den Ausgang von Kriegen verantwortlich, für Naturkatastrophen, für das Wachsen der Blumen, für das Entstehen und den Verlauf von Krankheiten, einfach für alles.

Die **Heilkundigen** konnten die Schmerzen, Verletzungen und andere Leiden mit Drogen und Kräutern behandeln. Diese kundigen Priester und Medizinmänner kurierten viele Krankheiten, jedoch keine Erkrankungen des Geistes. Die Erklärungen über die Entstehung der Symptome und Veränderungen dieser Patienten waren mannigfaltig. Sie wurden beispielsweise als das Werk des Teufels angesehen, der in einen Menschen gefahren war. Unter dem Eindruck dieser Sicht auf die Krankheiten kamen spezielle Folterwerkzeuge zur Anwendung, mit denen dem Teufel der Aufenthalt im Körper so unangenehm wie möglich gemacht werden sollte. In anderen Epochen und Kulturen hielt man psychiatrische Erkrankungen für eine von einem guten Gott verliehene Raserei, und deutete sie als ein Sprachrohr dieser gütigen Macht. In Griechenland wurden beispielsweise Menschen verehrt, die an Epilepsie litten. Epilepsie wurde als „heilige Krankheit" angesehen.

Da hatten es die Personen mit einer erheblichen Intelligenzminderung scheinbar „leichter". Sie wurden meist als harmlose Einfaltspinsel nicht beachtet, starben deshalb aber oft aus Vernachlässigung.

Es gab allerdings in jeder Epoche auch Menschen, welche die Grausamkeiten gegen geistig Erkrankte öffentlich anprangerten.

Immer wieder wurden Versuche unternommen, Geisteskrankheiten mit medizinischen Methoden zu heilen. So haben beispielsweise **Schamanen** und **Medizinmänner** Patienten trepaniert (Trepanation: Eröffnung des Schädels), um die bösen Geister herauszulassen.

Im 5. Jahrhundert v. Chr. glaubte man, dass die Seele (die Manas) im Herzen wohne und mit dem letzten Atemzug (dem Prana) aus dem Körper fliege und in ein anderes lebendes Geschöpf wandere.

Neben der Auffassung, dass die Ursache von Geistesstörungen die Besessenheit von Dämonen sei, gab es auch solche, die dem heutigen medizinischen Denken ähnlich sind.

Susruta (Indien, 2. Jahrhundert v. Chr.) war der Meinung, dass Leidenschaften und starke Gefühle neben Geisteskrankheiten auch körperliche Gebrechen verursachen können, die unter Umständen chirurgische Eingriffe erforderlich machen. Allerdings hat er auch geglaubt, dass die Seele greifbar und somit eine Art weiteres Organ sei.

Der etwa hundert Jahre später lebende griechische Arzt **Hippokrates,** der in seinen Schriften ebenfalls die Idee des Prana wiedergab, meinte, dass der Atem (das Pneuma) die Quelle des Verstands sei und vom Gehirn verteilt würde.

Auch Philosophen, wie **Aristoteles** und **Platon**, machten sich Gedanken über den Sitz der Seele.

Die Behandlung geistig Erkrankter war zu der Zeit von Hippokrates in Griechenland Aufgabe der Priester und Seher. Ein Seher namens **Melampus** soll Herkules einmal von einem „Anfall von Wahnsinn" geheilt haben. Er machte sich dabei die Wirkung der „Weißen Nieswurz" zunutze. Die Giftpflanze galt dann lange Zeit als anerkannte Arznei für Wahnsinn. (Die Weiße Nieswurz ist ein Abführmittel und hilft in homöopathischen Dosen auch bei grippalen Infekten.)

Über einen langen Zeitraum beeinflussten die griechischen Gelehrten das medizinische Denken. Sie waren es, die den heute noch gültigen hippokratischen Eid schufen, der dem Arztberuf noch immer überall auf der Welt ein Ideal gibt.

Etwa 50 v. Chr. gibt der Arzt **Asklepiades** dem Denken seiner Zeit einen neuen Anstoß. Er beobachtete alle Geschehnisse am Krankenbett und trennte Fieberdelirien von Geistesgestörtheit, und dies aus körperlich bedingten und psychologischen Gründen. Aus einem Zitat geht hervor, dass er den Ausdruck „Irrsinn" verachtete. Er unterschied zwischen Wahnvorstellungen und Halluzinationen. Erst zu Beginn des 19. Jahrhunderts griff der französische Psychiater **Jean-Etienne-Dominique Esquirol** (1772–1840) in seinem Beitrag zur medizinischen Psychologie wieder auf dieses Wissen zurück.

Durch die Jahrhunderte hindurch tauchen immer wieder genaue Beschreibungen von psychischen Erkrankungen auf, die bis heute Bestand haben. Jedoch sind die meisten Therapien nicht nachahmenswert. **Celsus** beschrieb vor 2 000 Jahren eine Krankheit, die wir heute als Manie kennen. Er schlug folgende Behandlung vor: Der Patient sollte mit Hunger, Ketten und Fesseln bestraft und dazu gezwungen werden, über seine Taten und Aussagen nachzudenken. Auch plötzliches Erschrecken und andere gewaltsame Ablenkungen von den Gedanken galten als erfolgversprechende Therapien.

Diese grausamen Behandlungsmethoden ziehen sich wie ein roter Faden durch alle Epochen. Als der Arzt **Philippe Pinel** ab 1793 den Patienten im Becêtre-Krankenhaus in Paris die Ketten abnehmen ließ, waren die Bevölkerung und seine Kollegen davon überzeugt, dass die „Meute" wie wilde Tiere über ihn herfallen würde. Dies geschah natürlich nicht.

Eine besonders grausame Stellung nimmt die Psychiatrie im „Dritten Reich" ein. Dieses Kapitel der Vergangenheit ist noch greifbar nah. Einige der Verantwortlichen, Ärzte wie Schwestern und Pfleger, die während des Zweiten Weltkriegs an der Vernichtung „geistig Toter" (so wurden geistig behinderte Menschen genannt) beteiligt waren, konnten nach der „Entnazifizierung" unbehelligt ihre Arbeit bis zur Pensionierung fortsetzen. Die, die heute noch leben, sind vielleicht pflegebedürftig und nach ihren früheren Denkmustern schon lange nicht mehr lebenswürdig.

1.2 Psychiatrie von heute

Im Laufe der Entwicklung des naturwissenschaftlichen Denkens haben sich die modernen Menschen von den düsteren Vorstellungen des Hexenwahns freigemacht. Dennoch blieb bei vielen Menschen die Angst vor der Begegnung mit psychisch Erkrankten.

Die Medizin hat die wechselseitige Abhängigkeit von Körper und Seele erkannt und änderte bzw. erweiterte die Untersuchungsmethoden.

Es wurden körperliche Krankheiten erforscht, die auf emotionale Einflüsse zurückzuführen sind oder wahrscheinlich mit ihnen in Verbindung stehen. Hieraus entstand die psychosomatische Wissenschaft (Psychosomatik: Psyche, die Seele; Soma, der Körper). Psychosomatische Erkrankungen, also Krankheiten, bei deren Entstehung das Gefühlsleben eine bedeutende Rolle spielen kann, sind vielseitig. Da sind beispielsweise Magen- und Darmgeschwüre, Angina pectoris nervosa, Hautkrankheiten, allergische Beschwerden, Asthma bronchiale, Migräne und andere mehr.

Die psychosomatische Medizin befasst sich hauptsächlich mit den **Beziehungen zwischen körperlichen und seelischen Vorgängen** und mit den ganz oder teilweise psychisch bedingten Krankheiten. Da die Psychosomatik nicht zum traditionell engeren Bereich der Psychiatrie gehört, wird sie deshalb in diesem Buch nicht ausführlich dargestellt.

Alle Erkenntnisse über das interaktive Zusammenspiel von Körper und Seele ergeben die Grundlagen der modernen Psychiatrie. Die ganze Persönlichkeit des Menschen, das Milieu, die Vererbung und die vergangene und aktuelle Lebensgeschichte werden bei der Nachforschung und Befragung (Exploration) einbezogen. Die Psychiatrie benutzt die Kenntnisse der Genetik, Biochemie und Endokrinologie, der Anatomie und Physiologie, der allgemeinen Psychologie und Psychopathologie, der Soziologie, Anthropologie, Geschichte und Philosophie. Obwohl die Ansprüche an die dort Tätigen sehr hoch sind, hat unserer Auffassung nach die Psychiatrie ein bescheidenes Ziel. Der Arzt **Trudeau** hat es einmal in schlichte Worte gefasst: „Manchmal heilen, oft lindern, immer trösten."

1.3 Psychiatrie von morgen

In den vergangenen Jahrzehnten entstanden im Umfeld der Medizin viele neue Berufe. Dazu gehören unter anderem Sozialarbeiter, Ergotherapeuten und Psychologen. Nur durch enge Zusammenarbeit der in der Psychiatrie tätigen Berufsgruppen kann eine therapeutische Gemeinschaft entstehen, die den Patienten als Einheit aus Körper, Geist und Seele in ihre Arbeit integriert (sozio- und milieutherapeutischer Ansatz).

Gemeindenahe Psychiatrie, Angehörigenarbeit, Familientherapie, Co-Therapie, Case-Management und ähnliches, dürfen nicht nur Schlagworte bleiben.

Das Gesundheitsstrukturgesetz eröffnete einen neuen Weg, den Stellenplan in der Psychiatrie zu berechnen (PsychPV, Psychiatriepersonalverordnung). Ende des Jahres 1995 wurde die Umsetzung dieser Personalverordnung abgeschlossen: ein positives Zeichen, das auch in wirtschaftlich schwierigeren Zeiten hoffentlich länger erhalten bleibt.

Das Ziel einer möglichen Qualitätsverbesserung in der Behandlung ist jedoch noch längst nicht erreicht. Gesetzliche und politische Einzelaktivitäten und Projekte haben die Qualität der Krankenhauspsychiatrie nicht gesichert. Ein weiterer Schritt ist ein von der Krankenhausleitung und allen nachgeordneten Leitungen zu förderndes Betriebsklima, das dazu beiträgt, dass

- möglichst viele Mitarbeiterinnen und Mitarbeiter sich mit der Aufgabe des Krankenhauses identifizieren,
- geplante Verbesserungen allseits mitgetragen und nicht als vorwurfsvolle Abwertung der bisherigen Praxis missverstanden werden,
- Behandlungsfehler als Ausgangspunkt für gemeinsam zu erarbeitende Verbesserungen offen besprochen werden, statt sie aus Furcht vor Sanktionen zu vertuschen.

Ein aussagekräftiger Spiegel und wichtiges Charakteristikum einer Gesellschaft ist ihr Umgang mit den „Schwachen", zu denen psychisch Kranke bei uns trotz zunehmender Organisation in Verbänden, Selbsthilfe- bzw. Angehörigengruppen häufig noch gehören. Insofern wird mit Aufmerksamkeit zu beobachten sein, wie sich die Versorgung der (oft auch chronisch kranken) Patienten entwickelt, ob z. B. moderne Medikamente, die deutlich weniger Nebenwirkungen haben, trotz hoher Kosten für alle zur Verfügung stehen.

Die psychiatrische Arbeit zeigt inhaltliche und strukturelle Veränderungen, die den sich ständig verändernden Organisationsstrukturen im Gesundheitswesen entsprechen.

Neben einem aktuellen Trend in der biologischen Forschung, psychische Erkrankungen auf der organisch-strukturellen Ebene zu untersuchen, finden sich Trends zu mehr **Gemeindenähe** (integrierte Behandlungskonzepte, Vorrang der ambulanten vor der stationären Behandlung, zu selbstständigen Wohneinheiten und zur Öffnung der Psychiatrie nach außen) und zu mehr **therapeutischen Aktivitäten.** Damit sind Behandlungsformen gemeint, die mit der professionellen Leitung und Koordination für Milieugestaltung und therapeutische Gruppen verbunden sind. Zudem wird die Arbeit mit Patienten**gruppen** ein zunehmend wichtiger werdendes Arbeitsfeld.

Pflegefachpersonen und Fachpflegepersonen als Experten des Alltags leiten Gruppen, die inhaltlich und thematisch im Unterschied zu psychotherapeutischen Gruppen und Interventionen eher mit Defiziten oder noch vorhandenen Ressourcen bei der Bewältigung des täglichen Lebens verbunden sind. Neben milieutherapeutischen Maßnahmen (beispielsweise Stationsversammlungen, Meetings, Presse / Zeitungsschau, Außenaktivitäten, Kochgruppen, Spielgruppen, Tanzabende, Märchen / Erzählgruppen, Milieugestaltung auf den Stationen) sind Erfahrungen in der Leitung von spezifischen **psychoedukativen** Gruppen Erfordernisse einer zeitgemäßen Umgangs mit psychiatrischen Patienten. Zu diesen psychoedukativen Gruppen zählen unter anderem:

- Soziales Kompetenztraining
- Euthymie- / Genussgruppen
- Kognitive Gruppen / Gedächtnistraining
- Aktivitätsgruppen bei Depressionen
- Psychosegruppen
- Informationsgruppen zu spezifischen Erkrankungen
- Pflegeberatung
- Angehörigengruppen

Dabei wird keine Konkurrenz zu den fachtherapeutischen Kollegen (Ärzten, Psychologen, Psychotherapeuten, Ergotherapeuten, Sozialarbeitern, Sozialpädagogen, Kunsttherapeuten, Sport / Bewegungstherapeuten) angestrebt. Diese Vision einer therapeutischen Arbeit als ein Element der psychiatrischen Gesamtbehandlung kann gerade in Zeiten knapper werdender wirtschaftlicher und personeller Ressourcen eine effektive Gesamtbehandlung sichern.

Für diese Aufgaben werden therapeutisch Tätige mehr Professionalität erwerben müssen. Grundlage dafür sind gezielte, qualifizierte und an den Notwendigkeiten der Praxis orientierte Aus-, Fort- und Weiterbildungen. Mögliche Inhalte dieser überschaubaren und an der Praxis orientierten Unterrichtseinheiten können sein:

- Training: Einüben und trainieren bewährter therapeutischer Methoden
- Reflexion: ein Element der notwendigen Selbsterfahrung für therapeutisch Tätige
- Fertigkeiten und Fähigkeiten: selbstkritische Einschätzung des routinierten Umgangs mit relevanten Therapiemodulen (beispielsweise Themenzentrierte Interaktion, Psychoedukation und Gruppentrainings, Biografiearbeit, Entspannungsmethoden)

Dabei können insbesondere Elemente bewährter Therapieformen trainiert werden.

Diese Weiterbildungswege werden besonders die Pflegefachpersonen und Fachpflegepersonen, aber auch alle anderen therapeutisch tätigen Berufsgruppen zu anerkannten, geschätzten und gleichberechtigten Partnern in den multidisziplinären Teams machen (➤ Kap. 3.1).

Die Entwicklung der Psychiatrie bis zum heutigen Stand war vielen politischen, abergläubischen und sich oft verändernden medizinischen Einflüssen unterworfen. Es dauerte Hunderte von Jahren, bis sachlich fundierte Erkenntnisse zur Anwendung kamen. Es bleibt zu hoffen, dass sich neue Forschungsergebnisse und Erfahrungen aus der Praxis zum Wohle der Patienten schneller durchsetzen lassen und nicht durch neue Kostendämpfungsgesetze oder politische Systeme blockiert werden.

KAPITEL

2

Holger Thiel, Frithjof Niegot, Andrea Gasper, Melanie Schwickert und Yvonne Brachtendorf

Behandlungssettings

2.1 Psychiatrisches Krankenhaus

Holger Thiel

In psychiatrischen Abteilungen oder psychiatrischen Krankenhäusern finden sich ein oder mehrere der folgenden Fachbereiche:

- **Allgemeinpsychiatrie:** übergeordneter Begriff für die Abteilung, die sich mit den psychiatrischen Erkrankungen des Erwachsenenalters befasst
- **Geschützte Station:** für Patienten in akuten Krisen, z. B. Suizidalität, manischen Phasen, intensivem psychotischem Erleben. Die Stationstüren sind überwiegend geschlossen.
- **Gerontopsychiatrie:** für Menschen im höheren Lebensalter (ab ca. 65. Lebensjahr, ➤ Kap. 12)
- **Kinder- und Jugendpsychiatrie:** für Kinder und Jugendliche bis zum 18. Lebensjahr (➤ Kap. 14)
- **Forensik:** für psychisch kranke Rechtsbrecher

MERKE

Die **Forensik oder forensische Psychiatrie** wird fälschlicherweise oft gleichgesetzt mit der gesamten Psychiatrie, ist aber eine spezialisierte Fachrichtung und in der Regel räumlich und personell getrennt von den anderen psychiatrischen Abteilungen.

- **Suchtabteilung:** für Patienten mit Abhängigkeiten, die stoffgebunden (Alkohol, illegale Drogen) oder stoffungebunden sein können (Spielsucht mit oder ohne Möglichkeit zu Geldgewinnen) (➤ Kap. 11)
- **Psychotherapie:** für Patienten, die überwiegend psychotherapeutisch behandelt werden, z. B. mit Angststörungen (➤ Kap. 9 und ➤ Kap. 15.2)
- **Weitere Spezialstationen oder -ambulanzen:** z. B. für Depressionen, Psychosen, Angststörungen, Traumafolgestörungen, Persönlichkeitsstörungen, ADHS, Autismus, Früherkennung von Demenzen oder Psychosen etc.

2.2 Tagesklinik

Frithjof Niegot

In **Tageskliniken** bleiben die Patienten nur tagsüber, den Rest des Tages und die Wochenenden verbringen sie **in ihrer gewohnten Umgebung** zu Hause. Das macht es für die Patienten anfangs manchmal etwas schwieriger als in einer vollstationären Einrichtung, denn sie müssen weiterhin ihren Haushalt versorgen, einkaufen und sind evtl. weiter in ihrer Familie.

Die vielen **Vorteile** jedoch überwiegen:

- Wichtige soziale Kontakte zur Familie, zu Freunden, in Vereinen etc. bleiben ohne Unterbrechung bestehen.
- Am Ende der Behandlung ist die Rückkehr in den Alltag deutlich einfacher als nach stationärer Behandlung.
- Tagsüber in der Klinik Erlerntes kann vielfach direkt im Alltag umgesetzt werden.
- Die nicht-psychiatrische Versorgung, z. B. durch den Hausarzt oder andere Fachärzte, bleibt ohne Unterbrechung bestehen. Auch Komplikationen können mit den behandelnden Ärzten anderer Disziplinen geklärt werden, z. B. psychopharmakologische Einstellung (➤ Kap. 15.1) in Kooperation mit dem behandelnden Kardiologen.
- Eine Tagesklinik ist auch geeignet für Personen, die aus ihrem Umfeld nicht oder nur mit großen Nachteilen heraus können, z. B. Eltern von kleinen Kindern, Angehörige von Pflegebedürftigen, selbstständige Kleinunternehmer.
- Die Behandlung ist weit intensiver als bei ambulanter Behandlung, da sie täglich über mehrere Stunden stattfindet. Oft ist das Therapieprogramm der Tageskliniken auch dichter und umfangreicher als in vollstationären Behandlungen.
- Der Patient kann schon während der Behandlung persönlichen Kontakt zu weiteren komplementären Angeboten aufnehmen, z. B. Selbsthilfegruppen, Berufsbegleitender Dienst etc. (➤ Kap. 2).
- Nicht zuletzt ist eine Tagesklinikbehandlung weit günstiger als eine vollstationäre Behandlung, da keine Nacht-, Bereitschafts- oder Hintergrunddienste mitfinanziert werden müssen. Vollstationäre Behandlungen können oft vermieden, zumindest aber verkürzt werden. Da keine Betten erforderlich sind, kommen Tageskliniken auch mit weniger Platz aus.

Während die psychiatrischen Tageskliniken früher zunächst gegründet wurden, um die hohen Kosten einer stationären Psychiatrie zu verringern, haben sie sich im Laufe der Jahre zu einem sehr wichtigen – und bei Patienten und Personal oft beliebten – eigenen Zweig der Versorgungslandschaft entwickelt.

Die meisten Tageskliniken haben eigene Räumlichkeiten und sehen daher nicht mehr nach Krankenhaus aus, da keine Patientenzimmer oder -betten existieren. Stattdessen wirken viele Tageskliniken eher wohnlich oder ähneln Bürogebäuden. Einige wenige Tageskliniken sind organisatorisch integriert in stationäre Abläufe, sodass Patienten der Tagesklinik und der Station tagsüber gemeinsam auf der Station sind.

Psychiatrische Tageskliniken sind in der Regel allgemeinpsychiatrisch orientiert, es gibt aber auch spezialisierte Tageskliniken für Gerontopsychiatrie, Kinder- und Jugendpsychiatrie, Psychosomatik oder sogar einzelne Störungsbilder wie Essstörungen oder Autismus. Die Patienten haben während der Behandlung in der Tagesklinik einen Tagesablauf, der einem Arbeitstag ähnelt – morgens fahren sie mit öffentlichen Verkehrsmitteln oder dem eigenen Auto zur Tagesklinik, bei besonderen Einschränkungen, z. B. durch die Erkrankung oder durch Medikamente, kommt auch ein Krankentransport per Taxi infrage. Tagsüber nehmen sie gemeinsam mit anderen Patienten an verschiedenen Therapien teil. Nachmittags fahren sie dann wieder nach Hause und haben dort ihren normalen Alltag. Berufstätige Patienten sind während des Klinikaufenthalts arbeitsunfähig.

Tageskliniken sind rechtlich den stationären Krankenhausabteilungen weitgehend gleichgestellt. Das heißt vor allem, dass bei entsprechender medizinischer Indikation die Kosten der Tagesklinik, die Mahlzeiten tagsüber in der Klinik und auch die notwendigen Fahrtkosten von den Krankenkassen getragen werden. Anders als bei vollstationärer Behandlung müssen die Patienten aber keine Zuzahlung leisten.

Die psychiatrischen Tageskliniken sind für viele Patienten sehr gut geeignet, aber nicht für alle. Eine **tagesklinische Behandlung ist nicht möglich (absolute Kontraindikation)** bei:

- Akuter Selbst- oder Fremdgefährdung, z. B. akuter Suizidalität
- Aktuell bestehender Suchtmittelabhängigkeit

Ein Sonderfall sind spezielle Demenz-Tageskliniken, die eine Eigengefährdung (z. B. durch Weglaufen) reduzieren, indem entsprechende Vorsichtsmaßnahmen getroffen werden (z. B. eine Bauweise, die unabsichtliches Weglaufen erschwert).

Eine tagesklinische Behandlung ist **nur unter bestimmten Umständen ratsam (relative Kontraindikation)** bei:

- Essstörungen
- Sucht

- Schwieriges soziales Umfeld: In diesen Fällen wird meist eine vollstationäre Behandlung vorausgehen, die Tagesklinik wird dann allenfalls den Übergang in den Alltag begünstigen.
- Fehlende Therapiemotivation: Die Therapiemotivation ist in den meisten Fällen Voraussetzung für eine Tagesklinik-Behandlung; in Ausnahmefällen kann die Therapiemotivation allerdings auch Ziel einer Tagesklinik-Behandlung sein.

In einer Tagesklinik gibt es z. B. folgende **Behandlungsbausteine:**

- Morgen- und Abschlussrunden: Die Patienten berichten von dem Erlebten, vom vorherigen und aktuellen Befinden sowie von den Vorhaben für den Tag, das Wochenende etc. Dabei werden sie von den Therapeuten gezielt befragt und unterstützt, z. B. bei der Planung der Freizeit.
- Psychotherapeutische Gruppen: Gruppenpsychotherapie, Skillstraining, Training sozialer und emotionaler Kompetenzen, Psychoedukation, Problemlösetraining, Genusstraining etc.
- Kreativtherapien, z. B. Ergo-, Kunst- und Musiktherapie
- Körperorientierte Therapien, z. B. Physio-, Sporttherapie, Spaziergänge
- Entspannungs- und Achtsamkeitstherapien
- Psychotherapeutische Einzelgespräche
- Psychopharmakologische Behandlung
- Sozialberatung
- Alltagstraining, z. B. Koch-, Back-, Einkaufstraining
- Gemeinsame Freizeitgestaltung, z. B. Spielerunden, Ausflüge, Projekte

Wichtig ist ein angemessener Wechsel der verschiedenen Therapien, also ein Wechsel aus Anspannung und Entspannung, Konzentration und Regeneration etc.

Die meisten Therapien in Tageskliniken finden in Gruppen statt. Dies ist für viele Patienten anfangs schwierig, meist erleben die Patienten dann im Verlauf der Behandlung die **Vorteile der Behandlung in der Gruppe:**

- Gegenseitige Unterstützung in der Gruppe
- Erleben und Zeigen von Verständnis
- Erleben von Zugehörigkeit, sich nicht mehr als Außenseiter erleben
- Lernen von anderen Patienten, die bereits länger in Behandlung sind
- Weitergeben eigener Erkenntnisse an andere Patienten
- Kennenlernen unterschiedlicher Sichtweisen, dadurch Förderung von Toleranz gegenüber eigenen Schwächen und Schwächen anderer
- Gemeinsames Durchleben von positiven und negativen Emotionen
- Üben sozialer Fertigkeiten im geschützten Rahmen mit therapeutischer Unterstützung
- Überwinden von Angst und Einsamkeit
- Gegenseitige Rückmeldung der äußeren Wirkung

Der Therapieerfolg in psychiatrischen Tageskliniken unterscheidet sich mehreren Studien zufolge nicht von vollstationären Behandlungen – bei deutlich geringeren Kosten. Zudem erfreuen sich Tageskliniken auch bei Patienten aufgrund der Lebensnähe wachsender Beliebtheit. Daher ist die Zahl und Größe der Tageskliniken seit vielen Jahren stets anwachsend.

2.3 Ambulante medizinische und therapeutische Versorgung

Melanie Schwickert, Holger Thiel und Andrea Gasper

Unter ambulanten Versorgungsangeboten versteht man grundsätzlich alle Versorgungsleistungen, die nicht von Krankenhäusern oder Kliniken erbracht werden. Den weitaus größten Teil der ambulanten Versorgung erbringen die niedergelassenen Ärzte und Psychotherapeuten durch ihr medizinisches und therapeutisches Behandlungsangebot. Auch die verordneten Arzneimittel, Hilfsmittel (z. B. Hörgeräte) sowie die Versorgung mit Heilmitteln (z. B. Krankengymnastik und Ergotherapie) gehören dazu. Kostenträger für die Leistungen ist im Regelfall die zuständige Krankenkasse.

2.3.1 Hausärzte und Allgemeinmediziner

Hausärzte und Allgemeinmediziner spielen in der Betreuung seelisch kranker Menschen eine sehr große Rolle. Oft kennen sie die Patienten schon seit sehr vielen Jahren – manchmal schon seit der Kindheit. Dies hat zwei wesentliche Konsequenzen:

- Zum einen besteht ein **besonderes Vertrauensverhältnis** zum Hausarzt und so wendet sich der Patient bei seelischen Nöten am ehesten an ihn.
- Zum anderen fallen dem Hausarzt bei aufmerksamer Beobachtung vielleicht auch schon früh **Veränderungen beim Patienten** auf, die er thematisieren kann.

Bei leichteren Störungen wird der Hausarzt selbst eine entsprechende Therapie beginnen (z. B. mit Antidepressiva). Bei komplexeren Krankheitsbildern wird er an den Psychiater oder den Psychotherapeuten überweisen.

Durch Kenntnisse der Familienverhältnisse, der Wohn- und Arbeitssituation ist der Hausarzt auch bei den begleitenden sozialpsychiatrischen Maßnahmen ein wichtiger Eckpfeiler (z. B. zur Einleitung von Kurmaßnahmen).

Im Idealfall arbeiten Psychiater und Hausarzt eng zusammen. **Beispielsweise** ist dies bei der Abklärung organischer Ursachen oder bei notwendigen Laborkontrollen im Rahmen einer medikamentösen Einstellung wichtig.

Ebenso bedeutend ist die Zusammenarbeit von Hausarzt und Klinik. Gerade, wenn es um die Fortführung der im Krankenhaus – oft mühevoll – erarbeiteten Medikation geht, ist eine persönliche Zusammenarbeit sehr fruchtbar.

2.3.2 Nervenärzte, Psychiater

Ist das Ende einer Klinikbehandlung abzusehen, so ist es sehr wichtig, sich frühzeitig um einen Termin bei einem niedergelassenen Psychiater zu kümmern. Hintergrund dabei ist die zunehmende Schwierigkeit, einen (kurzfristigen) Termin beim Facharzt zu bekommen. Seit Kurzem gibt es **Terminservicestellen der Kassenärztlichen Vereinigungen (KV).** Die Terminservicestellen sollen den Versicherten innerhalb 1 Woche einen Facharzttermin in zumutbarer Entfernung vorschlagen. Die Wartezeit auf den Termin darf dabei 4 Wochen nicht überschreiten.

MERKE

Geht der Patient zum ersten Mal zu dem entsprechenden Facharzt, ist um einen etwas **längeren Termin „mit Redezeit"** zu bitten.

Der Psychiater wird dem Patienten nach dem Kennenlernen regelmäßige Termine anbieten. Die Häufigkeit der Termine hängt vom Krankheitsbild und der seelischen Stabilität des Patienten ab. Dabei informiert er sich jeweils u. a. über den Verlauf der Erkrankung, die möglichen Probleme in der Familie und am Arbeitsplatz sowie die Verträglichkeit und Wirksamkeit der Medikamente. Mit dem Patienten werden – wenn nötig – weitere Therapiemaßnahmen und bewährte Strategien für den Alltag sowie Hilfestellungen besprochen.

So bauen sich mit der Zeit ein wachsendes Vertrauensverhältnis und ein konstruktives Arbeitsbündnis zwischen dem Patienten und dem Facharzt auf. Im Idealfall können so auch krisenhafte Krankheitsentwicklungen bewältigt werden, ohne dass eine Klinikeinweisung notwendig wird.

2.3.3 Ambulante Psychotherapie

Patienten mit psychotherapeutisch behandlungsbedürftigen Krankheiten sollten sich frühzeitig um einen Behandlungsplatz für ambulante Psychotherapie (➤ Kap. 15.2) bemühen. Im Rahmen der gesetzlichen Krankenversicherung darf diese Leistung in der Regel nur von Psychologischen Psychotherapeuten (➤ Kap. 3.3), Kinder- und Jugendlichenpsychotherapeuten sowie von psychotherapeutisch tätigen Ärzten durchgeführt werden, wenn diese über eine Zulassung der zuständigen Kassenärztlichen Vereinigung verfugen.

PRAXISTIPP

Bei den **Kassenärztlichen Vereinigungen der Bundesländer** kann man (auf telefonische Anfrage bzw. auf der jeweiligen Internetseite) eine Psychotherapeutenliste mit Angaben zu den angebotenen Therapieverfahren erhalten und Fragen z. B. bezüglich der Wartezeiten klären.

Zu Beginn der Therapie werden **probatorische Sitzungen** durchgeführt. Hierunter versteht man die Sitzungen bis zu dem Termin, an dem die Krankenkasse eine schriftliche Zusage zur Kostenübernahme (auf Antrag) erteilt. Die Kassen tragen die Kosten für bis zu fünf probatorische Sitzungen. Die anschließende **Dauer der Therapie** hängt vom jeweiligen Therapieverfahren sowie vom Therapieverlauf ab.

Gesetzliche Kassen übernehmen die Kosten für folgende Verfahren:
- **Verhaltenstherapie:** Dauer: i. d. R. 1 Stunde/Woche, insgesamt max. 60 Stunden; in besonderen Fällen max. 80 Stunden
- **Tiefenpsychologisch fundierte Psychotherapie:** Dauer: i. d. R. 1 Stunde/Woche, insgesamt max. 60 Stunden; in besonderen Fällen max. 100 Stunden
- **Analytische Psychotherapie:** Dauer: länger als andere Therapieformen, normalerweise 2–3 Wochenstunden, Gesamtdauer i. d. R. 160 Stunden, in besonderen Fällen max. 300 Stunden

Auf Bundesebene wurde eine **Strukturreform** der ambulanten Psychotherapie ab April 2017 beschlossen. Neu sind Möglichkeiten der frühzeitigen Abklärung und Diagnostik bei einem behandlungsbedürftigen Erkrankungsverdacht in einer **Psychotherapeutischen Sprechstunde,** schnellere und unbürokratischere Intervention bei einer akuten psychischen Symptomatik durch **psychotherapeutische Akutbehandlungen** sowie die Möglichkeit zur Stabilisierung von Behandlungserfolgen durch **Maßnahmen zur Rezidivprophylaxe.**

Auch nach Inkrafttreten der Strukturreform gestalten sich die **Wartezeiten** auf einen Therapieplatz häufig noch sehr lange, laut Bundespsychotherapeutenkammer (2018) betrifft dies vor allem Patienten außerhalb von Großstädten sowie im Ruhrgebiet in besonderer Weise.

MERKE

Ist im Verlauf der stationären Behandlung abzusehen, dass anschließend eine ambulante Psychotherapie angeraten ist, so sollte wegen der voraussehbaren Wartezeiten auch in diesem Fall sofort Kontakt mit einem niedergelassenen Psychotherapeuten aufgenommen werden.

2.3.4 Institutsambulanzen

Dies sind **medizinische ambulante Einrichtungen,** die aufgrund einer gesetzlichen Grundlage (§118 SGB V) installiert werden können. Sie sind für Patienten gedacht, die wegen der Art, Schwere und Dauer ihrer Erkrankung, oder weil die Entfernung zu geeigneten Ärzten zu groß ist, auf die Versorgung durch solche Ambulanzen angewiesen sind. Die Kosten, vereinbarte Pauschalbeträge, übernehmen die Krankenkassen. Institutsambulanzen haben auch die Möglichkeit, Patienten, denen ein Aufenthalt im Wartezimmer nicht zugemutet werden kann, zu Hause zu behandeln. Das Team setzt sich immer aus Arzt und Pflegefachpersonen sowie bedarfsweise aus Sozialarbeiter und Psychologe zusammen.

Nach Abschluss der vollstationären Krankenhausbehandlung können Patienten mit schweren psychischen Erkrankungen durch die Psychiatrische Institutsambulanz weiter betreut werden. Dies gilt insbesondere für Patienten, die im Rahmen ihrer komplexen Erkrankung bisher ärztlich und sozial nur unzureichend ambulant betreut werden konnten.

Die Behandlung durch die psychiatrische Institutsambulanz erfolgt in erster Linie aufsuchend. Sie umfasst die nachfolgend angeführten **Aufgaben:**
- Behandlungskontinuität, Entlassung aus stationärer Behandlung sichern, neben psychiatrisch medizinischer Grundversorgung auch psychiatrische Pflege, sozialpädagogische und psychologische Leistungen
- Medikamentöse Behandlung (z. B. Depotverabreichung)
- Aufklärung und Information des Patienten und seiner Angehörigen
- Beratung in sozialpsychiatrischen Fragen
- Herstellung von Kontakten zu gemeindenahen sozialpsychiatrischen Einrichtungen: z. B. sozialer Pflegedienst, Tagesstätte für psychisch Kranke, KISS (Kontakt- und Informationsstelle), betreutes Wohnen
- Krisenintervention
- Soziale Situation stützen
- Häufige Krankenhausaufenthalte reduzieren

2.3.5 Ambulante Psychiatrische Pflege

Die Ambulante Psychiatrische Pflege, kurz APP, ist eine **besondere Form der häuslichen Krankenpflege** (§37 des SGB V). Die ambulante psychiatrische Pflege ist ein gemeindeorientiertes Versorgungsangebot. Sie unterstützt den psychisch kranken Menschen in seinem Lebenszusammenhang, bezieht sein Umfeld mit ein und gewährleistet damit seine soziale Integration.

Ambulante psychiatrische Pflege kann stationäre Klinikaufenthalte vermeiden oder verkürzen. Auch der für die Patienten sehr belastende Wechsel von psychiatrischen Diensten je nach Behandlungsbedarf soll durch das integrierte Angebot der ambulanten psychiatrischen Pflege vermieden werden.

Ambulante psychiatrische Pflege ist aufsuchend tätig und damit Verbindungsglied zwischen Kostenträgern und Beratungsstellen, Kliniken, Rehabilitationseinrichtungen, Arzt und Psychotherapiepraxen, Tageskliniken, betreutem Wohnen, Selbsthilfegruppen, Gesundheits- und Arbeitsämtern, psychosozialen Diensten und Angeboten in der Gemeinde. Die Häufigkeit der Besuche orientiert sich am Bedarf der Patienten und kann von mehrmals täglich bis einmal monatlich variieren.

Ambulante psychiatrische Pflege wird ausschließlich von Fachpflegepersonen ausgeführt und kann für ein definiertes Diagnosespektrum vom niedergelassenen Facharzt und (bei Vorliegen einer fachärztlichen Diagnose) vom Hausarzt verordnet werden.

Aufgaben der ambulanten psychiatrischen Pflege:

- Aufbau einer professionellen Beziehung zum Patienten
- Feststellen, Beobachten und Dokumentieren des Hilfebedarfs der Patienten und deren Entwicklung
- Hilfe bei der Bewältigung von Alltagsanforderungen
- Schaffen einer stützenden Tagesstruktur
- Wahrnehmung und Beobachtung des Krankheitszustands und der Krankheitsentwicklung
- Unterstützung der ärztlichen Behandlung
- Stützen der eigenen Verantwortlichkeit des Patienten im Krankheitsprozess
- Erkennen/Begleiten von Krisensituationen
- Förderung eines bewussten, aktiven Umgangs mit der Krankheit durch Information und Beratung (Edukation)
- Erarbeitung von Wegen in die Selbstbestimmung (Empowerment)
- Fördern von Haltung und Einstellung gegenüber der Genesung (Recovery/Adhärenz)
- Einbeziehung der Angehörigen durch Beratung
- Koordination und Vermittlung von Hilfen
- Förderung der Compliance für den eigenverantwortlichen Umgang mit Medikamenten
- Förderung sozialer Kompetenzen
- Training Emotionaler Kompetenzen (TEK)

2.3.6 Soziotherapie

Versicherte können **ambulante** Soziotherapie (§37a SGB V) erhalten, wenn sie wegen schwerer psychischer Erkrankung ärztliche oder ärztlich verordnete Leistungen nicht selbstständig in Anspruch nehmen können. Ambulante Soziotherapie wird fachärztlich (Psychiater, Neurologe) als **Krankenkassenleistung** verordnet. Diese wird von Dipl.-Sozialarbeitern/-pädagogen oder Fachpflegepersonen für Psychiatrie mit mindestens dreijähriger Berufserfahrung durchgeführt (Anbindung unterschiedlich, z. B. an Pflegedienste, Institutsambulanzen, sozialpsychiatrische Dienste oder selbstständige Soziotherapeuten). Der Leistungsanspruch ist auf 120 Stunden je Krankheitsfall in 3 Jahren begrenzt.

Die Soziotherapie zielt vor allem auf die sog. schwer chronisch kranken „Drehtürpatienten" ab und soll

- Krankenhausaufenthalte vermeiden (Rezidivprophylaxe),
- Compliance fördern, die Betroffenen dazu befähigen, Behandlungs- und Betreuungsangebote anzunehmen und für sich zu nutzen,
- Krisenintervention bieten,
- schnelle und umfassende fachlich kompetente soziale Hilfestellung für Patienten im eigenen Umfeld geben, stabilisieren (auch in Übergangszeiten, z. B. Überleitung ins betreute Wohnen),
- psychosoziale Kompetenzen fördern, Belastungsfaktoren abbauen und
- Einzelhilfen koordinieren (Case Management).

Die soziotherapeutischen Leistungen werden auf der Grundlage eines detaillierten **Betreuungsplans** erbracht, in dem Anamnese, Diagnose, Prognose, Nah- und Fernziele festgelegt sind. Die Wirksamkeit der erbrachten Leistung wird indirekt auch ärztlich überprüft und mit dem Soziotherapeuten reflektiert, da durch erneute Verordnung durch den Nervenarzt eine prozesshafte Zusammenarbeit entsteht. Außerdem gewinnen die Ärzte auch ergänzende und vertiefende Informationen zur effektiven Behandlung ihrer Patienten.

Als konkrete **Leistungen (Nah- und Fernziele)** kommen unter anderem in Betracht:

- Bündelung und Koordinierung von Behandlungs- und Betreuungsmaßnahmen
- Sicherung der ärztlichen Leistung, Förderung der Compliance

- Training von Selbst- und Fremdwahrnehmung, Krankheitswahrnehmung, Frühwarnzeichen, Krisenvermeidung
- Begleitung, Beratung und Einbeziehung auch des sozialen Umfelds
- Motivations- und Antriebstraining, Tages- und Wochenpläne zur Tagesstruktur erarbeiten
- Hilfe bei der Arbeits- und Beschäftigungssuche
- Soziale Kompetenz und Kontaktfähigkeit fördern, z. B. Vermittlung in Gruppen, Tagesstätte
- Hilfe bei finanziellen und rechtlichen Angelegenheiten

Gegebenenfalls Vermittlung zu weiterführenden Betreuungsangeboten, z. B. betreutes Wohnen

Nach den bisherigen Erfahrungsberichten von Soziotherapie-Anbietern stellt diese ambulante Behandlungs- und Betreuungsleistung eine effiziente Leistung zum Wohl der Betroffenen dar, die auf diese Weise mit relativ geringen Mitteln vor Chronifizierung und „Drehtürpsychiatrie" bewahrt werden können. Laut Kassenärztlicher Bundesvereinigung (Jan. 2017) kommt diese Hilfeform jedoch bisher nur selten zum Einsatz.

2.3.7 Krisen- und Notfallhilfen

Im Bereich der psychiatrischen Krisenintervention besteht bundesweit eine sehr uneinheitliche und nicht flächendeckende Angebotspalette, die weiter ausbaubedürftig erscheint. Es existieren unterschiedliche Dienst- und Einrichtungsformen. Zu nennen sind vor allem:

Ambulante Kriseninterventionsdienste Sie wurden konzipiert, um akute Krisen vor Ort aufzufangen und die Krisensituation durch frühzeitige fachliche Hilfen zu entschärfen. Ziel ist, die stationäre Einweisung möglichst zu verhindern oder eine nicht mehr zu vermeidende stationäre Einweisung fachkompetent einzuleiten und zu begleiten. Im Idealfall ist ein ambulanter Krisendienst rund um die Uhr telefonisch erreichbar, multiprofessionell besetzt (ggf. mit Arzt im Hintergrunddienst) und aufsuchend tätig.

Krisenbetten Sie können einer Klinik, einem Wohnheim oder auch bei einem ambulanten Betreuungsdienst angegliedert sein (z. B. im Rahmen der integrierten Versorgung) und bieten kurzfristige Übernachtungsmöglichkeiten in akuten Krisen. Das Ziel ist, die Betroffenen schnell aus der belastenden Krisensituation herauszuholen, ihnen einen Schonraum zu bieten und somit längerfristige stationäre Aufenthalte zu vermeiden.

Krisenzentrum Es ist in der Regel an eine psychiatrische Klinik gekoppelt und hält mehrere, abgestufte Hilfsangebote für den Krisen- und Notfall vor, z. B. eine Krisenambulanz, einen aufsuchenden mobilen Krisendienst, einzelne Krisenbetten oder auch eine Krisenstation.

2.3.8 Neue Formen der medizinischen und therapeutischen Versorgung

Gerade bei chronisch psychisch Erkrankten kam es in den früheren medizinischen Versorgungsstrukturen zum sog. **„Drehtüreffekt".** Durch häufige Rückfälle und unzureichende Möglichkeiten, auf akute Krisen bedarfsgerecht und zeitnah einzugehen, wurden immer wieder stationäre Aufenthalte zur Stabilisierung notwendig. In den letzten Jahren erkannten Gesetzgeber und die Gesetzlichen Krankenkassen zunehmend den Bedarf, die Versorgungslücken zwischen stationären, teilstationären und ambulanten Angeboten auch durch weitere Krankenkassenleistungen zu schließen. Hierzu wurden gerade in den letzten Jahren und auch ganz aktuell einige gesetzliche Neuregelungen geschaffen. Zudem wurden Modellprojekte initiiert, die sich teilweise schon erfolgreich etablieren konnten.

Durch die neu angelegten Behandlungskonzepte kann die konstante Betreuung von chronisch psychisch erkrankten Menschen besser sichergestellt werden. Durch stabilisierende Maßnahmen im häuslichen Umfeld und frühzeitigeren Zugang zu Krisenhilfen (z. B. 24-Stunden-Erreichbarkeit des Krisentelefons) können teilweise lange (und teure) stationäre Aufenthalte umgangen werden.

Besondere Versorgung/Integrierte Versorgung

Seit 2004 wurden spezielle Versorgungsverträge zwischen Krankenkassen und Leistungsanbietern im Rahmen der sog. „Integrierten Versorgung“ geschlossen. In 2015 wurde das Gesetz weiterentwickelt. Im Rahmen der „Besondere Versorgung“ nach §140a–d SGB V wurden durch die Neuregelung die Gestaltungsmöglichkeiten der Krankenkassen erweitert und bürokratische Hemmnisse für Selektivverträge beseitigt. Dadurch können Krankenkassen nun auch **Verträge über innovative Leistungen** abschließen, die vorher im Rahmen der Regelversorgung nicht möglich waren. Die bereits abgeschlossenen Verträge der „Integrierten Versorgung“ behalten weiterhin ihre Gültigkeit.

In der konkreten Umsetzung schließen die Krankenkassen mit einzelnen zugelassenen Ärzten, Einrichtungen oder sonstigen Anbietern besondere Verträge zur medizinischen Versorgung ab. Die Verträge können sich auf einzelne Indikationen beziehen, aber auch alle medizinischen Belange der eingeschriebenen Versicherten umfassen. Die Teilnahme von Versicherten an dieser Behandlungsform ist freiwillig. Ziele sind eine sektorenübergreifende Vernetzung sowie die Vermeidung von Über-, Unter- und Fehlversorgung. Sie schließt Lücken in der Behandlungskontinuität und fördert die Patientenautonomie. Dies ist besonders dann wichtig, wenn chronisch psychisch kranke Menschen kaum krankheitseinsichtig sind, ihre Compliance nicht ausreichend ist oder ein funktionierendes und tragfähiges Hilfesystem fehlt. Diese Patienten benötigen durch häufige Krisen oft mehr als andere eine institutionelle Hilfe. Sie sind davon bedroht, den Zugang zu sozialen Systemen, ihre lebenspraktischen Fähigkeiten und die Fähigkeit der Selbstversorgung zu verlieren. Als Ergebnis kann man mit weniger oder kürzeren klinischen Aufenthalten rechnen. Weitere Effekte sind die Vermeidung von doppelter Diagnosestellung und des „Arzttourismus“. Dies führt zu einer Kostenreduzierung, die Leistungserbringer erhalten eine Pauschale pro Patient, unabhängig von der Häufigkeit und dem Ausmaß der Betreuungs-/Behandlungskontakte.

INFO

Bisher etablierte **innovative Versorgungsangebote** umfassen z. B. folgendes **Leistungsspektrum:**

- Koordination durch einen Fallmanager: Ein Mitarbeiter begleitet seinen Klienten während des gesamten Krankheitsprozesses und steht dabei in einer regelmäßigen Kommunikation zwischen Klient, behandelndem Arzt und der behandelnden Institution.
- 24-Stunden-Hotline
- ePatientenakte
- Einbezug des sozialen Netzwerks
- Fachärztliche Behandlung
- Ambulante psychiatrische Pflege (APP)
- Soziotherapie
- Kontinuität durch Bezugsbegleitung
- Krisenpension (außerstationäre Krisenbegleitung)
- Behandlung zu Hause (Home Treatment)
- Krisenintervention
- Präventive Gruppenangebote

Stationsäquivalente Behandlung (StäB)

Die Stationsäquivalente Behandlung ist nach §115d SGB V auch als neue Krankenhausleistung definiert, die seit 1.1.2018 erbracht werden kann.

INFO

Diese neue Behandlungsform ermöglicht Kliniken die **multimodale und multiprofessionelle Behandlung** von Menschen mit akuten psychischen Störungen **zu Hause.** Patienten können durch **mobile, ärztlich geleitete Behandlungsteams** in ihrem Lebensumfeld intensiv betreut werden. Umfang und Inhalte sowie Flexibilität und Komplexität entsprechen dabei einer stationären Behandlung.

Schwellen zwischen ambulanter und stationärer Behandlung können so abgebaut werden. Auch Patienten, die sich nicht in eine Klinik begeben möchten, können so ebenfalls erreicht werden. Zudem ist eine nahtlose Weiterbehandlung bei Änderung des Behandlungssettings möglich, z. B. von stationär auf ambulant bei personeller Behandlungskontinuität.

Die Umsetzung des StäB sollte sich vor allem an den Behandlungsbedürfnissen des Patienten orientieren, d. h., die Kombination von stationärer und ambulanter Behandlung ist möglich. Die Indikation für eine StäB ist vergleichbar der Indikation für eine vollstationäre Behandlung, die Vermittlung zum StäB erfolgt über den Facharzt, einen Psychologischen Psychotherapeuten oder aus der Klinik. Alternative Behandlungs- und Betreuungsmöglichkeiten müssen hierbei geprüft werden.

2.4 Rehabilitation

Melanie Schwickert

Der Begriff „Rehabilitation" (kurz: Reha) stammt aus dem Lateinischen und bedeutet „Wiederherstellen". Psychisch erkrankte Menschen sind häufig von einer erheblichen Gefährdung bzw. Minderung der Erwerbsfähigkeit betroffen. Rehabilitation soll die Auswirkungen einer chronischen Krankheit mildern oder aufheben. Ziel ist es, die Fähigkeit zur Erwerbstätigkeit wesentlich zu bessern, sie wiederherzustellen oder eine weitere Verschlechterung zu verhindern. Laut der Deutschen Rentenversicherung gehören Psychische Erkrankungen zu den häufigsten rehabilitationsbedürftigen Erkrankungen neben Gelenk- und Wirbelsäulenerkrankungen, Krankheiten des Herz-Kreislauf-Systems und Krebserkrankungen.

2.4.1 Leistungen zur medizinischen Rehabilitation

In der medizinischen Rehabilitation erfolgt die **medizinische und therapeutische Behandlung von Erkrankungen** und den damit verbundenen Funktionsstörungen. Sie ersetzt keine Akutbehandlung, kann sich jedoch an eine solche anschließen. Sie wird grundsätzlich nur bei Aussicht auf Therapieerfolg bewilligt.

Die **Rehabilitationseinrichtungen** sind auf bestimmte Indikationen spezialisiert, die Therapie kann stationär oder ambulant (meist ganztägig) ausgestaltet sein. Die Auswahl der geeigneten Therapieeinrichtung wird unter Berücksichtigung aller medizinischen und individuellen Bedingungen getroffen. Häufig ist es z. B. bei psychischen Erkrankungen sinnvoll, durch die stationäre Behandlung in einer Rehabilitationsklinik eine vorübergehende Trennung von belastenden Faktoren im persönlichen und sozialen Umfeld zu erreichen. So können Betroffene sich ganz auf sich selbst und die angebotenen therapeutischen Maßnahmen konzentrieren. In anderen Fällen ist gerade der Verbleib im häuslichen Umfeld oder eine längerfristige ambulante Maßnahme sinnvoll.

Das Therapieangebot beinhaltet in der Regel Diagnostik, Psychotherapie, indikative Informationsgruppen, Ergo- und Sozialtherapie, Entspannungsverfahren, Physiotherapie sowie somatische Behandlungen zur Stabilisierung des psychischen und körperlichen Befindens. Dazu gehört auch die Vermittlung von geeigneten Bewältigungsstrategien zur Verminderung der Funktionsstörungen bzw. zum besseren Umgang damit (z. B. am Arbeitsplatz). Zur Klärung von sozialen Problemen wird Sozialberatung angeboten. Es erfolgt die Beurteilung der vorliegenden beruflichen Leistungsfähigkeit. Die Therapie dauert in der Regel mehrere Wochen.

Nach Abschluss der Rehabilitationsbehandlung können psychisch erkrankte Menschen auf Empfehlung des behandelnden Arztes der Rehabilitationseinrichtung an einer Rehabilitationsnachsorge teilnehmen, um den Behandlungserfolg langfristig zu sichern.

2.4.2 Entwöhnungsbehandlung

Spezielle Entwöhnungsbehandlungen sind überwiegend **bei stoffgebundenen Abhängigkeitserkrankungen** (Alkohol-, Medikamenten- und Drogenabhängigkeit) indiziert. Sie können im Anschluss an eine stationäre Entgiftung im Krankenhaus eingeleitet werden, ebenso im Rahmen ambulanter Behandlung durch den Hausarzt oder den Psychiater. Als Zugangsvoraussetzung müssen Betroffene vorab regelmäßige Termine bei einer **Suchtberatungsstelle** wahrnehmen. Hier wird ein **„Sozialbericht"** erstellt, in dem u. a. die ausführliche Allgemein-/Suchtanamnese sowie die aktuelle Abstinenzmotivation und -fähigkeit erfasst werden. Die Entwöhnungsbehandlung erfolgt dann **meist stationär** und dauert in der Regel mehrere Monate

Betroffene sollen durch die angebotenen Therapien lernen, alltägliche Belastungen und Krisen ohne Suchtmittel zu bewältigen, dafür geeignete Lösungsmöglichkeiten zu erarbeiten und Wechselwirkungen zwischen den persönlichen Lebensumständen und der Suchtentwicklung zu erkennen.

Eine längerfristige räumliche Trennung vom sozialen Umfeld ist während der Therapie für viele Patienten sinnvoll. Im Therapieverlauf können geeignete Zukunftsperspektiven vorbereitet und geplant werden (z. B. berufliche Maßnahmen, Übergangswohneinrichtung).

Auch **ambulante Suchtrehabilitation** ist möglich. Hier nehmen die Betroffenen an psychologisch und sozialtherapeutisch geleiteten Gruppentherapien (z. B. zweimal wöchentlich für mindestens 6 Monate) sowie an regelmäßigen Einzelgesprächen mit Ärzten und Therapeuten teil. Ein Vorteil dieser Rehabilitationsform ist die unmittelbare Verbindung zwischen Behandlung und Lebensalltag.

2.4.3 Berufliche Rehabilitation – Leistungen zur Teilhabe am Arbeitsleben

Viele Betroffene möchten trotz ihrer Erkrankung oder Behinderung (wieder) eine berufliche Tätigkeit ausüben. Durch die in Art und Umfang sehr unterschiedlich ausgestalteten Leistungen zur Teilhabe am Arbeitsleben können die Leistungsfähigkeit und Belastbarkeit für den Arbeitsmarkt wieder hergestellt werden, um damit den alten Arbeitsplatz zu erhalten oder gar neue berufliche Perspektiven zu entwickeln.

Leistungen zur Aktivierung und beruflichen Eingliederung Beispiele sind: Kostenübernahme für bestimmte Arbeitskleidung und -geräte, Fahrkosten, Trainingsmaßnahmen zur Heranführung an den ersten Arbeitsmarkt oder Maßnahmen zum Beheben von vorliegenden Vermittlungshemmnissen (z. B. durch EDV-Kurse, Praktika).

Aus- und Weiterbildungsmaßnahmen Möglich sind Maßnahmen zur Berufsvorbereitung, zur beruflichen Anpassung, Weiterbildung oder Ausbildung. Art und Schwere der Behinderung sowie Prognose und Situation auf dem Arbeitsmarkt werden als Entscheidungsgrundlage für die Förderung einer neuen Berufsausbildung oder einer Weiterbildung zugrunde gelegt. In der Regel ist die Förderung für maximal 2 Jahre möglich, in Ausnahmefällen auch länger.

Leistungen der Rehabilitation in einer Werkstatt für behinderte Menschen (WfbM) Wenn die Integration auf dem allgemeinen Arbeitsmarkt in absehbarer Zeit nicht möglich erscheint, kann die Rehabilitation in einer WfbM erfolgen. Nach einer dreimonatigen Erprobung im Eingangsverfahren ist die Aufnahme in den Berufsbildungsbereich bzw. Trainingsbereich einer Werkstatt für längstens 24 Monate möglich. In dieser Zeit können schwerwiegend erkrankte und behinderte Menschen sich stabilisieren, Belastbarkeit, Stresstoleranz und Leistungsfähigkeit trainieren und ggf. auch Erprobungen auf dem ersten Arbeitsmarkt durchführen. Es kann sich eine sozialversicherungspflichtige „beschützte" Beschäftigung im Arbeitsbereich der WfbM anschließen (➤ Kap. 2.5.4, **WfbM**).

Finanzielle Hilfen, z. B.

- Notwendige technische und persönliche **Hilfsmittel** (zum Ausgleich von Folgeerscheinungen der Behinderung bei der beruflichen Tätigkeit)
- **Kraftfahrzeughilfe** (z. B. behindertengerechte Zusatzausstattung)
- **Wohnungshilfen** (z. B. behindertengerechter Umbau zur Sicherstellung, dass der Arbeitslatz barrierefrei und selbstständig erreicht werden kann)
- **Arbeitsassistenz**
- **Gründungszuschuss** (bei Neugründung eines Unternehmens, wenn so eine berufliche Tätigkeit wieder aufgenommen werden kann)

2.4.4 Antragstellung und Kostenübernahme

Betroffene müssen zunächst einen **Antrag an den zuständigen Rehabilitationsträger** stellen. Dies ist in vielen Fällen die zuständige Rentenversicherung. Dort wird geprüft, ob die versicherungsrechtlichen Voraussetzungen erfüllt sind. Diese betreffen z. B. bisher eingezahlte Pflichtbeiträge und das Erfüllen von Versicherungszeiten. Wenn die **Deutsche Rentenversicherung** aufgrund fehlender Voraussetzungen nicht für die Rehabilitationsleistung zuständig ist, muss die Rentenversicherung den Antrag innerhalb von 14 Tagen dem zuständigen Leistungsträger (i. d. R. dann die Krankenkasse oder die Agentur für Arbeit) überstellen, wo der Antrag weiter geprüft wird.

Die Feststellung der medizinischen Notwendigkeit wird bei den einzelnen Versicherungsträgern unterschiedlich gehandhabt. Ärztliche Befundberichte sowie sonstige Behandlungsberichte reichen teilweise als Entscheidungsgrundlage aus. Häufig erfolgt auch die Untersuchung durch einen Gutachter, bei manchen Versicherungsträgern (z. B. Deutsche Rentenversicherung Rheinland und Westfalen) ist dies sogar die Regel. Wenn der Patient bereits eine Rehabilitationsmaßnahme durchlaufen hat, ist eine erneute Bewilligung in der Regel erst nach 4 Jahren möglich. In Ausnahmefällen kann bereits früher ein dringender Bedarf anerkannt werden.

Die **Kosten für eine Rehabilitation** (Reise, Unterkunft, Verpflegung, Behandlung) trägt der Versicherungsträger. Regulär besteht eine Zuzahlungspflicht von maximal 10 Euro für maximal 42 Tage pro Jahr, unter bestimmten Voraussetzungen ist die (Teil-) Befreiung möglich.

Rehabilitanden erhalten zur Sicherung des Einkommens bei Verdienstausfall ein sog. Unterhaltsgeld. Auch gibt es unter bestimmten Bedingungen Möglichkeiten der Kostenübernahme für Haushaltshilfe oder Kinderbetreuung.

PRAXISTIPP

Antragsformulare sind bei der Rentenversicherung sowie bei Auskunfts- und Beratungsstellen und Gemeinsamen Servicestellen für Rehabilitation erhältlich und online auf der Seite www.deutsche-rentenversicherung.de verfügbar.

2.4.5 Rehabilitationskrankenhaus (RPK)

Ein Rehabilitationskrankenhaus für psychisch kranke Menschen (RPK) bietet eine längerfristig angelegte medizinisch-psychiatrische Therapie, kombiniert mit beruflichen Vorbereitungs- und Trainingseinheiten und soziotherapeutischen Maßnahmen. Die **Zielgruppe** von RPK-Maßnahmen sind vor allem jüngere Menschen mit Psychosen, Neurosen, schweren Depressionen und schweren Persönlichkeitsstörungen, bei denen die Erkrankung zur dauerhaften Behinderung zu führen droht und die bereits (mehrfach) längere psychiatrische Erkrankungen und Klinikaufenthalte durchlaufen haben. Sie haben oft krankheitsbedingt noch keine Berufsausbildung oder Ablösung vom Elternhaus bewältigen können. Eine RPK-Behandlung mit kombinierter medizinischer und beruflicher Rehabilitation dauert mehrere Monate. Die RPK-Einrichtungen versenden auf Anfrage ihre Informations- und Antragsunterlagen. Die Begutachtung sowie die Klärung des zuständigen Kostenträgers erfolgt ebenfalls direkt durch das RPK.

PRAXISTIPP

Im Internet findet sich eine bundesweite Übersicht über RPK-Einrichtungen z. B. unter https://www.bagrpk.de/.

2.5 Angebote im gemeindepsychiatrischen Verbund

Andrea Gasper, Melanie Schwickert und Holger Thiel

Neben den vorgestellten stationären, teilstationären und ambulanten medizinischen und therapeutischen Angeboten steht Betroffenen ein breites Spektrum an komplementären sozialpsychiatrisch ausgerichteten Hilfen und Maßnahmen zur Verfügung. Diese Hilfen sind wichtiger Bestandteil der gemeindepsychiatrischen Versorgung und reichen von niederschwelligen, für Ratsuchende **kostenlosen Beratungsangeboten** (➤ Kap. 2.5.6) über **regelmäßige ambulante Betreuungsangebote** oder tagesstrukturierende Maßnahmen bis hin zu **vollstationären Wohnformen** als Leistungen der Eingliederungshilfe.

Dabei befindet sich die Landschaft der psychiatrischen Einrichtungen in gesellschaftlichem Wandel. Inhalte der UN-Behindertenrechtskonvention sollen umgesetzt werden. Neue Gesetze wie das Bundesteilhabegesetz, das Pflegestärkungsgesetz sowie das Patientenrechtegesetz (➤ Kap. 2.7) zeigen einen Paradigmenwechsel an: hin zu mehr Selbstbestimmung und Inklusion. Die betroffenen Menschen sollen aus dem bisherigen „Fürsorgesystem" herausgeführt und die Eingliederungshilfe zu einem „modernen Teilhaberecht" weiterentwickelt werden. Wie bereits seit der Psychiatrie-Enquete im Jahr 1975 gefordert, sollen sich die Leistungen am persönlichen Bedarf orientieren **(Personenorientierung).** Zudem sollen einheitliche Verfahrensregularien aller Rehabilitationsträger zur Ermittlung des individuell personenbezogenen Bedarfs entwickelt werden.

Durch die Vielfalt sowie unterschiedlichen Ausprägungsgrade psychischer Erkrankungen sind differenzierte und individuell zugeschnittene Maßnahmen in der Gemeinde und im Sozialraum erforderlich. Eine vollstationäre Versorgung sollte nur bei unabdingbarer Notwendigkeit erfolgen (im Behandlungs- wie im Eingliederungshilfebereich).

INFO

Die Hilfestellung sollte soweit wie möglich vor Ort **im Lebensumfeld der Betroffenen** bereitgestellt werden.
- **Ambulant vor stationär,** d.h. die Versorgung erfolgt ambulant soweit möglich und stationär soweit notwendig
- **Gemeindenahe Versorgung,** d.h. möglichst wohnortnah in der Lebenswelt der Betroffenen
- **Ganzheitlichkeit,** d.h. Einbezug der gesamten Situation der individuell Betroffenen, also seiner Ressourcen sowie seines sozialen und beruflichen Umfelds
- **Subjektorientierung,** d.h. Hilfeplanung aufgrund der individuellen Bedürfnisse und mit direkter demokratischer Beteiligung des Betroffenen

Leitgedanke Inklusion

Inklusion geht mit einem allgemeinen Paradigmenwechsel in der Politik einher: zu mehr Gleichbehandlung, Förderung von Chancengleichheit als Voraussetzung für Selbstbestimmung, Selbstbewusstsein und umfassender Teilhabe in allen Lebensbereichen, wie Wohnen, Arbeiten, Bildung, Freizeit und Kultur. Inklusion als zentrale Idee der UN-Behindertenrechtskonvention bedeutet übersetzt **„Zugehörigkeit, Einbeziehung, Einschließen“.** Inklusion geht somit über den Begriff der Integration (wieder hereinholen) hinaus und bedeutet ein selbstverständliches Miteinander, Gemeinsamkeit von Anfang an, kein Ausschluss von einzelnen Bevölkerungsgruppen, Abbau und Vermeidung von „Spezialeinrichtungen“. Im Idealfall nehmen alle Menschen an allen gesellschaftlichen Prozessen teil. Von Einschränkungen betroffene Personen werden in die normale Welt einbezogen (Beispiel behinderte Kinder an Regelschulen anstatt auf Sonderschulen). Alle gesellschaftlichen Gruppen und Einrichtungen sind somit aufgefordert, ihre Angebote so zu gestalten, dass sie für alle nutzbar sind.

2.5.1 Gemeindepsychiatrischer Verbund (GPV)

Häufig wird die Gemeindepsychiatrie auch als **Sozialpsychiatrie** bezeichnet. Jedoch ist mit Gemeindepsychiatrie die praktische Umsetzung der Sozialpsychiatrie gemeint. Dabei geht es darum, chronisch psychisch erkrankte Menschen in ihre Gemeinde zu **inkludieren, ihnen dort im Sozialraum ein selbstständiges Leben zu ermöglichen auf der Basis eines personenzentrierten Ansatzes.** Die verschiedenen Dienste und Einrichtungen kooperieren hierbei in einem **gemeindepsychiatrischen Verbund** (GPV), bestimmen gemeinsam den individuellen Hilfebedarf und stellen den Betroffenen ein flexibles, bausteinartiges, gut erreichbares Hilfeangebot zur Verfügung. Der betroffene, chronisch psychisch kranke Mensch soll auf diese Weise ein passgenaues, individuell zugeschnittenes Hilfeangebot in seinem persönlichen Umfeld erhalten. Die gleichzeitige Nutzung verschiedener Angebote auch von unterschiedlichen Anbietern ist hierbei möglich.

Ein Bewohner der Einrichtung A geht halbtags in die WfbM (Werkstatt für behinderte Menschen) der Einrichtung B und verbringt den Nachmittag in der Tagesstätte der Einrichtung C. Für alle Maßnahmen muss er nur noch einen Antrag bei einem Leistungsträger stellen, der die Gesamtverantwortung und -planung übernimmt, sie selbsttätig mit anderen Leistungserbringern ins Benehmen setzt und koordiniert.
Hierzu im Gegensatz kam früher ein Patient in eine Einrichtung und konnte dann nur die dort vorgehaltenen Angebote nutzen.

Der GPV ist *„ein verbindlich kooperierendes Netzwerk von Einrichtungen und Diensten mit vertraglicher Verpflichtung zur Versorgung chronisch psychisch Kranker und seelisch Behinderter in einem geographisch begrenzten Gebiet.“* (Voges, Becker 2004) Der GPV befindet sich somit in einem ständigen Entwicklungsprozess.

Gemeindepsychiatrische Versorgung wird immer dann wichtig, wenn eine psychische Beeinträchtigung längerfristig verläuft oder im Zusammenhang mit der sozialen Situation steht. Wichtig ist auch, dass Hilfen und Beratungsangebote schon frühzeitig und niedrigschwellig zur Verfügung stehen. Gute Versorgungsstrukturen in Gemeindenähe und im Sozialraum können die Akutbehandlungen verkürzen oder gar verhüten und weitgehende Normalität der Lebensvollzüge im gewohnten Sozialraum ermöglichen.

2

Zu den Angeboten einer gemeindepsychiatrischen Versorgung gehören (➤ Abb. 2.1):

- **Unterstützung bei der sozialen Teilhabe:**
  - Angehörige, Freunde, Nachbarn
  - Bekannte, Arbeitskollegen
  - Ehrenamtliche Helfer
  - Selbsthilfegruppen
  - Einrichtungen des kulturellen und gesellschaftlichen Lebens mit inklusiven Angeboten
- **Medizinische und (gemeinde)psychiatrische Dienste:**
  - Vollstationärer psychiatrischer Bereich
  - Teilstationärer Bereich
  - Stationsäquivalente Behandlung (StäB)
  - Besondere Versorgung
  - Ambulanter Versorgungsbereich (Ambulante Psychiatrische Pflege, ambulante Teilhabeleistungen)
- **Dienste zur Beratung und Begleitung:**
  - Sozialpsychiatrische Dienste
  - Integrationsfachdienste
- **Teilhabe im Bereich Wohnen:**
  - Wohnheim
  - Betreute Wohngemeinschaft
  - Betreutes (Einzel-)Wohnen
  - Familienpflege
- **Teilhabe im Bereich Arbeit:**
  - Arbeit in Selbsthilfefirmen
  - Arbeit in Zuverdienstprojekten
  - **Arbeit in geschützter Werkstatt (WfbM)**
- **Teilhabe im Bereich Freizeit / Tagesstrukturierung:**
  - Freizeit- und Kontaktclub
  - Tagesstätte
  - Sozialpsychiatrisches Zentrum (hält häufig vorher benannte Angebote vor)

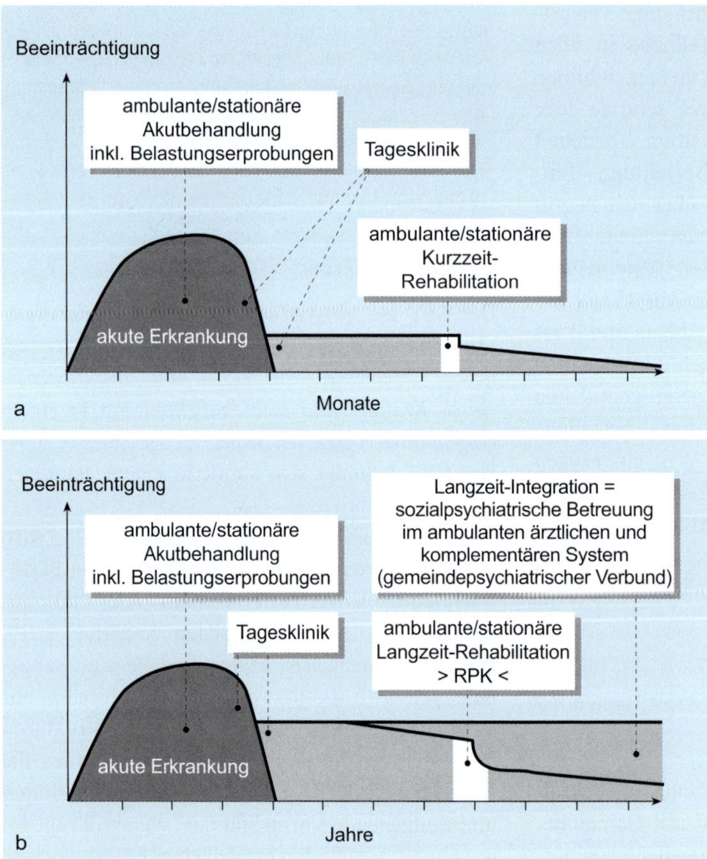

Abb. 2.1 Vernetzte Strukturen in der Therapie, Rehabilitation und Integration bei Patienten nach der Akutbehandlung [L235]

2.5.2 Eingliederungshilfe der Gemeindepsychiatrie

Die Gesetzeslage für die **Leistungen der Eingliederungshilfe** befindet sich aktuell **im Umbruch.** Ab 2020 wird die Eingliederungshilfe aus dem Fürsorgesystem des SGB XII (Sozialhilferecht) herausgelöst und als neuer zweiter Teil in das Bundesteilhabegesetz SGB IX aufgenommen. Die Weiterentwicklung des Bundesteilhabegesetzes insgesamt sowie auch der Eingliederungshilfe speziell zielt insgesamt auf ein modernes, personenzentriertes Teilhaberecht, das sich am individuellen Bedarf und den Wünschen einer Person ausrichtet und dem Träger der Eingliederungshilfe mehr Steuerungsmöglichkeiten bietet. Musste ein Betroffener bisher selbst Anträge an mehrere mögliche Leistungsträger stellen, ermöglicht das **Teilhabeplanverfahren** nun einen Prozess, in dem alle erforderlichen Leistungen in einem Gesamtverfahren bearbeitet werden. Der Betroffene stellt nur einen Antrag an einen Rehabilitationsträger, durch das in Gang gesetzte Verfahren werden dann auch andere mögliche Leistungsträger einbezogen. Er erhält dadurch alle ihm zustehenden Leistungen „wie aus einer Hand“. Für den Bereich der Eingliederungshilfe wurden besondere Anforderungen an das Teilhabeplanverfahren festgelegt **(Gesamtplanungsverfahren).**

Teilhabeplanverfahren

Der leistungserbringende Rehabilitationsträger ist verantwortlich für die Durchführung des **Teilhabeplanverfahrens.** Hierzu gehören die Erstellung eines **Teilhabeplans** und die Durchführung einer **Teilhabeplankonferenz.** Im gesamten Verfahren nehmen die Wünsche und das Selbstbestimmungsrecht des behinderten Menschen eine zentrale Rolle ein.

Der **Teilhabeplan** beinhaltet – neben wichtigen formalen Daten und möglichen Ansprüchen auf Rehabilitationsleistungen verschiedener Träger – die Erfassung des individuellen Hilfebedarfs und der Wünsche und Bedürfnisse des Antragstellers. Jedes Bundesland darf hierbei selbst festlegen, mit welchem Instrumentarium der Hilfebedarf erfasst werden soll. Bisher gab es in den einzelnen Bundesländern dazu bereits unterschiedliche, aber vergleichbare strukturierte Vorgehensweisen zur Beschreibung und Bewertung des Hilfebedarfs. Dazu werden standardisierte Instrumente eingesetzt (IBRP-Integrierter Behandlungs- und Rehabilitationsplan, Metzler-Fragebogen, THP/IHP-Teilhabeplan, Integrierter Hilfeplan). In Erhebungsbögen werden individuelle Ressourcen, Hilfebedarfe und Ziele beschrieben, die künftig auch als Grundlage für individuell zu ermittelnde Entgelte in Einrichtungen dienen werden. Ausgangspunkt sind die **Aktivitäten des täglichen Lebens,** die Differenzierung der erforderlichen Hilfemaßnahmen erfolgt nach Punkten und/oder Zeitintervallen.

INFO

Nach **§118 SGB IX** soll der Träger der Eingliederungshilfe den Bedarf unter Berücksichtigung der Wünsche des Leistungsberechtigten feststellen. Weiter wird geregelt: *„... Die Ermittlung des individuellen Bedarfs soll durch ein Instrument erfolgen, das sich an der Internationalen Klassifikation der Funktionsfähigkeit, Behinderung und Gesundheit orientiert. Das Instrument hat die Beschreibung einer nicht nur vorübergehenden Beeinträchtigung der Aktivität und Teilhabe in den folgenden Lebensbereichen vorzusehen:*

1. *Lernen und Wissensanwendung,*
2. *Allgemeine Aufgaben und Anforderungen,*
3. *Kommunikation,*
4. *Mobilität,*
5. *Selbstversorgung,*
6. *Häusliches Leben,*
7. *Interpersonelle Interaktionen und Beziehungen,*
8. *Bedeutende Lebensbereiche und*
9. *Gemeinschafts-, soziales und staatsbürgerliches Leben"*

Auf der Basis des Teilhabeplans wird geprüft, ob auch mögliche Leistungen anderer Rehabilitationsträger in das Teilhabeverfahren einbezogen werden. In der Teilhabekonferenz sollen die verschiedenen zuständigen Leistungsträger, Leistungsberechtigte und weitere Beteiligte (Leistungsanbieter, Betreuer) gemeinsam den individuellen Bedarf, die Maßnahmen und geeignete Ziele festlegen.

Ziel des Verfahrens ist, dass **alle erforderlichen Maßnahmen und Leistungen nahtlos ineinandergreifen und bestmöglich aufeinander abgestimmt werden können.** Der Antragsteller hat nun im gesamten Verfahren nur noch einen hauptverantwortlichen Leistungsträger als Ansprechpartner. Der Teilhabeplan muss von diesem regelmäßig aktualisiert werden, er gilt vorerst für einen befristeten Zeitraum. Gleiches gilt für entsprechende Kostenanerkenntnisse.

Wenn ein Antrag auf Teilhabeleistungen an einen Rehabilitationsträger (z. B. Sozialamt, Jobcenter, Rentenversicherungsträger, Kranken- und Unfallversicherung) gestellt wird, ist dieser Träger zur Prüfung und ggf. zur Weiterleitung an den vorrangig zuständigen Kostenträger innerhalb von 14 Tagen verpflichtet. Er muss den Antragstellenden über die Weiterleitung informieren. Sollte der zuerst angeschriebene Träger insgesamt zuständig sein und diese Frist versäumen, muss er die Leistung zunächst erbringen. So werden dem Betroffenen unnötig lange Wartezeiten auf die erforderliche Rehabilitationsleistung erspart. Die Träger können untereinander Kostenerstattung geltend machen.

Gesamtplanverfahren/ Teilhabeplanverfahren

Das Gesamtplanverfahren umfasst den gesamten Prozess der Ermittlung, Planung, Steuerung, Dokumentation und Wirkungskontrolle von Unterstützungsleistungen (➤ Abb. 2.2). Der Träger der Eingliederungshilfe ist als Leistungsträger zum Erstellen eines Gesamtplans verpflichtet. In der gesetzlichen Neufassung werden Vorgaben zur Ausgestaltung des Gesamtplanverfahrens konkretisiert. Die Partizipation des behinderten Menschen bekommt auch hier in allen Verfahrensschritten einen rechtlich verankerten hohen Stellenwert und muss im gesamten Verfahren entsprechend dokumentiert werden. Die Gesamtplanung erfolgt umfassend und ganzheitlich, transparent und konsensorientiert, interdisziplinär und trägerübergreifend. Die Bedarfsermittlung und -feststellung erstrecken sich auf alle Lebenslagen. Die Durchführung einer Gesamtplankonferenz dient der Abstimmung der

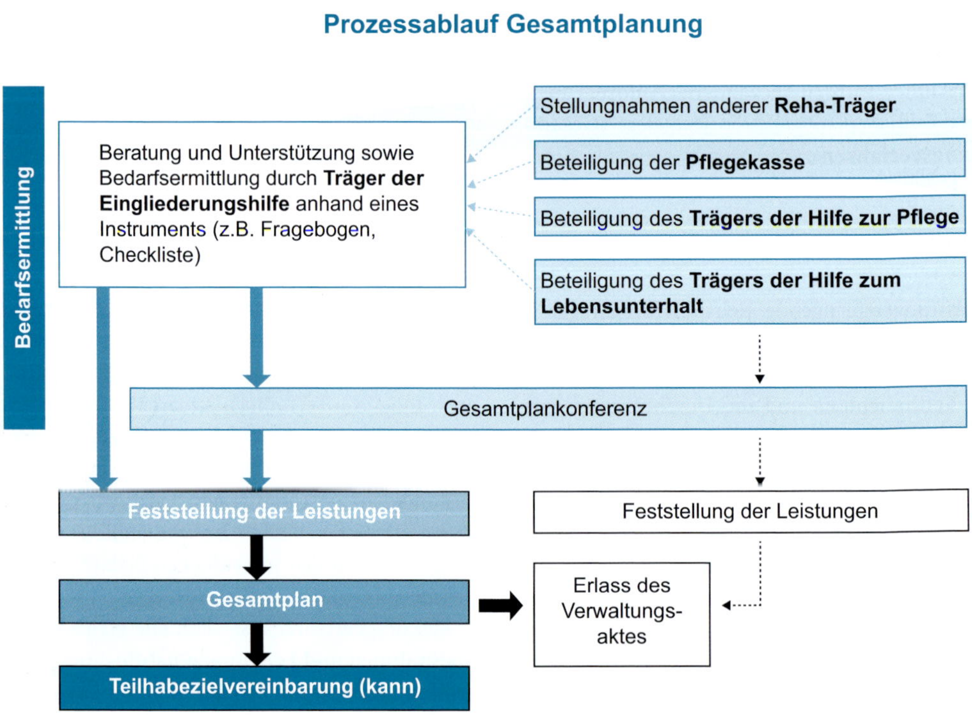

Abb. 2.2 Orientierungshilfe zur Gesamtplanung [W1089]

Leistungen nach Inhalt, Umfang und Dauer unter Beteiligung betroffener Leistungsträger.

Wenn Antragstellende auch Ansprüche auf Leistungen anderer Leistungsträger haben, müssen diese in das Gesamtplanverfahren einbezogen und beteiligt werden, z. B. bei Leistungen der Hilfe zur Pflege nach dem Siebten Kapitel durch die Pflegekasse oder bei Bedarf an notwendigem Lebensunterhalt der Sozialhilfeträger.

Im Idealfall fließen die Ergebnisse aus dem Gesamtplanungsverfahren auch in die **kommunale Planung** für erforderliche Strukturveränderungen in der gemeindepsychiatrischen Landschaft und die regelhafte trägerübergreifende Zusammenarbeit ein.

Die Bundesarbeitsgemeinschaft der überörtlichen Träger der Sozialhilfe (BAGüS) hat im Februar 2018 eine ausführliche „Orientierungshilfe zur Gesamtplanung“ herausgegeben (➤ Abb. 2.2).

Angebote der Eingliederungshilfe

Die im Folgenden vorgestellten Angebote und Maßnahmen sind zum Teil Maßnahmen der Eingliederungshilfe (z. B. Persönliches Budget, Wohnangebote, WfbM-Besuch, Tagesstättenbesuch). Zielgruppe sind Menschen mit chronischer Erkrankung sowie mit drohender oder festgestellter psychischer Behinderung. Für diesen Personenkreis gestaltet es sich häufig besonders schwer, an einem oder mehreren zentralen Bereichen der Gesellschaft in adäquater Weise teilzuhaben. So bestehen z. B. häufig Einschränkungen in der Fähigkeit, sich ausreichend um sich selbst und die eigene Gesundheit zu sorgen, selbstständig zu wohnen und sich zu versorgen (z. B. Einkäufe erledigen), einer geregelten Arbeit nachzugehen, eine Tagesstruktur einzuhalten, soziale Kontakte zu pflegen oder kommunikative Situationen zielführend zu gestalten. Eingliederungshilfe wird daher zur Unterstützung der gesellschaftlichen Teilhabefähigkeit auf Antrag gewährt. Früher gestaltete sich die Hilfeerbringung eher maßnahme- bzw. einrichtungszentriert (z. B. Betreutes Wohnen oder Tagesstättenbesuch). Seit Einführung des Persönlichen Budgets in 2008 erfolgt die Ausgestaltung der Hilfen bereits zunehmend personenzentriert und entsprechend dem individuellen Bedarf.

Persönliches Budget in der Eingliederungshilfe

Der Paradigmenwechsel hin zu Inklusion, Normalisierung und Selbstbestimmung findet seinen Niederschlag auch im „Persönlichen Budget“ nach § 17 SGB IX. Hiernach haben geistig, körperlich oder seelisch wesentlich behinderte Menschen sowie von Behinderung bedrohte Menschen einen Anspruch auf ambulante Teilhabeleistungen in Form eines Persönlichen Budgets (PB). Die Leistungsgestaltung in **eigener individueller Verantwortung und Gestaltung** wird hierdurch ermöglicht. Das persönliche Budget (PB) ist eine Geldleistung (abgestufte Pauschalbeträge), die direkt an die Betroffenen ausgezahlt wird oder auch mit dem Leistungserbringer verrechnet werden kann. Die Betroffenen werden damit in die Lage versetzt, notwendige Hilfen flexibel und an den individuellen Bedarf angepasst in Anspruch zu nehmen, also Hilfe- und Dienstleistungen selbst einzukaufen.

Dabei kann es sich um Betreuungsleistungen einer **Persönlichen Assistenz** handeln (z. B. für ambulante Betreuungsleistungen aus dem Bereich des Betreuten Wohnens, ebenso aber auch um Einkaufs- oder Haushaltshilfen, Soziales Kompetenztraining oder den stundenweisen Besuch von vorhandenen Einrichtungen (z. B. Tagesstätte). Bei der Suche und Auswahl geeigneter Maßnahmen erhalten die Personen Beratung und Unterstützung. Der Budgetbezieher muss sein Budget selbst verwalten und organisieren. Hilfe hierzu kann er ebenfalls vom Budget finanzieren, häufig ist auch ein gesetzlicher Betreuer der Budgetverwalter. Geld, das nach der Bezahlung der Dienstleistungen übrig bleibt, steht dem Betroffenen zur freien Verfügung.

Die **Höhe der Geldleistung** ist individuell am Bedarf orientiert und reicht von kleineren Beträgen (z. B. für gezielte Maßnahmen wie Besuch von Kursen und Veranstaltungen) bis hin zu großen Geldbeträgen für eine umfassende Betreuung (bei Schwerstbehinderten Betreuung durch mehrere Anbieter, persönliche Assistenz bis hin zur 1:1 Betreuung rund um die Uhr).

Vor der Hilfegewährung erfolgt die Überprüfung der finanziellen Situation der antragstellenden Person. Wenn das Einkommen die Bemessungsgrenzen übersteigt, kann es sein, dass nur ein Teil des festgestellten notwendigen Budgets ausgezahlt wird oder dass der Betreffende die notwendigen Leistungen vollständig selbst zahlen muss. Dabei wurden im Rahmen der gesetzlichen Neuregelungen die Bemessungsgrenzen deutlich angehoben.

2.5.3 Teilhabe im Bereich Wohnen

Stationäres Wohnen

Betreute stationäre Wohneinrichtungen nehmen chronisch erkrankte sowie seelisch behinderte Menschen auf unbestimmte Dauer auf. Die Betroffenen bedürfen keiner stationären Behandlung mehr, sie sind jedoch längerfristig zu einer eigenständigen Lebensführung nicht in der Lage. Sie können ihren Lebensalltag soweit wie möglich frei gestalten, können aber bei Bedarf auf kontinuierliche Betreuung und konkrete Hilfen zurückgreifen. Viele Wohnheime sehen Altersober- und -untergrenzen vor.

Ziel ist es, eine größtmögliche selbstständige Lebensführung und Normalität bei Wahrung der Individualität zu erhalten oder wiederzuerlangen. Die Bandbreite der Angebotsformen von stationärem Wohnen reicht von kompletter Vollversorgung bis hin zu ambulanten Außenwohngruppen und betreuten Einzelwohnungen. Die Grenzen zwischen dem klassischen Wohnheim und anderen Betreuungsformen werden zunehmend durchlässig. Wohnheime bieten gezielte Enthospitalisierungsprojekte und Trainingsbereiche zur Verselbständigung an.

Multimodal abgestufte, auf den Einzelnen zugeschnittene Hilfen und Unterstützungsangebote können beispielsweise sein: tagesstrukturierende Maßnahmen, Sozialtraining, lebenspraktische Hilfen (Koch-, Einkaufstraining), Gesprächsgruppen, Fahrdienste, interne sowie externe Beschäftigungs- und Arbeitsmöglichkeiten, Sport- und Bewegungsangebote, Kognitives Training, Psychoedukation, Freizeitaktivitäten, ggf. Ferienreisen und Ausflüge, Hilfen zur Teilhabe an sozialen Beziehungen auch in Zusammenarbeit mit der Gemeinde, rechtliche und finanzielle Beratung, Angehörigenarbeit.

Ab dem 01.01.2020 werden nach dem BTHG die bisherigen einheitlichen pauschalen Komplexleistungen in den stationären Einrichtungen auseinandergekoppelt in die Bestandteile „Wohnraum", „Lebensunterhalt" und „Fachleistung". Der Bewohner wird zum selbstständigen „Mieter" in den Einrichtungen und erhält „Assistenzleistungen" der Leistungserbringer.

Übergangswohnheim

In den stärker rehabilitativ ausgerichteten Übergangswohnheimen können Menschen wohnen, deren psychischer Zustand weitgehend stabil ist und die nur noch minimale Betreuung benötigen. Der Aufenthalt ist zeitlich begrenzt und liegt häufig bei 2–3 Jahren, in denen die Bewohner Zeit haben, sich gesundheitlich zu stabilisieren und soziale Bindungen aufzubauen, sodass sie nach dieser Phase unabhängig leben können.

Die Bewohner leben in Wohngruppen mit maximal zwölf Personen. Zusammen bilden sie eine soziale Einheit. Alle Gruppenmitglieder arbeiten außerhalb der Einrichtung in einer beschützten Werkstätte oder befinden sich in einem Arbeitstraining. Den Haushalt versorgen die Bewohner unter Anleitung selbstständig. Die hauptamtlichen Mitarbeiter bieten eine Freizeitgestaltung an, gleichzeitig wird die Eigeninitiative der Einzelnen gefördert. Die medizinische Betreuung erfolgt durch einen niedergelassenen Allgemeinarzt oder Psychiater.

Interessiert sich ein Patient für ein Übergangswohnheim, so muss er sich dort persönlich mit einem Lebenslauf, einem Arzt- und einem Sozialbericht vorstellen. Ausschlusskriterien sind häufiger Missbrauch von Alkohol, Drogen oder Medikamenten, ein bekanntes Anfallsleiden oder erhebliche Minderbegabung.

Ebenfalls notwendig ist eine Hilfeplanung (Teilhabeplan ➤ Kap. 2.5.2), der im Übergangswohnheim weitergeführt wird.

Es ist notwendig, die Bewohner bei der Wohnraum- und Arbeitsbeschaffung zu unterstützen. Denkbar sind hier Trägervereine, die Wohnraum mieten und dann an die Patienten vergeben, da es immer noch Vermieter gibt, die psychisch Kranke als Mieter ablehnen. Auch die Arbeitsplatzsuche gestaltet sich meist schwierig. Dabei ist Arbeit die beste Motivation zur gesellschaftlichen Wiedereingliederung. Ziel sollte sein, dass die ehemaligen Patienten von selbst erwirtschaftetem Geld, statt von Sozialhilfe leben können.

Die Wohnheime sollten möglichst einem normalen Wohnhaus gleichen und **keinen klinikähnlichen Charakter** haben. Die Patienten lernen, im Rahmen ihrer Möglichkeiten eigenverantwortlich zu leben, dennoch ist ein Minimum an Kontrolle und Beratung notwendig.

Maßnahmen im persönlich-emotionalen Bereich sind die soziale Gruppenarbeit, Einzelgespräche, Aufbau eines persönlichen Bezugs zu Mitbewohnern und psychologisch-therapeutische Einzelgespräche. Das neue soziale Bezugsfeld wird durch Lerngruppen, kreative Gruppen (z. B. Holz-, Hausbegrünungs-, Instrumental-, Sing-, Foto-, Fahrradreparatur-, Mal-, Bastel-, Spiel- und Tongruppen, Literaturkreise und Teeabende) aufgebaut. Die Integration in die Hausgruppe, Kontakt zu dem früheren sozialen Umfeld und die Teilnahme an sozialbildenden Freizeiten und Veranstaltungen unterstützen diese Strategie.

Die medizinisch-soziale Rehabilitation wird durch die Vermittlung lebenspraktischer Inhalte sowie durch das Training kognitiver (Aufmerksamkeits-, Konzentrations-, Denk- und Gedächtnisstörungen sind die so genannten kognitiven Basisstörungen), kommunikativer und sozialer Fertigkeiten sichergestellt.

Die Eingliederung oder Wiedereingliederung in den Beruf erfolgt durch Arbeitstrainings der Werkstatt für berufliche Eingliederung, in beschützenden Arbeitsstellen und auch in der freien Wirtschaft. Begleitend werden Kurse zur Verbesserung der Allgemeinbildung angeboten.

Betreutes Wohnen

Betreutes Wohnen in einer Einzelwohnung oder in kleinen Wohngemeinschaften mitten in der Gemeinde öffnet für Patienten optimale Möglichkeiten zur Integration bei weitgehender Selbstständigkeit und Normalität integrieren können. Betreutes Wohnen kann in der selbst angemieteten Wohnung durch ambulante Dienste erfolgen. Manche Leistungsträger halten auch Wohnraum vor und vermieten diesen dann an die Betroffenen. Weiterhin existieren auch Häuser für Betreutes Wohnen, bei denen mehrere Personen in einem Haus mit getrennter Wohnraum- und Haushaltsführung leben und vor Ort professionelles Personal und Gemeinschaftsaktivitäten vorgehalten werden.

MERKE

Es werden in erster Linie **Hilfen zur Alltagsbewältigung** gegeben, wie Beratung und Planung zur Haushaltsführung und Tagesstrukturierung, Unterstützung in rechtlichen und finanziellen Angelegenheiten, Einzel- und Gruppengespräche, gemeinsame Freizeitaktivitäten, Sicherung der ärztlichen und medikamentösen Behandlung, Krisenintervention, Unterstützung bei sozialen Kontakten und der Freizeitgestaltung, Beratung und Förderung bei Beschäftigungsmöglichkeiten.

Die Finanzierung bestreitet im Idealfall der Bewohner selbst durch Erwerbsarbeit, Rente, Arbeitslosenunterstützung, persönliches Budget (s. o.) oder Eingliederungshilfe.

Betreute Wohnangebote sind häufig eng verzahnt mit anderen Einrichtungen und Diensten der Gemeindepsychiatrie. Die Bewohner nutzen auch andere Angebote, z. B Tagesstätte, Kontakt- und Beratungsstelle, Freizeitclubs oder WfbM.

Über das Persönliche Budget ist die Hilfestellung **„Persönliche Assistenz"** verfügbar (➤ Kap. 2.5.2). Diese bietet auf die individuellen Bedürfnisse ausgerichtet ebenfalls die Möglichkeit, Betroffene dabei zu unterstützen, in der eigenen Wohnung selbstständig zu leben. Das Betreuungsangebot ist ähnlich dem von Betreutem Wohnen, jedoch können die verfügbaren Betreuungsstunden flexibler auf die individuellen Bedürfnisse des Klienten abgestimmt werden.

Betreutes Wohnen in Familien

Betreutes Wohnen in Familien ist ein lange bekanntes Modell, das aber noch nicht sehr häufig genutzt wird. Es soll chronisch psychisch Kranken ein Leben außerhalb von Institutionen in einem weitestgehend normalen Umfeld ermöglichen. Hierbei nehmen „nichtprofessionelle" Gastfamilien oder eine Einzelperson einen psychisch kranken Menschen bei sich auf.

Die Familienpflege ist ein Modell, bei dem die Versorgung in den Strukturen einer Familie für ein natürliches Milieu sorgt und dem Gast Zugang zum sozialen Lebensraum der Familie erschließt. Die Gastfamilie und der Gast erhalten im Regelfall Unterstützung durch einen professionellen Berater. Zwischen der Gastfamilie und dem Gast wird ein Vertrag geschlossen, welcher Rechte und Pflichten der Beteiligten sowie Kündigungsmodalitäten regelt. Die Aufenthaltsdauer in Gastfamilien ist im Regelfall unbefristet.

Gastfamilien erhalten ein monatliches Betreuungsgeld im Rahmen der Eingliederungshilfe. Der Betreute selbst erhält ebenfalls Leistungen der Eingliederungshilfe, insofern er seinen Lebensunterhalt nicht selbst bestreiten kann.

2.5.4 Teilhabe an Arbeit

Die Teilhabe an Arbeit ist in unserer Gesellschaft nach wie vor ein entscheidender Lebensbereich, welcher zur gesellschaftlichen Integration beiträgt, den Tag zu strukturieren hilft, soziale Kontakte fördert und Selbstwert- und Identitätsgefühl stärkt.

Psychisch kranke Menschen sind in großem Ausmaß von Arbeitslosigkeit und Erwerbsminderung betroffen. Die vorgestellten Maßnahmen und Angebote können zu einer erheblichen Verbesserung der individuellen Situation beitragen.

Integrationsfachdienste und berufsbegleitende Dienste

Integrationsfachdienste und berufsbegleitende Dienste (beides ambulante Dienste) bieten beratende und vermittelnde Hilfen für psychisch kranke und schwerbehinderte Menschen rund um das Arbeitsleben an:

- Berufsbegleitende Dienste (BBD) unterstützen Arbeitnehmer, ihre Arbeitsplätze zu erhalten und zu sichern.
- Integrationsfachdienste (IFD) bieten Hilfen für schwerbehinderte Arbeitslose zur Integration und Vermittlung ins Arbeitsleben.

Damit BBD oder IFD tätig werden können, muss der Betroffene eine anerkannte Schwerbehinderung mit einer Minderung der Erwerbsfähigkeit von 50 % haben oder einem Schwerbehinderten gleichgestellt sein. Unter anderem helfen die Dienste in folgenden Situationen:

- Überforderung am Arbeitsplatz, Veränderungen oder Schwankungen im Leistungsniveau
- Schwierigkeiten mit Vorgesetzten oder Kollegen
- Unregelmäßigkeiten, wie Unpünktlichkeit, Unzuverlässigkeit
- Drohende Kündigung
- Konflikte mit dem Partner oder der Familie und deren Auswirkungen auf das Arbeitsleben
- Unsicherheit im Umgang mit Institutionen und Ämtern

Die Palette der individuell abgestimmten Hilfemaßnahmen reicht von der rechtlichen und finanziellen Beratung über die persönliche Betreuung in Einzel- oder Gruppenarbeit bis zur Kontaktaufnahme und Beziehungspflege zum Arbeitgeber (z. B. Umsetzung innerhalb des Betriebs, anderweitige Anpassung der Arbeitsbedingungen an die Besonderheiten des Einzelfalls, Hilfe bei Kündigungsschutzklage, Wiedereingliederung nach Krankheit, Arbeitsvermittlung im Auftrag der Agentur für Arbeit, Vermittlung in berufliche Qualifizierungsmaßnahmen, Zuschüsse für Arbeitgeber organisieren).

Die Beratung ist kostenlos, die Mitarbeiter sind zur Verschwiegenheit verpflichtet, jedes Gespräch wird deshalb vertraulich behandelt.

Werkstätten für behinderte Menschen (WfbM)

Diese Werkstätten dienen der **Eingliederung in das Arbeitsleben** (§ 136 SGB IX) und sollen den Betroffenen langfristig eine beschützte Arbeits- und Beschäftigungsmöglichkeit auf dem „zweiten Arbeitsmarkt" bieten. Die Aufgaben bestehen überwiegend in der Abwicklung von Produktionsaufträgen oder der Erbringung der Dienstleistungen. Das Tätigkeitsspektrum soll möglichst breit gefächert sein und die individuellen Bedürfnisse, Fähigkeiten und Potenziale der Betroffenen berücksichtigen.

INFO

Jeder Betroffene soll eine Beschäftigungsmöglichkeit erhalten, die individuell auf seine bestehenden Leistungseinschränkungen (z. B. verminderte Stresstoleranz, Antriebsstörungen, Konzentrations- und Auffassungsstörungen) Rücksicht nimmt und ihn vor Überforderung durch reduzierte Leistungsansprüche hinsichtlich Arbeitstempo, Art und Umfang der Tätigkeit, Ausmaß der Verantwortung und Pausengestaltung schützt. Die Beschäftigten müssen hierbei jedoch ein „Mindestmaß an wirtschaftlich verwertbarer Arbeit" leisten können.

Der Einstieg erfolgt zunächst über eine **berufliche Rehabilitationsmaßnahme** (Berufstrainingsbereich) in der WfbM (➤ Kap. 2.4.3), anschließend ist der Übergang in den sogenannten Arbeitsbereich möglich. Beschäftigte einer WfbM haben keinen Arbeitnehmerstatuts und keinen Arbeitsvertrag, sie sind jedoch sozialversichert und erwerben Rentenansprüche. Sie erhalten eine geringe Arbeitsprämie zusätzlich zu ihren regulären Einkünften (z. B. Erwerbsminderungsrente oder Grundsicherung). Zu den üblichen Leistungen gehören auch die Beförderung zur Werkstatt und ein Mittagessen. Kostenträger ist der zuständige Sozialhilfeträger. Wenn möglich, soll bei gegebenen Voraussetzungen der Übergang auf den allgemeinen Arbeitsmarkt angestrebt werden.

Neben dem eigenen Werkstattbetrieb ist z. B. der Einsatz auf einem Außenarbeitsplatz möglich. Hier haben Beschäftigte die Möglichkeit, in einem Unternehmen des regulären Arbeitsmarkts unter beschützten Rahmenbedingungen und unter enger Begleitung und Anbindung an Mitarbeiter der WfbM tätig zu sein. Sie bleiben vom Status her aber Werkstattbeschäftigte.

Darüber hinaus bieten die Werkstätten häufig weitere Maßnahmen und Projekte an, z. B. Integrationsprojekte (s. u.), Probearbeitsverhältnisse, persönliche Arbeitsassistenz, Initiierung des Budget für Arbeit (s. u.) und Begleitung bei der Umwandlung von ausgelagerten Arbeitsplätzen in ein reguläres Beschäftigungsverhältnis.

Integrationsprojekte

Integrationsprojekte sind Unternehmen, die sich von anderen dadurch unterscheiden, dass sie überdurchschnittlich viele besonders betroffene schwerbehinderte Menschen beschäftigen, nämlich 25–50 %. Sie bieten ihnen in einem teilgeschützten Rahmen **tarifvertraglich geregelte, sozialversicherungspflichtige Beschäftigungsverhältnisse.** Hier können leistungsfähigere psychisch Kranke eine Arbeitssituation finden, die an den aktuellen Gesundheitszustand und die Leistungsfähigkeit flexibel angepasst wird. Es soll das jeweils individuell richtige Maß zwischen Förderung und Vermeidung von Überforderung gefunden werden. Die Nutzer verfügen über eine reguläre Arbeitsstelle, was Normalität bedeutet. Gleichzeitig ist die psychosoziale Betreuung sichergestellt. Integrationsfirmen sind in vielen Arbeitsfeldern tätig, z. B. im Bereich der industriellen Fertigung, im Dienstleistungsbereich (z. B. Renovierung, Transporte), im Garten- und Landschaftsbau, in der Lebensmittelbranche (Bäckereien, Einzelhandel) oder auch in der Gastronomie. In den meisten Firmen arbeiten auch Nichtbehinderte mit.

Zusätzlich bieten auch einige Projekte Zuverdienstmöglichkeiten für psychisch Langzeitkranke, für die eine volle berufliche Eingliederung nicht möglich erscheint (Personen mit Teilrente, Arbeitslosenunterstützung oder Sozialhilfe).

Manche Firmen halten zusätzlich externe Arbeitstherapien und -erprobungen vor, in denen befristete Übergangsplätze für Patienten in stationärer Behandlung oder kurz nach der Entlassung zur Verfügung stehen.

Im Idealfall werden zwischen den verschiedenen Arbeitsformen fließende Übergänge geschaffen, sodass z. B. ein Arbeitserprobungsplatz in einen regulären Dauerarbeitsplatz oder einen Zuverdienst umgewandelt werden kann und umgekehrt.

Budget für Arbeit

Das Budget für Arbeit soll den Betroffenen ebenfalls den Zugang zu einem tarifvertraglich geregelten, sozialversicherungspflichtigen Beschäftigungsverhältnis ermöglichen und dabei vorhandene Leistungseinschränkungen ausgleichen.

INFO

Es handelt sich um eine Geldleistung an den Arbeitgeber, die max. 75 % der Lohnkosten für den Arbeitnehmer mit Behinderung abdecken kann. **Zielgruppe** sind vorrangig Beschäftigte einer WfbM mit voller Erwerbsminderung oder Personen, die Anspruch auf eine Beschäftigung in einer Werkstatt für behinderte Menschen (WfbM) hätten. Das Arbeitsverhältnis muss außerhalb der Werkstatt begründet werden, entweder in einem Integrationsunternehmen (siehe oben) oder bei einem Arbeitgeber auf dem ersten Arbeitsmarkt. Im Falle eines Scheiterns des Arbeitsverhältnisses ist eine Rückkehr in die WfbM möglich. Ein Arbeitsverhältnis auf dem ersten Arbeitsmarkt wird maximal 1 Jahr lang durch die WfbM begleitet (allerdings nicht in einem Integrationsunternehmen). Träger des Budgets ist der überörtliche Sozialhilfeträger.

Diese Teilhabeleistung existierte bis 2018 als Landesleistung nur in einigen Bundesländern, darunter Rheinland-Pfalz und Niedersachsen. Mit dem Bundesteilhabegesetz wurde das Budget für Arbeit zum Jahresbeginn 2018 bundesweit eingeführt.

2.5.5 Teilhabe an Tagesstruktur und Freizeit

Kontakt- und Beratungsstellen

Offene Beratungs- und Kontaktstellen mit niedriger Zugangsschwelle (offener Zugang für jeden) sind häufig räumlich und organisatorisch mit einer Tagestätte verbunden und heißen oft „Kontakt- und Informationsstelle“ (KISS) oder „Gemeindepsychiatrisches Zentrum“. Die Angebotspalette ist vielfältig und reicht von einer einmaligen Beratung bis zu täglichen Kontakten und Besuchen. Meist sind folgende Angebote vorhanden:

- Offener Treffbereich, Teestube, Kontaktcafé
- Lebenspraktisches Training wie Einkaufen, Kochen, Umgang mit Geld
- Einzelberatung in persönlichen und rechtlichen Angelegenheiten für Betroffene und Angehörige
- Beschäftigungstherapie
- Gruppenaktivitäten wie gemeinsame Freizeitaktivitäten, gemeinsames Kochen, Ausflüge, Gesprächsgruppen, Hobbygruppen

Tagesstätten

Tagesstätten zählen zu den teilstationären Einrichtungen, sie sind meist außerhalb von Behandlungszentren und nicht auf dem Klinikgelände zu finden. Die angebotenen Maßnahmen dienen der Tagesstrukturierung und dem Erhalt bzw. dem Aufbau zwischenmenschlicher Beziehungen. Häufig beginnt das Programm morgens mit einem gemeinsamen Frühstück, anschließend nehmen die Besucher an verschiedenen Gruppenangeboten teil, z. B. Kochtraining, Ergotherapie, Gesprächsgruppen und gemeinsame Freizeitangebote. Das Mittagessen wird von den Besuchern selbst erstellt und ebenfalls gemeinsam eingenommen. Zwischen den Angeboten werden Zeiten zur freien Verfügung eingeplant. Die Besucher erhalten eine enge soziale Anbindung und psychosoziale Unterstützung bei der Alltagsbewältigung und in persönlichen Krisen. Gegebenenfalls können Besucher der Tagesstätte auf einen Fahrdienst zurückgreifen.

Durch den Tagesstättenbesuch können Betroffene sich soweit stabilisieren, dass eine ansonsten eventuell notwendige Unterbringung in einer stationären Wohnform vermieden werden kann. Auch vormalige Heimbewohner erfahren hier eine wertvolle Unterstützung auf ihrem (Rück-)weg zu einer eigenständigeren Lebensführung. Meist kooperieren Tagesstätten mit Heimen, Kontaktstellen oder betreutem Wohnangebot. Der Besucher muss sich je nach Einkommens- und Vermögenssituation an den Kosten beteiligen. Die Finanzierung übernimmt üblicherweise der Sozialhilfeträger.

MERKE

Die **Enthospitalisierung** hat bei einigen Patienten zur Folge, dass sie einsam in ihren Wohnungen leben. Besteht keine Möglichkeit der Beschäftigung/Arbeit, potenziert sich dieses Problem. Bei derart geringer Aktivität und fehlenden Anregungen von außen kann es leicht zu einer Verschlechterung der psychischen Grunderkrankung kommen. Hier greift mit viel Erfolg das Konzept der Tagesstätten.

Für **gerontopsychiatrische Patienten** besteht ein besonderer Bedarf an Tagesstätten. Diese Tagesstätten dienen häufig zur stundenweisen Entlastung der betreuenden Angehörigen.

Psychosoziale Zentren für Flüchtlinge und Folteropfer (PSZ)

Seit dem vermehrten Flüchtlingszustrom seit 2015 sind bundesweit mittlerweile 37 PSZ entstanden, welche im Bereich der spezialisierten gesundheitlichen und psychosozialen Versorgung von Flüchtlingen mit psychischen Erkrankungen und Folteropfern arbeiten. Sie leisten Hilfe, unabhängig von Aufenthaltsstatus und von politischen, religiösen und ethnischen Zugehörigkeiten.

Zu den **Aufgaben** gehören:

- Beratung und Information: im Asylverfahren, zu ausländerrechtlichen Fragen, Beratung und Vermittlung in Krisenintervention

- Diagnostik und Therapie für traumatisierte Flüchtlinge und Folteropfer: Einzel- und Familientherapie, Erstellung psychotherapeutischer Stellungnahmen, Angebote spezieller Therapien, z. B. Kunsttherapie, körpertherapeutische Verfahren, Kinder- und Jugendlichenpsychotherapie
- Gruppenangebote: offene Treffen, Spielgruppen, Freizeitunternehmungen, spezielle Gruppenangebote (z. B. interkulturelle Männergruppe, Frauengruppe)
- Interkulturelle Kinder- und Jugendsozialarbeit: z.B. Ferienerholungsmaßnahmen, Hip-Hop-Werkstatt
- Unterstützung bei der Selbsthilfe von Betroffenen
- Öffentlichkeitsarbeit zum Abbau von Vorurteilen und zur Inklusion von Flüchtlingen, Information und Fortbildung der Fachöffentlichkeit und von ehrenamtlichen Helfern
- Vernetzung und Koordinierung von Angebotsstrukturen in Regelversorgung und in spezifischen Angeboten für Flüchtlinge

PSZ verfügen über Kenntnisse über den vorhandenen Pool von Dolmetschern; die Finanzierung von Dolmetscherleistungen stellt derzeit noch eine der größten Barrieren in der psychosozialen Arbeit mit Flüchtlingen und Folteropfern dar.

Neben den PSZ gibt es auch Flüchtlingsberatungsstellen/Migrationsfachdienste bei den Kommunen und/oder Wohlfahrtsverbänden.

2.5.6 Beratungsdienste, unterstützende Hilfen und Gruppen in der ambulanten Versorgung

Sozialpsychiatrischer Dienst

Nach **§118 SGB IX** soll der Träger der Eingliederungshilfe den Bedarf unter Berücksichtigung der Wünsche des Leistungsberechtigten feststellen. Weiter wird geregelt: Im Rahmen der Psychisch-Kranken-Gesetze (PsychKG) sind sozialpsychiatrische Dienste bundesweit vorgeschrieben und wurden in Kommunen und Landkreisen zur Pflicht. Sozialpsychiatrische Dienste haben eine nachgehende sowie vorbeugende **Betreuungs- und Beratungsfunktion** für psychisch Kranke und Behinderte, die sich in unterschiedlichem Umfang nicht mehr ausreichend um sich selbst und ihre Angelegenheiten kümmern können. Hauptzielgruppe sind **chronisch psychisch erkrankte Menschen.** Zu den Aufgaben gehören psychosoziale Beratung, vorsorgende und nachgehende Hilfen, aufsuchend ambulante Hausbesuche, notfallpsychiatrische Maßnahmen, Krisenintervention sowie die Mobilisation von Hilfen im Umfeld. Häufig sind sozialpsychiatrische Dienste auch im Rahmen der Landesunterbringungsgesetze bei der Veranlassung von stationären Aufenthalten beteiligt. Sie nehmen weiterhin koordinierende Funktionen im Gemeindepsychiatrischen Versorgungsverbund wahr. Sozialpsychiatrische Dienste sind je nach Region unterschiedlich angebunden, häufig an Gesundheitsämtern, bei der Kommunalen Verwaltung oder bei Verbänden der freien Wohlfahrtspflege. Zum Mitarbeiterteam gehören in der Regel Fachärzte, Sozialarbeiter, Pflegepersonal und Psychologen.

Da sozialpsychiatrischen Diensten im Allgemeinen ein Behandlungsauftrag fehlt, können sie keine medikamentösen Verordnungen ausstellen und auch nicht kassenärztlich abrechnen. Sie sind diesbezüglich auf die Kooperation mit niedergelassenen Ärzten angewiesen.

Sozial- und Fachberatungsstellen

In allen Landkreisen werden der allgemeinen Bevölkerung soziale Beratungsangebote für Einzelne, Alleinerziehende oder Familien mit den unterschiedlichsten sozialen Problemstellungen zugänglich gemacht. Das Beratungsangebot ist niederschwellig und wird häufig von Sozialverbänden und -vereinen (z. B. Diakonie, Caritas, ABS, AWO) vorgehalten. Die Beratung erfolgt kostenlos, vertraulich, ggf. anonym und unabhängig von Weltanschauung und Religion. Von allen Beratungsangeboten können auch Menschen mit psychischen Erkrankungen profitieren, z. B. bei der Klärung von finanziellen Ansprüchen zur Sicherung der Existenzgrundlage oder zum Umgang mit Schulden.

- Allgemeine Sozialberatung
- Erziehungs-, Familien-, Paar- und Lebensberatung
- Sucht- und Drogenberatung (s. u.)
- Schuldner- und Insolvenzberatung
- Schwangerenberatung

2

- Migrationsberatung
- Inklusionsberatung
- Integrationsfachdienst, Berufsbegleitender Dienst (➤ Kap. 2.4.8)
- Pflegeberatung
- Beratungsstellen für von (sexueller) Gewalt betroffene Frauen (z. B. Notruf Gewalt gegen Frauen e. V.)
- Beratung für Opfer von Straftaten (z. B. Weisser Ring)

Um einen Überblick über die Beratungsangebote vor Ort zu erhalten, kann man sich z. B. telefonisch beim Sozialpsychiatrischen Dienst des Gesundheitsamts oder bei einer Kontakt- und Informationsstelle informieren.

Sucht- und Drogenberatung

Diese Beratungsstellen unterstützen speziell Menschen mit Suchtgefährdung oder Suchterkrankungen und deren Angehörige. Die Beratungsangebote werden ebenfalls von verschiedenen freien Trägern sowie von Behörden der Gesundheitspflege vorgehalten.

MERKE

Häufig erfolgt eine **Unterteilung in verschiedene Beratungsfelder,** z. B.

- Alkohol/Medikamente
- Illegale Drogen
- Glücksspiel
- Problematischer Medienkonsum

Die Arbeit basiert auf der Freiwilligkeit des Erscheinens der Patienten. Ziel ist unter anderem die Stärkung der Motivation für Entgiftung und Therapie. Die Ratsuchenden erhalten je nach Bedarf vielfältige Unterstützung, z. B. zur Sicherung der Existenzgrundlage, zur Stabilisierung der Lebenslage und bei der Suche nach Lebensalternativen, um die Chancen für ein abstinentes Leben zu verbessern. Bei Therapiewunsch bietet die Beratungsstelle Unterstützung bei der Beantragung einer Entwöhnungsbehandlung (➤ Kap. 2.4.2). Insbesondere das Erstellen eines umfassenden Sozialberichts gehört zu ihren Aufgaben im Rahmen des Antragsverfahrens und erfordert die Wahrnehmung regelmäßiger Termine in der Beratungsstelle. Im Anschluss an eine Therapie können Patienten zudem von Nachsorgemaßnahmen bzw. poststationären Weiterbehandlungen zur Stabilisierung des Therapieerfolgs profitieren. Die Suchtberatungsstellen halten zudem suchtspezifische Selbsthilfeangebote vor und führen verschiedene Maßnahmen und Projekte zur Suchtprävention durch.

Suchtberatung kann Patienten vor, während und nach einer Entwöhnungsbehandlung eine wertvolle Hilfe auf dem Weg in ein abstinentes Leben bieten.

Selbsthilfegruppen

In Selbsthilfegruppen treffen sich betroffene Menschen zur gemeinsamen Bewältigung ihrer psychischen Erkrankung oder Suchterkrankung. Hier besteht eine gute Möglichkeit, sich mit anderen Betroffenen auszutauschen, sich gegenseitig zu beraten und zu unterstützen. Eine Selbsthilfegruppe kann somit gut zu einer **Stabilisierung der Teilnehmenden** beitragen. Im Vordergrund der regelmäßigen Treffen stehen Fragen und Inhalte rund um die psychische Erkrankung. Jedes Gruppenmitglied hat die Möglichkeit, aktuelle Themen und Probleme einzubringen und die Hilfestellung der Gruppe bei der Suche nach Lösungen zu nutzen. Zudem können nach Absprache Referenten zu verschiedenen Themen eingeladen werden. Weiterhin besteht durch die Teilnahme an der Selbsthilfegruppe auch die Möglichkeit, soziale Kontakte zu anderen Betroffenen zu pflegen. Manche Mitglieder kommen über Jahre regelmäßig zu den Treffen, andere nutzen diese Möglichkeit nur vorübergehend für sich.

Bei der Suche nach einer geeigneten Selbsthilfegruppe leisten Selbsthilfekontaktstellen gute Dienste. Hier erhält man Informationen über bereits bestehende Selbsthilfegruppen vor Ort zu unterschiedlichen Schwerpunktthemen, so z. B. Depressionen, Ängste oder Trauer. Weiterhin bieten diese Stellen auch methodische Anleitung und Unterstützung bei der Neugründung und Organisation einer Selbsthilfegruppe, u. a. durch Vermittlung von Gruppenräumen, Beratung oder Praxisbegleitung von Gruppen.

Ein bekanntes Beispiel für die Selbsthilfearbeit im Suchtbereich sind die **„Anonymen Alkoholiker“ (AA),** die seit ihrer Gründung in den

1930-Jahren ein fast weltumspannendes Netz der Selbsthilfe aufgebaut haben. Den „Anonymen Alkoholikern" gelingt es, sozial abgestiegene, meist schwer geschädigte Abhängige in der chronischen Phase aufzufangen und sozial zu integrieren. Sie leben die von ihnen selbst fixierten Leitsätze. Jeden Tag nehmen sie sich aufs Neue vor, den Alkohol zu meiden. Sie versuchen, dieses Leben ohne Alkohol ohne Hilfe von Experten zu verwirklichen. Jede Gruppe weist einen individuellen Charakter auf, es existieren keine allgemeinen Richtlinien. Es gibt auch Selbsthilfegruppen für Ehepartner (Al-Anon) und Kinder von Suchtkranken (Al-Ateen). Ob der Kranke „nass" oder „trocken" ist, spielt für den Besuch dieser Gruppen keine Rolle. Ein regelmäßiger Besuch bei diesen Selbsthilfegruppen gibt den Angehörigen oft die Stärke, nicht der Spielball der Suchtkrankheit des Partners zu bleiben. Auch für andere Suchtformen haben sich Selbsthilfegruppen gebildet, beispielsweise für Medikamenten- und Drogenabhängige (Narcotic Anonymus/NA), Ess-, Stehl- und Spielsüchtige. Der Erfolg ist hier sehr unterschiedlich.

Die **Emotional Anonymus (EA)** ist eine Selbsthilfegruppe für seelisch Kranke. Es existieren aber auch nicht anonym tagende, sehr offensiv arbeitende Gruppen, wie „Irrenoffensive(n)" oder die als Verband organisierte „Liga für psychotisch Kranke".

Freizeit- und Kontaktclubs, Laienhilfevereine

Diese Clubs sind seit den 1960-er Jahren von Ort zu Ort sehr unterschiedlich organisiert. Sie ähneln in ihrer Struktur den Selbsthilfegruppen. Außenstehende oder Laienhilfevereine mieten Clubräume an. In geselliger Runde bieten diese Clubs einen schützenden Rahmen, der ohne professionelles Eingreifen ein Übungsfeld sozialen Verhaltens darstellt.

Laienhelfer, sie verstehen sich meist als Paten eines Patienten im Wohnheim, unterstützen die Patienten bei der Freizeitgestaltung und der Bewältigung von Alltagserfordernissen, gehen beispielsweise mit ihm spazieren, helfen bei Einkäufen etc.

Angehörigengruppen

Teilweise werden die Angehörigengruppen von Mitarbeitern aus der Psychiatrie gegründet, um die Angehörigen zu informieren und mit ihnen Selbsthilfegruppen zu bilden (➤ Kap. 15.2.5). Es gibt aber auch Zusammenschlüsse von Angehörigeninitiativen, die sich eher als Interessengruppe zur Verfolgung bestimmter, auf der politischen Ebene durchzusetzender Ziele verstehen.

Angehörigengruppen werden als **Standard jeder psychiatrischen Institution** betrachtet.

Den Angehörigen wird während des stationären Aufenthalts eines Familienmitglieds angeboten, stationsbezogen oder stationsübergreifend an einer Angehörigengruppe teilzunehmen. Hier werden Informationen über Krankheitsbilder vermittelt. Es werden Themen angesprochen wie: Belastungen durch die Auswirkungen der psychischen Erkrankung, Hilflosigkeit, Schuld- und Angstgefühle sowie der Umgang mit dem Patienten.

Angehörige lernen sich kennen und tauschen sich über ihre Erfahrungen und Verhaltensformen aus. Die Teilnehmer lernen, offen über ihre Probleme zu sprechen und nicht über das als peinlich angesehene Krankheitsbild zu schweigen. Es ist wünschenswert, wenn diese Gruppe nach Beendigung des stationären Aufenthalts erhalten bleibt. Viele Kliniken ermöglichen dies.

Seit einigen Jahren organisieren sich die verschiedenen **Selbsthilfegruppen in einem Bundesverband und Landesverbänden.** Sie haben folgende Ziele:

- Die Bildung von örtlichen Angehörigengruppen soll die Selbsthilfe der Familien stärken.
- Die noch bestehende Diskriminierung psychisch Kranker soll abgebaut werden. In Zukunft soll die gesetzlich geforderte rechtliche Gleichstellung mit anderen Kranken und Behinderten erreicht werden.
- Die gemeindenahe Psychiatrie soll zügig aufgebaut werden, um Betroffene in Beruf und Gesellschaft rasch zu integrieren und um die Familien zu unterstützen. Gemeindenahe „Krisenbetten" und Notfalldienste rund um die Uhr sollen dabei helfen.

Trialog

Seit dem Weltkongress für Sozialpsychiatrie in Hamburg 1994 beschäftigt der Begriff **„Psychoseseminar"** die Sozialpsychiatrie. Die Idee des Psychoseseminars ist die gleichberechtigte Begegnung von Psychiatrie-Erfahrenen (Betroffenen), Angehörigen und Mitarbeitern aus dem psychiatrischen Umfeld. Selbstverständlich sind hierbei auch alle anderen Interessierten willkommen.

Im offenen Gespräch werden gemeinsame Themen gefunden. Es wird ein Forum geschaffen, in dem sich die Teilnehmer in einem psychiatriefreien Rahmen über Erfahrungen, Ängste, Unsicherheiten, Krankheitsverständnis, Verletzungen, Frustration oder ähnliches austauschen können.

Ziele sind:

- Wechselseitiges Lernen von Psychose-Erfahrenen, Angehörigen und Mitarbeitern
- Vorurteile abbauen
- Neue Erkenntnisse gewinnen
- Neue Umgangsweisen finden
- Eine gemeinsame Sprache entwickeln
- Das öffentliche Bild von Psychosen verändern

Die Bezeichnung „Psychoseseminar" ist irreführend, hinter diesem Begriff könnte man leicht eine Form von Therapie oder zumindest einer Belehrung verstehen. Dies ist explizit von Seiten der klinisch Tätigen nicht gewollt. Dennoch nimmt der **Trialog** Einfluss auf alle Beteiligten und ist daher oft ungewollt therapeutisch wirksam.

Patientenratgeber, Foren und Chatrooms im Internet

Informationen gibt es im Internet mehr als ausreichend. Bei der Eingabe von Stichwörtern wie „Patientenratgeber Psychiatrie" oder „Psychiatrieforum" gelangt man über die bekannten Suchmaschinen zu einer Vielzahl von Internetseiten. Bleibt man bei Anbietern wie Kliniken/Universitäten, Krankenkassen und offiziellen Verbänden, lassen sich die gefundenen Informationen meist als seriös einstufen.

So seriös und gut die Informationen aus dem Internet auch sein mögen, sie **ersetzen keinesfalls den Arzt-Patient-Kontakt.**

2.5.7 Alternative Betreuungsformen

Da in der modernen Psychiatrie viel über Alternativen bei der Betreuung von psychisch Kranken nachgedacht wurde, entstanden und entstehen viele modellhafte Projekte.

Ein positives Ergebnis, das auch heute noch in Modellprojekte einfließt, gelang in den 1970-Jahren Loren Mosher vom amerikanischen National Institute of Mental Health mit dem **Soteria-Projekt.** Er und seine Mitarbeiter schufen eine Reihe von kleinen Gemeinschaften, die in einem normalen Haus in einem Wohnquartier in 10–12 Zimmern untergebracht waren. Dort lebten bis zu sechs Schizophrene, die sich in einem akuten Stadium befanden. Sie lebten dort mit motivierten, nach Persönlichkeit und Lebenserfahrung sehr sorgfältig ausgewählten Betreuern für einige Monate zusammen. Zwei bis drei dieser Helfer lebten durchschnittlich 2–3 Tage voll in dieser Gemeinschaft, als Ausgleich verbrachten sie den Rest der Woche in einem völlig unpsychiatrischen Milieu. Unterstützung, Rat und Hilfe fanden sie jederzeit bei einem ärztlichen Team aus einem Community Mental Health Center (eine an allen Orten entwickelte Zwischeninstitution zur halbstationären oder ambulanten Behandlung psychiatrischer Patienten, entstanden nach dem „Kennedy-Act" 1963 in den USA). Unter großem Aufwand wurden jahrelang mit genau abgestimmten Vergleichsgruppen aus dem traditionellen Behandlungsbereich Zustand, psychopathologische und soziale Entwicklung sowie subjektives Erleben der dort behandelten Schizophrenen verglichen. Die Behandlung bestand im Miteinanderleben von Kranken und Helfern, Medikamente gab es nur in seltenen Fällen. War ein Schizophrener sehr erregt, so gab es einen Raum voller Kissen und unzerbrechlicher Fenster, in dem der Betreuer zusammen mit dem Erkrankten wenn nötig, 1–2 Tage ständig zusammenblieb. Auch ohne Medikamente beruhigten sich die Patienten fast immer spontan.

Das Ergebnis, das in über zwanzig Einzelarbeiten publiziert wurde, war, dass bei eher niedrigen Gesamtkosten mindestens ebenso gute und teilweise sogar deutlich bessere Resultate als gewöhnlich erzielt wurden. Vor allem im subjektiven Erleben der Erkrankten und in ihrer sozialen Entwicklung schnitt das Soteria-Projekt erheblich besser ab als etablierte Einrichtungen. Hier scheinen alle Anforderungen für ein ideales Behandlungsmilieu gegeben zu sein. Auch aus anderen Gegenden der Welt liegen inzwischen Informationen über positive Erfahrungen in einer großen Zahl von Einrichtungen mit ähnlichem Charakter vor.

Auch die Idee von Paul Polak in Denver, die **Familienpflege** wieder zu beleben, ist interessant. Er engagierte mit Erfolg Familien, die geeignet waren, psychiatrische Patienten zur vorübergehenden Krisenintervention aufzunehmen. Er entwickelte daneben die Technik der ambulanten Krisenintervention und aktivierte in der Gemeinschaft viele **freiwillige Laienhelfer.** Auf diese Weise reduzierte Polak die jährlichen stationären Aufnahmen in einem bestimmten Stadtteil von vielen Hunderten auf weniger als dreißig Fälle.

Die minimale Kapazität, der Hauptnachteil solcher unkonventioneller Behandlungsmethoden, ist gleichzeitig aber auch ihr entscheidender Vorteil. Sie sind nicht so schwerfällig und undurchsichtig wie die großen Institutionen.

2.6 Die Aufnahme in ein psychiatrisches Krankenhaus

Holger Thiel, Yvonne Brachtendorf

Menschen, die zur Aufnahme in eine psychiatrische Klinik kommen, sind mit ihren Angehörigen häufig einen schweren Weg gegangen. Die Betroffenen selbst fühlen sich vielleicht nicht verändert oder krank und die Angehörigen versuchen, die Auffälligkeiten als normal oder allenfalls als eine vorübergehende Störung anzusehen, die „sich schon wieder gibt". Leider ist es häufig so, dass erst in einer Phase, in der die Situation für beide Seiten unerträglich wird, als letzter Ausweg eine Klinikeinweisung in Betracht kommt.

Der Gedanke an einen Aufenthalt in der Psychiatrie ist für Patienten und deren Angehörige oft mit Unbehagen und Angst verbunden. Hartnäckig und scheinbar untrennbar verbinden immer noch viele Menschen psychiatrische Kliniken mit Begriffen wie „einsperren", „abschieben" und „nie mehr herauskommen".

Aufgrund der besonderen Schwierigkeiten wird die Aufnahme in ein psychiatrisches Krankenhaus im Folgenden ausführlicher dargestellt.

MERKE

Grundsätzlich kann man zwischen der **freiwilligen und der unfreiwilligen Aufnahme** sowie zwischen der **Notaufnahme** und der **elektiven (terminierten) Aufnahme** unterscheiden. Die überwiegende Zahl der Patienten kommt jedoch freiwillig und wird i. d. R. von einem niedergelassenen Arzt oder einem Krankenhaus überwiesen.

Aufnahmekonzepte

Die Konzepte der Aufnahme unterliegen derzeit in nahezu allen Bundesländern einem ständigen und nicht selten auch schnellen Wandel (➤ Tab. 2.1).

2.6.1 Die Aufnahme

Gründe für die Unterbringung in einer psychiatrischen Abteilung

Die Gründe, die zu einer Aufnahme oder Einweisung in eine psychiatrische Abteilung führen, sind vielfältig. Ob jemand einer stationären Behandlung bedarf, hängt im Wesentlichen vom **Ausmaß der psychischen Störung** und der Gefährdung ab sowie von den hieraus resultierenden Folgen für die Lebensbewältigungsstrategien des Patienten und seinem sozialen Umfeld. Nach diesen Kriterien wird bemessen, ob eine stationäre Aufnahme erforderlich ist, oder ob die Erkrankung durch ambulante, teilstationäre oder stationsäquivalente Hilfemaßnahmen behandelt werden kann. Es gelten als Grundsätze:

- Soviel wie nötig, so wenig wie möglich
- Ambulant vor stationär

Die Aufnahme in einer psychiatrischen Abteilung kann auf verschiedenen Wegen erfolgen:

- Regulär (wie in anderen Krankenhäusern) auf der Basis der Freiwilligkeit, terminierte Aufnahmen
- Per Notaufnahme (freiwillig, unfreiwillig, unterminiert)
- Unfreiwillig aus rechtlichen Gründen (➤ Kap. 2.6.1): ist in der Regel dann eine Notaufnahme

Tab. 2.1 Aufnahmekonzepte in psychiatrischen Einrichtungen und ihre Bedingungen

Aufnahmekonzept	Bemerkung
Getrennt geschlechtlich	• Bis vor 30 Jahren Standard in allen Kliniken • Dieses Konzept gilt heute nicht mehr als zeitgemäß. Ausnahme: störungsspezifische Einrichtungen, z. B. Trauma, Essstörungen
Gemischt geschlechtlich	• Wird favorisiert • In Allgemeinkrankenhäusern mit einer kleinen psychiatrischen Abteilung ist eine getrenntgeschlechtliche Aufnahme kaum möglich, da es oft nur ein oder zwei psychiatrische Stationen gibt.
Gemischt geschlechtlich unter Vorhaltung eines Frauenschutzbereichs	Frauen, die Gewalt erfahren haben, können hier vor jeglichem Kontakt mit Männern abgeschirmt werden.
Trennung einzelner Fachbereiche, z. B.: • Gerontopsychiatrie (über 60/64 Jahre) • Allgemeinpsychiatrie (zw. 18–60/64 Jahren) • Suchtabteilung (Alkohol und Drogen, Medikamente) • Kinder- und Jugendpsychiatrie (bis einschließlich 17 Jahren) • Rehabilitation	Dies ist nur in größeren Kliniken zu realisieren, wie z. B. in Fachkliniken oder Universitätskliniken.
Durchmischung nahezu aller Krankheitsbilder ohne Rücksicht auf das Alter der Betroffenen	Neben der Tatsache, dass dieses Konzept gewollt ist, bleibt kleinen psychiatrischen Abteilungen an Allgemeinkrankenhäusern kaum eine andere Wahl.
Strenge Trennung einzelner Krankheitsbilder, z. B.: • Depressionen • Essstörungen • Borderline-Syndrome	Eine strenge Spezialisierung einzelner Krankheitsbilder findet sich häufig an Unikliniken mit entsprechendem Forschungsauftrag.
Sektorisiertes Aufnahmeverfahren (Sektoren sind abgegrenzte geografische Bereiche wie Stadtteile, Kommunen oder Landkreise)	Den einzelnen Kliniken/Stationen werden nur Patienten aus einem festgelegten Sektor zugewiesen. Nicht selten sind Kliniken gezwungen, die Sektoren neu aufzuteilen, da ein Sektor einer anderen Klinik zugewiesen wird und die Belastung einzelner Stationen ungleich verteilt würde.
Abwechselndes Aufnahmeverfahren oder nach Aufnahmenummer	Aufnahme 1 auf Station 1, Aufnahme 2 auf Station 2, Aufnahme 3 auf Station 3 etc.
Trennung in geschützte und offene Bereiche	Kliniken mit Aufnahmepflicht und geschütztem Aufnahmebereich müssen psychisch kranke Menschen aus ihrem Sektor jederzeit aufnehmen, wenn sie akut eigen- und/oder fremdgefährdend sind. Dabei ist es egal, wie viele Patienten bereits auf den Stationen behandelt werden (Problem der Überbelegung). In der Regel werden akut eigen- und/oder fremdgefährdende Patienten auf geschützten Stationen aufgenommen.
Fakultativ geschützte Aufnahmestationen, „Prinzip der offenen Tür"	Hierbei handelt es sich um prinzipiell offene Stationen, die bei Bedarf geschlossen werden. Bedarf entsteht dann, wenn ein Patient, bei bestehender erheblicher Eigen- oder Fremdgefährdung, einer freiwilligen Behandlung auf keinen Fall zustimmt und die Station zum Behandlungsabbruch verlassen würde.
Ausschließlich offene Aufnahmestationen	Kliniken, die ausschließlich offen aufnehmen, wie z. B. Privatkliniken. Seltener bestehen vorgegebene Aufnahmekriterien wie: • Ein bestimmtes Alter darf nicht unter- oder überschritten werden. • In der Biografie darf kein Hang zu Gewalt bekannt sein. • Keine Doppeldiagnosen (z. B. Sucht und Psychose)

2

Tab. 2.1 Aufnahmekonzepte in psychiatrischen Einrichtungen und ihre Bedingungen (*Forts.*)

Aufnahmekonzept	Bemerkung
Zentrales Aufnahmeverfahren	Alle Aufnahmen werden von einem Aufnahmeteam (meist eine Pflegefachperson und ein Arzt) gesehen und der entsprechenden Station zugewiesen.
Dezentrales Aufnahmeverfahren	Patienten werden direkt auf den entsprechenden Stationen aufgenommen. Dieses Aufnahmeverfahren ist durch das Einsparen von Personalkosten günstiger und wird daher immer häufiger praktiziert.

Es kommt auch vor, dass im zeitlichen Verlauf eines stationären Aufenthalts aus rechtlichen Gründen eine zunächst freiwillige Behandlung in eine unfreiwillige umgewandelt wird, z. B. bei Verschlechterung oder diagnostischer Neubewertung des Gesundheitszustands. Umgekehrt kann eine unfreiwillige Behandlung jederzeit in eine freiwillige übergehen, z. B. bei deutlicher Besserung des Gesundheitszustands, Einsicht des Patienten in die Notwendigkeit der Behandlung und entsprechender Compliance.

Freiwillige Aufnahme

Erste Anlaufstelle ist meist ein niedergelassener Arzt, wohin der Betroffene häufig in Begleitung von Angehörigen, Bekannten oder Mitarbeitern der aufsuchenden Dienste, z. B. der psychiatrischen Institutsambulanz (PIA ➤ Kap. 2.3.4), psychosozialen oder sozialpsychiatrischen Dienste (➤ Kap. 2.4.11) gebracht wird. In diesem ersten Gespräch wird der niedergelassene Arzt den Betroffenen zur Aufnahme in die Klinik motivieren und eine Einweisung zur Krankenhausbehandlung ausstellen.

Er wird in dem Gespräch beispielsweise darauf hinweisen, dass seine bisherigen (ambulanten) Bemühungen, mit der Störung fertig zu werden, nicht ausreichend gefruchtet haben und dass ein anderes Vorgehen (Setting) hilfreich sein kann. Für den Patienten bedeutet die Aufnahme in die Klinik einen Rhythmuswechsel und damit die Chance, aus den bis zu diesem Zeitpunkt frustranen Krankheitsbewältigungsmustern auszusteigen. Somit eröffnen sich ihm neue Wege.

Falsche Vorstellungen über den bevorstehenden Aufenthalt sollten in diesem Vorgespräch korrigiert werden, um groben Missverständnissen vorzubeugen.

MERKE

Bei der Entscheidung für den Weg in eine Klinik wird der niedergelassene Arzt sehr genau prüfen, ob er alle Möglichkeiten der ambulanten Versorgung ausgeschöpft hat. Der Grundsatz lautet: **„Ambulant geht vor stationär."** Jedoch führen ambulante Versorgungslücken oft oder immer wieder zu einer Einweisung in eine Klinik.

Notaufnahme

Die Notaufnahme ist mit oder ohne **ärztliche Einweisung möglich,** wenn der Betroffene in eine Krise gerät und freiwillig in die Klinik kommt. Diese Möglichkeit wird häufiger von psychiatrieerfahrenen Patienten genutzt. Sie kennen ihre Symptome und die eventuell damit verbundenen Gefahren, z. B. imperative Stimmen, die den Selbstmord befehlen (akustische Halluzinationen ➤ Kap. 8.2.1), und kommen direkt in die Klinik.

Ebenfalls als Notfall (in diesem Fall unfreiwillig oder ohne ausdrückliche Zustimmung) werden Patienten aufgenommen, die z. B. verwirrt aufgefunden wurden und sich nicht selbst für eine Einweisung entscheiden können. In diesem Fall ist es erforderlich, eine richterliche Genehmigung für eine Unterbringung und Behandlung einzuholen (➤ Kap. 2.6.1). Sobald es der Zustand des Patienten erlaubt, sollte eine richterliche Unterbringung in eine freiwillige Unterbringung umgewandelt werden. Auch bei Fremd- oder Eigengefährdung muss für eine Eigenverantwortlichkeit der Patienten geworben werden. Die Bemühungen, Patienten nach Abklingen der akuten Symptomatik zu einem freiwilligen Einstieg oder der Fortführung der Therapie zu bewegen, hat eine Reihe positiver Aspekte:

- Möglichkeit, während eines Gesprächs noch einmal alle Möglichkeiten und Vorteile einer klinischen Behandlung gemeinsam zu erörtern

- Verständigung über die Möglichkeiten einer schrittweisen Eingliederung und Rückkehr in den Alltag
- Verbesserte Behandlungseinsicht des Patienten und dadurch nachhaltige Therapieergebnisse
- Information über die Angebote der Klinik, z. B. PIA, Tagesklinik können vermittelt werden
- Der Patient übernimmt zunehmend Verantwortung für sich selbst.
- Der Patient wird seine Therapiemöglichkeiten aktiv und umfassend nutzen.

Unfreiwillige Einweisung

Die unfreiwillige Einweisung kann nur auf gesetzlicher Grundlage erfolgen (➤ Kap. 2.6.1), da der Aufenthalt auf einer geschlossenen Station eine Einschränkung des Grundrechts auf Freiheit bedeutet. Die Aufnahme ist für den Patienten und sein Umfeld oft ein einschneidendes Erlebnis. Die Zuführung erfolgt relativ häufig durch die Polizei oder Beamte des Ordnungsamts.

Bei einer unfreiwilligen Einweisung werden die Patienten in der Regel zunächst auf einer geschützten bzw. besonders intensiv überwachten Station (psychiatrische Intensivstation) behandelt, um Fremd- oder Eigengefährdung wirksam abfangen zu können. Bereits in der Aufnahmesituation entscheidet der Arzt bzw. das Aufnahmeteam, auf welcher Station/in welcher Abteilung ein Patient zu behandeln ist. Bei seiner Entscheidung spielen vor allem folgende Gesichtspunkte eine Rolle:

- Liegen Fremd- oder Eigengefährdung vor?
- Wie alt ist der Patient?
- Benötigt der Patient zur Diagnosestellung eine besonders intensive Beobachtung und Behandlung, ggf. auch über einen längeren Zeitraum?
- Welches Krankheitsbild liegt vor und wie stark ist es ausgeprägt (ist beispielsweise ein Suchtmittelmissbrauch führend oder eine gleichzeitig vorliegende Depression)?
- Wurde der Patient bereits per Zwangseinweisung eingewiesen, z. B. durch ein Landesunterbringungsgesetz (➤ Kap. 2.6.1)?
- Ist der Patient den Mitarbeitern der Station bekannt?

Eine psychiatrische Klinik kann nur dort aufnehmen, wo sie Bettenkapazitäten hat. Gerade „Systemsprengern" werden nicht alle Wünsche erfüllt! Die Entscheidung wird selbstverständlich auch von der internen Struktur des Krankenhauses beeinflusst (welche Bereiche vom Krankenhaus vorgehalten werden, z. B. geschlossene oder offene Station; Suchtabteilung, Allgemeinpsychiatrie oder Gerontopsychiatrie). Hierbei trägt der Arzt die Verantwortung, bei der er die Bedürfnisse und den Schutz des Patienten berücksichtigt. Außerdem fließen auch Sicherheitsinteressen der Allgemeinheit in die Entscheidung ein.

PRAXISTIPP

Es gibt zunehmend mehr psychiatrische Abteilungen, die eine geschlossene Unterbringung durch andere Behandlungskonzepte **(Prinzip der offenen Tür)** ersetzen.

Das Aufnahmegespräch

In Krankenhäusern gibt es in der Regel neben der rein administrativen Aufnahme zwei Aufnahmegespräche für jeden Patienten – eines mit dem Arzt oder Psychologen, das andere mit der zuständigen Pflegefachperson. Manchmal werden diese zwei Gespräche auch zu einem gemeinsam geführten zusammengefasst. Dieser Abschnitt befasst sich vorwiegend mit der pflegerischen Aufnahme.

PRAXISTIPP

Das **Verhalten** der Aufnehmenden/des Personals in der Aufnahmesituation soll möglichst **passiv** sein. Die Aufnehmenden verhalten sich nicht direktiv, sondern eher zurückhaltend. Es gilt, mit einfach formulierten Anregungen den Patienten viel sprechen zu lassen. Eine Abfragetechnik ist unbedingt zu vermeiden.

Möglichst bald nach der Aufnahme findet wenn möglich ein Aufnahmegespräch mit dem Patienten statt. In diesem Gespräch soll ein Eindruck über die **Aufnahmesituation aus Patientensicht** und über dessen momentane **psychische** und **physische Verfassung** gewonnen werden. Soziodemografische Daten wie die Angaben zur Person, Name, Geburtsdatum, Familienstand, Beruf, Religion, Adresse und Telefonnummer von Kontaktpersonen werden meist schon über die administrative Aufnahme (z. B. in der Zentralen Patientenaufnahme) erhoben.

Erfragt, analysiert und beobachtet werden im Aufnahmegespräch u. a. (➤ Tab. 2.2):

- Ist die Verständigung mit dem Patienten gut möglich/eingeschränkt/unmöglich?

- Pflegeanamnese:
  - Verlauf der Krankheit
  - Anzahl der bisherigen Klinikaufenthalte
  - Letztes Aufnahmedatum
  - Physischer und psychischer Zustand (Einschätzung Patient, Angehörige und Pflegefachperson)
  - Inwieweit ist der Patient in der Lage, sich körperlich selbst zu versorgen?
  - Benötigt er Hilfe bei der Nahrungsaufnahme, der Körperpflege, beim An- und Auskleiden?
  - Bewusstseinslage
- Lebensgeschichte (Biografiearbeit ➤ Kap. 15.2.5)
- Soziale Situation:
  - Häusliche Versorgung
  - Arbeitssituation (Beruf, Atmosphäre)
  - Familiäre Vernetzung (Partnerschaft, Kinder, Ursprungsfamilie)
  - Freunde, Hobbys
- Die Psychopathologie (➤ Kap. 4)

Der pflegerische **Aufnahmebericht** informiert über Umstände und Gründe, die zur Aufnahme führten. Das dokumentierte Aufnahmegespräch im Assessment sowie der Aufnahmebericht dienen auch als Grundlage zur Erstellung des **Pflegeplans.** Ein verständliches, treffendes und sachliches Assessment bzw. Bericht erleichtert den späteren Umgang mit dem Patienten auch für Teammitglieder, die ihn nicht von Anfang an betreut haben. Das pflegerische Assessment sollte deshalb so formuliert sein, dass alle Kollegen daraus den Zustand des Betroffenen ableiten können. Dabei ist es sinnvoll, charakteristische Formulierungen des Patienten wörtlich wieder zu gegeben.

Tab. 2.2 Formulierung von Fragen im Aufnahmegespräch

Gesprächsregeln	Richtig	Falsch
Einfache Formulierungen verwenden	Ich möchte Ihnen jetzt gern die Station zeigen.	Dann kommen Sie mal mit. Bevor Sie Ihren Koffer auspacken, Ihre Kleider in den Spind räumen und Ihr Aufnahmegespräch mit dem Stationsarzt führen, werde ich Sie auf der Station etwas herumführen und Ihnen bei der Gelegenheit alles Wichtige zeigen.
Doppelte Verneinung vermeiden	Nehmen Sie unsere Hilfe doch bitte an.	Wenn Sie nicht wollen, kann Ihnen keiner helfen!
Alltagssprache benutzen	Sind Sie fit genug für die Teilnahme an der Sporttherapie?	Lässt Ihr Gesundheitszustand die Teilnahme an der Sporttherapie zu?
Auf Fach- und Fremdwörter verzichten	Dieses Medikament kann relativ harmlose Muskelkrämpfe verursachen. Sollten Sie diese spüren, melden Sie sich bitte bei uns.	Bei diesem Psychopharmakon kann es zu EPS kommen.
Doppeldeutigkeiten vermeiden	Wenn ich Sie richtig verstehe, hatten Sie auf dem Weg in die Klinik viele Hindernisse zu überwinden?	Na,das war ja eine schöne Odyssee, bis Sie hier bei uns angekommen sind!
Komplizierte Fragen vermeiden	Wollen Sie nach der Entlassung wieder in Ihre Wohnung zurück?	Sie werden nach dem Wochenende auf eine offene Station verlegt und voraussichtlich 3 oder 4 Wochen später, wenn es zu keiner Verschlechterung Ihrer Erkrankung kommt, entlassen ...?
Offene und neutrale Fragen statt Suggestivfragen verwenden	Welche Kostform möchten Sie erhalten?	Sie nehmen doch sicher die Vollkost?
Konkret bleiben, Verallgemeinerungen vermeiden	Sie leiden unter Ihrer hohen Verschuldung.	Ja, ja, viele Menschen sind hoch verschuldet und leiden darunter. Das kann jedem passieren.
Anschauliche Fragen wählen	Können Sie mir für Ihr Erleben Beispiele nennen?	Wo drückt der Schuh?

2

PRAXISTIPP

Das Aufnahmegespräch ist unter möglichst ruhigen, entspannten Bedingungen zu führen. Ist der Patient nicht zugänglich, sollten die Aufnehmenden das Gespräch nicht unnötig in die Länge ziehen. Bewährt hat sich das gemeinsame Aufnahmegespräch mit dem Stationsarzt im Arztzimmer.

Weitere Regeln:

- Bei gespannten/aggressiven Patienten sollte das Aufnahmegespräch nicht an einem „einsamen Platz" erfolgen.
- Daran denken, den Stationsarzt bei gespannten/aggressiven Patienten nicht allein zu lassen. Oft sind die Untersuchungszimmer/Arztzimmer in eher abgelegenen Teilen einer Station untergebracht.

Die Aufnahmesituation

Dem Erstgespräch kommt bei der Behandlung psychiatrischer Krankheiten eine besondere Bedeutung zu. Neben dem Informationsaustausch, z. B. über Tagesstruktur und Behandlungsangebote der Station, und der pflegerischen Assessmenterhebung für die Pflegeplanung dient es vor allem dem Aufbau einer positiven **Pflegenden-Patienten-Beziehung.** Es geht in diesem ersten Gespräch darum, durch Verständnis, Respekt und Zuwendung ein Vertrauensverhältnis (tragfähige Beziehung) herzustellen.

Das Erstgespräch sollte, wenn möglich, von einer erfahrenen Pflegefachperson geführt werden. Neben den allgemeinen Lebenserfahrungen des Patienten werden die bisherigen Erfahrungen des Patienten mit dem psychiatrischen Versorgungssystemen angesprochen. Verständnis, Zuwendung und Interesse seitens der Pflegefachperson lassen eine Atmosphäre entstehen, die es Patienten möglicherweise eher erlaubt, über Beschwerden und Probleme offen zu sprechen. Die so bereits zum Aufnahmezeitpunkt entstehende Beziehung hat eine hohe Wirkung im Sinne einer unspezifischen pflegetherapeutischen Entwicklung. Das gewonnene Vertrauen ist Grundlage für die spätere Arbeit in den pflegetherapeutischen Gruppen und hilft dem Patienten, Hoffnung zu schöpfen, realistische Zukunftspläne zu entwickeln, neue Erkenntnisse und Sichtweisen zur Erkrankung zu gewinnen oder ungünstige Coping-Strategien (Bewältigungsstrategien) abzulegen.

Sicher ist der Start in eine positive Pflegenden-Patienten-Beziehung unter den Aufnahmebedingungen einer offenen Station i. d. R. leichter als im Rahmen eines geschützten (geschlossenen) Bereichs. Hier haben Patienten häufig einen langen Leidensweg hinter sich, der nicht selten für sie mit einer Reihe von „Demütigungen" in Verbindung gebracht wird. Die Reaktion von Patienten, die Pflegenden für die persönliche Tragödie mitverantwortlich zu machen und ihnen mit einer zunächst feindselig geprägten Haltung zu begegnen, erscheint vordergründig plausibel.

MERKE

Als Faustregel kann gelten, dass der Start in eine positive Pflegenden-Patienten-Beziehung weniger problematisch ist, wenn sich der Patient freiwillig in die Klinik begibt (Ziele der Psychoedukation ➤ Kap. 15.2.5).

Pflegesysteme/Pflegekonzepte

Durch die Einführung des Pflegeprozesses wurde deutlich, dass Funktionspflege nicht geeignet ist, ganzheitliche Pflege zu gewährleisten. Neue Modelle in der Arbeitsorganisation wurden notwendig.

Funktionspflege

Der Begriff Funktionspflege beschreibt ein standardisiertes Vorgehen, wie z. B. dass eine Pflegefachperson alle Blutdrücke der Patienten auf einer Station messen geht und eine andere Pflegefachperson alle Betten der Patienten macht. Das Funktionieren steht bei der Funktionspflege im Vordergrund. Funktionspflege verläuft tätigkeitsorientiert anstatt prozessorientiert. Die ordnungsgemäße Erfüllung pflegerischer Funktionen hat bei diesem Ansatz einen höheren Stellenwert als die Bedürfnisse der Patienten.

Vorteile der Funktionspflege:

- Routine, dient der Orientierung und gibt Struktur (Personal wie auch Patienten).
- Klare hierarchische Ordnung
- Eindeutiger Ansprechpartner für Patienten/Heimbewohner ist die Stations- oder Schichtleitung

Nachteile der Funktionspflege:
- Überlastung der Stationsleitung und Schichtleitung
- Geht an der Patientenorientierung vorbei
- Examiniertes Pflegepersonal ist unterfordert.
- Kein prozessorientierter Einsatz von Wissen und Können möglich
- Patient begegnet häufig wechselnden Pflegenden.
- Planung, Durchführung und Evaluation der Pflege sind getrennte Prozesseinheiten.
- Pflegeplanung und Pflegeverlaufsbeobachtung ist schwer nachvollziehbar.
- Schlechter Informationsfluss

Bereichs- oder Gruppenpflege

Die Patienten werden den in einer Schicht anwesenden Mitarbeitern zugewiesen. Die Anzahl der zugeordneten Patienten ist abhängig von deren Pflegebedürftigkeit. Die zugeordneten Pflegefachpersonen führen alle während der Schicht anfallenden Arbeiten an „ihren" Patienten durch. Die Stationsleitung übernimmt koordinierende, beratende Funktion. Die Pflege kann ganzheitlich oder funktionell durchgeführt werden.

Vorteile für den Patienten:
- Weniger ihn versorgende Mitarbeiter
- Besser koordinierte Pflege
- Häufigere und längere Ruhepausen
- Aufbau einer Beziehung zu weniger Personen innerhalb einer Schicht
- Eigene Probleme können leichter eingestanden und angesprochen werden.
- Schneller und sicherer Informationsfluss zwischen Patienten, Pflegenden und Arzt
- Informationen gebündelt, nicht auf mehrere Personen verteilt

Vorteile für die Pflegenden:
- Bei kleineren Gruppen seltener Überforderung durch Fülle der Informationen
- Arbeit wird im Zusammenhang gesehen.
- Eigene Entscheidungen können gefällt werden.
- Erfolg der eigenen Tätigkeit kann kontrolliert werden.
- Arbeit ist weniger monoton.
- Schneller und sicherer Informationsfluss zwischen Patienten, Pflegenden und Arzt
- Informationen gebündelt, nicht auf mehrere Personen verteilt

Nachteile:
- Es wird mehr qualifiziertes Personal gebraucht, da Aushilfen die notwendigen Entscheidungen nicht treffen können.
- Einzelne Arbeitsschritte benötigen mehr Zeit.
- Patient erhält mit jedem Schichtwechsel eine neue Bezugsperson.

Primary Nursing

Der Patient erhält eine Pflegefachperson als Primary Nurse (PN), die für ihn von der Aufnahme bis zum Ende der Behandlung zuständig ist. Der zugeordnete Pflegefachperson übernimmt die Alleinverantwortung für den Pflegeprozess und legt alle erforderlichen Pflegemaßnahmen fest. Sie koordiniert die Durchführung der Maßnahmen, überprüft deren Umsetzung und Zielerreichung. Sie ist alleiniger Ansprechpartner für den Patienten, Angehörige und das therapeutische Team. Die Pflegefachperson in der Funktion der Primary Nurse ist auch während ihrer Abwesenheit für den Patienten verantwortlich. Das bedeutet, dass sie in der Zeit, in der sie auf der Station anwesend ist, bereits patientenorientiert Planungen und Absprachen für die Zeiten ihrer Abwesenheit trifft. In ihrer Abwesenheit führen andere dreijährig ausgebildete Pflegefachpersonen, die sog. **Associated Nurses (AN),** die Pflege des Patienten nach den Vorgaben der PN weiter. Abweichungen der Pflege müssen begründet werden. Die Übergabe erfolgt am Bett mit dem Patienten, sodass dieser in die Planung einbezogen ist. Die Rolle als PN oder AN definiert sich aus dem Verhältnis zum einzelnen Patienten und ist somit nicht gegenüber allen Patienten gleich.

INFO

Eine Pflegefachperson kann z.B. für eine Gruppe von Patienten als Primary Nurse arbeiten und außerdem noch eine weitere Gruppe als AN betreuen.

Bezugspflege (primäre/sekundäre Bezugspflege/Bezugspflegegruppen)

Eine Pflegefachperson (Bezugsperson) lässt sich auf die Beziehung zu einem Patienten ein, ist für alle Belange der Pflege zuständig, begegnet dem Patienten mit Respekt und Akzeptanz, bezieht seine Lebens- und

Krankheitsgeschichte, sein Umfeld und seine Biografie ein und orientiert sich an seiner größtmöglichen Selbstständigkeit und Autonomie. Primary Nursing bietet den besten organisatorischen Rahmen für Bezugspflege. Während Primary Nursing jedoch nur eine Organisationsform ist, steht hinter der Bezugspflege eine therapeutische Haltung und ein bestimmtes Ziel.
Vorteile (zusätzlich zu denen, die bei der Bereichspflege aufgeführt sind):
- Optimale Rahmenbedingungen für Pflege im ganzheitlichen Sinne
- Jede Pflegefachperson führt ihre Arbeit eigenverantwortlich durch. Die Verantwortung kann nicht geteilt oder verschoben werden (primäre/sekundäre Bezugspflege/Bezugspflegegruppen).
- Alle Mitarbeiter arbeiten hierarchisch gleichberechtigt.
- Erfolge können überprüft und dem eigenen Tun zugeordnet werden.
- Neue Mitarbeiter können als Assistenten eingearbeitet werden und lernen so, Entscheidungsprozesse zu verstehen.

Nachteile:
- Es kann nur qualifiziertes Personal eingesetzt werden.
- Wechsel innerhalb der Bezugspflege sind möglich.

Mutter-Kind-Behandlung

Werner Mayr

Eine Besonderheit in der psychiatrischen Arbeit ist sicher die Mutter-Kind-Behandlung. Je nach Konzeption können Kinder unterschiedlichen Alters gemeinsam mit der Mutter zur stationären Aufnahme kommen.

Zielgruppe sind Mütter mit geringen Gefährdungsaspekten, sodass sie auf einer offenen Station behandelt werden können:
- Erschöpfungszustand
- Depressionen
- Psychose
- Angststörungen

Kinder von psychisch kranken Menschen werden nicht auf geschützten Stationen mit aufgenommen. Die Kinder werden nicht mitbehandelt, sondern von der Mutter im Rahmen ihrer stationären Behandlung weiter betreut. Dieses Angebot ermöglicht der Mutter, sich stationär behandeln zu lassen, da keine weiteren Personen gefunden werden müssen, die stellvertretend für die Mutter die Versorgung des Kindes übernehmen.

Bevor die Mutter-Kind-Behandlung angeboten werden kann, sollten folgende Dinge geklärt sein:
- Altersgrenze der Kinder
- Pflegerische Organisation (nur mit Terminvereinbarung ist diese Behandlung möglich, da ein geeignetes Zimmer eingerichtet werden muss)
- Besuchszeiten
- Dokumentation für das Kind
- Therapeutische Ansätze (z. B. systemisch-familientherapeutisch)

Besonderheiten der Mutter-Kind-Behandlung

- Bei der Mutter-Kind-Behandlung steht das Kind sehr oft in der Aufmerksamkeit der Mitpatienten, aber auch der Besucher. Hier muss ggf. auf Grenzüberschreitungen geachtet werden.
- Innerhalb des behandelnden Teams, insbesondere innerhalb des Pflegeteams, sind sorgfältige Absprachen zu treffen. Es muss geklärt sein, wer die Mutter mit welcher Intensität unterstützt und am Kind welche Hilfe- und Versorgungsleistungen verrichtet. So muss beispielsweise eine junge Mutter, die viel Verantwortung abgeben möchte, zu Verrichtungen am Kind motiviert und in ihrer Handlung am Kind bestärkt werden. Eine andere, sichtlich erschöpfte und müde Mutter wird dazu angehalten, selbst einmal zu schlafen, um wieder Kraft und Ruhe für die notwendigen Verrichtungen am Kind zu gewinnen.
- Patientinnen in der Mutter-Kind-Behandlung haben oftmals eine verstärkte Motivation, möglichst schnell wieder nach Hause zu kommen, wenn dort andere Kinder sind. Hier kann es notwendig sein, mit der Patientin die Versorgung der anderen Kinder zu thematisieren und Lösungsstrategien zu erarbeiten. Erfahrungsgemäß können auch Gespräche mit dem Ehemann und engeren Angehörigen eine Lösung herbeiführen.
- Familien- und Angehörigengespräche finden regelmäßig und in kurzen Zeitabständen statt.
- Der Ehemann/Lebenspartner ist ein Teil des Behandlungssystems.

- Es ist mehr Flexibilität seitens der Therapeuten und Pflegefachperson nötig, da sich das Kleinkind oder Baby an keinen zeitlichen Rahmen hält.
- Es muss auf ein ausgewogenes Behandlungsschema geachtet werden, damit die Patientin Therapien für sich wahrnehmen kann und außerdem Zeit für die Kindesbetreuung sowie für eigene Freiräume findet.
- Teamintern sind häufige Reflektionen notwendig, um die Sichtweisen, Erwartungen und Rollenverhalten abzugleichen. Bestehende Ängste und Sorgen müssen ausgesprochen werden (Teamsupervision).

Die **Teammitglieder** tragen auch für das Kind Verantwortung. Das bedeutet:

- **Schutz und Sicherheit des Kindes** müssen gewährleistet sein, z. B. richtige Badewassertemperatur, scharfkantige, spitze oder leicht zu schluckende Gegenstände entfernen, Kind nicht allein auf dem Wickeltisch lassen.
- Je nach Krankheitsbild und entsprechender Symptomatik der Mutter müssen die Pflegefachpersonen darauf achten, dass das Kind von der **Mutter in grundpflegerischen Belangen adäquat versorgt** wird, z. B. altersgerechte Ernährung, jahreszeit- und umgebungstemperaturgemäße Kleidung, ausreichender Windelwechsel.
- Bei krankheitsbedingten Tagesschwankungen der Mutter (verminderter Antrieb, Stimmungstief, Insuffizienzgefühle etc.) müssen auftretende **Versorgungsbeeinträchtigung beim Kind** zeitnah erkannt und durch die Pflegefachpersonen kompensiert werden.
- Eine **unerfahrene, ängstliche und unsichere Mutter** muss bei der Ausführung der Verrichtungen angeleitet und zum selbstständigen Handeln bestärkt werden.
- Eine gute **Kooperation mit den Gynäkologen** (post partum) und dem Pädiater ist notwendig.
- Anstehende geplante Vorsorgeuntersuchungen des Kindes müssen auch während des Klinikaufenthalts durchgeführt werden: ggf. die Mutter mit dem Kind zur Kinderärztin begleiten.

MERKE

Die psychiatrische Mutter-Kind-Behandlung kann als sinnvolle Ergänzung der sozialpsychiatrisch orientierten und gemeindenahen Versorgungskonzepts betrachtet werden.

Zwei gegensätzliche Aufnahmevarianten

Beispiel 1: Patientin mit schwierigen Aufnahmebedingungen

Frau L. (34 Jahre alt), die bereits vier Mal wegen psychotischer Phasen im Rahmen ihrer Schizophrenie in der Klinik war, ist vor 3 Monaten von ihrem Lebenspartner verlassen worden. Zu der Zeit hatte Frau L. bereits keine Medikamente mehr eingenommen und ihren Lebenspartner immer wieder beschuldigt, mit dem Teufel im Bunde zu stehen. Eine Weile konnte der Lebenspartner mit dem religiösen Wahn (➤ Kap. 4.4.2) von Frau L. umgehen. Schließlich hatte er diesen Teil von Frau L. bereits zweimal kennengelernt und begleitet.

Aufgenommen wurde Frau L. Anfang November, da sie – mit fraglich suizidaler Absicht – bei 6 °C Wassertemperatur in den Rhein gesprungen war. Zunächst wurde sie mit Unterkühlung auf eine Intensivstation gebracht. Frau L. zeigte sich auf der Intensivstation nicht kooperativ und ließ keinerlei Kontakt zu. Wegen ihrer Weglauftendenzen wurde Frau L. am darauf folgenden Tag auf eine geschützte Station der psychiatrischen Klinik gebracht.

Zunächst ist auch hier kein Kontakt mit Frau L. herstellbar. Sie wirkt misstrauisch (paranoid ➤ Kap. 4.4.2), unnahbar und innerlich angespannt. Am Abend des ersten Tages beginnt Frau L. zu sprechen. Sie schimpft mit jedem, der Kontakt zu ihr sucht. Pflegende, die sich etwas intensiver um sie bemühen, werden in ihr Wahnsystem (➤ Kap. 4.4.2) eingebunden und von ihr beschimpft. „Du hast mich dazu gezwungen … Du willst meinen Untergang … Du wirst schon sehen, was mit dir noch alles passiert!"

Dieses Verhalten ändert sich nach 4 Tagen und Frau L. zieht sich mehr und mehr aus dem Stationsalltag zurück. Wenn sie in den Fernsehraum geht und dort die Nachrichten sieht, kommt es vor, dass Frau L. mit lautem „Stühlerücken" den Raum verlässt. Später ist zu erfahren, dass sie sich bei schlechten Nachrichten/Katastrophenmeldungen selbst die Schuld gibt.

Es dauert 3 Wochen, bis Frau L. zu ihrer Bezugspflegefachperson Vertrauen hat und eine freundliche Atmosphäre im Gespräch entstehen kann.

Beispiel 2: „Die idealtypische Patientin"

Frau A. hat vor 4 Wochen eine leichte innere Unruhe ohne erkennbare Ursache an sich festgestellt. Nachdem sie kurze Zeit später immer schlechter schlafen konnte, hat sie den bereits ausgemachten Termin beim Facharzt vorverlegt und mit ihm eine Erhöhung der medikamentösen Therapie besprochen.

Ihr Mann hatte diese Veränderung ebenfalls bemerkt und seine Frau darauf angesprochen. Ihm war weiterhin

aufgefallen, dass sich seine Frau seit ca. 2 Monaten in Gesellschaft unwohl fühlte und sich an den Gesprächen kaum beteiligte. Die Schlaflosigkeit, die trotz Erhöhung der medikamentösen Therapie bestehen blieb, sowie die sich noch steigernde innere Unruhe wurden von beiden als Alarmsignal gesehen.
Als Herr A. seine Frau in die Klinik fährt, sind beide auf die kommende Veränderung gut vorbereitet und brauchen die vor 1 Woche gepackte Tasche nur noch aus dem Schrank zu nehmen.
Frau A. erhält nach den üblichen Aufnahmeformalitäten einen Platz in einem Zweibettzimmer auf einer offenen Station. Sie hat freien Ausgang und kann an nahezu allen Aktivitäten der Station teilnehmen. Sie selbst ist darüber sehr froh, da für sie die Tage (so ihre eigene Aussage) bis zur Entlassung recht schnell vorbei gehen.

2.6.2 Ein erstes Kennenlernen der Station

Einem neu angekommenen Patienten werden, nachdem die aufnehmende Pflegefachperson sich namentlich und mit Funktion vorgestellt hat, das Zimmer und Bett gezeigt. Beim anschließenden Rundgang über die Station lernt der Patient wichtige Räumlichkeiten der Station (z. B. TV-Raum, Therapieraum, Arztzimmer, Nachtwachenplatz, Teeküche) kennen. Trifft man auf Mitarbeiter der Station, werden diese mit Namen und Funktion vorgestellt. Die meisten Stationen verfügen über eine Infotafel, auf der alle wichtigen Zeiten (z. B. Mahlzeiten, Visiten, Therapien) des Tagesablaufs zu erfahren sind.

Wichtig ist auch die Vorstellung des neuen Patienten im Gemeinschaftraum. Einige Stationen arbeiten mit sog. **Paten.** Dies sind Patienten, die bereits länger auf der Station sind und die Aufgabe übertragen bekommen, dem neuen Patienten beim Einleben auf der Station behilflich zu sein.

Nicht jeder Patient möchte gleich überall hingeführt werden und würde lieber erst einmal in Ruhe seine Koffer auspacken oder sich einfach in sein Zimmer zurückziehen. Das ist erlaubt und wird vor dem Rundgang mit der Frage: „Darf ich Ihnen jetzt die Station zeigen?“ geklärt. Den Rhythmus gibt möglichst der Patient vor. So kann man einem besonders ängstlichen Menschen den Rückzug in sein Bett gestatten, ihm aber versichern, dass man ihn zu allen wichtigen Ereignissen rechtzeitig rufen wird.

Vertrauensbildende Maßnahmen – Verhandeln statt Behandeln

Die vertrauensbildenden Maßnahmen bilden das Fundament einer tragfähigen pflegetherapeutischen Beziehung. Hierbei sind die Angehörigen ebenfalls zu berücksichtigen. Sicher ist, dass eine Vielzahl von vertrauensbildenden Maßnahmen ganz ohne bewusstes Einsetzen als eine selbstverständliche Form des gegenseitigen Miteinanders gesehen werden dürfen. Professionell eingesetzte Maßnahmen erleichtern den Einstieg in die Therapie und verbessern die Compliance des Patienten.

Neben der oben beschriebenen, offenen und freundlichen Art der Aufnahme hat das Stationsmilieu einen erheblichen Einfluss. Hierzu gehören u. a.:

- Helle Farben
- Ausreichend große Aufenthaltsräume
- Wohnliche und bequeme Einrichtung (z. B. Blumen, Dekorationen, Rückzugsmöglichkeiten für Patienten und Angehörige, eine gute Belüftung)
- Geschlossene Stationen sollten ebenerdig liegen und einen direkten Zugang nach draußen haben.
- Für Außenaktivitäten sollten Beschäftigungsangebote (z. B. Federballspiel, Fußball oder Wurfscheibe) in angemessener Anzahl vorhanden sein.

Selbstverständlichkeiten, wie Ein- oder Zweibettbelegung, Nachtschrank, abschließbarer Schrank und eine Nasszelle im Zimmer, tragen ebenfalls zu einem guten Milieu bei. Auf akuten Aufnahmestationen kann es durch die Pflichtversorgung der Bevölkerung zu massiven Überbelegungen und somit zu Dreibettzimmerbelegung kommen.

PRAXISTIPP

Pflegefachpersonen sorgen dafür, dass jeder Patient die Möglichkeit erhält, seine privaten Gegenstände sicher in einem Schrank zu verschließen.

Weitere **vertrauensbildende Maßnahmen** sind:

- Gute personelle Situation der Station und die gute Zusammenarbeit aller am Prozess beteiligten Berufsgruppen (Zusammenarbeit auf Augenhöhe)
- Transparenz der therapeutischen Ziele
- Behandlungskontinuität
- Milieutransparenz

- Mitbestimmung des Patienten in Bezug auf die therapeutischen Angebote und die medikamentöse Therapie (Adherence)
- Beteiligung der Angehörigen

PRAXISTIPP

Häufig sind es alltägliche Dinge, z. B. eine ausreichende Anzahl von Abfalleimern, die das Leben auf einer Station angenehmer machen.

Behandlungsvertrag

Ein Behandlungsvertrag dient der größtmöglichen Mitbestimmung des Patienten in Bezug auf seine Behandlung in der Klinik. Als Grundsatz gilt: **„Verhandeln ist die Leitlinie psychiatrischen Handelns."** Beim Abschluss eines Behandlungsvertrags sind der Oberarzt oder dessen Stellvertreter, der Stationsarzt sowie auf Wunsch des Patienten eine Vertrauensperson (Bezugspflegefachperson) und häufig auch ein Mitarbeiter des Sozialdienstes zugegen.

PRAXISTIPP

Infoblätter, die auch den Angehörigen ausgehändigt werden (s. u.) sind eine große Hilfe. Sie sollten jedoch nicht wie das „Kleingedruckte" in einem Vertrag gehandhabt werden, sondern mit den Angehörigen durchgesprochen werden.

Themen des Behandlungsvertrags können sein:

- Aufnahmesituation (z. B. Welche Station? Welche Bezugsperson? Wer ist im Notfall zu informieren?)
- Unterbringung (Kann er geschlossen untergebracht werden?)
- Medikamentöse Therapie
- Weitere therapeutische Maßnahmen
- Wie wird mit Zwangsmaßnahmen umgegangen?
- Kontakte (Wen möchte der Betroffene sehen bzw. nicht sehen?)
- Einbeziehen der sozialen Situation (z. B. Information an den Arbeitgeber)
- Erläuterungen zur Verfahrensanweisung
- Haftungsrechtlicher Aspekt beim Mitführen größerer Geldbeträge und Wertgegenstände. Dies wird in den Häusern unterschiedlich gehandhabt. Hier sollte unbedingt der Chefarzt oder ärztliche Direktor involviert werden.

MERKE

Ein Behandlungsvertrag gilt nur für die Einrichtung, mit der der Vertrag abgeschlossen wurde.

Bei der Aufnahme auf einer geschützten Station ist es üblich, dass das Gepäck des Patienten gemeinsam (Patient und Bezugspflegefachperson) auf Gegenstände durchgesehen wird, die aus Sicherheitsgründen nicht in seinem Besitz bleiben sollten. Dazu gehören Nassrasierer, Nagelscheren oder Glasgegenstände. Dieses Vorgehen dient der Sicherheit aller Patienten (Suizidverhütung). Die meisten Patienten erachten diese Maßnahme als sinnvoll.

MERKE

Generell gilt: Patienten müssen vor der Taschenkontrolle bei der Aufnahme auf einer Station über den Sinn dieser Maßnahme informiert werden.

Die Angehörigen

In den meisten Fällen werden die Patienten von ihren Angehörigen, z. B. nahen Verwandten, Lebenspartner, guten Freunden, Betreuern in die Klinik begleitet. Sie kennen den Leidensweg des Betroffenen und können die Anamnese ergänzen. Über besondere Bedürfnisse und Probleme ihres Verwandten wissen sie in der Regel Bescheid.

Der Psychiatrieaufenthalt eines Familienmitglieds ist für viele Menschen problematisch. Sie machen sich Vorwürfe, glauben unter Umständen, versagt zu haben, oder verlieren jede Hoffnung auf Besserung. Im Gespräch mit Angehörigen hört man häufig die Befürchtung, dass sich der Umgang mit Nachbarn und Freunden ändert, wenn man in der psychiatrischen Klinik behandelt wurde. Es gilt für Pflegefachpersonen, den Angehörigen zuzuhören, ihnen Hilfestellungen zu geben und Ängste zu nehmen.

INFO

Bei der Erstaufnahme wirken Angehörige häufig ängstlich und unsicher.

Das resultiert oft aus einer Reihe negativer Erfahrungen, z. B.:

- Angehörige erleben sich häufig als Informationslieferanten, erhalten aber selbst kaum Informationen, fühlen sich bei Entscheidungen übergangen.

2

- Angehörige erfahren zeitweise, dass sie als störend oder lästig empfunden werden.
- Angst vor der Psychiatrie durch falsche Vorstellungen, Stigma

Von besonderer Wichtigkeit ist gerade während des Erstkontakts, bei dem sich viele Angehörige überfordert und hilflos fühlen, dass sich das Gespräch offen, freundlich und aus Sicht des Profis validierend (die Gefühle der Angehörigen respektieren und nicht herunter spielen) gestaltet. Dieser Erstkontakt ist eine Art **Visitenkarte der Einrichtung.** Der Patient soll sich auf der Station aufgehoben und geborgen fühlen. Dies gelingt ihm umso leichter, wenn er merkt, dass seine Angehörigen Vertrauen zu den Behandlern gefasst haben. Der Angehörige selbst kann vertrauensvoll – und damit effektiv – mit der Klinik zusammenarbeiten.

Gerade in der Psychiatrie sind Fremdinformationen von enormer Bedeutung für die Einschätzung des Krankheitsbilds. Die Informationen umfassen viele Aspekte, wie Verlauf der Krankheit, Symptomstärke, Gefährdungen, nähere Umstände der Aufnahme.

PRAXISTIPP

Zum professionellen Umgang mit Angehörigen gehört, ihre Gefühle, die sich in den Explorationen (lateinisch „Ausforschung", diagnostische Methode der Befragung) häufig mit den reinen Informationen mischen, ernst zu nehmen, ohne dabei das Erfragen wichtiger Informationen aus den Augen zu verlieren.

Die Rolle der Angehörigen bei der Verhinderung einer Wiedererkrankung stellt eine wichtige Möglichkeit in der Behandlung psychisch Kranker dar. Hier kann der **Trialog** – also die Gesprächsrunden von Patienten, Angehörigen und Profis (z. B. Ärzte, Pflegefachpersonen, Sozialarbeiter) die ideale Voraussetzung bieten (➤ Kap. 15.2.5).

Verläuft eine psychische Krankheit chronisch, gewinnt die Bedeutung der Angehörigen bzw. die der betreuenden Personen für die Behandlung eine noch größere Dimension. Sie leben mit dem Patienten, unterstützen ihn und entscheiden mit, wann eine stationäre Behandlung notwendig wird. Sie sind oft gut über die Krankheit informiert, können Krankheitsanzeichen früh erkennen und darauf reagieren.

Zur **Unterstützung der Familie** existieren in vielen Kliniken **Angehörigengruppen** (➤ Kap. 15.2.5). Innerhalb der Klinik werden Angehörigengruppen von Mitgliedern des therapeutischen Teams (häufig Pflegefachpersonen oder Sozialarbeiter) moderiert.

Selbstverständlich bestehen auch Angehörigengruppen außerhalb der Kliniken. Die Leitung dieser Gruppen wird häufig von betroffenen Angehörigen übernommen, die in Angehörigenverbänden aktiv sind. Diese Verbände entsenden ihre Mitglieder häufig auch in die Besucherkommissionen und deshalb bilden sie wichtige Schnittpunkte in der Vernetzung zwischen Einrichtung und Betroffenen. Weitere Informationen zu diesem Thema sind auf der Website des „Bundesverbandes der Angehörigen psychisch Kranker (BapK)" zu finden: www.bapk.de.

INFO

Checkliste für Angehörige

Woran sie beim Besuch in der Klinik denken sollten:

- Besuchszeiten
- Geld/Wertsachen:
  - Welche Aufbewahrungsmöglichkeiten gibt es im Haus?
  - Wie viel Geld sollte mein Angehöriger auf Station behalten?
- Getränke:
  - Was gibt es auf Station?
  - Welche Getränke sind nicht empfehlenswert?
  - Infoangebote
- Angebote für Angehörige:
  - Gibt es eine Angehörigengruppe?
  - Angehörigensprechzeiten
- Kleidung:
  - Welche Kleidung ist sinnvoll?
  - Gibt es Waschgelegenheiten?
- Kosten für die Behandlung:
  - Fallen in den ersten 14 Tagen Kosten für den Patienten an?
  - Krankmeldung/Aufenthaltsbescheinigung
- Medikamente:
  - Was geschieht mit mitgebrachten Medikamenten?
  - Warum ist es wichtig nur die von Pflegefachpersonen ausgegebenen Medikamente einzunehmen?
- Pflegeartikel
- Positivliste:
  - Welche Gegenstände sind auf Station erlaubt?
- Post

- Wichtige Telefonnummern:
  - Station
  - Sozialdienst
  - Ärztlicher Dienst (Wie kommt man als Angehöriger zu einem Arztgespräch? – Termine vereinbaren)
- Psychologischer Dienst
- Patiententelefon

2.6.3 Beispielhafte Pflegeplanung

Holger Thiel

INFO

Hinweis: Bei der nachfolgend beschriebenen Pflegeplanung für Herrn O. handelt es sich um eine exemplarische Pflegeplanung. Die Anamnese wurde bereits gemacht, die genannten Informationen basieren darauf. Es werden aus der Anamnese drei Pflegeprobleme erkannt und auf der Grundlage der Strukturen eines großen psychiatrischen Fachkrankenhauses der Regelversorgung bearbeitet. Diese Pflegeplanung ist am 7. Tag nach der Einweisung gemeinsam mit dem Patienten erarbeitet worden. Im Abschnitt „Bisherige pflegerische Interventionen" sind die Maßnahmen zu den Pflegeproblemen vom Aufnahmezeitpunkt bis zum 7. Tag erfasst.

Die im Abschnitt „Bisherige pflegerische Interventionen" genannten Maßnahmen entspringen ebenfalls einer geplanten Pflege. Berücksichtigt wurde das Setting einer geschützten Aufnahmestation und ein Patient, der typischerweise auf einer solchen Station untergebracht würde. Auf keinen Fall soll der Eindruck entstehen, dass die anfangs zurückhaltende Art des Pflegefachpersonals ein Hinweis darstellt, den Patienten in diesen ersten Tagen zu ignorieren oder nicht zu beachten.

Pflegeplanung

Name: Michael O.
Geburtsdatum: 17.10.1982
Größe / Gewicht: 181 cm/61 kg
Religion: keine Angabe
Familienstand: ledig
Beruf: Einzelhandelskaufmann, z. Zt. ohne Anstellung
Aufnahmen: 28.6.2004. Fünfte Aufnahme im Haus. Erste Aufnahme November 2002. Letzte Aufnahme 2.2.2004
Aufnahmemodus: freiwillig
Informationen für die Pflegeanamnese: vom Patienten, Verlegungsbericht der Polizei, von den Eltern
Betreuung: nein
Diagnose des Einweisungsarztes: akute Phase einer bekannten paranoid-halluzinatorischen Psychose, gelegentlicher Cannabiskonsum

Aufnahmebericht (1. Tag)

Herr O. ist am Morgen des 28.6.2004 gemeinsam mit seinen Eltern zum fünften Mal zu uns gekommen. Er berichtete in der Aufnahmesituation von heftigen Träumen: „Horrorfratzen haben mich in der Nacht verfolgt", die ihn zunächst nachts, zuletzt auch immer wieder mal am Tage „beherrscht" haben. Das war für Herrn O. der Haupteinweisungsgrund. „Die sagen dir komplett, wo es lang geht. Da hast du keine Lust auf Schlafen. Da fährt dir die Angst in die Knochen". Er konnte sich seit dem Auftauchen der „Fratzen" nicht mehr auf alltägliche Dinge konzentrieren.

Weiter berichtete er, dass er vor einigen Wochen wieder mit dem Cannabiskonsum begonnen habe „das hat mich entspannt, das tut mir immer gut". Von einem Zusammenhang zwischen dem Drogenkonsum und der Verschlechterung seiner psychischen Verfassung will Herr O. zum Aufnahmezeitpunkt nichts wissen und reagiert gereizt auf das Thema.

Herr O. wurde von seinen Eltern in die Klinik gebracht, nachdem sie von der Polizei informiert wurden. Die Polizei wurde vom Vermieter gerufen, da aus der Wohnung des Patienten ein „strenger Geruch" zu wahrgenommen wurde. Die Eltern berichteten, dass es bei ihrem Eintreffen in der Wohnung schlimmer ausgesehen habe als je zuvor, Herr O. habe anscheinend seit Wochen dort nicht mehr Ordnung gehalten, überall habe verschimmelte Nahrung und verschmutzte Wäsche herumgelegen. Ein totales Chaos habe geherrscht. Dies bestätigt auch der Polizeibericht (liegt den Einweisungspapieren bei).

Der Verlust der Wohnung ist jedoch nicht zu befürchten, da die Eltern den Vermieter gut kennen und mit diesem die Säuberung der Wohnung besprochen haben.

Die Eltern des Patienten machten alle Angaben sehr genau und möchten ihren Sohn gern unterstützen. Sie geben an, dass ihr Sohn Hilfsangebote, wie Wäsche waschen oder gemeinsame Einkäufe, generell gern annehmen würde. Zuletzt jedoch, so wird berichtet, war mit ihm nicht zu reden und er hätte sich nicht mal mehr in Begleitung der Eltern in den Supermarkt getraut.

Insgesamt fühlten sich die Eltern mit der Situation überfordert und hilflos. Die Mutter beobachtete auch, dass ihr Sohn die Nahrungsaufnahme vernachlässigt und berichtete, dass er in den vergangenen zwei Monaten etwa 10–15 kg abgenommen habe.

Herr O. erzählte, dass er in der Zeit vom Februar (letzte Entlassung) bis 4 Wochen vor der Aufnahme zum Patienten-Treff in der Tagesstätte gegangen sei. Dort habe man ihn verstanden, dort habe er sich wohl gefühlt. Leider fänden die Treffen aber nur sonntags für 2–3 Stunden statt. Die restliche Zeit der Woche würde er überwiegend allein in seiner Wohnung verbringen. Besuch bekomme er schon mal von seinen „Kumpels" die dann etwas zum „Rauchen" (Cannabis) mitbringen. Herr O. konnte den Cannabiskonsum nicht als möglichen Auslöser oder Verstärker seiner Psychose erkennen.

Herr O. ist auf der Station bekannt. Meist erfährt er unter einer kontrollierten Medikamenteneinnahme in den ersten 6–10 Tagen eine gute Remission in Bezug auf:

- Wiederfinden eines geregelten Tag/Nachtrhythmus
- Ordnen der Gedanken
- Reduktion von Angst
- Fähigkeit der Beziehungsaufnahme
- Teilnahme am Behandlungsangebot
- Bezug zum Behandlungsteam

Bei den letzten beiden Aufnahmen war Schwester Martina T. seine Bezugspflegefachperson. Da sie erst in 6 Wochen Urlaub hat, wird sie sich auch diesmal wieder als Bezugsperson Herrn O. zur Verfügung stellen. Herr O. ist damit einverstanden.

Erstellen der Pflegeplanung (7. Tag)

Herr O. ist im Interview zu dieser Pflegeplanung immer wieder mit seinen Gedanken woanders und macht alle Angaben zögerlich. Darauf angesprochen gibt er an, unter massiven Konzentrationsstörungen zu leiden und oft den Faden zu verlieren.

Bericht zu den bisherigen pflegerischen Interventionen und den erreichten kurzfristigen Zielen

Tagesstruktur

Tagsüber zu folgenden Aktivitäten motiviert:

- Spaziergänge: Nach anfänglicher Ablehnung geht er nun recht gern mit.
- Morgenrunde: Herr O. ist weiterhin morgens vor 8 Uhr nur schwer zur Morgenrunde zu motivieren.
- Aktivitätsgruppe am Vormittag und Nachmittag: Ab dem 3. Tag geht Herr O. zur Aktivitätsgruppe auf Station, seit 3.7.2019 geht er dort unaufgefordert hin.
- Teilnahme an den Mahlzeiten: am zweiten Tag nur das Mittagessen zu sich genommen, danach bei allen Mahlzeiten im Speiseraum, jedoch nur wenig gegessen. Seit 1.7.2019 ist die Nahrungsaufnahme gut. Getrunken hat Herr O. immer ausreichend.

Medikamenteneinnahme

- An den ersten beiden Tagen war nur die Bezugspflegeperson in der Lage, Herrn O. zur Medikamenteneinnahme zu motivieren.
- Seit dem 1.7.2019 nimmt er die Medikamente zuverlässig und freiwillig ein. Nach einer anfänglichen starken Müdigkeit werden vom Patienten nun kaum noch unerwünschte Wirkungen beschrieben.

Resynchronisierung des gestörten Schlaf-wach-Rhythmus

- Nachdem eine regelmäßige Medikamenteneinnahme gewährleistet war, benötigte Herr O. mehrfach ausreichende Erholungsphasen über Tag und wurde häufig wach oder schlafend im Bett angetroffen. Nachts konnte Herr O. gut schlafen.
- Seinem Wunsch, wegen starker Müdigkeit an einer Reihe von Aktivitäten nicht teilzunehmen, wird in den ersten 3 Tagen mit sehr viel Nachsicht begegnet. Eine deutliche Besserung der Compliance kann ab dem 1.7.2019 festgestellt werden.

Die Pflegeplanung wird an zwei Sitzungen zu je 45 Minuten mit dem Patienten am 7. + 8. Tag erstellt (> Tab. 2.3).

Tab. 2.3 Beispielhafte Pflegeplanung

Pflegeprobleme	Ziele	Pflegemaßnahmen
Vermindertes Engagement der Selbstversorgung		
• Körperpflege • Haushaltsführung • Ernährungszustand (mit Gefahr von Folgen aufgrund des reduzierten Zustands) • Freizeitgestaltung • Tagesstruktur Ursachen: • Kognitive Einschränkungen • Krankhaft bedingtes mangelndes Durchhaltevermögen	• Die Körperhygiene ist gewährleistet. • Herr O. führt die Körperpflege regelmäßig (in ausreichendem Maße) durch. • Führt die Haushaltsführung, z. B. Zimmerreinigung, Versorgung der Wäsche, Besorgung von Lebensmitteln, selbstständig durch. • Tagesstruktur und Freizeitgestaltung: Patient strukturiert seinen Tag/seine Tage. Es besteht ein Ausgleich zwischen Belastung und Entspannung. Er geht einer aktivierenden und sinnvollen Freizeitbeschäftigung nach. • Eine Tagesstruktur ist erkennbar. • Patient ist ausreichend ernährt.	Training lebenspraktischer Fähigkeiten Teilnahme an den Gruppen: • Kochgruppe zweimal wöchentlich (Di + Do) • Literaturkreis (Gr. 2 Do) • Sportgruppe (Di + Mi) • Teilnahme an mindestens 3 Gruppenstunden Ernährungsberatung • Kognitives Training (Gr. 2 Mi + Fr) • Mindestens zweimal Teilnahme an der Entlassungsgruppe • Pflegereflexionsgespräche Mo + Mi + Fr + So, jeweils 18 Uhr. Pflichtthemen: Tagesstruktur, Teilnahme an den Gruppenangeboten und (Suchtprävention: s. Maßnahmen bei Problem 3) • Patient wird täglich aufgefordert, sich selbstständig zu duschen.
Sozialer Rückzug/Isolation		
• Beeinträchtigung der sozialen Rollen und Beziehungen • Begrenzter Kontakt • Zurückgezogenheit • Gemindertes Selbstwertgefühl bei depressiver Stimmungslage Ursachen: • Schamt sich für seine kognitiven Defizite • Ist nach der Entlassung so schnell in eine erneute Krankheitskrise geraten, dass er bisher keine Möglichkeit hatte, „normale" soziale Kontakte aufzunehmen	• Isolation ist vermindert. • Das Selbstwertgefühl ist gestärkt. • Patient nimmt Kontakt zu Mitmenschen auf.	Teilnahme an den Gruppen (s. oben) • Teilnahme an der stationsübergreifenden Depressionsgruppe (Gr. 2 Do) • Im täglichen Gespräch sokratischen Dialog anwenden (Anmerkung: sokratischer Dialog soll auch zur Motivation eingesetzt werden.)
Mangelndes Copingverhalten		
• Kann die Hilfe der Eltern nicht annehmen • Kann sich vom Cannabiskonsum nicht distanzieren Begründung: • Dysfunktionale Strategien bei beginnenden Krisen • Einziger bestehender Kontakt zu „Freunden" geht in die Drogenszene.	• Reagiert adäquat auf „Frühwarnzeichen" und handhabt einen persönlichen Krisenplan: erkennt Krisen, nimmt Hilfe an • „Freunde" sind in ein Drogenaufklärungsgespräch eingebunden.	• Teilnahme an der Psychoedukation (Gr 2 Mo + Do) • Pflegereflexionsgespräche Mo + Mi + Fr + So, jeweils 18 Uhr. Pflichtthemen: s. oben und „Suchtprävention" • Die „Freunde" zu einem Gespräch einladen. Themen: Cannabiskonsum und Ausbruch einer Psychose, Trialog (➤ Kap. 15.2.5) beschreiben und Einladung mit bevorstehenden Terminen aushändigen.

2

Tab. 2.3 Beispielhafte Pflegeplanung (*Forts.*)

Pflegeprobleme	Ziele	Pflegemaßnahmen
Rollenbelastung der Eltern		
• Selbstvorwürfe • Krankheitsverständnis Begründung: Seit der Erstmanifestation des Sohnes vor 1 ½ Jahren sind die Eltern kaum zur Ruhe gekommen.	• Können mit der Krankheit des Sohnes innerhalb ihrer Möglichkeiten umgehen, insbesondere mit beginnenden Krisen	• Regelmäßige Gespräche mit dem Arzt/Pflegepersonal anbieten • Vermittlung im Trialog • Empfehlung seriöser Literatur
Ressourcen		
Motivation: Herr O. arbeitet gerne an der Pflegeplanung mit. Fähigkeiten/Möglichkeiten: • Erkennt eine Symptomverschlechterung • Kann seine Defizite erkennen und benennen Angehörige: Herr O. hat einen guten Kontakt zu seinen Eltern und kann sich in symptomfreien Zeiten gut auf deren Hilfe einlassen Umgang mit Hilfen: Besucht in symptomfreien Zeiten eine Tagesstätte		• Ergebnisse des persönlichen Krisenplans aus der Psychoedukation mit den Eltern und Herrn O. gemeinsam besprechen • Während des stationären Aufenthalts einen Besuch in der Tagesstätte vereinbaren. Darstellung der Probleme durch die Bezugspflegeperson. Anschließend: gemeinsames Erarbeiten alternativer Handlungsmöglichkeiten. Die Eltern bitten, bei diesem Treffen dabei sein zu können.

2.6.4 Pflegediagnosen

Yvonne Brachtendorf, Holger Thiel

INFO

Definition

„Pflegediagnosen stellen eine klinische Beurteilung der Reaktion eines Individuums, einer Familie oder einer Gemeinde auf aktuelle oder potenzielle Gesundheitsprobleme/Lebensprozesse dar. Pflegediagnosen bilden die Grundlage für die Auswahl pflegerischer Interventionen, um Ziele zu erreichen, für welche die Pflegefachkraft verantwortlich ist."

(Carroll-Johnson 1993, zit. n. Gordon/Bartholomeyczik 2001, 13)

Im Gegensatz zur medizinischen Diagnose, die sich ausschließlich auf pathophysiologische Veränderungen im Körper, Geist und Seele bezieht und bis zur Heilung der Störung oder Krankheit gleich bleibt, beschreibt die Pflegediagnose die menschlichen Reaktionen auf aktuelle oder potenzielle Gesundheitsprobleme oder Lebensprozesse.

Der **Pflegeprozess** besteht aus folgenden Schritten:

1. Informationen sammeln
2. Probleme bzw. Diagnosen und Ressourcen finden
3. Ziele festlegen
4. Maßnahmen planen
5. Maßnahmen durchführen
6. Überprüfen und verbessern

Die Pflegediagnose wird international als 2. Schritt im Pflegeprozess bezeichnet (➤ Abb. 2.3). Um eine Pflegediagnose zu erstellen und entsprechend zu handeln, muss deshalb der ganze Pflegeprozess zur Anwendung kommen.

Zur adäquaten Anwendung des Pflegeprozesses und damit auch der Pflegediagnosen ist es wichtig, dass praxistaugliche und am Patienten orientierte Pflegemodelle und -theorien zugrunde liegen; sie fungieren als Bezugsrahmen für den Pflegeprozess und füllen ihn mit Leben.

Es existieren unterschiedliche Klassifikationssysteme zur Einteilung von Pflegediagnosen. Die Unterschiede zwischen diesen ergeben sich aus dem Umfang des Anwendungsbereichs innerhalb des Pflegeprozesses mit unterschiedlichen Schwerpunktsetzungen. Beispielsweise nach

- **Diagnose- und Interventionsaspekten:**
  - NANDA (North American Nursing Diagnosis Association)
  - ICNP (International Classification of Nursing Practice)

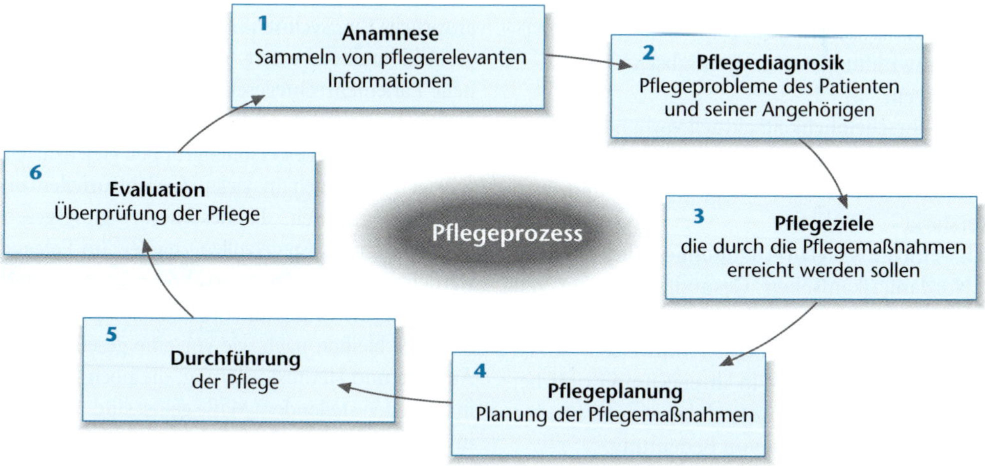

Abb. 2.3 Der Pflegeprozess [L157]

- **Interventions- und Ergebnisaspekten:**
  - NIC (Nursing Interventions Classification)
  - NOC (Nursing Outcomes Classification)

Im Kern geht es bei allen Konzepten um die Systematisierung pflegerischen Wissens. Im Zentrum der Bemühungen steht dabei auch die Entwicklung einer Fachsprache, d. h., jeder an der Pflege Beteiligte versteht unter einer Pflegediagnose beispielsweise dasselbe Gesundheitsproblem, ähnlich wie das bei medizinischen Diagnosen der Fall ist.

Zur Handhabung der Pflegediagnosen wurde von der NANDA (North American Nursing Diagnosis Association), die 1982 offiziell gegründet wurde und sich aus Pflegepersonen aus den USA und Kanada zusammensetzt, ein Klassifikationssystem erstellt, mit dem Pflegediagnosen (im Sinne des Problemlösungsprozesses/Entscheidungstheorie) zu Komplexen zusammengefasst und kategorisiert wurden (NANDA Taxonomie II, 2000).

Pflegediagnosen werden nach vier verschiedenen Arten unterschieden:

- **Aktuelle Pflegediagnosen:** Diagnosen, die im Moment der Erstellung Probleme bereiten
- **Potenzielle oder Risikodiagnosen:** Diagnosen, unter denen der Patient ggf. leiden könnte, wenn beispielsweise keine prophylaktischen Maßnahmen ergriffen werden
- **Gesundheits(Wellness)diagnosen:** Diagnosen, bei denen keine gesundheitliche Einschränkung vorliegt, jedoch auf Seite des Patienten der Wunsch besteht, durch Beratung und Unterstützung den gesundheitlichen Zustand zu
- **Syndromdiagnosen:** Zusammenfassung einzelner Pflegediagnosen zu einem Komplex

Thematisch werden die Pflegediagnosen gegliedert nach:

- Wahrnehmung und Umgang mit der eigenen Gesundheit
- Ernährung und Stoffwechsel
- Ausscheiden
- Aufrechterhalten der Energie
- Kognition und Wahrnehmung
- Selbstwahrnehmung und Selbstbild
- Rollen und Beziehungen
- Sexualität und Reproduktion
- Bewältigungsverhalten und Stresstoleranz
- Werte und Überzeugungen
- Sicherheit und Schutz
- Wohlbefinden
- Entwicklung

Im Rahmen dieser 13 Bereiche gibt es inzwischen über 150 genehmigte Diagnosen („Approved Diagnosis").

Die NANDA empfiehlt jede Diagnose mit sechs verschiedenen Eigenschaftsarten zu beschreiben. Diese werden als **Achsen** bezeichnet. Dies sind:

- Der diagnostische Begriff, z. B. Angst
- Die Aktualität: von akut bis chronisch

- Die Einheit, auf die die Pflege zielt: Individuum, Familie oder Gemeinde
- Der Entwicklungsstand: Lebensabschnitt, z. B. Adoleszenz
- Die Wahrscheinlichkeit: aktuell vorhanden, Risiko, Entwicklungsmöglichkeit, Förderung
- Die bewertende Beschreibung: z. B. vermindert, verstärkt

Auch wenn die NANDA-Taxonomie II ihre Wurzeln im Nordamerikanischen Gesundheitssystem hat und Kritiker auf unterschiedliche Pflegekulturen und kulturspezifische Normen hinweisen, so ist sie trotzdem beispielhaft in ihrer Komplexität bei gleichzeitiger Transparenz und damit auch für den deutschsprachigen Raum von Bedeutung.

Erstellen einer Pflegediagnose

Um eine Pflegediagnose zu erstellen, muss zuerst (analog zum ersten Schritt im Pflegeprozess) eine Einschätzung des Patienten, basierend auf der Pflegeanamnese, erfolgen.

Mithilfe des Anamnesebogens werden dazu Patientenprobleme, -bedürfnisse und Ressourcen erfasst, die physiologische, psychologische, soziokulturelle und spirituelle Faktoren beinhalten.

Nach dem Stellen einer Pflegediagnose plant die Pflegefachperson die passenden Maßnahmen und ist dann für den Behandlungsplan verantwortlich. Wenn möglich, sollte dieser mit dem Patienten gemeinsam erarbeitet werden.

Pflegediagnosen passen in moderne EDV-Systeme und können, ähnlich wie medizinische Diagnosen, zur Grundlage von Leistungsnachweis und zur Abrechnung verwendet werden.

2.7 Rechtliche Grundlagen

Andrea Gasper

Es gibt zahlreiche Rechtsvorschriften in unterschiedlichen Gesetzen, die die Behandlung und Rehabilitation psychisch erkrankter Menschen regeln. Häufig handelt es sich dabei nicht Regelungen, die ausschließlich für psychisch kranke Menschen gelten, oft werden allgemeingültige Gesetze ausgelegt. In den letzten Jahren wurden die Rechte und Leistungsansprüche für psychisch erkrankte Menschen deutlich gestärkt und verbessert, unter anderem durch das neue Patientenrechtegesetz und das Bundesteilhabegesetz. Die verstärkten Bestrebungen, psychisch Erkrankte mit andere Personengruppen gleichzustellen, schlagen sich auch in vielen Gerichtsurteilen unter anderem zu den Landesunterbringungsgesetzen und auch im Maßregelvollzug nieder. Im Folgenden werden einige relevante Vorschriften kurz skizziert.

Die Gleichstellung und die Inklusion psychisch Erkrankter bleiben nach wie vor eine gesellschaftliche Aufgabe und Herausforderung, die noch lange nicht in zufrieden stellendem Maße gelöst sind. Wenn auch in den letzten Jahren zunehmend ein Prozess des Umdenkens stattgefunden hat, ist es jedoch nach wie vor von wesentlicher Bedeutung, bestehende Vorurteile gegenüber psychisch kranken Menschen in der Gesellschaft weiter abzubauen und ihnen ein weitestgehend selbstbestimmtes Leben zu ermöglicht.

2.7.1 Landesunterbringungsgesetze

Die Unterbringung psychisch kranker Menschen gegen ihren Willen ist auf zwei gesetzlichen Grundlagen möglich:

- Zivilrechtlich durch einen gesetzlichen Betreuer (➤ Kap. 2.5.2)
- Öffentlich-rechtlich nach den jeweiligen Landesunterbringungsgesetzen (PsychKG)

Wer an einer psychischen Krankheit oder krankheitswertigen Störung leidet und darüber hinaus Gefahr für sich selbst oder die öffentliche Sicherheit und Ordnung darstellt, kann gegen seinen Willen auf eine geschlossene psychiatrische Station gebracht werden. Es muss also **„Selbstgefährdung“** (Suizidalität, Selbstverletzungen, extreme Verwahrlosung) oder „Fremdgefährdung“ (Gefahr für Andere durch Aggressivität, Gewalttätigkeit gegen Personen oder Sachen) vorliegen. Wenn eine Person eine gesetzliche Betreuung hat und die Unterbringung ausschließlich wegen „Selbstgefährdung“ erfolgt, wird das Unterbringungsverfahren nach dem Betreuungsrecht geregelt. In allen anderen Fällen (Fremdgefährdung, Selbstgefährdung ohne Vorhandensein eines Betreuers) ist die Unterbringung nach den öffentlich-rechtlichen Landesgesetzen erforderlich.

Die Maßnahmen sind durch Ländergesetze der einzelnen Bundesländer geregelt, welche zum Teil erheblich unterschiedlich formuliert sind und daher auch variabel ausgelegt werden. Zur Verbesserung der Situation psychisch kranker Menschen werden die Gesetzestexte weiterhin überarbeitet und im sozialpsychiatrischen Sinn verändert. Die folgenden wesentlichen Inhalte sind jedoch in den meisten Landesunterbringungsgesetzen enthalten.

Die psychisch kranken Menschen sollen durch die Unterbringung individuell angemessene ärztliche und psychosoziale Behandlung und Betreuung erhalten, durch die sie wieder zu einem eigenverantwortlichen Leben in der Gemeinschaft befähigt werden. Dieses Ziel soll mit dem geringstmöglichen Eingriff in die persönliche Freiheit der Betroffenen erreicht werden. Zur Erreichung des Zieles sind auch Beratung, Betreuung des sozialen Umfeldes und eventuell die Vermittlung von nachsorgenden Hilfe- und Behandlungsmaßnahmen erforderlich (z. B. Angehörigenberatung, Vermittlung zu Einrichtungen und ambulanten Hilfsdiensten).

Voraussetzungen der Unterbringung

In allen Bundesländern kann bei unmittelbarer Gefahr für den Kranken **(Eigengefährdung)** oder für die Allgemeinheit **(Fremdgefährdung)** eine Unterbringung in einer geschlossenen psychiatrischen Abteilung erfolgen.

MERKE
Eine vorliegende Behandlungsbedürftigkeit bei fehlender Behandlungsbereitschaft allein rechtfertigt die Unterbringung nicht.

Vielmehr muss positiv nachgewiesen werden, dass die Gefahr auf andere Weise nicht abgewendet werden kann. Weiterhin muss die Notwendigkeit der Gefahrenabwehr vorliegen, d. h., die Eigen- oder Fremdgefährdung muss unmittelbar gegeben sein. In manchen Ländern kommt darüber hinaus auch „Verwahrlosung" als Unterbringungsgrund in Betracht, z. B. in Baden Württemberg.

MERKE
Bei der Unterbringung muss der **Grundsatz der Verhältnismäßigkeit** gewahrt werden, die Unterbringung darf nur solange und soweit wie erforderlich erfolgen.

Formales Unterbringungsverfahren, Umfang und Beendigung der Unterbringung

Die untere Verwaltungsbehörde, z. B. Polizei oder Ordnungsamt, stellt den Antrag auf die Unterbringung und führt den Betroffenen dem psychiatrischen Krankenhaus zu. Dem Antrag muss eine ärztliche Stellungnahme beigefügt werden, die Aussagen zur Diagnose und zum Gefährdungspotenzial enthält.

Das Vormundschaftsgericht entscheidet über die Unterbringung. Der Richter muss den Betroffenen hierzu **persönlich** anhören.

Dem betroffenen Patienten muss der Unterbringungsbeschluss **schriftlich zugestellt** werden.

MERKE
Der Betroffene kann gegen den Unterbringungsbeschluss „sofortige Beschwerde" als Rechtsmittel einlegen. Die Überprüfung des Beschlusses erfolgt dann durch das zuständige Landgericht in nächster Instanz. Gegen den Beschluss des Landgerichtes wiederum ist die „sofortige weitere Beschwerde" möglich.

Wenn die Voraussetzungen für die Unterbringung wegfallen oder die Gründe für eine rechtliche Unterbringung sich nicht bestätigen, muss diese unverzüglich aufgehoben werden. Der Arzt wird dann das Gericht unverzüglich über den Wegfall der Unterbringungsgründe informieren.

In dringenden Fällen kann eine vorläufige Unterbringung auch ohne gerichtliche Entscheidung erfolgen. Diese muss innerhalb einer bestimmten Frist (in der Regel innerhalb von 24 Stunden) nachgeholt werden. Hierzu muss nach Antrag auf Beschluss die richterliche Anhörung erfolgen. Bei nicht fristgemäßer Anhörung muss der Betroffene entlassen werden. Gleiches gilt, wenn die Unterbringungsfrist, welche im Beschluss angeordnet wurde, abgelaufen ist und vom Gericht keine weitere Verlängerung beschlossen wurde.

Art, Ausmaß und Dauer der Unterbringung richten sich, soweit nicht anders bestimmt, nach den Erfordernissen des Einzelfalls. **Dabei ist der Grundsatz der Verhältnismäßigkeit zu beachten, d. h., nach Wegfall der Eigen- oder Fremdgefährdung muss die Aufhebung des Unterbringungsbeschlusses unverzüglich in die Wege geleitet werden.** So ist auch die maximale Dauer der Unterbringung, die im richterlichen Beschluss festgelegt wird, individuell zu bemessen, d. h., die Dauer kann von wenigen Tagen bis zu mehreren Wochen reichen. Ist nach Ablauf der Frist eine weitere Unterbringung erforderlich, kann die Verlängerung der Unterbringung angeordnet werden. Dies geschieht in der Regel auf Antrag des Arztes oder des gesetzlichen Betreuers. Ebenso kann die Unterbringung vor Ablauf der im Beschluss festgesetzten Frist beendet werden, z. B. bei wesentlicher Besserung des Gesundheitszustands.

Mit der Unterbringung sind keineswegs alle Behandlungsmaßnahmen oder das Behandlungsrecht bzw. die -pflicht gegen den Willen des Patienten abgedeckt. Eindeutig erlaubt sind in allen Bundesländern Maßnahmen zur unmittelbaren Gefahrenabwehr für Gesundheit und Leben. **Freiheitsentziehende Maßnahmen,** z. B. Fixieren oder andere Eingriffe in Rechte der persönlichen Freiheit (z. B. Verabreichung von Medikamenten gegen den Willen des Betroffenen), sind gesondert vom Gericht zu genehmigen und vom Personal mit besonderer Begründung und Sorgfalt zu dokumentieren. Vor der Durchführung einer Zwangsmedikation muss ein externes fachpsychiatrisches Gutachten eingeholt werden.

Nach einem Urteil des Bundesverfassungsgerichts vom 24.7.2018 stellen 5-Punkt- und Z-Punkt-Fixierungen eine Freiheitsentziehung dar, die durch die landesrechtliche Unterbringungsanordnung nicht abgedeckt ist. Die richterliche Genehmigung ist zeitnah nachzuholen, weshalb ein richterlicher Bereitschaftsdienst von 6:00 Uhr bis 21:00 Uhr (auch am Wochenende) vorgehalten werden muss. Die Fixierungsmaßnahme muss von einer Eins-zu-Eins-Betreuung personell begleitet werden und exakt dokumentiert werden in Bezug auf ihre Durchsetzung, Dauer und Art der Überwachung. Die Betroffenen können die Zulässigkeit der durchgeführten Fixierung gerichtlich prüfen lassen und müssen über diese Möglichkeit informiert werden.

Persönliche Bedürfnisse und Einschränkung der Grundrechte

Soweit es der Gesundheitszustand des Patienten und die Sicherheitsinteressen des Krankenhauses gestatten, können Patienten auch auf geschlossenen Stationen persönlichen Bedürfnissen nachgehen. Hierzu gehören der Empfang von Besuch, Brief- und Paketverkehr, Telefonate, Internetzugang, Handybenutzung, Einkauf von alltäglichem Bedarf (z. B. Tabak, Getränke, Zeitschriften). Diese Rechte können im Einzelfall eingeschränkt werden, sofern der Betroffene hierdurch Schaden erleiden könnte. Über Einschränkungen muss der Patient sowie sein Betreuer informiert werden.

Der Betroffene kann zur Regelung einzelner Angelegenheiten (wie Besuchsrecht) eine gerichtliche Entscheidung beantragen, wenn er sich in seinen Rechten verletzt sieht.

Durch die Unterbringungsgesetze werden im Rahmen des Art. 19 Grundgesetz, Absatz 2, die Rechte auf körperliche Unversehrtheit und Freiheit (Art. 2, Abs. 2), auf freie Meinungsäußerung (Art. 5), auf Schutz der Ehe und Familie (Abs. 6), auf Unverletzlichkeit des Brief-, Post- und Fernmeldegeheimnisses (Art. 10), auf Freizügigkeit (Art. 11) und der Wohnung (Art. 13) eingeschränkt.

Kosten der Unterbringung

Die Kosten der Unterbringung trägt der Betroffene nur dann, wenn nicht ein Sozialleistungsträger dazu verpflichtet ist. In der Regel kommt die Krankenkasse des Patienten für die stationäre Behandlung auf, wie bei jeder anderen Krankenhausbehandlung auch. Ist der Patient nicht krankenversichert, kann die Übernahme der Kosten beim zuständigen Sozialhilfeträger beantragt werden, sofern der Betroffene nicht vermögend ist.

Besuchskommission

In einigen Bundesländern ist eine Besuchskommission vorgeschrieben, die jährlich unangemeldet Einrichtungen überprüfen, in denen Menschen gesetzlich untergebracht werden. Die Betroffenen in den Einrichtungen haben dabei Gelegenheit, Wünsche und Beschwerden vorzutragen. Die Kommission besteht aus Vertretern der sozialpsychiatrischen Dienste, Psychiatern, Richtern und Beamten der Verwaltungsbehörden.

Ausgänge und Beurlaubungen

Ausgänge und Beurlaubungen sind auch auf geschlossenen Stationen und bei vorliegendem Unterbringungsbeschluss möglich und erstrebenswert, soweit sie zum therapeutischen Erfolg beitragen und der Gesundheitszustand dies zulässt. Die Entscheidung hierüber trifft der Arzt in Absprache mit dem Gericht. Ausgänge und Beurlaubung können jederzeit widerrufen werden, wenn sich Gesundheitszustand oder Compliance des Patienten verschlechtern oder Auflagen nicht befolgt werden.

Behandlung von Menschen mit Migrationshintergrund

Asylsuchende (mit Aufenthaltsgestattung oder Duldung) haben in den ersten 15 Monaten ihres Aufenthalts nach dem Asylbewerberleistungsgesetz §4 einen eingeschränkten Anspruch auf Gesundheitsleistungen, wenn es sich um eine erforderliche ärztliche Behandlung akuter Erkrankungen und Schmerzzustände handelt. Kostenträger für die Behandlung sind die örtlichen Sozialämter. Die Leistungen umschließen auch die Versorgung mit Arznei- und Verbandsmitteln sowie die ärztliche und pflegerische Hilfe für werdende Mütter und Wöchnerinnen. Sonstige Leistungen „können" gewährt sind, soweit sie zur Gesundheitssicherung unerlässlich sind (§6).

Nach 15 Monaten Aufenthalt besteht ein Anspruch auf das Leistungsspektrum der gesetzlichen Krankenversicherung, über die die Abrechnung erfolgt. Kostenträger ist aber nach wie vor das Sozialamt.

Anerkannte Asylanten haben normalen Zugang zum Sozialleistungssystem, sprich Arbeitslosengeld 2 und Grundsicherung, und können hierüber auch reguläres Mitglied einer gesetzlichen Krankenkasse werden.

EU-Bürger sind im Regelfall über das Gesundheitssystem ihrer Herkunftsländer krankenversichert. Für nichtversicherte EU-Bürger gilt: EU-Ausländern, die nicht bereits in Deutschland arbeiten oder gearbeitet haben, stehen in den ersten 5 Jahren keine Sozialleistungen zu, also auch keine Krankenhilfe nach Sozialhilferecht. Im Bedarfsfall kann jedoch ein einmaliges Überbrückungsgeld von bis zu 4 Wochen bewilligt werden zur unmittelbaren Bedarfsdeckung für Essen, Unterkunft, Körperpflege und medizinische Versorgung (§23 SGBXII) sowie ein Darlehen für die Rückreise ins Heimatland.

2.7.2 Betreuungsgesetz

Grundlagen und Ziele

Am 1.1.1992 wurde das bisherige Vormundschafts- und Pflegschaftsrecht durch das Rechtsinstitut der Betreuung abgelöst. Das Betreuungsrecht wurde mittlerweile durch drei Betreuungsänderungsgesetze (1999, 2005 und 2009) modifiziert. Mit der Neuregelung soll die Rechtsstellung psychisch kranker sowie körperlich, geistig oder seelisch behinderter Menschen verbessert und ihre Integration in die Gesellschaft gefördert werden. Des Weiteren soll der gesetzliche Betreuer den Betreuten auch in dem für die Besorgung der rechtlichen Angelegenheiten erforderlichem Umfang **persönlich** betreuen (§1897 BGB).

Betroffener Personenkreis

Kranke oder seelisch, körperlich oder geistig behinderte Erwachsene, die ihre Angelegenheiten ganz oder teilweise nicht besorgen können, erhalten einen Betreuer, wenn die Angelegenheiten nicht durch Bevollmächtigte oder sonstige Hilfen wie Verwandte und soziale Dienste geregelt werden können.

In der Regel wird eine Betreuung nur mit Einverständnis des Betreuten eingerichtet. Die Betreuung ist wieder aufzuheben, wenn ihre Voraussetzungen wegfallen.

Grundzüge

In die Rechte des Betroffenen soll nur insoweit und solange eingegriffen werden, wie dies unumgänglich ist **(Erforderlichkeitsgrundsatz).** Ein Betreuer wird nicht bestellt, wenn der Betroffene seine Angelegenheit durch eine Vorsorgevollmacht geregelt hat oder andere Hilfestellungen Defizite ausgleichen können **(Nachrangigkeitsgrundsatz)**. Die Betreuung ist darauf ausgerichtet, den Betreuten in ein selbstbestimmtes Leben zurückzuführen **(Rehabilitationsprinzip)**.

Niemand kann mehr entmündigt werden, die Betreuung hat **keine Auswirkung** auf die Geschäftsfähigkeit des Betreuten. Die Wirksamkeit von Erklärungen wird wie bei anderen Personen danach beurteilt, inwieweit Bedeutung und Tragweite der Willenserklärung eingesehen werden. Betreute können also auch geschäftsfähig sein, unabhängig von der Betreuerbestellung.

Die Teilnahme am Rechtsverkehr kann jedoch im Einzelfall beschränkt werden, wenn das Vormundschaftsgericht einen **Einwilligungsvorbehalt** anordnet, um eine erhebliche Gefahr für die Person oder das Vermögen des Betreuten abzuwenden. Das heißt, dass der Betreute für die Rechtswirksamkeit von Willenserklärungen, die in den Aufgabenkreis des Betreuers fallen, dessen Einwilligung bedarf. Für Ehefähigkeit und Testierfähigkeit kann kein Einwilligungsvorbehalt angeordnet werden, Betreute können heiraten, ein Testament errichten und wählen. Wenn jedoch eine umfassende Betreuung für alle Lebensbereiche mit Einwilligungsvorbehalt angeordnet wurde, gehen auch diese Rechte verloren.

Die Einwilligungsfähigkeit des Betreuten ist durch den Einwillgungsvorbehalt nicht für alle Lebensbereiche automatisch eingeschränkt, sie ist jeweils gesondert zu prüfen, so z. B. bei (fehlender) Einwilligung in ärztliche Maßnahmen.

Geringfügige Alltagsrechtsgeschäfte wie kleinere Bareinkäufe können auch bei Einwilligungsvorgehalt vorgenommen werden

Auswahl des Betreuers

Vorrangig sollen Betreuungen von Privatpersonen **(natürlichen Personen)**, z. B. von Angehörigen, Bekannten, Ehrenamtlichen geführt werden. Weiterhin kommen auch anerkannte **Betreuungsvereine** (vertreten durch hauptamtliche und ehrenamtliche Mitarbeiter) sowie die örtliche **Betreuungsbehörde** (Mitarbeiter der Stadt- und Kreisverwaltungen) als Betreuer in Betracht. Ebenfalls werden selbstständige **Berufsbetreuer** bestellt, wenn keine andere geeignete Person zur Verfügung steht oder die Besonderheit des Einzelfalls professionelles Know-how erfordert.

Aufgabenkreis

Der Aufgaben- und Handlungskreis des Betreuers bewegt sich in einem gerichtlich genau festgelegten Rahmen, wobei der Umfang der Betreuungsaufgaben dem **Grundsatz der Erforderlichkeit** entsprechen sollte. In den festgelegten Aufgabenbereichen vertritt der Betreuer den Betreuten gerichtlich und außergerichtlich. Der Betreuer hat so zu handeln, wie es dem Wohl des Betroffenen entspricht, er soll Verwaltungsangelegenheiten zuverlässig und sachgerecht regeln. Hierzu pflegt er im erforderlichen Umfang persönlichen Kontakt zum Betreuten. Wichtige vom Gericht festgelegte Aufgabenkreise sind häufig:

- Vermögenssorge
- Aufenthaltsbestimmung
- Gesundheitsfürsorge
- Wohnungsangelegenheiten
- Vertretung in gerichtlichen Verfahren
- Heimunterbringung
- Regelung von Erbschaftsangelegenheiten
- Vertretung gegenüber Behörden
- Entscheidung über den Fernmeldeverkehr und über die Entgegennahme und Öffnen der Post

In spezifischen Fällen kann der Betreuer nur mit **Genehmigung des Vormundschaftsgerichts** handeln, u. a. bei:

- Einer (zivilrechtlichen) Unterbringung in einer geschlossenen Einrichtung
- Unterbringungsähnlichen Maßnahmen, z. B. Festbinden am Bett, nachts verschlossene Eingangstüren, Anbringen von Bettgittern (§1906 BGB)
- Untersuchung des Gesundheitszustands, Heilbehandlung, ärztlichem Eingriff bei einwilligungsunfähigen Patienten, wenn die Gefahr besteht, dass der Betreute aufgrund einer Maßnahme stirbt oder einen schweren gesundheitlichen Schaden erleidet (§1904 BGB)
- Sterilisation
- Kündigung des Wohnraums

Einrichtung einer Betreuung

Eine Betreuung kann nur der Betroffene selbst **beantragen.** Andere Personen können beim zuständigen Amtsgericht die Einrichtung einer Betreuung **anregen.** Vom Grunde her kann jede Person beim Gericht eine Betreuung anregen, wenn sie den Bedarf hierfür sieht. Das Gericht muss dies dann prüfen. Dem Vorschlag des Betreuten selbst muss das Gericht entsprechen, wenn es dem Wohl des Betreffenden nicht zuwiderläuft. Das Gericht hört den Betroffenen im Regelfall vor der Entscheidung über eine Betreuerbestellung persönlich an und kommt hierzu auch in die Klinik. Das Gericht holt ein Sachverständigengutachten eines Facharztes für Psychiatrie ein **sowie eine Stellungnahme der Betreuungsbehörde.** Bei Eilbedürftigkeit kann das Gericht **gemäß §§300 FamFG** durch **einstweilige Anordnung** einen vorläufigen Betreuer bestellen **(für bis zu 6 Monate**) oder einen vorläufigen Einwilligungsvorbehalt anordnen.

Vorsorge zur Vermeidung einer Betreuung

Eine Betreuung kann durch Vorausverfügungen vermieden werden, und zwar durch (Vorsorge-)**Vollmacht:**

- In einer **Vollmachterklärung** können alle rechtlichen Angelegenheiten (z. B. Vermögensverwaltung, Heimverträge, Bankgeschäfte) als auch die Vertretung bei Entscheidungen über Heilbehandlungen, Unterbringungen etc. per Vollmacht auf eine Vertrauensperson übertragen werden. Möglich sind spezielle Vollmachten für einzelne Aufgabenbereiche sowie eine Generalvollmacht.
- **Patiententestamente und Patientenverfügungen** sind spezielle (Vorsorge-)Vollmachten, worin vorab Vorstellungen und Wünsche bezüglich durchzuführender bzw. zu unterlassender Behandlungsmaßnahmen geäußert werden.
- **Betreuungsverfügungen** enthalten vorsorgliche Vorschläge für den Fall, dass ein Betreuungsverfahren eingeleitet wird, z. B. zur Person des Betreuers.
- **Vorsorgevollmacht und Betreuungsverfügung** sollten schriftlich niedergelegt werden mit Datum und eigenhändiger Unterschrift. Eine notarielle Beglaubigung bei größerem Vermögen ist empfehlenswert. Betreuungsvereine und -behörden informieren über Vollmachten und Betreuungsverfügungen. Dort sind in vielen Fällen vorformulierte Verfügungen erhältlich.

Gesetzliche Betreuung und psychiatrische Pflege

- Bei Patienten, die nach dem Betreuungsgesetz untergebracht sind, muss das regelmäßige Fixieren oder die Gabe von Psychopharmaka durch das Vormundschaftsgericht genehmigt werden.
- Der Betreuer ist keine Hilfs- oder Pflegeperson für Haushaltsführung, Körperpflege etc. Er hat aber bei Bedarf die erforderliche Unterstützung durch Dritte sicherzustellen.
- Den Betreuern werden nach dem Betreuungsvergütungsgesetz nur pauschalierte monatliche Stunden für die Tätigkeit vergütet: konkret für mittellose Betreute außerhalb von Heimen in den ersten 3 Monaten 7 Stunden, 3. bis 6. Betreuungsmonat 5,5 Stunden, 7. bis 12. Monat 5 Stunden und nach einem Jahr nur noch 3,5 Stunden monatlich. Bei Heimpatienten sind die Stundenansätze geringer, nach 1 Jahr nur noch 2,5 Stunden monatlich.
- Der Betreuer wird über eine geplante Entlassung oder Verlegung informiert, die weitere Zukunftsplanung wird mit ihm abgestimmt, das Einverständnis des Betreuers ist hierbei oft erforderlich (je nach Aufgabenbereich des Betreuers).
- Betreuer weisen sich mit einer Bestallungsurkunde aus. Eine Kopie sollte nach Möglichkeit in den Krankenunterlagen enthalten sein. In der Bestallungsurkunde sind die Aufgabenbereiche des Betreuers differenziert ausgewiesen.
- Ein Betreuer darf Zugang zur Post und zu Telefonaten des Betreuten nur dann haben, wenn es vom Gericht ausdrücklich angeordnet wurde (dies muss in der Bestallungsurkunde extra ausgewiesen sein).
- Anschrift und Telefonnummer des Betreuers sollten in der Pflegedokumentation immer schnell verfügbar sein.

- Wenn ersichtlich wird, dass jemand einen Betreuer benötigt, sollte das Pflegepersonal diese Einschätzung an den Arzt weitergeben, damit dieser eine Betreuung anregen kann.
- In akuten Krankheitsphasen kann es vorkommen, dass Patienten mit ihrer Betreuung hadern, mit der sie bislang einverstanden waren. Es ist wichtig, den Patienten in seinen Gefühlen ernst zu nehmen und Gespräche hierüber anzubieten. Wichtig ist aber auch, Schnellschüsse und bürokratischen Aufwand zu vermeiden Eventuell kann zuerst ein Kontakt zwischen Patient und Betreuer hergestellt werden, um eventuelle Missverständnisse aufzuklären.
- Verträge von Betreuten mit Einwilligungsvorbehalt sind solange schwebend unwirksam, bis der Betreuer sie nachträglich genehmigt (§1903 BGB i. V. m. §§108–113 BGB); auch Willenserklärungen von Dritten, z. B. über medizinische Maßnahmen, gegenüber dem Betreuten sind erst wirksam, wenn sie dem Betreuer zugegangen sind.
- Mit den Betreuungsänderungsgesetzen wurde die Bedeutung der „persönlichen Betreuung“ insofern modifiziert, als sie vor allem als Basis für eine sach- und personengerechte rechtliche Vertretung angesehen wird. Gleichzeitig wurde die Kontrolle der Abrechnungsmodalitäten für Berufsbetreuer verschärft. Daher können Betreuer häufig nicht mehr in dem zu wünschendem Umfang auch persönliche Sorge und Fürsorge leisten (z. B. häufige Besuche in der Klinik auch ohne irgendeinen Regelungsbedarf). Gleichwohl muss der Betreuer den persönlichen Kontakt pflegen, wichtige Angelegenheiten mit dem Betreuten besprechen und sich am Wohl des Betreuten orientieren.

2.7.3 Gesetze für psychisch kranke Rechtsbrecher zur Unterbringung in psychiatrischen Einrichtungen

Für **psychisch kranke Rechtsbrecher** gelten Sonderregelungen (§§61 ff. StGB: Maßregeln der Besserung und Sicherung). Voraussetzung für die Anwendung der Gesetze des Maßregelvollzugs ist, dass der Täter **zum Zeitpunkt einer rechtswidrigen Tat** aufgrund einer psychischen oder Suchterkrankung **schuldunfähig** oder **vermindert schuldfähig** war (Näheres siehe weiter unten). Weitere Bedingung ist, dass infolge des Zustands des Täters erhebliche rechtswidrige Taten zu erwarten sind. Die Unterbringung soll der Behandlung und Betreuung der untergebrachten Personen dienen, mit dem Ziel ihre psychische Gesundheit zu bessern. Mithilfe geeigneter Rehabilitationsmaßnahmen soll im Idealfall die spätere Wiedereingliederung in die Gesellschaft vorbereitet und begleitet werden.

Der Maßregelvollzug wird nach landesrechtlich unterschiedlichen Maßregelvollzugsgesetzen in gesonderten psychiatrischen Einrichtungen durchgeführt. In der Regel wird die Unterbringung zeitlich befristet und nach Ablauf der Frist wird die Erforderlichkeit der Unterbringung erneut überprüft. Das Gericht kann jederzeit prüfen, ob die weitere Vollstreckung der Unterbringung zur Bewährung auszusetzen oder für erledigt zu erklären ist. Es muss zudem in regelmäßigen Abständen prüfen: Entziehungsanstalt alle 6 Monate, psychiatrisches Krankenhaus jährlich, Sicherungsverwahrung jährlich.

Werden regulär in der JVA Inhaftierte zur Behandlung akuter psychischer Störungen in die Psychiatrie eingewiesen, behalten sie in der Klinik ihren Häftlingsstatus. Für den Behandlungszeitraum muss eine Sicherheitsverzichtserklärung der Haftanstalt vorliegen, da eine psychiatrische Station nur begrenzte Sicherheitsvorkehrungen bieten kann. Wird diese Erklärung nicht abgeben, ist eine Bewachung des Patienten durch Justizvollzugsbeamte während des stationären Aufenthalts erforderlich.

§20 StGB Schuldunfähigkeit wegen seelischer Störung

Schuldunfähigkeit ist nach §20 StGB wie folgt definiert: Ohne Schuld handelt, wer bei Begehung einer Straftat wegen einer krankhaften seelischen Störung, wegen einer tief greifenden Bewusstseinsstörung oder wegen Schwachsinns oder einer schweren anderen seelischen Abartigkeit unfähig ist, das Unrecht der Tat einzusehen oder nach dieser Einsicht zu handeln.“

§21 StGB Verminderte Schuldfähigkeit

Nach §21 StGB liegt verminderte Schuldfähigkeit vor, wenn *„die Fähigkeit des Täters, das Unrecht der Tat einzusehen oder nach dieser Einsicht zu handeln aus einer der in §20 bezeichneten Gründe bei Begehung der Tat erheblich vermindert"* ist. Die Strafe kann dann gemildert werden.

§63 StGB Unterbringung psychisch kranker Straftäter

Laut §63 StGB kann zum Schutz der Allgemeinheit die Unterbringung in einem psychiatrischen Krankenhaus erfolgen, wenn vom Täter erhebliche rechtswidrige Taten zu erwarten sind und er deshalb für die Allgemeinheit gefährlich ist. Die Vollstreckung der Strafe kann zur Bewährung ausgesetzt werden, wenn besondere Umstände die Erwartung rechtfertigen, dass der Zweck der Maßregel auch dadurch erreicht werden kann (§67b StGB, gilt auch für süchtige Straftäter). Mit der Aussetzung der Strafe tritt automatisch Führungsaufsicht ein.

§64 StGB Unterbringung süchtiger Straftäter

Nach §64 StGB wird die Unterbringung in einer Entziehungsanstalt angeordnet. Dies ist der Fall, wenn eine Person den Hang hat, *„…Alkohol oder andere berauschende Mittel im Übermaß zu sich zu nehmen"*, und wenn diese Person *„… wegen einer rechtswidrigen Tat, die er im Rausch begangen hat oder die auf seinen Hang zurückgeht, verurteilt oder nur deshalb nicht verurteilt wurde, weil ihre Schuldunfähigkeit erwiesen oder nicht auszuschließen ist."* und *„… wenn die Gefahr besteht, dass sie infolge seines Hangs erhebliche rechtswidrige Taten begehen wird …"*.

§81 StPO Unterbringung zur Beobachtung des Beschuldigten

Diese ist nur für maximal 6 Wochen möglich. Meist sind diese Personen in der forensischen Psychiatrie untergebracht.

§126a StPO Einstweilige Unterbringung

Entspricht der Untersuchungs-(U-)Haft. Wenn der Patient sehen und sprechen darf, wird vom zuständigen Richter oder Staatsanwalt entschieden. Besucher müssen eine Besuchserlaubnis vorweisen.

§67h StPO Befristete Wiederinvollzugsetzung

Ehemalige im Maßregelvollzug untergebrachte Personen, die unter Führungsaufsicht stehen, können bei Krankheitsverschlechterungen zur Stabilisierung und zur Krisenintervention für maximal 3 Monate wieder in den Maßregelvollzug müssen. Ziel ist es, einen Widerruf der Aussetzung einer Unterbringung zu vermeiden.

2.7.4 Weitere relevante Gesetze

Fahrerlaubnis und Fahrtauglichkeit

Ein Entzug der Fahrerlaubnis **durch das Gericht** ist nicht gleichzusetzen mit einem Fahrverbot, das eine Verwaltungsbehörde erteilt. Sie setzt eine rechtswidrige Tat im Zusammenhang mit dem Führen eines KFZ voraus. Die Fahrerlaubnis wird regelmäßig entzogen, wenn es sich um erhebliche Verkehrsdelikte handelt, z. B. Trunkenheit am Steuer, unerlaubtes Entfernen vom Unfallort.

Die **Fahrtauglichkeit** eines psychisch kranken Menschen kann jedoch (zeitweise) auch aufgrund seiner Erkrankung eingeschränkt oder ausgeschlossen sein (ohne dass er eine rechtswidrige Handlung begangen hat), wenn aufgrund des individuellen körperlich-geistigen Zustands eine Verkehrsgefährdung nachgewiesen werden kann. Die Annahme einer Verkehrsgefährdung ist dann berechtigt, wenn die hohe Wahrscheinlichkeit besteht, dass ein Schädigungsereignis (Selbst- oder Fremdgefährdung) eintritt. Die Entscheidung über die Erteilung, Erneuerung, Entziehung oder Einschränkung der Fahrerlaubnis treffen die Straßenverkehrsbehörden. Stehen diese Einschränkungen im Zusammenhang mit Straftaten, entscheiden die Gerichte. Die Straßenverkehrsbehörde veranlasst ggf. ärztliche, psycho logische oder sonstige Gutachten. Die Beurteilung der Fahrtauglichkeit gehört allgemein zur ärztlichen Beratung. Der Arzt muss einschätzen und aufklären, inwieweit eine Erkrankung oder deren Behandlung, z. B. durch Psychopharmaka, die Fahrtauglichkeit beeinflusst. Für die Beurteilung der Fahrtauglichkeit bilden die **„Begutachtungsleitlinien zur Kraftfahrteignung"** vom 1.5.2014 die Grundlage.

- Während einer akuten Erkrankungsphase sind psychotisch Kranke wegen der Symptomatik (z. B. Suizidneigung, Wahnideen, Sinnestäuschungen, Antriebs- und Denkstörungen) generell als fahruntauglich anzusehen.
- Beobachtungen, die auf eine fehlende Einsicht in die Fahruntauglichkeit schließen lassen, sollten dem behandelnden Arzt berichtet und dokumentiert werden. Es empfiehlt sich, die erfolgte Aufklärung schriftlich bestätigen zu lassen.
- Der Arzt ist zunächst nicht zur Mitteilung an die Verwaltungsbehörden verpflichtet (Schweigepflicht), sollte sie aber verständigen bei Vorliegen einer Gefährdung der Straßenverkehrssicherheit (vorbeugende Gefahrenabwehr). Der Betroffene ist hierüber zu informieren.

Schweigepflicht

Nach §203 StGB. bedeutet Schweigepflicht die Pflicht des Krankenhauspersonals, Patientengeheimnisse nicht unbefugt zu offenbaren. In der Psychiatrie werden den am Behandlungsgeschehen beteiligten Mitarbeitern zahlreiche Tatsachen über Patienten anvertraut und bekannt, an deren Geheimhaltung die Betroffenen ein schutzwürdiges Interesse haben. Die Vorschrift zur Schweigepflicht soll ein bestehendes Vertrauensverhältnis schützen. Die Verletzung der Schweigepflicht steht unter Strafandrohung.

Die Schweigepflicht bezieht sich auf alle persönlichen und sachlichen Verhältnisse des betroffenen Patienten sowie auf alle medizinischen Daten: persönliche Daten, vergangene und bestehende Lebensverhältnisse, Tatsachen der stationären Behandlung, Diagnose, Anamnese, Krankheitsverlauf. Schweigepflicht besteht gegenüber allen nicht am Behandlungsgeschehen beteiligten Personen, also auch Angehörigen, Vorgesetzten und Kollegen gegenüber.

Am 8. November 2017 wurde **das „Gesetz zur Neuregelung des Schutzes von Geheimnissen bei der Mitwirkung Dritter an der Berufsausübung schweigepflichtiger Personen"** verkündet. Hiernach können Berufsgeheimnisträger (Ärzte, Rechtsanwälte, Notare etc.) Informationen an „mitwirkende Personen" weitergeben, wenn dies zur Berufsausübung erforderlich ist: z. B. Weitergabe an externe IT-Dienstleister, Cloud-Services, Schreibdienste ohne explizite Schweigepflichtsentbindung der Betroffenen (Mandanten, Patienten). Die Weitergabe muss wirklich erforderlich sein und mitwirkende Personen müssen zur Geheimhaltung verpflichtet worden sein.

In bestimmten Fällen **entfällt die Schweigepflicht,** z. B. bei

- Einwilligung des Patienten (Entbindung von der Schweigepflicht). Sie bezieht sich immer auf ausdrücklich genannte Personen oder Institutionen, z. B. Entbindung gegenüber dem Hausarzt, einer anderen Klinik, und muss nicht schriftlich erfolgen. Zum Zwecke des Beweises ist es jedoch ratsam, den Patienten in jedem Fall eine Entbindungserklärung unterschreiben zu lassen.
- Gesetzlicher Offenbarungspflicht, z. B. meldepflichtige Krankheiten
- Anzeigepflicht bei bevorstehenden Verbrechen: Tat, die mit mindestens einem Jahr Freiheitsstrafe bedroht ist
- Zur Wahrung von Eigeninteressen: z. B. Selbstverteidigung vor Gericht
- Bei rechtfertigendem Notstand, z. B. bei Kindesmisshandlung.

Für das Pflegepersonal und andere an der Behandlung Beteiligten Berufsgruppen ergeben sich aus der Schweigepflicht Konsequenzen für das berufliche Verhalten. Hier wären u. a. zu nennen:

- Krankenakten vor unbefugtem Einblick schützen.
- Auskünfte am Telefon nur, wenn die Identität des Anrufers einwandfrei feststeht und der Patient seine Einwilligung zur Auskunft gibt
- Bei Anrufen von Behörden kann Identität durch Rückruf überprüft werden, z. B. Anruf bei der Polizeizentrale und sich mit dem konkreten Mitarbeiter verbinden lassen.
- Schweigepflicht gegenüber anderen Patienten beachten.
- Schweigepflicht gegenüber Kollegen beachten, wenn diese nicht am Behandlungsgeschehen

beteiligt sind. Beteiligten Kollegen nur so viel Information weitergeben, wie zur Zusammenarbeit und zum erfolgreichen Behandlungsverlauf erforderlich ist.

Geschäftsfähigkeit

Geschäftsfähigkeit ist die Fähigkeit, rechtlich bedeutsame Handlungen vorzunehmen. Grundsätzlich sind alle Menschen geschäftsfähig, d. h. fähig, durch eine Willenserklärung Rechtswirkungen herbeizuführen. Das Gesetz sagt in §104 BGB nur, wer nicht geschäftsfähig ist, nämlich:

- Wer < 7 Jahre alt ist
- Wer sich in einem die freie Willensbestimmung ausschließenden Dauerzustand krankhafter Störung der Geistestätigkeit befindet

MERKE

Geschäftsunfähigkeit muss stets positiv bewiesen werden, d. h. jeder gilt als geschäftsfähig, wenn nicht das Gegenteil bewiesen ist.

Bei Nachweis der Geschäftsunfähigkeit sind Rechtsgeschäfte ungültig. So können z. B. die im Rahmen einer schweren psychischen Erkrankung vorgenommenen Rechtsgeschäfte annulliert werden, sodass keine nachteiligen Konsequenzen für den Patienten entstehen, auch bei Geschäften von Patienten untereinander.

Die Anordnung der Betreuung hat grundsätzlich keinen Einfluss auf die Geschäftsfähigkeit, es sei denn, es wurde von Gericht ein „Einwilligungsvorbehalt" angeordnet (§1903 BGB). Dann muss der bestellte Betreuer seine Einwilligung zu Rechtshandlungen geben, damit sie wirksam werden. Nachträgliche Genehmigung durch den Betreuer ist möglich. Regelmäßig sind aber „alltägliche" Bargeschäfte über geringwertige Gegenstände zustimmungsfrei, z. B. Kauf von alsbald zum Verzehr bestimmten Lebensmitteln oder Zigaretten. Solche Geschäfte kann der Betreute wirksam vornehmen.

Alle an der Behandlung des Patienten Beteiligten werden bei ihrem beruflichen Handeln berücksichtigen, ob ein Patient geschäftsfähig ist oder nicht, z. B. werden sie

- bei Fragen der Geldabgabe und ggf. bei Ausgabe des auf Station deponierten Geldes den Arzt hinzuziehen,
- bei Zweifeln an Geschäftsfähigkeit des Patienten den Arzt informieren, z. B. wenn ein manischer Patient mit einer großen Menge Bargeld auf die Station kommt. Dann ist es evtl. ratsam, das Geld beim Pflegepersonal oder bei der Klinikkasse abzugeben.

Patientenrechtegesetz

2013 trat das Patientenrechtegesetz in Kraft, in dem wichtige Patientenrechte und Pflichten im Behandlungsprozess erstmals ausdrücklich zusammenfassend im Gesetz festgeschrieben und gebündelt wurden. Die Vorschriften zum medizinischen Behandlungsvertrag wurden im Bürgerlichen Gesetzbuch (BGB, §630 a–h) niedergelegt. Hierdurch soll die Rechtslage für die Patienten und auch für den Behandelnden eindeutiger und transparenter werden.

Durch den Behandlungsvertrag werden die Behandelnden verpflichtet, die versprochene Behandlung zu erbringen, die Patienten zur Leistung der vereinbarten Vergütung. Ein Recht auf Behandlungserfolg lässt sich hieraus nicht ableiten. Die Rechte und Pflichten gelten für alle Patienten, unabhängig von der Versicherungsart (gesetzlich oder privat). Vor allem werden im BGB geregelt:

- Einsichtsrecht in die Behandlungsunterlagen
- Recht auf Aufklärung und Information
- Recht auf Selbstbestimmung, Einwilligung
- Zeitnahe Dokumentation der Behandlung
- Beweislast für Behandlungs- und Aufklärungsfehler beim Behandelnden

Einwilligung

Grundsätzlich gilt, dass jede ärztliche und pflegerische Maßnahme der Einwilligung des Patienten bedarf. Der Patient kann die Einwilligung nur aufgrund einer ihm erteilten **Aufklärung** geben. **Der Behandelnde ist verpflichtet, die Einwilligung des Patienten einzuholen.**

MERKE

Eine Behandlung, die ohne Einwilligung geschieht, gilt i. d. R. als rechtswidrige Körperverletzung.

Die Einwilligung rechtfertigt nur eine nach den Regeln der ärztlichen und pflegerischen Kunst vorgenommene Behandlung.

Die Einwilligung in schwerwiegende therapeutische und diagnostische Verfahren muss ausdrücklich und schriftlich erteilt werden, z. B. bei Operationen **(Einwilligungserklärung).** Eine Einwilligung in weniger belastende Verfahren und Therapien kann auch ohne ausdrückliche Erklärung angenommen werden. Wenn der Patient generell in die Krankenhausaufnahme eingewilligt hat, handelt es sich dabei um eine sog. **schlüssige Einwilligung.**

Bei Erklärungsunfähigkeit des Patienten, z. B. bei Bewusstseinsstörungen oder nach einem Suizidversuch, kann eine **mutmaßliche Einwilligung** angenommen werden, wenn bei objektiver Betrachtungsweise ein vernünftiger, einsichtsfähiger Patient eingewilligt hätte. Die Entscheidung hierüber obliegt dem Arzt.

Ist der Patient aufgrund seiner psychischen Erkrankung einwilligungsunfähig, z. B. durch fehlende Einsicht in die Notwendigkeit der Behandlung, kann eine Behandlung auch ohne das Einverständnis des Patienten gerechtfertigt sein. Die Behandlung insgesamt oder auch einzelne Maßnahmen müssen dann jedoch anderweitig rechtlich legitimiert sein, z. B. durch die Landesunterbringungsgesetze, das Betreuungsgesetz oder die Maßregeln zur Besserung und Sicherung. Zu prüfen ist auch, ob eine Patientenverfügung vorliegt, die eine spezielle Maßnahme ausdrücklich gestattet oder untersagt.

Die Einwilligung kann jederzeit formlos und ohne Angabe von Gründen widerrufen werden.

MERKE

Wenn der Patient seine Freiwilligkeitserklärung zur Behandlung oder einer Maßnahme zurückzieht, muss das Pflegepersonal den Arzt unverzüglich informieren. Der Patient muss auch über die Widerrufsmöglichkeit der Einwilligung informiert werden.

Aufklärung

Voraussetzung für eine rechtswirksame Einwilligung ist die Aufklärung. Nur der informierte Patient kann die Tragweite seiner Einwilligung abschätzen. Die Aufklärung erfolgt durch den Arzt in einem Gespräch, das nicht durch schriftliche Formulare ersetzt werden kann. Der Patient wird in verständlicher Sprache über Grundzüge der Diagnose, Therapie, Risiken und Nebenwirkungen aufgeklärt. Dazu gehören auch Art, Dauer, Umfang sowie die zu erwartenden Folgen der Maßnahme mit Risiken, ihren Erfolgsaussichten, der Notwendigkeit und Dringlichkeit.

Die Aufklärung muss nach §630e BGB

- mündlich durch den Behandelnden oder durch eine Person erfolgen, die über die zur Durchführung der Maßnahme notwendige Ausbildung verfügt. Ergänzend kann auch auf Unterlagen Bezug genommen werden, die der Patient in Textform erhält.
- so rechtzeitig erfolgen, dass der Patient seine Entscheidung über die Einwilligung wohlüberlegt treffen kann (Abwägen von Vor- und Nachteilen).

Das Aufklärungsgespräch und seinen wesentlichen Inhalt muss der Arzt dokumentieren. Der Arzt trägt immer die Beweispflicht dafür, dass die Aufklärung umfassend stattgefunden hat.

MERKE

Es gibt kein Aufklärungsrecht der Pflegefachpersonen oder anderer nichtärztlicher Berufsgruppen im Krankenhaus. Sie sind lediglich dazu berechtigt, die ärztliche Aufklärung zu erläutern.

Es ist in wenigen Fällen möglich, auf die Aufklärung zu verzichten,

- wenn der Patient bereits aufgeklärt ist,
- wenn der Patient ausdrücklich auf die Aufklärung verzichtet,
- wenn die Aufklärung dem Patienten im konkreten Falle einen schweren Schaden zufügen würde, z. B. Mitteilung einer Krebsdiagnose oder einer schwerwiegenden psychiatrischen Diagnose an einen suizidgefährdeten Patienten.

Dokumentation

Nach §630 f. BGB ist der Behandelnde verpflichtet, zum Zweck der Dokumentation eine Patientenakte in Papierform oder elektronisch in unmittelbarem zeitlichem Zusammenhang mit der Behandlung zu führen. Berichtigungen und Änderungen von Eintragungen in der Patientenakte sind nur zulässig, wenn neben dem ursprünglichen Inhalt erkennbar bleibt, wann sie vorgenommen worden sind. Dies ist auch für elektronisch geführte Patientenakten sicherzustellen.

Der Behandelnde ist verpflichtet, in der Patientenakte sämtliche für die derzeitige und künftige Behandlung wesentlichen Maßnahmen aufzuzeichnen, insbesondere die Anamnese, Diagnosen, Untersuchungen, Untersuchungsergebnisse, Befunde, Therapien und Eingriffe sowie ihre Wirkungen, Einwilligungen und Aufklärungen. Arztbriefe sind aufzunehmen.

Die Patientenakte muss für die Dauer von 10 Jahren aufbewahrt werden.

Einsichtnahme

Der Patient hat nach §630 g BGB grundsätzlich das Recht **auf unverzügliche Einsicht in die vollständige**, ihn betreffende **Patientenakte,** sofern keine erheblichen therapeutischen Gründe oder Rechte Dritter dem entgegenstehen. Eine Ablehnung der Einsichtnahme muss der Behandelnde begründen.

Der Patient kann das Einsichtsrecht auch auf Vertrauenspersonen (z. B. Angehörige, anderer Arzt, Rechtsanwalt) übertragen.

Auch psychiatrische Patienten haben grundsätzlich das Recht auf Einsichtnahme in ihre Behandlungsunterlagen. Sieht der Arzt therapeutische Gründe, die eine Einsichtnahme hindern können, so muss eine Abwägung mit dem Informationsinteresse des betroffenen Patienten stattfinden. Die Einsicht kann der Arzt verweigern zum Schutz des Patienten, wenn das Ziel der psychiatrischen Behandlung durch die Einsichtnahme gefährdet würde oder der Patient gar gesundheitlichen Schaden nehmen könnte, vor allem bei bestehender Gefahr einer Selbstschädigung, im Einzelfall auch, wenn das Arzt-Patienten-Verhältnis erheblich gestört werden könnte. Der Patient kann jedoch verlangen, dass z. B. sein Anwalt Einsicht erhält. Entscheidungen eines Arztes über die Verweigerung ist gerichtlich überprüfbar. Bei Patienten mit Unterbringungsbeschluss können Umfang und Art der Einsichtnahme auch mit dem zuständigen Gericht im Vorfeld geklärt werden.

Eventuell ist eine mildere Form der Einsichtnahme zu erwägen, z. B. in Gegenwart des behandelnden Arztes oder einer Vertrauensperson.

Typisch **psychiatrische Aufzeichnungen,** wie Anamnese oder Verlaufsdokumentationen, enthalten in der Regel **subjektive Einschätzungen und Wertungen** sowie Verdachtsdiagnosen und Äußerungen Dritter. Anders als noch vor einigen Jahren können auch diese von Patienten eingesehen werden. Die Entscheidung, ob die Offenbarung der Krankenunterlagen medizinisch verantwortbar ist, obliegt dem Arzt. Er kann die Einsichtnahme jedoch nicht pauschal und allgemein unter Hinweis auf ärztliche Bedenken ablehnen, sondern muss die entgegenstehenden Gründe erkennbar darlegen. Im Normalfall wird der Arzt das Informationsbedürfnis des Patienten durch Gespräche befriedigen können.

Der Patient kann auch elektronische Abschriften von der Patientenakte verlangen. Er hat dem Behandelnden die entstandenen Kosten zu erstatten.

Im Fall des Todes des Patienten stehen die Rechte aus den Absätzen 1 und 2 zur Wahrnehmung der vermögensrechtlichen Interessen seinen Erben zu. Gleiches gilt für die nächsten Angehörigen des Patienten, soweit sie immaterielle Interessen geltend machen. Die Rechte sind ausgeschlossen, soweit der Einsichtnahme der ausdrückliche oder mutmaßliche Wille des Patienten entgegensteht.

Regeln für die an der Behandlung beteiligten Berufsgruppen

- Das grundsätzliche Einsichtsnahmerecht des Patienten erstreckt sich auf die gesamte Dokumentation aller Berufsgruppen, also Ärzte und Psychologen, Pflege, Sozialdienst, Ergo-, Physio- und Kreativtherapeuten etc.
- Besteht beim Patienten der Wunsch, Einsicht in die Krankenunterlagen zu nehmen, sollte das Pflegepersonal an den Arzt verweisen.
- Der Patient kann Kopien von Akteninhalten verlangen, hat aber keinen Anspruch auf die Herausgabe von Originalunterlagen.
- Das Behandlungsteam sollte dem Patienten Bereitschaft signalisieren, über Sinn, Inhalt und Verlauf der Behandlung auch mehrfach zu sprechen.
- Dem Patienten dürfen im Einzelfall keine Überweisungsscheine in die Hand gegeben werden, in denen z. B. die Diagnose vermerkt ist: Die

Diagnose darf nur der Arzt oder Psychologe mitteilen. Gegebenenfalls kann sie im verschlossenen Umschlag mitgegeben werden.

Die Mitarbeiter des Behandlungsteams, meist damit das Pflegepersonal sollten

- bei fehlerhafter Einwilligung den Arzt oder Psychologen informieren,
- bei Aufklärungswunsch des Patienten an den Arzt oder Psychologen verweisen,
- auf häufig hilfreiche Informationsvordrucke und Erläuterungen zurückgreifen.

Bei fremdsprachigen Patienten muss ggf. ein Dolmetscher hinzugezogen werden.

Bei minderjährigen Patienten müssen grundsätzlich beide Elternteile aufgeklärt werden (bei kleineren Routinemaßnahmen nur ein Elternteil), bei geschiedenen Eltern ist der Teil aufklärungsberechtigt, bei dem das Sorgerecht liegt.

Bei willensunfähigen Personen (z. B. durch Bewusstlosigkeit, Unzurechnungsfähigkeit) ist abzuklären, ob bereits vorab eine Vertrauensperson durch eine Vorsorgevollmacht oder eine Betreuungsverfügung bevollmächtigt wurde oder eine Patientenverfügung vorliegt; ansonsten muss ggf. eine gesetzliche Betreuung angeregt werden.

Entlassmanagement

Nach §39 Absatz 1a SGB V sind Krankenhäuser verpflichtet, ein effektives Entlassmanagement zur Unterstützung einer sektorübergreifenden Anschlussversorgung beim Übergang nach der Krankenhausbehandlung sicherzustellen. Die Übergangsphase stellt hierbei eine kritische Phase dar, in der es gilt, Versorgungslücken durch unzureichende und unkoordinierte Anschlussbehandlungen und -maßnahmen zu vermeiden.

Durch das GKV-Versorgungsstärkungsgesetz und den seit 1.10.2017 für alle Krankenhäuser verbindlichen Rahmenvertrag wurde das Entlassmanagement reformiert. Hauptaspekte des Entlassmanagements:

- Das Krankenhaus kann nun Arznei-, Verband-, Heil- und Hilfsmittel, häusliche Krankenpflege und Soziotherapie **für bis zu 7 Tage nach Entlassung verordnen.** Ebenso kann es bis zu 7 Tage Arbeitsunfähigkeit bescheinigen.
- Die Krankenhäuser müssen einen nahtlosen Übergang in die nachfolgenden Versorgungs- und Betreuungsbereich gewährleisten. Hierzu sind **Assessments** anzuwenden, die den individuellen Bedarf möglichst frühzeitig erfassen und ein entsprechender **Entlassplan** ist aufzustellen.
- Für Personen mit komplexen Versorgungs- und Betreuungsbedarfen (bei Einschränkungen von Mobilität oder fehlenden körperlich, psychisch oder geistig bedingten Selbstversorgungsfähigkeiten) müssen differenzierte Assessments durchgeführt und der Versorgungsbedarf eruiert werden.
- So festgestellte erforderliche Anschlussbehandlungen und -hilfemaßnahmen müssen **zeitnah** in die Wege geleitet und sichergestellt werden, alle Beteiligten müssen rechtzeitig informiert werden (Umsetzung des Entlassplans). Zu vermittelnde Hilfen sind beispielsweise häusliche Krankenpflege, Haushaltshilfe, Hilfsmittelversorgung, ambulante häusliche Hilfen, Vermittlung in betreutes Wohnen (ambulant und stationär), Kurzzeitpflege, Rehabilitationseinleitung, Familienhilfen, gesetzliche Betreuung.
- Der Bedarf und die Anschlussversorgung werden **anhand schriftlicher Standards durch ein multidisziplinäres** Team im Krankenhaus festgehalten.
- In das Entlassmanagement und die hiermit verbundene erforderliche Datenübermittlung an die weiterversorgenden Leistungserbringer, Dienste und Einrichtungen muss der Patient **schriftlich einwilligen,** über Sinn und Zweck des Entlassmanagements muss er informiert und aufgeklärt werden

INFO

Weitergehende Umsetzungshinweise finden sich auf der Internetseite der Deutschen Krankenhausgesellschaft, www.dkgev.de und des Spitzenverbands der Gesetzlichen Krankenkassen www.gkv-spitzenverband.de.

Bundesteilhabegesetz

Am 23.12.2016 wurde mit dem Bundesteilhabegesetz (BTHG) das neunte Sozialgesetzbuch neu gefasst (SGB IX-Rehabilitation und Teilhabe behinderter Menschen). Es sieht umfassende Neuregelungen im Recht der Rehabilitation und Teilhabe behinderter Menschen in zeitlichen Reformstufen vor. Diese Regelungen gelten für alle **„Rehabilitationsträger"**, hier sind konkret gemeint: Sozialamt, Jugendamt, Rentenversicherung, Bundesagentur für Arbeit, Kranken- und Pflegekasse, Unfallkasse, Kriegsopferfürsorge.

Die Änderungen bedeuten einen Paradigmenwechsel, hin zu einer Verbesserung der Lebenssituation mit **mehr Selbstbestimmung und Teilhabe** (also auch Inklusion) im Gemeinwesen für behinderte oder von Behinderung bedrohte Menschen. Die Sozialhilfe soll aus dem „Fürsorgesystem" zu einem modernen Recht auf Teilhabe geführt werden. Die unterschiedlichen Leistungsträger im Sozialrecht sind aufgefordert, den Mensch in den Mittelpunkt zu stellen, ihre Prozesse und Leistungsgewährungen zu harmonisieren und den Zugang zu Hilfeleistungen für die Hilfesuchenden zu vereinfachen und umfassend zu gestalten.

Mit dem BTHG soll die Sozialpolitik für beeinträchtigte Menschen in Einklang mit der UN-Behindertenrechtskonvention (Übereinkommen der Vereinten Nationen über die Rechte von Menschen mit Behinderungen) gebracht und weiterentwickelt werden.

Zum 1.1.2018 wurde in §2 SGBIX ein **neuer Behinderungsbegriff** eingeführt:
„Menschen mit Behinderungen sind Menschen, die körperliche, seelische, geistige oder Sinnesbeeinträchtigungen haben, die sie in Wechselwirkung mit einstellungs- und umweltbedingten Barrieren an der gleichberechtigten Teilhabe an der Gesellschaft mit hoher Wahrscheinlichkeit länger als sechs Monate hindern können". Der neue Begriff ist nicht mehr defizitär besetzt, sondern zielt nach dem „bio-psycho-sozialen Modell" der ICF der WHO (International Classification of Functioning and Health) auf die Behebung von Teilhabebeschränkungen. Dies bedeutet

- Leistungen wie aus einer Hand (die jeweiligen Leistungsträger bleiben zuständig, müssen sich untereinander abstimmen)
- Einheitliche Kriterien der Bedarfsermittlung für alle REHA-Träger
- Personenorientierte Fallsteuerung
- Neue Wohn- und Lebensformen (Abschied von stigmabehafteten Groß- und Sondereinrichtungen)
- Verbesserte Einkommens- und Vermögenssituation
- Angebote im Sozialraum

Ein angegangener Leistungsträger prüft von sich aus und über die beantragte Leistung hinaus, ob weitere Leistungen zur Teilhabe bei sich oder anderen Trägern zur Erreichung der Ziele indiziert sind. Gegebenenfalls wird er dann andere Leistungsträger von sich aus beteiligen.

Die Verbesserungen beziehen sich auf viele Leistungsarten im Sozialrecht, vor allem auf medizinische Rehabilitation, Teilhabe am Arbeitsleben, Unterhalt, Teilhabe an Bildung, Teilhabe am sozialen Leben. Die Leistungen werden in Geld-, Sach- oder Dienstleistung erbracht. Zur Dienstleistung gehören Beratung und Unterstützung in Eingliederungs- und sonstigen sozialen Angelegenheiten (unter anderem Budgetberatung, Hinweise auf andere Hilfeangebote im Sozialraum, Unterstützung bei der Antragstellung, Klärung weiterer Leistungsansprüche).

Die Reformen sind sehr umfangreich und werden zeitlich gestuft eingeführt, hier können sie nur teilweise im Ansatz skizziert werden:

- Ab 2017 **Reformen des Schwerbehindertenrechts:** höhere Kündigungshürde, Beteiligung der Schwerbehindertenvertretung erforderlich, Vorschrift einer Frauenbeauftragten in den Werkstätten; mehr Mitsprache- und Mitgestaltungsrechte der Beschäftigten in den Werkstätten
- Menschen mit Behinderungen, die Eingliederungshilfe beziehen, können künftig mehr von ihrem Einkommen und Vermögen behalten: Ab 1.1.2017 **Verbesserung der Einkommens- und Vermögensfreibeträge** für Personen (etwa für ambulanten Hilfen oder im Wohnheim), Erhöhung des Vermögensfreibetrags von 2600,- Euro auf 25.000 Euro für Personen mit ambulanten Hilfen nach Eingliederungshilfe, für Bezieher von Grundsicherungsleistungen auf 5.000,- Euro (gilt auch für Heimbewohner, die dann Grundsicherungsleistungen in der Wohneinrichtung erhalten); weitere Anhebung der Einkommens- und Vermögensgrenzen in den nächsten Jahren.
- Ab 01.01.2018 führen alle Rehabilitationsträger verbindlich geltende **Teilhabeplanverfahren** durch. Es ist nur noch ein Träger als „leistender Träger" bei trägerübergreifenden Teilhabeleistungen zuständig. Dieser leitet verantwortlich das Teilhabeplanverfahren ein, führt die Teilhabeplankonferenz durch. Inhalte des Teilhabeplans sind Regelungen von Zuständigkeiten und

Erstattungsverfahren, individuelle Bedarfsermittlung, Teilhabeziele, die erforderlichen Hilfemaßnahmen. Bei mehreren Trägern/Leistungen werden Fallkonferenzen durchgeführt zur gegenseitigen Abstimmung und Beratung des individuellen Unterstützungsbedarfs.

- Ergänzung bestehender Beratungsangebote um die **Ergänzende unabhängige Teilhabeberatung**" (EUTB) bei allen Rehabilitationsträgern Die EUTB soll Beratungsstellen miteinander vernetzen und Peer-Counseler qualifizieren (von Menschen mit Behinderung für Menschen mit Behinderung).
- **„Teilhabe an Bildung"** als eigene Leistungsgruppe nach §75 SGB IX ab 2018: beispielsweise Hilfen zur schulischen und hochschulischen Bildung und deren Vorbereitung durch kommunikative, technische oder andere Hilfsmittel bis zur persönlichen Assistenz
- Leistungen zur **Teilhabe an Arbeit** (§§49 bis 63 SGB IX) sollen Voraussetzungen für einen inklusiven Arbeitsmarkt schaffen ab 2018: beispielsweise berufsvorbereitende Maßnahmen, individuell unterstützte betriebliche Qualifizierungshilfen, Förderung selbstständiger Tätigkeit, Maßnahmen zur berufliche Anpassung und Weiterbildung.
- Auch andere Leistungsanbieter als Werkstätten für behinderte Menschen können Konzepte für Beschäftigung oder berufliche Bildung durchführen(mehr Wahlmöglichkeiten).
- 2018 Einführung eines **„Budgets für Arbeit":** ein bundesweit gültiges Leistungsangebot für Menschen mit Behinderungen. Arbeitgeber des allgemeinen Arbeitsmarkts können für die Beschäftigung voll erwerbsgeminderter Personen bis zu 75 % des Arbeitsentgelts als Lohnkostenzuschuss erhalten (je nach Einzelfall).
- Das Bundesprogramm des BMAS vom Mai 2018 **„Innovative Wege zur Teilhabe am Arbeitsleben Rehapro"** soll Jobcentern und Trägern der gesetzlichen Rentenversicherung ermöglichen, Modellprojekte zur Erprobung **von innovativen Ideen** zu installieren.
- **„Leistungen zur Sozialen Teilhabe"** (vorher „Leistungen zum Leben in der Gemeinschaft") wurden ab 2018 spezifiziert: unter anderem für Wohnraum, Assistenzleistungen zur Alltagsbewältigung, „Elternassistenz" für Betreuung in einer Pflegefamilie, für heilpädagogische Leistungen im Vorschulalter, Verständigungshilfen bei Hör- und Sprachbehinderungen, Leistungen zur Mobilität (z. B. Kraftfahrzeughilfe), Hilfsmittel für das Leben in der Gemeinschaft.
- Ab 2020 wird die Eingliederungshilfe (bisher Hilfeart der Sozialhilfe) komplett aus dem bisherigen SGB XII (Sozialhilfe) herausgelöst und grundlegend reformiert, bis dahin gelten noch die alten Regelungen bis auf die beschriebenen seit 2018 bereits gültigen Teilregelungen.

KAPITEL

3 Berufsgruppen in der Psychiatrie

Siegfried Traxler, Frithjof Niegot, Andrea Gasper, Wolfgang Prüm, Holger Thiel, Yvonne Brachtendorf

An der Betreuung psychiatrischer Patienten sind Angehörige vieler Berufe beteiligt. Neben den Personen, die beispielsweise in der Küche, Wäscherei und Verwaltung tätig sind, gibt es noch die Sicherheitsfachkräfte, den Klinikpfarrer und die medizinisch-technischen Assistenten.

Dieses Kapitel stellt die Berufe vor, deren Vertreter im therapeutischen Team mit dem Patienten arbeiten. Die Zusammensetzung eines solchen Teams variiert in den unterschiedlichen Abteilungen. Die folgende Variante kann als **„Basisteam"** gelten:

- Pflegefachberufe/Fachpflegeberufe
- Ärzte
- Psychologen
- Sozialarbeiter

- Ergotherapeuten in der Beschäftigungstherapie
- Ergotherapeuten in der Arbeitstherapie
- Sport- und Physiotherapeuten

3.1 Pflegefachpersonen

INFO

Der Begriff „Pflegefachperson" ersetzt die frühere Bezeichnung „examinierte Krankenschwester/-pfleger".

Auf den einzelnen Patienten bezogen, erkennen die Pflegefachpersonen den individuellen Pflegebedarf und erstellen dazu eine Pflegeanamnese. In der Krankenbeobachtung geht es darum, Verhaltensweisen und Äußerungen eines Patienten zu erkennen und einzuordnen. Sie bedienen sich dafür bestimmter Kriterien, z. B.:

- Äußere Erscheinung
- Sozialverhalten
- Orientierung
- Schlaf
- Stimmung
- Antrieb
- Wirkung der medikamentösen Behandlung
- Kommunikation
- Weitere Fähigkeiten und Fertigkeiten

Pflegefachpersonen nehmen den Patienten als Teil seines sozialen Umfeldes wahr, erkennen und verstehen die speziellen Bedürfnisse und beziehen sie in den Pflegeprozess ein. Sie sind insbesondere in der Lage, die klassischen psychiatrischen Symptome (z. B. Suizidalität, Wahnideen, Halluzinationen, Aggressionen, Antriebsstörungen, Angst, Unruhe, manisch-depressive Verstimmungen) rasch wahrzunehmen. Pflegefachpersonen ordnen diese Symptome dem individuellen Krankheitsverlauf zu und reagieren angemessen darauf. Krisensituationen und Veränderungen im Verhalten und in der Stimmungslage sollen erkannt und ggf. in Beziehung gesetzt werden zu Ereignissen in der Umgebung des Patienten.

Pflegerisches Handeln ist Beziehungsgestaltung – der Aufbau von Kontakt und Vertrauen durch verbale und nonverbale Kommunikation und gemeinsames Tun. Pflegefachpersonen fördern die Beziehung des Patienten zu sich selbst und zu anderen. Sie wissen, dass sie sich im Rahmen der Betreuung auf langfristige Beziehungen einlassen und gestalten und planen das Ende einer pflegerischen Beziehung. Die Pflegefachpersonen bestimmen maßgeblich das therapeutische Milieu. Dazu gehört, dass sie den Patienten Rückmeldungen zu ihrem Verhalten, zur äußeren Erscheinung, zur Beziehungsfähigkeit und zu den Fortschritten im Laufe der Behandlung geben und bei Bedarf alternative Verhaltensoptionen aufzeigen.

Die Patienten erhalten Unterstützung bei der Bewältigung ihres Alltags. Pflegefachpersonen erkennen, bewahren und fördern lebenspraktische Fähigkeiten wie Tages- und Wochenstrukturierung, Hygiene, Haushaltsführung, Freizeitgestaltung sowie den Umgang mit Krankheit/Behinderung. Sie helfen, verschüttete Fertigkeiten neu zu entdecken.

Pflegefachpersonen stellen im therapeutischen Team die zahlenmäßig am stärksten vertretene Berufsgruppe dar und bilden so das Bindeglied für eine gelungene Zusammenarbeit mit den Vertretern anderer Berufe und Dienste. Wie alle anderen Berufsgruppen sind auch die Pflegefachpersonen zur Dokumentation verpflichtet.

Bei der **Reflexion und Auswertung pflegerischen Handelns** hinterfragen Pflegefachpersonen ihre Pflegeplanung regelmäßig und passen sie bei Bedarf an die veränderten Bedingungen an. Das Team der Pflegefachpersonen bleibt sensibel für Emotionen aus dem therapeutischen Team, die den Umgang mit Patienten erschweren könnten. In regelmäßigen Gesprächsrunden (z. B. Supervisionssitzungen) analysieren die Teammitglieder deren Ursachen und entwickeln Strategien zur Lösung von Problemen. Die Auseinandersetzung mit den Bedingungen der professionellen zwischenmenschlichen Kontakte macht die Belastungsgrenzen jedes einzelnen Teammitglieds sichtbar.

Zu den **gruppenbezogenen Aufgaben** gehören das Wissen über die Vielfalt pflegetherapeutischer Gruppen, deren Planung, Durchführung und Auswertung sowie die Kenntnis von Grundlagen der Gruppenleitung.

Zu den **umfeldbezogenen Aufgaben** gehören der Umgang mit Angehörigen, Freunden und anderen Bezugspersonen des Patienten sowie die Vermittlung in die vorhandenen Versorgungsstrukturen.

3.2 Ärzte

Siegfried Traxler

Da seelische Störungen als Erkrankungen einzuordnen sind, spielen Ärzte in der Behandlung der Patienten eine entscheidende Rolle.

Einige grundlegende Informationen erläutern im Folgenden die Stellung von Ärzten in der psychiatrischen Therapie:

In Deutschland schließen Ärzte an das Medizinstudium (Regelstudienzeit: 12 Semester) meist eine Facharztausbildung an. Diese Ausbildung ist an eine (zumindest zeitweilige) Tätigkeit in einer Klinik (als zur Weiterbildung befugte Weiterbildungsstätte) gebunden.

In psychiatrischen Kliniken erwerben sie praktische und theoretische Kenntnisse in Psychiatrie, aber auch in Psychotherapie und schließen ihre Ausbildung nach 5 Jahren mit einer Prüfung zum **Facharzt für Psychiatrie und Psychotherapie** ab. Sie sind also Psychiater und Psychotherapeuten.

Es gibt zwei Wege zum Beruf des Psychotherapeuten. Ärztliche Psychotherapeuten (mit Medizinstudium und Facharztausbildung) haben den oben genannten Ausbildungsgang absolviert. Psychologische Psychotherapeuten (➤ Kap. 3.3) haben nach einem abgeschlossen Psychologiestudium eine anschließende mehrjährige Ausbildung in einer psychotherapeutischen Methode absolviert (➤ Kap. 15.2.1).

Nach der Prüfung können viele Mediziner als Fachärzte in der Klinik weiter arbeiten, z. B. auf einer Akutstation oder in einer psychiatrischen Institutsambulanz. Erhält der Arzt die Aufsicht über mehrere Stationen oder Teilbereiche einer Abteilung übertragen, so spricht man vom Status des Oberarztes. Die Leiter einer gesamten Abteilung heißen Chefärzte oder Leitende Abteilungsärzte.

Jeder Facharzt hat die Berechtigung, sich in dieser Funktion niederzulassen und Patienten nach der Zulassung durch die kassenärztliche Vereinigung ambulant zu versorgen.

Zu den Schwerpunktaufgaben der Klinikärzte gehören:

- Befunderhebung und psychiatrische Diagnostik
- Organische Diagnostik, einschließlich Blutuntersuchungen, Lumbalpunktionen, Tomografien u. a.
- Behandlungsrichtlinien mit dem Behandlungsteam festlegen
- Anteile an der psychotherapeutischen Versorgung der Patienten
- Behandlung des Patienten mit Medikamenten
- Information und Aufklärung von Patienten und Angehörigen
- Führende Beteiligung an einer Vielzahl von rechtlich relevanten Maßnahmen (z. B. Aufklärung über geplante Behandlungen, Anträge auf freiheitsentziehende Maßnahmen, Erstellung von Gutachten und gutachterlichen Stellungnahmen für Gerichte und Versicherungen)
- Dokumentation über den gesamten Behandlungsverlauf aus ärztlicher Sicht
- In zunehmendem Maß eine Fülle von verwaltungs- und versicherungstechnischen Formalitäten
- Außenkontakte der Klinik (Arztbriefe, Kontakte zu ambulanten Ärzten und anderen Kliniken)
- Notfallbehandlung
- Unterricht an Pflegeberufeschulen

Wie aus den beschriebenen Arbeitsschwerpunkten ersichtlich, ist der Arzt bei der Erfüllung seiner Aufgaben in hohem Maße auf die Zusammenarbeit mit den anderen Berufsgruppen – insbesondere mit den Pflegefachpersonen – angewiesen. Ob es sich um die Diagnosefindung, die Bewertung von Therapiefortschritten oder Medikamentenwirkungen handelt, umfassende Informationen über den Patienten vonseiten der Pflegefachpersonen sind für den Arzt unverzichtbar.

Gleiches gilt für das Erreichen von gemeinsamen Therapiezielen mit dem Patienten. Auch hier bringen der ständige Dialog, die Rückmeldungen der anderen Teammitglieder sowie gemeinsame Zielabsprachen den größten therapeutischen Fortschritt.

3.3 Psychologen und Psychologische Psychotherapeuten

Siegfried Traxler, Frithjof Niegot

Die klinische Psychologie ist der Zweig der Psychologie, der die Diagnostik, Modifikation und Prävention des gestörten und beeinträchtigten Erlebens und Verhaltens in Forschung, Lehre und Praxis zum Gegenstand hat. Klinische Psychologie befasst sich mit der Beschreibung, Erforschung und Behandlung von psychischen Störungen und abweichendem Verhalten.

Psychologische Psychotherapeuten behandeln Kinder, Jugendliche und Erwachsene. Das bedeutet für die Praxis, dass die Aufgaben der klinischen Psychologen in der **Prävention,** der **Diagnostik** und der **Psychotherapie** zu sehen sind.

Psychologische Psychotherapeuten haben nach einem abgeschlossenen Universitätsstudium der Psychologie eine 3- bis 5-jährige, staatlich geregelte psychotherapeutische Ausbildung zu absolvieren und erhalten nach einer staatlichen Prüfung eine Approbation als Psychotherapeut.

Die klinische Psychologie stellt den psychisch kranken Menschen in seiner bio-psycho-sozialen Gesamtheit und Einmaligkeit in den Vordergrund. Bei der Suche nach Auslösern der Erkrankung oder den Bedingungen, die die Störung aufrechterhalten, bildet dieses mehrdimensionale Menschenbild die Grundlage der psychologischen Arbeit.

Klinisch-psychologische Praxis kann sowohl auf die Personen bezogen sein, die als gestört definiert werden als auch auf ihre sozialen Umwelten.

Die klinisch psychologische Arbeit beginnt meist mit der **Anamnese,** der problembezogenen Erhebung der Vorgeschichte des Patienten. Sie ist von der **Exploration** (Abklärung spezifischer Fragen im Gespräch, die der differenzierten Diagnostik oder der Planung der weiteren Vorgehensweise dienlich sind) zu unterscheiden. Sozialtechnische Maßnahmen können ebenso Ergebnis dieser Planung sein, wie die Beratung der Betroffenen oder die Einleitung oder Empfehlung einer Psychotherapie.

Patienten werden von Ärzten oder von Psychologen während ihres Aufenthalts in einer (teil-) stationären Psychiatrie diagnostisch und psychotherapeutisch betreut. Ist ein Psychologe die therapeutische Bezugsperson, dann übernimmt ein Arzt in Absprache die medikamentöse Therapie und die körperlichen Untersuchungen.

Klinische Psychologen haben meist eine besondere Expertise in psychodiagnostischen Belangen. Auf der Basis einer sehr umfangreichen psychodiagnostischen Ausbildung untersuchen Psychologen die Patienten mit einer großen Bandbreite spezieller Tests und psychologischer Untersuchungsmethoden auf ihre Fähigkeiten und Defizite.

Je nach Ausbildung und den spezifischen Bedürfnissen der Einrichtung bieten Psychologen neben Psychotherapien im Einzel- und Gruppensetting auch Gruppentherapien an, in denen die Patienten z. B. kognitives Training, spezifische Informationen über ihre Störungen (Psychoedukation, Psychose- oder Depressionsgruppen) oder Entspannungsverfahren erlernen. Ein weiterer gruppentherapeutischer Einsatzbereich kann die Arbeit mit Angehörigengruppen sein.

Um ein gemeinsames **Therapiekonzept** erarbeiten zu können, ist es notwendig, dass die Mitglieder des Behandlungsteams mit der therapeutischen Ausrichtung und somit dem zugrunde liegenden Störungsmodell oder Menschenbild des zuständigen Psychologen (beispielsweise tiefenpsychologische oder verhaltenstherapeutische Orientierung) vertraut sind. In die Teamarbeit bringen Psychologen häufig eine Sichtweise der Erkrankung ein, die nicht auf den biologischen Ursachen basiert.

Psychologen können – bei geeigneter Aus- und Weiterbildung – auch **Supervisionen** von Stations-/ Behandlungsteams und die Leitung von z. B. **Balint-Gruppen** übernehmen.

MERKE

Die Übernahme von Supervision und/oder Balint-Gruppen durch Psychologen ist nur dann zu empfehlen, wenn es keine Verbindungen zur Station gibt. Nur so können „Verstrickungen" verhindert werden. Psychologische Psychotherapeuten sind daher im Rahmen der Qualitätssicherung sehr wichtig.

Die Aufgaben der Ärzte, Psychologen und Sozialarbeiter überschneiden sich im Feld der psychiatrischen Arbeit teilweise. Um eine erfolgreiche Teamarbeit zu ermöglichen, sind die Bereiche der Verantwortung rasch und möglichst vollständig zu klären und gegeneinander abzugrenzen.

Erfahrene Psychologen in psychiatrischen Institutionen vertreten häufig die Meinung, dass sich die Arbeitsinhalte der verschiedenen am Behandlungsprozess beteiligten Mitarbeiter immer mehr von ihrem ursprünglichen Berufsbild (beispielsweise „Nur Pflege") entfernen und sich alle Mitarbeiter ihrer **Co-Therapeutenfunktion** stärker bewusst werden sollten. Psychologen tragen oft dazu bei, dass Behandlungskonzepte in Teamkonferenzen gemeinsam abgesprochen werden. Dies schafft Einigkeit über das therapeutische Vorgehen. Nur wenn jedes Teammitglied im Rahmen seiner Möglichkeiten und seiner jeweiligen Aufgaben in die Therapie eines Patienten einbezogen ist, kann das multiprofessionelle Team erfolgreich arbeiten.

3.4 Soziale Arbeit

Andrea Gasper

Sozialarbeit/Sozialpädagogik in der Psychiatrie umfasst ein weites und vielfältiges Aufgabenspektrum, das sich teilweise auch mit den Aufgaben der Verwaltung, der Pflege und den Ärzten überschneidet. Im Folgenden ist das Berufsbild der Sozialarbeit in der Psychiatrie grob umrissen.

Die Internationale Definition von **Sozialer Arbeit** der IFSW aus dem Jahr 2014 bildet die gemeinsame Grundlage der Profession weltweit (gemeinsames Verständnis von 116 Staaten, Stand: September 2016) und lautet in der Übersetzung des Deutschen Berufsverbands für Soziale Arbeit e. V.: „*Soziale Arbeit fördert als praxisorientierte Profession und wissenschaftliche Disziplin gesellschaftliche Veränderungen, soziale Entwicklungen und den sozialen Zusammenhalt sowie die Stärkung der Autonomie und Selbstbestimmung von Menschen. Die Prinzipien sozialer Gerechtigkeit, die Menschenrechte, die gemeinsame Verantwortung und die Achtung der Vielfalt bilden die Grundlage der Sozialen Arbeit.*

Dabei stützt sie sich auf Theorien der Sozialen Arbeit, der Human- und Sozialwissenschaften und auf indigenes Wissen. Soziale Arbeit befähigt und ermutigt Menschen so, dass sie die Herausforderungen des Lebens bewältigen und das Wohlergehen verbessern, dabei bindet sie Strukturen ein. Diese Definition kann auf nationaler und/oder regionaler Ebene weiter ausgeführt werden.“

Das berufsspezifische Handeln von Sozialarbeit im Allgemeinen setzt an Aufgaben und Problemen an, die sich aus dem psychosozialen Umfeld (Wechselwirkungen zwischen Menschen, ihrer Lebenssituation und ihrem Lebensumfeld) ergeben. Sozialarbeit unterstützt Menschen in Phasen der Belastung, in denen ihre Fähigkeiten und Möglichkeiten nicht ausreichen, die aktuellen Anforderungen der Lebenssituation zu bewältigen.

Bezogen auf die Psychiatrie bedeutet dies, dass Sozialarbeit sich mit **psychosozialen Problemlagen** befasst, die mittelbar und unmittelbar **mit der psychischen Erkrankung und ihren Folgen** zusammenhängen oder hieraus resultieren.

Ziele der Sozialarbeit in der Psychiatrie

- Begleitung und Motivation psychisch beeinträchtigter Menschen zur
  - Nutzung vorhandener und Erschließung neuer Ressourcen
  - Erkennung ihrer Defizite
  - Heranführung an Hilfsangebote (Hilfe zur Selbsthilfe)
- Mitwirkung bei der Integration von psychisch beeinträchtigten Menschen in ihr Lebensumfeld, d. h. Förderung des Verständnisses im sozialen Umfeld

Eine verbindliche **Rechtsgrundlage** zu den Aufgaben und Funktionsbereichen der Sozialen Arbeit in der Psychiatrie existiert nicht. Mögliche **Regelaufgaben** von Sozialarbeitern und Sozialpädagogen (je nach Arbeitsbereich), angelehnt an die „Psychiatrie-Personalverordnung“ von 1990 können sein:

- **Sozialpädagogische Grundversorgung:**
  - Mitwirkung bei Anamnese und Befunderhebung (Sozialanamnese und psychosoziale Diagnostik) und Therapieplanung
  - Klärung von Anspruchsvoraussetzungen gegenüber Leistungsträgern sowie Hilfen zur finanziellen Sicherung des Lebensunterhalts (konkret z. B. Anträge auf Arbeitslosengeld 2, Eingliederungshilfe, Krankengeld, Pflegegeld, Schuldenberatung, Beratung zur Krankenversicherung, Vermittlung von Hilfen bei Wohnungslosigkeit)
  - Dokumentation
- **Einzelfallbezogene Behandlung und sozialpädagogische Behandlung:**
  - Sozialtherapeutisches Kompetenztraining
  - Sozialtherapeutische Einzelfallhilfe zur Wiedereingliederung im Wohnbereich sowie im familiären und gesellschaftlichen Leben, einschließlich Haus- und Nachbarschaftsbesuche (konkret z. B. Vermittlung und Beantragung von betreuten Wohnmöglichkeiten,

ambulant und (teil)stationär, Beratung und Einleitung von medizinischen Rehabilitationsmaßnahmen)
  - Hilfe zur Wiedereingliederung im Arbeitsbereich, einschließlich der notwendigen Außenaktivitäten (konkret z. B. Anträge auf stufenweise Wiedereingliederung ins Arbeitsleben, berufliche und schulische Rehabilitation, Rehabilitation psychisch Kranker (RPK) Umschulung, Vermittlung zu berufsbegleitenden Diensten, Integrationsfachdienste)
- **Gruppenbezogene Behandlung:**
  - Sozialpädagogische und sozialtherapeutische Gruppen (z. B. lebenspraktische Gruppen zur Erweiterung und Festigung der Kompetenzen im sozialen Bereich, Aktivitätsgruppen), auch multiprofessionell
  - Teilnahme an Stationsversammlungen
  - Mitwirkung an Angehörigengruppen
- **Mittelbar patientenbezogene Tätigkeiten:**
  - Teilnahme an den Therapie- und Teilhabekonferenzen und Konzeptbesprechungen im Team
  - Zusammenarbeit mit Diensten außerhalb des Krankenhauses zur Verbesserung der Strukturen im Sozialraum
  - Teilnahme an Fortbildungsveranstaltungen, Supervision

Bei diesem umfassenden Aufgabenkatalog ist zu berücksichtigen, dass sich die Arbeitsschwerpunkte der Sozialarbeiter in verschiedenen Arbeitsbereichen durchaus unterschiedlich gestalten. So wird z. B. ein Sozialarbeiter in der Tagesklinik sicherlich häufig Gruppenangebote und lebenspraktisches Training durchführen, während der Sozialarbeiter einer zentral versorgenden Akutpsychiatrie seine Tätigkeitsschwerpunkte eher in der Anamnese- und Befunderhebung, der Klärung von Anspruchsvoraussetzungen und der Zukunftsplanung (z. B. Vermittlung in betreutes Wohnen) hat. Grundsätzlich übernimmt die Sozialarbeit in einem psychiatrischen Krankenhaus immer auch die **Funktion einer Schnittstelle zwischen drinnen und draußen.** Sozialarbeit fördert die Beziehungen zwischen der Klinik und der Außenwelt, arbeitet eng mit Ämtern und Behörden sowie Einrichtungen und Hilfen des Gesundheits- und Sozialwesens zusammen, um das Leben der Patienten nach der Entlassung aus der Klinik vorzubereiten.

Unabhängig vom Einsatzbereich berücksichtigen Sozialarbeit und Sozialpädagogik folgende Grundsätze:

- **Hilfe zur Selbsthilfe,** d. h. soviel Unterstützung wie nötig, so wenig wie möglich; Förderung der Selbständigkeit und Eigenverantwortung (das Ausmaß der Unterstützung ist individuell zu bestimmen)
- **Grundsatz der Ganzheitlichkeit:** Sozialarbeit versucht immer, den Menschen ganzheitlich und umfassend mit seinen verschiedenen Facetten und Lebensbereichen zu sehen, ihn in einer Art Zusammenschau psychosozial zu diagnostizieren und entsprechende Lösungsstrategien zu erarbeiten (das Ganze ist mehr als die Summe der Teile).
- **Grundsatz der Teamorientierung** (interdisziplinärer Informationsaustausch und interdisziplinäre Therapie-/Betreuungsplanung und Durchführung)

Was Sozialarbeit leisten kann, orientiert sich immer am Ziel der Inklusion sowie am konkret Durchführbaren. Häufig müssen verschiedene Bedarfe und Problemlagen aus mehreren Lebensbereichen koordiniert und zusammengeführt werden. Bei knapper werdenden finanziellen und personellen Ressourcen öffnet sich die Schere zwischen dem Hilfebedarf des Einzelnen und den tatsächlich durchführbaren Leistungen immer weiter. Umso wichtiger ist die multiprofessionelle Zusammenschau und Teamabstimmung darüber, welche Angebote im Einzelfall gemacht werden können.

3.5 Ergotherapeuten

Wolfgang Prüm

Ergotherapie unterstützt und begleitet Menschen jeden Alters, die in ihrer Handlungsfähigkeit eingeschränkt oder von Einschränkung bedroht sind. Ziel ist, sie bei der Durchführung für sie bedeutungsvoller Betätigungen in den Bereichen Selbstversorgung, Produktivität und Freizeit in ihrer persönlichen Umwelt zu stärken.

DVE 08/2007 Quelle: Deutscher Verband der Ergotherapeuten e. V.

Hierbei dienen spezifische Aktivitäten, Umweltanpassung und Beratung dazu, dem Menschen

Handlungsfähigkeit im Alltag, gesellschaftliche Teilhabe und eine **Verbesserung seiner Lebensqualität** zu ermöglichen. Der Behandlungsplan wird im Verlauf der Behandlung immer wieder der aktuellen Situation des Patienten angepasst. Je nach Können und Motivation des Patienten werden individuelle Übungen durchgeführt.

Ergotherapie kann im stationären Rahmen (Akutkrankenhaus), im teilstationären Bereich (Tagesklinik) sowie ambulant durch eine Praxis für Ergotherapie erfolgen.

Ergotherapeuten suchen gemeinsam mit den psychisch Erkrankten nach Beschäftigungsfeldern oder Aufgaben, die sie sowohl durchführen können und die ihnen Freude bereiten. Einer Arbeit oder Beschäftigung nachzugehen, stützt und entwickelt viele Fähigkeiten eines Menschen. Im Rahmen der Aktivitäten beobachtet der Ergotherapeut, wie der Einzelne Belastungen aushält und mit seinen Fehlern umgeht, ob er sich bemühen und konzentrieren kann.

Die Beschäftigung soll die Patienten dazu bewegen, verloren gegangene Bedürfnisse und Wünsche erneut wahrzunehmen. Die Arbeit in Gruppen trainiert das soziale Verhalten. Der Patient lernt wieder, sich mit seinen Mitmenschen auseinanderzusetzen, sich auf sie einzulassen oder sich von ihnen abzugrenzen.

Nicht zuletzt bieten die Tätigkeiten mit und von der Ergotherapie eine Abwechslung zum Alltag und lenken von der Krankheit ab (➤ Abb. 3.1). Die Ergotherapie behandelt in diesem Fachbereich Patienten aller Altersstufen mit psychotischen, neurotischen, psychosomatischen Störungen und Suchterkrankungen.

Es wird mit **verschiedenen Methoden** in der Therapie gearbeitet. Hierzu zählen z. B. die kompetenzzentrierte Methode, die ausdruckszentrierte Methode oder die interaktionelle Methode.

Es kommen verschiedene Materialien zum Einsatz, beispielsweise Holz, textile Stoffe, Speckstein oder Ton (➤ Abb. 3.2). Jedes Material fordert unterschiedliche Fähigkeiten. So ist für die Arbeit mit Holz ein hoher Krafteinsatz nötig, Knüpfen fördert die Koordination und die Feinmotorik. Diese manuelle Beschäftigung stärkt verloren geglaubte Fähigkeiten.

Innerhalb der Patientengruppen streben die Therapeuten meistens das **„kompetenzzentrierte Arbeiten"** an: Mehrere Patienten arbeiten in einer Gruppe, in der unterschiedliche Aufgaben verteilt

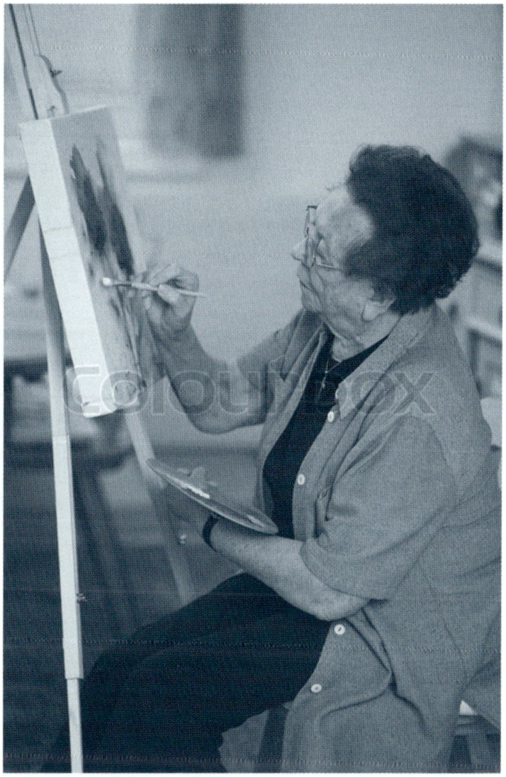

Abb. 3.1 Der Umgang mit Farben in der Ergotherapie kann von der Krankheit ablenken. [J787]

sind. Ein solches Projekt fördert den Umgang miteinander, es unterstützt das Gemeinschaftsgefühl, da in der Gruppe etwas Einmaliges entsteht. Die Arbeit des Einzelnen ist auf seine Fähigkeiten und Interessen abgestimmt. Die Beschäftigung soll dem Patienten gefallen und ihn weder über- noch unterfordern. Schon vor Beginn einer Arbeit ist zu ermitteln, ob ein Patient sie auch zu Ende führen kann und dadurch positive Bestärkung erlebt.

Einzeltherapie wird ebenfalls angeboten, sie ist jedoch auf einen Patienten ausgerichtet, der erhebliche Schwierigkeiten im Umgang mit Anderen hat, und hat das Ziel, einen späteren Wechsel in eine Gruppentherapie vorzunehmen.

Arbeitstherapie

Ein weiterer Bestandteil der Ergotherapie ist der Bereich **Arbeitstherapie:** Dabei handelt es sich um

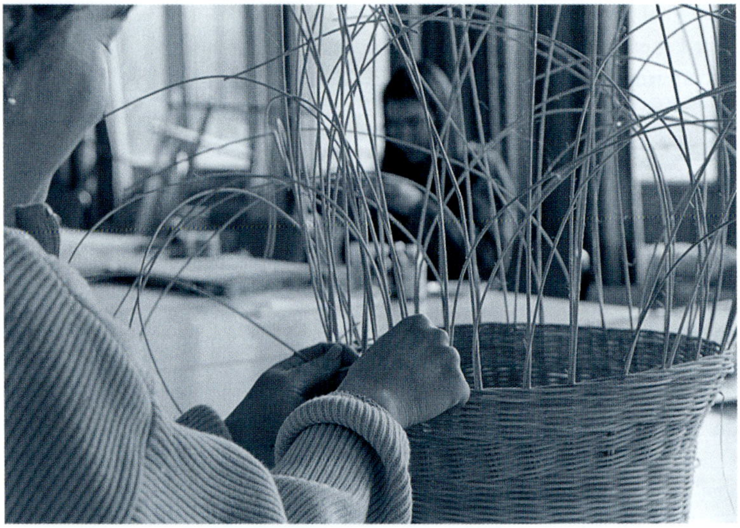

Abb. 3.2 Die Leistungsfähigkeit und die Konzentration können von Patienten in der Ergotherapie während der Arbeit gut eingeschätzt werden. [P613]

eine gezielte Gruppentherapie. Ein Patient, der an der Arbeitstherapie teilnimmt, hat in der Regel seine Fähigkeit, sich in eine Gemeinschaft zu integrieren, bereits in der Ergotherapie erfahren.

Das Risiko in einer Gesellschaftsform, in der Arbeit einen hohen Stellenwert hat, seelisch zu erkranken, steigt sowohl durch zu viel als auch durch mangelnde Arbeit. Andauernde Arbeitslosigkeit mindert das Selbstwertgefühl und die persönliche Identität eines Menschen. Bezahlte Arbeit gilt als eine der grundlegenden Bedingungen seelischer Gesundheit. Hier setzt die Arbeitstherapie an.

Ziele der Arbeitstherapie:

- Arbeit als therapeutisches Medium anbieten
- Bezug zur Realität, Selbstverwirklichung, Freude an Aktivität vermitteln
- Leistungsfähigkeit und Konzentration einschätzen und verbessern lernen
- Arbeitstugenden (Pünktlichkeit, Ausdauer, Kritikfähigkeit) schulen
- Kontrast zum Krankenhausalltag
- Strukturierung des Tagesablaufs

Die **Leistungsfähigkeit und die Konzentration** können von Patienten in der Ergotherapie während der Arbeit gut eingeschätzt werden.

Diese Ziele zeigen deutlich, wie eng Beschäftigungs- und Arbeitstherapie zusammengehören. Es werden in der Tat die gleichen Fähigkeiten eines Menschen trainiert. Der entscheidende Unterschied liegt in der Belastbarkeit der Patienten. Die Arbeitstherapie soll gezielter auf das Berufsleben nach der Krankheit vorbereiten.

Durch die Arbeit soll sich der Patient auch seiner Leistungsgrenzen bewusst werden. Dabei achtet der Therapeut darauf, ihn weder zu unter- noch zu überfordern.

Die angebotenen Arbeiten sollen überschaubar und ihr Zusammenhang mit anderen Arbeitsvorgängen erkennbar sein. Leistungs- und Termindruck sollen vermieden werden, um Überforderungen zu verhindern. Ein wichtiges Element der Arbeitstherapie ist die **Kontinuität.**

Im arbeitstherapeutischen Alltag ist es nicht immer leicht, diese therapeutischen Ziele zu erreichen. Das liegt weniger an den Patienten als an den oft begrenzten Möglichkeiten, die den stationären Einrichtungen als Arbeit angeboten werden können. Der therapeutische Wert einer regelmäßigen Arbeit lässt sich leider nicht immer eindeutig vermitteln. Möglichkeiten zur Arbeitstherapie gibt es in unterschiedlichen Arbeitsbereichen. Beispielsweise Stuhlflecht-, Produktions-, Büro- oder Webgruppe, Holzwerkstatt, Küche, Maler- und Lackiererwerkstatt, Polsterei, Friseur, Gärtnerei oder Nähstube. Dies ist jedoch stark vom Angebot der stationären Einrichtung abhängig. Im teilstationären sowie ambulanten Bereich hat die Arbeitstherapie bisher jedoch noch einen geringen Stellenwert.

3.6 Sport- und Physiotherapeuten

Frithjof Niegot

Die Behandlung in der Psychiatrie berücksichtigt nicht nur die Psyche. Vielmehr werden Menschen umfassend behandelt und dazu gehört auch der Körper. Viele Studien belegen, dass sportliche und andere körperliche Aktivitäten für Menschen mit psychischen Erkrankungen sehr heilsam wirken können.

Zudem leiden viele Menschen mit psychischen Erkrankungen zusätzlich, oft auch infolge der psychischen Erkrankung, an körperlichen Beschwerden. Als typisch sind z. B. Rücken-, Nacken- und Kopfschmerzen bei Angsterkrankungen und Depressionen zu nennen.

Daher sind Sport- und Physiotherapie – mit unterschiedlichen Schwerpunkten – sehr wichtig in einem umfassenden und ganzheitlichen Therapiekonzept. Diese Fachdisziplinen sollten nicht nur in der stationären, sondern auch ambulanten Behandlung psychiatrischer Erkrankungen deutlich mehr berücksichtigt werden.

Meist sind Sporttherapeuten mehr für sportliche Aktivitäten, Physiotherapeuten mehr für die Behandlung von körperlichen Begleiterkrankungen zuständig, jedoch sind die Übergänge oft fließend.

Folgende Ziele werden mit sport- und physiotherapeutischen Mitteln verfolgt:

- Spaß an der Bewegung erfahren
- Positives Erleben in der Gruppe ohne Leistungsdruck oder Gewinnstreben
- Zusammenhalt in der Gruppe fördern
- Sprachfreie Zusammenarbeit erleben
- Anregungen für die eigene Freizeit nach der Behandlung bekommen
- Körperwahrnehmung fördern
- Vertrauen in den eigenen Körper (zurück-) gewinnen
- Erleben körperlicher Symptome (Schwitzen, Herzrasen, schnelle Atmung) als normale Reaktion auf Bewegung
- Gesunder Wechsel von Anspannung und Entspannung üben
- Reduktion von Verspannungen und Fehlhaltungen
- Linderung körperlicher Beschwerden oder Erkrankungen
- Linderung psychischer Beschwerden oder Erkrankungen, z. B. Linderung von Depressionen durch regelmäßigen Sport
- Anregung von Stoffwechsel und Durchblutung

Viele Patienten sind unsicher oder haben Angst vor den ersten Übungseinheiten; viele haben auch lediglich den benoteten Schulsport in negativer Erinnerung. Diese Ängste und Vorbehalte gilt es im Gespräch und mit anfangs behutsamen Übungen abzubauen.

Die eingesetzten Übungen sind sehr unterschiedlich. Wichtig ist, dass die Übungen Spaß

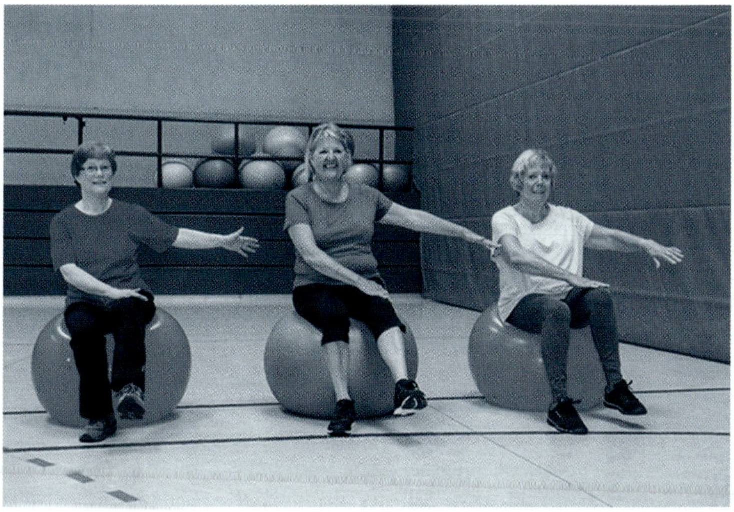

Abb. 3.3 Durch die therapeutische Bewegung kann der Patient wieder Vertrauen in den eigenen Körper und die körperliche Leistungsfähigkeit gewinnen. [K157]

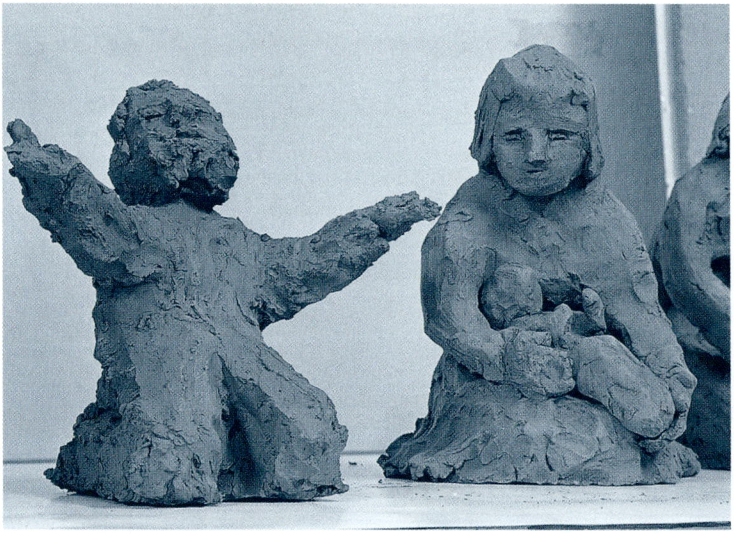

Abb. 3.4 Das Arbeiten mit Ton fördert manuelle Fähigkeiten und Kreativität. [P613]

machen – nicht nur den Patienten, sondern auch den Therapeuten. Denn nur dann kann eine positive und vertrauensvolle Atmosphäre entstehen.

Beispiele für **Übungen in der Gruppe** sind:

- Klassischer Gruppensport: Ballspiele, Lauftraining, Nordic Walking, Gymnastik (➤ Abb. 3.3)
- Verbindung von Bewegung mit Achtsamkeit oder Entspannung: Yoga, Qi Gong, Aikido, Feldenkrais, Bogenschießen
- Übungen zum Gruppenzusammenhalt: einen Ball gemeinsam auf einer Wolldecke hin- und herbewegen, ein Patient bekommt die Augen verbunden und wird von einem anderen geführt.

Einzelanwendungen sind klassische physiotherapeutische Maßnahmen, aber auch speziell im Bereich der Psychiatrie hilfreiche Anwendungen:

- Massage, Fango, manuelle Therapie, Training von Muskeln, Koordination, Gleichgewicht
- Spezielle Krankengymnastik
- Rückenschule, Atemgymnastik
- Biofeedback

3.7 Kunsttherapeuten

Holger Thiel

Kunsttherapeuten fördern durch Medien wie Tanz, Musik, Poesie oder Farben, Ton und Stein (➤ Abb. 3.4) die kreative Selbsterfahrung der Patienten. Die Therapeuten gehen von der These aus, dass krank macht, was nicht ausgedrückt werden kann. Unbewusste oder konfliktbeladene Prozesse können sich symbolhaft zeigen und damit therapeutisch bearbeitet und behandelt werden. Obwohl es (noch) keine einheitliche Theorie der Kunsttherapie gibt, werden in vielen Therapien künstlerische Medien eingesetzt, weil zum einen Kunst eine heilende Wirkung haben kann und zum anderen durch den kreativen Prozess Blockaden und destruktive Muster erkannt und verändert werden können.

Die wachsenden Möglichkeiten, Kunsttherapie im Rahmen staatlicher Studiengänge zu erlernen, wird künftig das Angebot an gut ausgebildeten Kunsttherapeuten für die Kliniken vergrößern.

3.8 Fort- und Weiterbildung für Pflegepersonen in der Psychiatrie

Yvonne Brachtendorf, Holger Thiel

Aufgrund wachsender Qualitätsansprüche im psychiatrischen Pflegealltag, und in der stationären und komplementären Versorgung, ist trotz leerer Kassen der Kliniken eine praxisnahe Fort- und Weiterbildung unverzichtbar.

3.8.1 Fortbildung

Die Weiterentwicklung der Pflege geht auf allen Ebenen weg von überwiegend bewahrenden Aufgaben hin zu einer selbstbewussten und verantwortungsbereiten professionellen Mitarbeit im Team. Pflegefachpersonen in der Psychiatrie greifen in hohem Maße in die Therapie ein (s. Paul Watzlawick: Man kann nicht nicht kommunizieren). Umso wichtiger ist es, dass therapeutisch handwerkliche Techniken gezielt und gekonnt vor dem Hintergrund einer gereiften Persönlichkeit eingesetzt werden.

Die Psychopharmakologie hat in den letzten 20 Jahren beeindruckende Fortschritte gebracht (z. B. atypische Neuroleptika, moderne Antidepressiva). Bekanntermaßen ist es möglich, mit Neuroleptika psychotische Symptome zu mindern oder auch zu beseitigen sowie Rückfällen vorzubeugen. Neuroleptika alleine sind jedoch nicht dazu geeignet, etwas zur Lösung der vielfältigen psychosozialen Probleme der Betroffenen beizutragen. Sie schaffen die Grundlage dafür, dass andere psychosoziale Therapien bzw. Hilfen wirksam werden können. Um dies zu erreichen, sind zu den klassischen pflegerischen Basiskom petenzen erweiterte Qualifikationen nötig. Diese umfassen Wissen und Erfahrung in der Gruppenarbeit, der Krisenbewältigung, der Milieugestaltung, des Case-Managements, der Psychoedukation, der Angehörigenarbeit und der Sozio- und Psychotherapie. Im Unterschied zur somatischen Pflege ist dabei die Beziehungsarbeit in der psychiatrischen Pflege von besonderer und nachgewiesener Effektivität.

Trotz einiger Schwierigkeiten im traditionellen System Krankenhaus haben die Herausgeber die Erfahrung gemacht, dass Innovationen möglich sind. Die Analyse des klinischen Alltags lehrt, dass die Verbesserung der therapeutischen Landschaft nachhaltig das Milieu auf den Stationen ändert.

3.8.2 Weiterbildung zum Fachpfleger/-in für Psychiatrie

INFO

Der Begriff „Fachpflegeperson" ersetzt die frühere Bezeichnung „Fachkrankenschwester/-pfleger".

Die Versorgung der Patienten in der Psychiatrie war vor den 70er-Jahren nicht immer fach- und sachgerecht. Unter anderem führte der beständige Personalmangel, insbesondere in den Landeskrankenhäusern, zu diesem Zustand. Selbst in der eigenen Berufsgruppe war das Ansehen der Pflegefachpersonen in der Psychiatrie sehr gering. In der Ausbildung zur/zum Krankenschwester/-pfleger hatte die Psychiatrie nur einen geringen Stellenwert. Die somatische Behandlung und Pflege standen im Vordergrund. Bei einer 1973 vorgenommenen Untersuchung im Rahmen der Psychiatrie-Enquete, sahen 57 % der psychiatrischen Pflegefachpersonen die medizinischen Maßnahmen als den wichtigsten Bestandteil ihrer Arbeit. Psychiatrisch-pflegerische Tätigkeiten standen an einer der letzten Stellen.

Insbesondere in den USA, Großbritannien, den Niederlanden, Frankreich, Italien und Skandinavien gab es entscheidende Änderungen bei der Behandlung von psychisch Kranken. Dort entwickelte sich die Erkenntnis, dass die Umwelt des Patienten einen wesentlichen Einfluss auf seine seelische Krankheit nimmt. Damit die Betroffenen sich wieder sozial und beruflich eingliedern konnten, waren gezielte sozio- und psychotherapeutische Maßnahmen gefragt.

Um von einer verwahrenden zu einer behandlungs- und rehabilitationsorientierten Psychiatrie zu gelangen, war und ist die Mitarbeit des gesamten Teams nötig. Eine besondere Position nehmen hier die Pflegenden ein. Sie sollten bestrebt sein, ihr eigenes Handeln kontinuierlich zu überprüfen und zu optimieren. Ziel ist die Verbesserung der Behandlungsqualität bzw. die Einhaltung bestehender guter Qualität.

Professor Heinz Häfner gründete **1963** in Heidelberg die **erste Weiterbildungsstätte für psychiatrisches Krankenpflegepersonal.** Die Weiterbildung war berufsbegleitend angelegt und dauerte 2 Jahre.

Die Weiterbildung erfolgt als **berufsbegleitender Lehrgang** mit theoretischem und praktischem Unterricht sowie mit einer in den Lehrgang eingegliederten praktischen Mitarbeit in künftigen Aufgabenbereichen. Beim praktischen Einsatz muss der Weiterbildungsauftrag gewahrt bleiben.

Ziele der Fachweiterbildung

Begleiten, Unterstützen und Fördern

- Vertraut sein mit den aktuellen Erklärungsansätzen über Entstehung und Verlauf psychischer Erkrankungen

- Integration der aktuellen pharmakologischen und somatischen Therapieverfahren sowie der einschlägigen Pflegetheorien in die Pflege
- Vertraut sein mit den gegebenen gemeindenahen Versorgungsstrukturen
- Anwendung der rechtlichen Rahmenbedingungen der psychiatrischen Behandlung
- Anwendung von Pflegeprozess, Pflegeplanung und Pflegestandards
- Kompetente Gesundheits- und Pflegeberatung für Patienten und Angehörige
- Motivierung zum Lernen
- Unterstützung der Leitung in den Fragen der Konzeptentwicklung

Fertigkeiten in der Alltagsgestaltung und Lebensbewältigung

- Erkennen, Erheben und Planen des individuellen Pflegebedarfs eines psychisch erkrankten Menschen, die nötige Pflege zielgerichtet durchführen und den Prozess zu dokumentieren
- Nutzen adäquater Formen von Nähe und Distanz, um eine therapeutisch wirksame Beziehungsgestaltung herzustellen
- Gestalten eines gesundheitsfördernden Milieus
- Eigenständiges Planen und Durchführen von Einzel- und Gruppenaktivitäten
- Durchführen von Projektarbeit
- Gestalten von Teamarbeit, Teamkonferenzen/-besprechungen und Fallbesprechungen

Erweiterung aller Schlüsselqualifikationen der beruflichen Rolle

- Geplante und zielgerichtete Arbeit
- Ökologische und ökonomische Sicht auf das eigene Handeln
- Anleitung neuer Mitarbeiter, Auszubildenden und Hilfspersonal in der Pflege
- Kritisches Hinterfragen der selbst- und unbewussten Anteile des beruflichen Handelns
- Aufgeschlossenheit gegenüber innovativer Entwicklungen und deren Mitgestaltung
- Festigung beruflicher Identität mit einem klaren Bild der Möglichkeiten und Grenzen

Voraussetzungen für die Zulassung zur Fachweiterbildung

Die Voraussetzungen werden über die Gesetze der Länder geregelt. In der Regel werden das Vorhandensein des staatlich anerkannten Examens im entsprechenden Ausbildungsgang sowie eine 24-monatige praktische, pflegerische Tätigkeit nach Abschluss des Examens verlangt. Hiervon müssen mindestens 12 Monate auf dem Gebiet der Psychiatrie abgeleistet worden sein. Es ist notwendig, dass der Bewerber sich bei dieser Tätigkeit bewährt hat.

3.8.3 Studiengänge der Pflege

Yvonne Brachtendorf

Seit den 90er-Jahren sind Studiengänge in der Pflege in Deutschland etabliert worden.

Zunächst beschränkten sie sich auf Pflegepädagogik, Pflegewissenschaft und Pflegemanagement.

Im Jahre 2011 startete der erste Studiengang für psychiatrische Pflege an der Fachhochschule in Bielefeld. Seit 2012 ist auch an der Katholischen Hochschule Mainz in Zusammenarbeit mit dem Landeskrankenhaus (AöR) und dem Pfalzklinikum (AdöR) ein Studiengang für psychiatrische Pflege etabliert worden.

Die Studiengänge sind auf Bachelor- und Masterniveau angelegt. Sie werden in modularisierter Form angeboten. Für das erfolgreiche Studium werden Punkte (CP = Creditpoints) nach dem „European Credit Transfer System" (ECTS = Europäisches System zur Anrechnung von Studienleistungen) vergeben. Um das Studium erfolgreich abschließen zu können, benötigen die Studierenden eine bestimmte Anzahl von CP.

Es gibt duale Bachelorstudiengänge, die sich an Auszubildende der Pflege richten sowie auch an Pflegefachpersonen. Über den Studiengang erreichen die Lernenden in der Ausbildung neben ihrer Berufsqualifikation auch bereits einen ersten akademischen Grad.

Des Weiteren bestehen differenzierte Zulassungsvoraussetzungen für die einzelnen Studiengänge, die von den jeweiligen Institutionen festgelegt werden und auch inhaltlich variieren können. So benötigt man beispielsweise für manche Studiengänge eine bereits abgeschlossene Berufsausbildung als Pflegefachfrau/Pflegefachmann, Heilerziehungspfleger oder Ergotherapeut. Zusätzlich kann eine Berufserfahrung von mindestens 2 Jahren in einem psychiatrischen Feld gefordert werden. Ebenso können das Abitur oder die Fachhochschulreife oder eine mindestens 3-jährige Tätigkeit im erlernten Beruf verlangt werden.

Das Ziel der Studiengänge ist eine Ausbildung zu akademisch ausgebildeten Fachpersonen für die Arbeit mit psychisch erkrankten oder beeinträchtigten Menschen, die selbstständig und evidenzbasiert arbeiten und/oder als Casemanager/Bezugspflegende auch den therapeutischen Prozess und das Lebensumfeld der zu Betreuenden steuern und koordinieren können und als gleichwertige Partner im therapeutischen Team gelten.

Die zusätzlichen Kompetenzen gegenüber der klassischen Fachweiterbildung Psychiatrie liegen in der Fähigkeit zu wissenschaftlich fundiertem Arbeiten, Denken und Reflektieren. Des Weiteren werden die kritische Auseinandersetzung mit internationaler Fachliteratur und verschiedene Behandlungsansätze erlernt. Im Unterschied zur Fachweiterbildung Psychiatrische Pflege können auch andere Berufsgruppen bei entsprechender Ausbildung und Berufserfahrung zum Studium zugelassen werden.

Vor dem Hintergrund veränderter Anforderungen im Bereich der psychiatrischen Versorgung wie dem politisch geforderten Ausbau der ambulanten gemeindepsychiatrischen Angebote, dem Wunsch der Patienten, trotz ihrer Erkrankungen im häuslichen Bereich bleiben zu können und Veränderungen in der Struktur ärztlicher Versorgung bietet der verstärkte Einsatz akademisch qualifizierter Pflegefachpersonen in neuen Aufgabenfeldern eine innovative Lösung (Allgemeine Zeitung, 13.2.2012).

KAPITEL

4 Psychopathologische Symptome und Syndrome

Holger Thiel

4

MERKE

Die **Psychopathologie** ist die Lehre von den krankhaften Auffälligkeiten der Seele. Sie ist eine Teildisziplin der Psychiatrie und befasst sich mit der Beschreibung, Klassifizierung und Ordnung psychischer Symptome und Syndrome, Krankheiten und Abnormitäten. Sie ist sicher eines der wichtigsten „Handwerkzeuge", das ein in der Psychiatrie Tätiger benutzen können sollte.

Die Psychopathologie wendet psychologische Denkkategorien auf psychische Krankheiten und psychisch Kranke an.

Durch die **Wahrnehmung** wird die Umwelt zur Kenntnis genommen und erfasst. Dies geschieht mithilfe unserer Sinnesorgane, die Empfindungen und Informationen aufnehmen.

Die Wahrnehmung ist ein komplizierter und komplexer Vorgang. Gerüche, Geräusche oder Gegenstände werden aufgrund von Erinnerungen erkannt. Aber auch andere Umstände beeinflussen die Wahrnehmung. Wer z. B. einmal einen Gipsverband hatte und mit Krücken gehen musste, sah in dieser Zeit möglicherweise viel mehr Menschen mit Gipsverband und Krücken, als er vorher wahrgenommen hatte. Auch Frauen erzählen, dass sie während einer Schwangerschaft „nur noch Schwangere" sahen.

Sinnestäuschungen und **Wahrnehmungsstörungen,** die bei einer ganzen Reihe von psychiatrischen Krankheiten vorkommen, können natürlich auch auf neurologische Befunde (Schädigung der Sinnesorgane oder der Leitungsbahnen) hinweisen, die in ➤ Kap. 6 erläutert werden.

PRAXISTIPP

Fast jeder Mensch hat im seinem Leben einmal „seltsame" Erfahrungen gemacht, traut sich aber nicht, hierüber mit Freunden, Bekannten oder Kollegen zu sprechen. Ein gegenseitiger Austausch im gesamten Behandlungsteam hilft, einen gemeinsamen Krankheitsbegriff zu bestimmen. Die Teamsitzungen (besser noch Teamsupervisionen) könnten beispielsweise dazu genutzt werden, einen gegenseitigen Erfahrungsaustausch zuzulassen und die „seltsamen" Vorkommnisse als eher „normal" zu erkennen und mehr Verständnis für klinisch-pathologische Phänomene herzustellen.

Weiterführende Literatur:

Brüderl, Riessen und Zens: Therapie-Tools Selbsterfahrung. Belz-Verlag, 2015.

Beobachtung zur Diagnosestellung

Die Beobachtungen aller am Behandlungsprozess beteiligter Personen sind von großer Bedeutung und dienen zur diagnostischen und differenzialdiagnostischen Beurteilung sowie zur daraus resultierenden Therapieplanung.

Auch Angehörige berichten von krankhaften seelischen Auffälligkeiten des Patienten. In der Regel verwenden sie bei der Beschreibung nicht die gängigen Fachausdrücke. Es gilt aber, im Kontakt mit den Angehörigen die entsprechenden Bemerkungen heraus zu hören oder konkret nach entsprechenden Auffälligkeiten zu fragen und die Beobachtungen auf diese Weise für diagnostische und therapeutische Zwecke nutzbar zu machen.

PRAXISTIPP

Die Psychopathologie ist immer auch Gegenstand der **Dokumentation** und wird hierdurch ein Beurteilungsverfahren. Will man dieses Verfahren nicht allzu stark reglementieren und dennoch graduiert vorgehen, empfiehlt die Arbeitsgemeinschaft für Methodik und Dokumentation in der Psychiatrie (AMDP) die Skalenstufen „leicht" und „schwer" zu nutzen.
Vor dem Hintergrund, dass der Medizinische Dienst der Kassen (MDK) weitreichende Entscheidungen anhand der Dokumentation trifft, ist die sinnvolle Nutzung von „schwer" in der Dokumentation wichtig. So kann sich ein Symptom bessern, jedoch immer noch schwer ausgeprägt sein.

4.1 Bewusstseinsstörungen

Eine allgemein gültige Definition für Bewusstsein gibt es nicht, da jede Erläuterung von der weltanschaulichen Sicht des Interpretierenden abhängt. W. Jahrreis beschreibt das Bewusstsein beispielsweise als einen eigentümlichen Grad von Helligkeit, Klarheit, Fülle, Beweglichkeit, Ablauftempo und Rangfolge des inneren Erlebens.

Das Bewusstsein hat die zwei Gegenpole, die Bewusstlosigkeit und das Unbewusste. Bewusstseinsstörungen werden in **quantitative** und **qualitative** Störungen unterteilt.

4.1.1 Quantitative Bewusstseinsstörungen

Bei den quantitativen Bewusstseinsstörungen besteht eine Über- oder Unterempfindlichkeit auf Sinnesreize, dabei ist meist auch das Tempo der Wahrnehmungsvorgänge gestört.

MERKE

Jede quantitative Bewusstseinsstörung bedarf höchster Aufmerksamkeit – besonders wenn die Ursache unklar ist. Bei Verschlimmerung droht Lebensgefahr.

Mögliche Ursachen:

- Vergiftungen, toxische Hirnschädigung, z. B. Schlafmittel-, Alkohol-, Narkotika- und Kohlenmonoxidvergiftungen, schwere Infektionskrankheiten (Typhus)
- Hirndrucksteigerung, z. B. bei einem Tumor oder einer intrakraniellen Blutung
- Durchblutungsstörungen (Ischämie), z. B. bei Arteriosklerose, Apoplexie, Blutung aus einem Hirngefäß und verschiedenen anderen Gefäßerkrankungen (Migräne)
- Sauerstoffmangel, z. B. bei Strangulation (Erwürgen, Erhängen), Kohlendioxidvergiftung, starkem Blutverlust, Kollaps
- Schwere Entzündungen des Gehirns und seiner Häute (Enzephalitis, Meningitis)
- Stoffwechselstörungen, z. B. Leberkoma, Urämie, Hypoglykämie
- Gehirnerschütterung (Commotio cerebri)
- Gehirnquetschung (Contusio cerebri)

Es gibt unterschiedliche Ausprägungen, die nachfolgend beschrieben werden.

Benommenheit

Benommenheit ist der leichteste Grad der Bewusstseinstrübung. Der Patient ist verlangsamt, oft unpräzise im Denken und Handeln. Trotz erschwerter Auffassung und gestörter Aufmerksamkeit treten Orientierungsstörungen selten auf.

Somnolenz

Die Somnolenz ist durch eine starke **Schläfrigkeit** gekennzeichnet. Ein somnolenter Patient muss – im Gegensatz zu jemandem, der nur müde oder nach dem Wecken noch schlaftrunken ist – durch ständiges Ansprechen und Wecken am erneuten Einschlafen gehindert werden. Die gestörte Orientierung zu Zeit und Ort ist durch die Unfähigkeit zu konzentriertem Denken und Handeln bedingt. Eine Verständigung ist häufig nur bedingt möglich, da die Sprache schleppend und verwaschen ist.

Sopor

Sopor ist ein **tiefschlafähnlicher Zustand,** bei dem der Patient nicht zu spontanen Aktivitäten fähig und nur vorübergehend durch starke Reize erweckbar ist. Der Betroffene zeigt noch Abwehrbewegungen (gezielt oder ungezielt) und reagiert nur stark verzögert bei Schmerzreiz (verminderter Schutzreflex).

Koma

Das Koma ist der **stärkste Grad der Bewusstseinstrübung** mit Reaktions- und Bewegungslosigkeit. Auftretende Atemlähmungen führen zur Lebensgefahr. Der Patient hat keine Kontrolle über Darm- und Blasenentleerung.

Parasomnische Bewusstseinslage – Wachkoma

Hier können Abwehrbewegungen fehlen, Patienten verharren in Zufallsstellungen. Es ist eine Abgrenzung gegenüber Koma und katatonem Stupor notwendig.

MERKE
Häufige Ursache für quantitative Bewusstseinsstörungen in der Psychiatrie ist eine (relative) Medikamentenüberdosierung.

4.1.2 Qualitative Bewusstseinsstörungen

Zu einer, meist geringer ausgeprägten, quantitativen Bewusstseinsstörung kommen produktiv-psychotische, halluzinatorische oder wahnhafte Symptome hinzu (➤ Kap. 4.4.2). Hier ist die Art der Wahrnehmung, also das „Wie", verändert.
Ursachen können sein:

- Delir
- Paranoid-halluzinatorische Psychose
- Epilepsie (während des Anfalls oder im folgenden Dämmerzustand)
- Pathologischer Rausch
- Intoxikation, besonders durch bewusstseinsverändernde Drogen
- Meditation, Ekstase
- Hirnorganische Psychosyndrome (z. B. Morbus Alzheimer)
- Diabetes mellitus
- Leberleiden
- Schwere grippale Infekte

Delirium tremens

Das **Delirium tremens** (➤ Kap. 11.4.2) ist eine **tiefe Bewusstseinsstörung** quantitativer und qualitativer Art, die mit gesteigerter Psychomotorik, einem gestörten Schlaf-wach-Rhythmus, einer Orientierungsstörung zu Zeit und Ort sowie einer Situations- und Personenverkennung einhergeht. Beispielsweise identifiziert der Patient im Krankenzimmer Bilder oder Möbel als Einrichtungsgegenstände von zu Hause. Es kommt zu **Körpermissempfindungen** und **optischen** und **akustischen Halluzinationen.** Die Patienten halluzinieren oft, beschimpft zu werden (z. B. mit „Du alter Saufkopf").

Die Betroffenen sind **suggestibel** (beeinflussbar). Die Beeinflussbarkeit kann so weit gehen, dass man dem Patienten einen imaginären Faden überreichen kann, den er übernimmt und in seinen Händen hält.

PRAXISTIPP
Die Suggestibilität nicht als „Vorführung" des Patienten nutzen.

Dämmerzustand

Ein Dämmerzustand ist eine **Bewusstseinseinengung,** die auf das innere Erleben ausgerichtet ist. Die Betroffenen nehmen nur Gefühle, Vorstellungen und Denkinhalte wahr, die ihrer inneren Tendenz ähnlich sind. Durch die geminderte Fähigkeit, die Umwelt einzuschätzen, kommt es zu unbesonnenen Handlungen und zur Hilflosigkeit. Für die meist kurze Bewusstseinseinengung, die vielfach in Schlaf übergeht, besteht in der Regel eine **Erinnerungslücke.**

MERKE
Da Menschen im Dämmerzustand zerstreut und unaufmerksam sind, ist eine genaue Beobachtung des Patienten mit Kontrolle der Vitalparameter und des Bewusstseinsgrades zu gewährleisten. Jede Änderung der Bewusstseinslage ist dem Arzt umgehend mitzuteilen.

Verwirrtheit

Bei der Verwirrtheit sind die Orientierung, die Aufmerksamkeit/Auffassung und die Merkfähigkeit gestört. Bei kontinuierlich **verzögertem** (schleppend, mühsamem) **Denkablauf** ist das **Sprechen verlangsamt** und häufig auf wenige Themen eingeengt.

4.1.3 Umgang bei Bewusstseinsstörungen

Die **Bewusstseinslage** wird bei allen Kontakten (z. B. Kontrollgänge, Medikamentenausgabe) erfasst. Dies geschieht durch Ansprechen, Rütteln oder Auslösen von Schmerzreizen (z. B. den Patienten kneifen).

Der Übergang von einer mäßigen zu einer schweren Bewusstseinseintrübung ist oft fließend. Das Nichtreagieren auf Schmerzreize erfordert eine Intensivüberwachung.

Mögliche Probleme

- Unfähigkeit, auf Situationen adäquat zu reagieren
- Bei erhaltener Vigilanz keine adäquate Reaktionsmöglichkeit auf sich verändernde Umweltbedingungen
- Kennzeichen unzureichender Klarheit von Denken und Handeln
- Verminderte Ansprechbarkeit auf Außenreize

Umgang

Priorität ist die Sicherheit des Patienten. Es ist daher wichtig, das Ausmaß der Bewusstseinsstörung einzuschätzen, um angemessene Sicherheitsvorkehrungen treffen zu konnen.

Die eingeschränkte Teilnahme an der Umwelt beeinflusst fast alle Aktivitäten des täglichen Lebens, z. B. die Sicherheit, Kommunizieren, Waschen und Kleiden, Essen und Trinken. Die Patienten vergessen z. B. gelegentlich das Essen.

Da die Sprache unterschiedlich stark eingeschränkt sein kann, z. B. Murmeln, unverständliches Lallen bis hin zum Ausbleiben einer verbalen Äußerung, benötigen Betroffene ausreichend **Zeit für ihre Antworten.** Alle Gelegenheiten sollten genutzt werden, den Patienten mit seiner Umgebung in Kontakt treten zu lassen. Beispielsweise kann dem Patienten beim Betten eine geschlossen Frage gestellt werden: „Möchten Sie gleich eine Zwischenmahlzeit?" Hier genügt ein „Ja" oder „Nein" als sinnvolle Antwort.

MERKE

Die Symptome können stark schwanken. Innerhalb von Minuten oder Stunden kann die Stimmung von ängstlich-depressiv bis euphorisch-enthemmt, die emotionale Reaktionsfähigkeit von stumpfer Apathie bis zorniger Erregbarkeit wechseln. Auch die Aufmerksamkeit, Auffassung und Orientierung schwanken erheblich.

Für den Patienten sind viele Veränderungen beunruhigend. Dazu zählen z. B. eine Verlegung in ein anderes Zimmer oder wechselnde Bezugspersonen.

Beim Betten verhält sich der bewusstseinsgestörte Patient oft gesperrt und verkrampft. Starke Ängste, beispielsweise davor, aus dem Bett zu fallen, können in den Vordergrund treten. Auch ist mit einem gereizten bis aggressiven Verhalten zu rechnen. Es ist für die Mitarbeiter wichtig, bei starken Gefühlsausbrüchen mit **Ruhe** zu reagieren.

INFO

Ein Patient mit Bewusstseinsstörung nimmt seine Umwelt i. d. R. wahr, auch wenn es häufig nicht so wirkt.

Menschen mit **Orientierungsstörungen** hilft eine entsprechende Umgebung und Atmosphäre. Hier bietet sich das Beschriften der Zimmertür, des Bettes, des Schrankes und des Nachtschränkchens mit Namensschildern oder Symbolen an, die der Betroffene mit sich in Verbindung bringen kann (z. B. Darstellung eines früheren Hobbys: Der Patient hat gerne geangelt und erhält zur besseren Orientierung ein Bild von einem Fisch an die Zimmertür).

In Abhängigkeit vom Grad der Bewusstseinsstörung sind **Prophylaxen** notwendig (z. B. Ein- und Ausfuhrkontrolle).

4.2 Aufmerksamkeits- und Gedächtnisstörungen

Das Gedächtnis, die **mnestische Funktion,** ermöglicht dem Menschen, Erfahrenes zu behalten und wieder hervorzuholen. Eine **Amnesie** ist eine Gedächtnisstörung mit zeitlich und inhaltlich beeinträchtigter Erinnerung. Mit **Aufmerksamkeit** (Konzentration) bezeichnet man das Ausrichten des Bewusstseins auf ein oder mehrere Objekte.

Amnesien (retrograde, anterograde, psychogene) treten bei Hirntraumata, Bewusstseinsstörungen und dissoziativen Störungen auf. Sie kommen auch bei degenerativen Hirnerkrankungen, wie seniler Demenz, Korsakow-Syndrom oder Arteriosklerose, bei schwersten schizophrenen Psychosen, Persönlichkeitsstörungen, temporaler Epilepsie, Intoxikationen und bei Ermüdung vor.

4

Aufmerksamkeitsstörungen

Die Fähigkeit, Wahrnehmungen in ihrer Bedeutung zu erfassen und sinnvoll miteinander in Verbindung zu bringen, ist bei dieser Erscheinung gestört. Vielfach führt dies in der Folge zu Fehldeutungen. Die häufig entstehende falsche Auslegungs- und Betrachtungsweise lassen beispielsweise den Patienten eine Gefahr nicht immer erkennen. Eine erschwerte Aufmerksamkeit bezeichnet man auch als **Schwerbesinnlichkeit.**

Konzentrationsstörungen

Der Patient ist bei einer Konzentrationsstörung unfähig, die Aufmerksamkeit über einen längeren Zeitraum auf einen Sachverhalt oder Gegenstand auszurichten. Er lässt sich leicht von Reizen ablenken, die von außen kommen. Es entstehen dann „Leichtsinnsfehler“. Dinge, die derjenige kann, macht er dabei falsch. Möglich ist dies bereits bei Übermüdung. Als krankhaftes Symptom ist die Konzentrationsstörung bei der Manie (Ideenflucht), Schizophrenie (z. B. durch Gedankenabreißen), belastenden Erlebnissen, Überforderung und Intoxikationen zu beobachten.

Merkfähigkeitsstörungen, Gedächtnisstörungen

Die Merkfähigkeit ist die Voraussetzung für ein funktionierendes Gedächtnis. Bei einer herabgesetzten oder aufgehobenen Merkfähigkeit ist der Betroffene unfähig, neue Informationen zu speichern und wieder abzurufen. Dies zeigt sich in der Klinik beispielsweise dadurch, dass ein Patient kurz nach dem Mittagessen nicht mehr weiß, was er gegessen hat, oder er kann sich an die Namen der Mitarbeiter, die ihn täglich betreuen, nicht mehr erinnern.

INFO
Gedächtnisstörungen kommen prinzipiell bei fast allen psychischen Störungen vor und sind zumeist als ein Kardinalsymptom von Hirnfunktionsstörungen unterschiedlicher Ursachen zu werten. Als sog. **pseudodementielles Syndrom** finden sich Gedächtnisstörungen bei schwer depressiven Patienten.

Konfabulieren

Unter **Konfabulieren** versteht man das Erzählen von Vorgängen, die entweder nur in der Phantasie des Betroffenen existieren oder in keinem Zusammenhang mit der gegebenen Situation stehen. Die Patienten sind überzeugt, dass das Gesagte richtig ist. Sie füllen die Erinnerungslücken mit Inhalten, die sie selbst für Erinnerungen halten, und sie lassen sich davon durch kein noch so gutes Argument abbringen.

Paramnesien

Paramnesien (Erinnerungsverfälschung) durch Illusionen oder Halluzinationen, auch Gedächtnistäuschung, Falscherinnerung oder Trugerinnerung genannt.

Wahnhafte Erinnerungsentstellung

Der Patient mit einer Wahnerkrankung ändert seine Erinnerungen so ab, dass sie sich in das akute Wahnsystem einordnen lassen.

Ekmnesie

Der Betroffene erlebt sich in der Vergangenheit. Dies ist häufig bei alten Menschen in der Geriatrie zu beobachten. Da glaubt beispielsweise eine 86-jährige Frau, für ihre Mutter einkaufen gehen zu müssen.

Déjà-vu-Erlebnis

Beim Déjà-vu-Erlebnis glaubt der Betroffene irrtümlicherweise, momentane Erlebnisse bereits früher **schon einmal erlebt** zu haben. Déjà-vu-Erlebnisse treten bei Intoxikationen, bei beginnenden Psychosen und Dämmerzuständen oder Epilepsien auf. Déjà-vu-Erlebnisse können aber auch bei seelisch Gesunden vorkommen, besonders bei Übermüdung.

Pseudologia phantastica

Bei der Pseudologia phantastica **dichten** und **erfinden** die Patienten zu tatsächlichen Erinnerungen vielerlei hinzu. Dabei verwischen sich die Grenzen zwischen Wirklichkeit und Erfundenem.

Häufig sind diese Menschen sehr **suggestibel** und leben so stark in ihren Phantasien, dass sie diese für die Wirklichkeit halten. Konfrontiert man sie jedoch mit der Realität, so sind sie in der Lage, ihre Aussage zu korrigieren.

4.2.1 Umgang bei Aufmerksamkeits- und Gedächtnisstörungen

Mögliche Probleme

- Reduzierte Fähigkeit, verschiedene Wahrnehmungsinhalte in einen Sinnzusammenhang zu bringen und dessen Bedeutung zu erfassen
- Reduzierte Fähigkeit, sich über einen längeren Zeitraum einer bestimmten Aufgabe zuzuwenden
- Erhöhte Ablenkbarkeit

Umgang

Zunächst soll das **Maß der Aufmerksamkeits- oder Gedächtnisstörung** festgestellt werden.

Da die Patienten häufig das Gefühl haben, mit der Befragung getestet oder sogar geschulmeistert zu werden, ist es ratsam, ihnen die Maßnahme zu erklären. Beispielsweise erläutert man, dass es sich um eine Erfassung von Einschränkungen der Konzentrationsfähigkeit oder des Erinnerungsvermögens handelt. Um dem Patienten eine größtmögliche **Sicherheit** zu geben, muss der Rahmen, in dem die Befragung stattfindet, entsprechend sein, z. B. sollten keine anderen Patienten zugegen sein. Die Befragung sollte auch nicht im Rahmen einer Visite stattfinden. Günstig ist es, die Gedächtnisprüfung in ein Gespräch einzubinden. Ein abnehmender Schwierigkeitsgrad der Fragen lässt dem Patienten am Ende das Gefühl, die Sache ganz gut gemeistert zu haben.

Konzentrationsstörungen werden beispielsweise überprüft, indem man den Patienten auffordert, fortlaufend von einer Zahl den Betrag 7 abzuziehen (100 minus 7 = 93, minus 7 = 86 etc.). Auffassungsstörungen, die häufig bei Patienten mit schizophrener Störung zu finden sind, lassen sich über das Erklären des Sinnes eines Sprichwortes erfassen. So fragt man beispielsweise nach der Bedeutung des Sprichworts „Der Apfel fällt nicht weit vom Stamm". Hier muss man mit einer Antwort wie: „Naja, der Apfel rollt im Gras nicht sehr weit" rechnen.

Geprüft werden kann zudem das **Ultrakurzzeitgedächtnis.** Dabei soll der Patient beispielsweise eine soeben vorgesprochene Telefonnummer nachsprechen. Beim Prüfen des **Frischgedächtnisses** soll der Betroffene Ereignisse beschreiben, die nicht länger als einige Stunden zurückliegen, beispielsweise was es zum Mittagessen gab. Bei der Prüfung des **Langzeitgedächtnisses** werden Ereignisse aus früheren Lebensabschnitten, dem Beruf oder Kindern erfragt.

Es ist in der **Bewertung** des Testergebnisses immer darauf zu achten, dass Angst und Unsicherheit des Patienten nicht als mnestische Störungen eingestuft werden. Ängste können bereits durch barsches Anreden oder eine Veränderung der gewohnten Umgebung (Verlegung innerhalb der Station) entstehen.

Gedächtnisstörungen, die vom Patient als solche erkannt werden, haben häufig Auswirkungen auf dessen **Stimmung.** Es ist eine depressive oder aber auch eine gereizte Reaktion möglich. Stimmungen, Reaktionen auf Stress im Stationsalltag, Urteils- und Kritikfähigkeit werden dokumentiert.

Patienten mit umfangreicheren Gedächtnisstörungen vergessen häufig zu essen, zu trinken oder sich zu pflegen und müssen daran erinnert werden.

Die Auswahl der Beschäftigung für Patienten mit Aufmerksamkeitsstörungen ist sorgfältig zu treffen, da sie bei der Störung eine eventuelle **Gefahr** (meist unbeabsichtigte Selbstverletzung beim Hantieren mit gefährlichen Gegenständen wie Scheren) nicht zuverlässig erkennen.

PRAXISTIPP

Bei den oben beschriebenen Versuchen, die Aufmerksamkeits- und Gedächtnisleistung zu überprüfen, ist davon auszugehen, dass es sich nur um eine **grobe Orientierung** handelt. Zur sicheren Abklärung ist der **Einsatz psychometrischer Testverfahren** notwendig.

In Abhängigkeit der Ausprägung oben aufgeführter Probleme im Umgang kann der Betroffene neben einer individuellen Förderung durch Therapieformen, wie kognitives Training, leichte Aktivierungsrunden oder Musiknachmittage, in das Stationsleben integriert werden. Bei der Wahl der Beschäftigung ist immer auf die Sicherheit des Patienten zu achten, z. B. beim Hantieren mit scharfem Messer, spitzer Schere oder kochendem Wasser. Im Weiteren bieten sich Beschäftigungen an, die in einem kurzen Zeitrahmen möglich sind, z. B. beim Eindecken der Tische im Speisesaal ein Teil nach dem anderen in Auftrag geben. Es bietet sich an, den Patienten hierbei allein „an die Hand" zu nehmen. Deckt man mit mehreren Patienten die Tische ein, so besteht die Gefahr der Ablenkung.

4.3 Orientierungsstörungen

Orientierung ist die Fähigkeit, die eigene Situation innerhalb der Bezugssysteme Zeit, Raum und biografische Ordnung (autopsychisch) festzustellen. Diese Fähigkeit kann verringert **(Orientierungsstörung)** oder aufgehoben **(Orientierungslosigkeit)** sein. Bei offensichtlich falschen Angaben sollten Orientierungsstörungen gegenüber anderen Störungen, z. B. Konzentrationsstörungen, abgegrenzt werden.

Zeitliche Orientierungsstörungen

Bei der zeitlichen Orientierungsstörung ist die Fähigkeit gestört bzw. aufgehoben, die **Zeit zu bestimmen.** Um dies zu testen, wird der Patient nach dem Wochentag, Monat, Jahr, der Tages- und Jahreszeit befragt. Störungen der zeitlichen Orientierung können schon bei geringen Bewusstseins- oder Gedächtnisstörungen auftreten.

Situative Orientierungsstörungen

Bei situativen Orientierungsstörungen ist die Fähigkeit gestört, sich innerhalb einer **gegebenen Situation** zu orientieren. Der Patient weiß z. B. nicht, ob er auf einem Amt ist oder im Krankenhaus. Die Bedeutung anderer Menschen in Bezug auf die eigene Person kann ebenfalls missgedeutet werden, beispielsweise können Patienten die Pflegefachperson für einen Kellner in einem Lokal halten.

Örtliche Orientierungsstörungen

Bei einer örtlichen Orientierungsstörung ist die Fähigkeit zur Bestimmung des gegenwärtigen **Aufenthaltsorts** gestört. Um dies zu überprüfen, fragt die Pflegefachperson bzw. die Fachpflegeperson den Patienten beispielsweise, ob er weiß, in welcher Stadt und an welchem Ort er sich befindet.

In der Klinik kann der Betroffene diese Frage nur beantworten, wenn ihm vor oder beim Transport in das Krankenhaus das korrekte Ziel der Fahrt genannt wurde.

Die örtliche Orientierungsstörung tritt meist bei schwereren Bewusstseinsstörungen oder Demenzen auf. Sie darf nicht mit der Störung der räumlichen Orientierung verwechselt werden.

Orientierungsstörungen zur eigenen Person

Bei Orientierungsstörungen zur eigenen Person können die Patienten keine oder nur unzureichende Angabe zu sich selbst (Name, Wohnort, Geburtsdatum, Beruf) machen, weil sie sich nicht erinnern können. Gewöhnlich tritt dies bei starken Bewusstseinsstörungen oder schweren Demenzen auf.

Andererseits sind auch bei wahnhaften oder halluzinatorischen Situationsverkennungen falsche Angaben möglich. So kann beispielsweise ein Patient mit Größenwahn behaupten, dass er der aserbaidschanische Schachweltmeister Garri Kasparow sei und in Moskau wohne. Dies würde man jedoch nicht als Orientierungsstörung bezeichnen.

4.3.1 Umgang bei Orientierungsstörungen

Mögliche Probleme

- Patienten finden sich orientierungslos in fremden Zimmern wieder.
- Eingeschränkte Kontaktfähigkeit
- Rückzug
- Patienten „heften" sich an eine Person, z. B. Zimmernachbar.
- Ängstliches/selbstunsicheres Verhalten

Umgang

Mitpatienten sollten z. B. in der Morgenrunde darauf aufmerksam gemacht werden, dass ein Patient mit Orientierungsstörungen unter Umständen in ein fremdes Zimmer läuft, prinzipiell jedoch nicht den Vorsatz hat, etwas zu entwenden. Vorteilhaft ist hierbei, bei den Mitpatienten um Verständnis für den Patienten mit Orientierungsstörungen zu werben. In diesem Rahmen lassen sich auch Handlungsmöglichkeiten aufzeigen, mit dem die anderen Patienten dem Desorientierten helfen können. Sie sollten angeregt werden, den Betroffenen behutsam aus dem fremden Zimmer zu begleiten und ihn möglicherweise in sein eigenes Zimmer zu bringen.

Die wertschätzende Haltung der anderen Mitpatienten macht es dem Betroffenen leichter, den Kontakt zu halten und baut Ängste ab.

„Heftet" sich ein Betroffener an einen Mitpatienten, muss geprüft werden, ob dieser Patient von der Situation überfordert ist.

Mitarbeiter begegnen dem Patienten möglichst in ruhiger Weise und versuchen, die Zustände der Desorientierung zu unterbrechen. Hier können Fehlwahrnehmungen korrigiert werden.

Ein Betroffener glaubt, sich im Tagesraum nicht aufhalten zu dürfen: „Da darf man jetzt nicht stören, die müssen unter sich bleiben, das ist eine geschlossene Gesellschaft." In diesem Fall kann man den Betroffenen begleiten und im Tagesraum mit den anderen Patienten die Situation klären.

In der Praxis hat es sich bewährt, das **Testen der Orientierung** mit der Ankündigung zu beginnen, dass dem Patienten die Fragen möglicherweise ein bisschen seltsam bzw. einfach vorkommen können, dass sie jedoch zu jedem ausführlichen Untersuchungsgespräch dazugehören. Die meisten Patienten sind dann weniger verunsichert, während sie sonst möglicherweise denken, der Untersucher könnte sie für dumm oder „verrückt" halten. Es kann zu erheblichen Unmutsäußerungen oder Aggressionen kommen, wenn der Patient meint, dass man sich über ihn lustig macht, bzw. eine mögliche Insuffizienz („Dummheit") zur Schau stellen will.

Man sollte die Fragen zur Orientierung in absteigendem Schwierigkeitsgrad stellen, also von den schwereren zu den leichteren Fragen, um den Patienten auch hier am Schluss nicht zu demotivieren. Um einen besseren Eindruck über die Schwere der einzelnen Störungen zu erhalten, können dem Betroffenen, falls er die Antwort nicht weiß, auch **kleine Hilfestellungen** gegeben werden.

Erfassen der Orientierung im Gespräch

Die folgenden Fragen können einen Anhalt geben, wie die Orientierung eines Menschen rasch geprüft werden kann:

- Zur **Zeit:** den Patienten zu Tageszeit, Datum, Wochentag, Monat, Jahr und Jahreszeit befragen. Kleine Hilfestellung: Achten Sie mal auf die Bäume – welche Jahreszeit könnte es sein?
- Zur **Situation:** Fragen nach der derzeitigen Umgebung und der aktuellen Situation. Kann er die Umgebung Krankenhaus realisieren, wenn er Ärzte und Pflegepersonal in weißen Kitteln sieht? Kleine Hilfestellung: Ist das hier ein Krankenhaus oder ein Amt?
- Zum **Ort:** Vor einer Prüfung, in welcher Stadt oder welchem Land sich ein Patient befindet, muss sichergestellt sein, dass er nicht im bewusstseinsgestörten Zustand ins Krankenhaus gebracht wurde.
- Zur **Person:** Fragen nach allen persönlichen Daten wie Name, Geburtstag, Wohnort, Beruf, Familienstand und persönlicher Lebensgeschichte

MERKE

Stress und Anspannung beim Patienten können das Ergebnis der Orientierungsprüfung verfälschen.

Ein Orientierungsausfall muss nicht alle Bereiche betreffen. Stellen Mitarbeiter fest, dass eine räumliche Desorientiertheit eintritt, nachdem sich der Patient mit der Umgebung vertraut gemacht hat, ist dies schwerwiegend und muss dem Arzt mitgeteilt werden.

Es ist wichtig, den Patienten beim Annehmen von Hilfestellungen zu beobachten. Ist er in der Lage, Hilfe zu akzeptieren?

> Eine theoretische Orientierungsstörung wiegt weniger als eine praktische.
> Beispiel: Ein Betroffener kann im Ausgang den Weg zur Station zurück nicht beschreiben. Lässt man ihn (unbemerkt) vorgehen, findet er den Weg.

4.4 Denkstörungen

Denken ist die Fähigkeit, Bedeutungen zu erkennen und Beziehungen herzustellen.

Denken ist die Tätigkeit unseres Verstands. Der Denkablauf ist auf Begriffe, Urteile und Schlüsse angewiesen und dem Gesetz der Logik unterworfen. Der Weg des Denkens führt vom Überlegen zum Entscheiden und Urteilen.

Unterschiede des Denkens

Es gibt unterschiedliche Arten und Kombinationen des Denkens. Eine Denkweise ist beispielsweise konkret, bildhaft und an reale Gegenstände oder Situationen gebunden. Daneben gibt es auch das abstrakte, gegenstandslose Denken.

In jedem Menschen sind beide Denkformen angelegt.

Es gibt inhaltliche und formale Denkstörungen.

4.4.1 Inhaltliche Denkstörungen allgemein

Diese Gruppe umfasst jene Störungen des Denkinhalts, bei denen die Realitätskontrolle beeinträchtigt ist. Hierbei kann man außerdem in wahnhafte und nicht-wahnhafte inhaltliche Denkstörungen unterscheiden. Zu den nicht-wahnhaften gehören die Hypochondrie, Phobie, Zwangsdenken und überwertige Ideen.

Hypochondrie

Kann als überängstliche Beziehung zum eigenen Körper verstanden werden. Missempfindungen und normale Körpervorgänge gewinnen wegen unbegründeter Befürchtungen eine übertriebene Bedeutung. Der Patient deutet sie als Zeichen einer vermeintlich schweren Erkrankung.

Phobie

Angst vor Objekten oder Situation (Klaustrophobie = Platzangst) werden vom Patienten als übermächtig erlebt. Kann aus eigener Kraft hier nicht für Abhilfe gesorgt werden, so entsteht ein Vermeidungsverhalten, welches den Lebensraum des Patienten sehr einschränken kann. Wenn das Vermeidungsverhalten, beispielsweise bei der Angst vor Spinnen, dazu führt, dass er sich nicht mehr (alleine) zur Toilette traut, wird der Betroffene in seiner Lebensführung sehr beeinträchtigt.

Misstrauen

Andere Menschen wirken beängstigend und verunsichernd auf den Betroffenen. Betroffene erkennen in anderen Menschen eine Feindseligkeit in Bezug auf die eigene Person.

Zwangsideen (Zwangsdenken)

Charakteristisch sind Vorstellungen, die sich dem Bewusstsein des Patienten aufdrängen, rational aber abgelehnt werden. Diese Ideen sind **willentlich nur sehr schwer zu beeinflussen.**

Der Inhalt zwanghafter Vorstellungen muss nicht pathologisch sein, oft ruft aber die quälende Penetranz das Krankheitsgefühl hervor.

Die Zwangsideen werden unterteilt in **Zwangsgedanken, -vorstellungen, -erinnerungen, -fragen, -grübeln und -befürchtungen.**

> Beispiel: Ein religiöser Patient hat ständig gotteslästerliche Gedanken. Er ist von diesen Gedanken beherrscht, erkennt dies, kann diese Gedanken aber nicht unterdrücken.

Überwertige Idee

Ein oft gefühlsbetonter **Gedanke** beherrscht das ganze Denken. Realitätskontrolle besteht jedoch. Ein Beispiel dafür ist der Gesundheitsfanatiker, dessen

Leben durch Gedanken bezüglich seiner eigenen Gesundheit und der Gesundheit anderer bestimmt wird.

4.4.2 Inhaltliche Denkstörungen: Wahn

Im Zentrum der inhaltlichen Denkstörungen steht der Wahn. Im psychiatrischen Sinn versteht man unter Wahn eine inhaltlich falsche (krankhaft entstandene) Meinung, die der Patient mit absoluter Überzeugung (Evidenz) vertritt und an der er auch, trotz aller vernünftigen Argumente, unbeirrbar und unzugänglich festhält (unkorrigierbar). Selbst dann, wenn sie von seinen bisherigen Erfahrungen abweicht und objektiv überprüfbar ist.

Da es keine strenge Definition für den Wahn gibt, sollen die aufgeführten Kriterien als eine Art **Annäherung an das Krankheitsbild** gesehen werden:

- Wahnhafte, übersteigerte Überzeugung, die subjektiv als richtig erlebt wird
- Meinung, die nicht zu beeinflussen ist, obwohl die Erfahrung des Patienten ihn zu einer anderen Erkenntnis zwingen müsste
- Wahn ist eine lebensbestimmende Realität für den Betroffenen.
- Wahn ist krankhaft.
- Der Inhalt des Wahns ist einzigartig und wird nur von den „anderen" als falsch beurteilt. Man spricht auch von einer „Privatwirklichkeit". Es besteht somit ein deutlicher Unterschied zum Irrtum, der bei genügend Information korrigierbar ist.

Nicht immer ist es möglich, von eindeutigen Wahninhalten zu sprechen. Ein religiöser Wahn ist beispielsweise häufig schwer als eindeutig falsches Erleben zu beweisen.

Wahnentstehung

Auch der psychisch gesunde Mensch kann etwas als absolut sehen (Scheler, 1928). Er ist aber auch dazu fähig, dies wieder zu relativieren, wenn er vom Gegenteil überzeugt wird. Funktioniert diese Auseinandersetzung mit einem Thema nicht, kann dies die Grundlage für einen Wahn sein.

Es gibt Hinweise, dass ein Mensch zur Entwicklung eines Wahns bzw. einer damit verbundenen Krankheit veranlagt sein kann. Neben der Disposition spielen auch psychische Faktoren und verschiedene andere Bedingungen eine Rolle. So hat man beispielsweise festgestellt, dass Unsicherheit, Freiheitseinschränkung, Isolation und unerträgliche Selbstkränkung die Entstehung von wahnhaftem Erleben begünstigen können.

Verselbstständigung eines interessanten Themas bis hin zum Wahnsyndrom

Die folgenden Stadien bauen aufeinander auf:

- Interesse
- Gesteigertes Interesse
- Überwertige Idee
- Fixe Idee
- Wahnvorstellung
- Wahnsyndrom

INFO

Das Wahnthema ist meist aus der persönlichen Lebensgeschichte (Lebenssituation) verstehbar. Berücksichtigt werden müssen dabei auch das Geschlecht, Alter, der Berufskreis und die sozialen und kulturellen Bedingungen.

Ein Fallbeispiel aus der Klinik zeigt auf eindrucksvolle Art die Entstehung eines Wahnsyndroms.

Herr T., 39 Jahre alt, hatte sich schon in der Jugend mit der Ernährung und deren Einfluss auf die Gesundheit beschäftigt. Ab welchem Zeitpunkt dieses Interesse zu einer überwertigen Idee wurde, ist nicht genau bestimmbar. Er schnitt zunächst nur Artikel über gesunde Ernährung aus Zeitschriften aus und sammelte sie.

Mit der Zeit wurde dies innerlich immer aufdringlicher. So fing er auch an, bei Friseur- oder Arztbesuchen aus den dort liegenden Zeitschriften die entsprechenden Artikel herauszutrennen. Außerdem gab er viel Geld für Bücher und Informationsveranstaltungen aus.

Irgendwann spezialisierte er sich dann auf die Bedeutung der Spurenelemente für den Organismus. Durch die Werbung angeregt, stellte er seine Ernährung um, indem er Nahrungsmittel zu sich nahm, die vermehrt Spurenelemente enthielten. Zusätzlich erwarb er in Drogerien und Apotheken Medikamente und Pülverchen (Nahrungsergänzungsmittel), die dem Körper diese, wie er glaubte, lebensnotwendigen Spurenelemente zuführen konnten.

Eines Tages geriet er in Panik, als er feststellte, dass das Spurenelement Selen, in bestimmten Mengen eingenommen, eine toxische (giftige) Wirkung hat. Er nahm an, er hätte eine schwere Vergiftung. Dieser Glaube verdichtete sich mehr und mehr zur wahnhaften Gewissheit. Er war sich sicher, dass er durch diese nicht mehr aus dem Körper entfernbare Menge an Selen qualvoll sterben würde. Die von da an stetig zunehmenden vegetativen Beschwerden (wie diffuser Schwindel, Ziehen in allen möglichen Körperteilen) waren ihm hierfür ein Beweis. In den Jahren vor seiner ersten Einweisung entwickelte er ein ausgedehntes hypochondrisches Wahnsyndrom, indem er beispielsweise Ärzte, die seine Hypothese als unsinnig bezeichneten, als Firmeninhaber von entsprechenden Nahrungsergänzungsmitteln wähnte.

Bei diesem Fall ist die Ausweitung und Verselbstständigung des zunächst monothematischen Wahns zu einem Wahnsyndrom gut erkennbar. Dazu kommt, dass die Angst vor einer Selenvergiftung nicht unrealistisch ist.

Wenn man bedenkt, dass man in der Umwelt vielen giftigen Substanzen ausgesetzt ist, so ist die Trennung von Wahn und Wirklichkeit schwierig.

Wahnstimmung und Wahnidee

Bei der Wahnstimmung handelt es sich um ein „unheimliches und bedrohliches“ Gefühl des Erkrankten, eine Erwartungsstimmung. Er glaubt, dass „etwas in der Luft liegt“, irgendetwas – meist etwas Schlimmes – passieren könnte.

Frau H., die sich seit einigen Tagen sehr verunsichert und verändert fühlt, betrachtet während einer Schlossbesichtigung das Gemälde einer früheren Schlossherrin. Es überkommt sie dabei das unbestimmte Gefühl, dass etwas Unheilvolles in der Luft liegt und irgendetwas passieren wird.

Diese besondere Form der emotionalen Gespanntheit wird als Wahnstimmung bezeichnet. Man kann dies auch als Vorstufe des Wahns ansehen (Wahn ohne Wahnidee)

Würde die Frau beim Betrachten des Bildes jedoch meinen, sie selbst oder eine nahe Verwandte sei die Aristokratin auf dem Gemälde, das Schloss gehöre rechtmäßig ihr, wäre dies eine Wahnidee.

Nicht jeder Patient kann von einer Wahnstimmung berichten, sie liegt oft Wochen bis Monate zurück und ist einfach vergessen. Oft sind es die Angehörigen, die von einer Zeit sprechen, in der der Patient misstrauisch und ängstlich gewesen sei und dann mehr und mehr die Dinge „verkannt“ habe.

Die Wahnstimmung, die meist der Wahnwahrnehmung vorausgeht, ist dem Betroffenen also unheimlich („die Luft ist unheilschwanger“). Glücksgefühle sind selten. Alle Vorgänge um ihn herum scheinen merkwürdig und seltsam. Da er sich nicht erklären kann, was mit ihm „gespielt“ wird, fühlt er sich verunsichert.

Wahnwahrnehmung

Bestimmte, reale Wahrnehmungen werden in Richtung des Wahns interpretiert. Ein Vorgang oder Gegenstand bekommt eine besondere, nur für den Kranken gültige Bedeutung. Die Wahnwahrnehmung ist vom normalen Erleben zu unterscheiden.

Herr F. (mit Verfolgungswahn) bekommt von einem entgegenkommenden Fahrzeug ein „Lichthupenzeichen". Er glaubt, dass dies ein Zeichen des KGB sei, dass er bald liquidiert würde. Auf die Idee, dass ihn irgendein freundlicher Zeitgenosse nur vor der Geschwindigkeitskontrolle der Polizei warnen wollte, die 300 Meter weiter aufgebaut wurde, kommt er nicht.

Der Patient ist, ohne zu hinterfragen, ob dies wirklich so sein kann, unkorrigierbar von seiner Interpretation des Geschehens überzeugt.

Wahnthemen

Ist es nur ein Wahnthema (was häufig vorkommt), spricht man von einer „monosymptomatischen“ oder „monothematischen“ Wahnerkrankung.

MERKE

Meistens kommt der Wahn zusammen mit anderen psychopathologischen (im psychiatrischen Sinne krankhaften) Symptomen vor.

Beziehungswahn

Der Betroffene bezieht vieles von dem, was sich in seiner Umgebung ereignet, auf sich. Er glaubt, es geschehe seinetwegen. Dies können die Inhalte von Radio- oder Fernsehsendungen und Zeitschriften sein, aber auch Worte und Taten von Mitmenschen oder nur ihre Mimik und Gestik, oft belanglose Dinge. Beispielsweise ist er absolut überzeugt, dass in seiner Abwesenheit über ihn gesprochen wird und die Leute sich über ihn lustig machen. Es kommt auch vor, dass sich ein Betroffener abgöttisch verehrt wähnt. Sämtliche Beobachtungen, real oder nicht real, setzt er in Beziehung zu sich.

MERKE

Der Beziehungswahn ist häufig bei **Wahnentwicklungen** und tritt auch bei beginnenden **Schizophrenien** auf.

Frau S. hört in einer Bäckerei eine Unterhaltung zweier Frauen aus ihrer Nachbarschaft. Dabei verfolgt sie nicht das gesamte Gespräch, sondern nimmt nur einige Satzfetzen auf, unter anderem „viel zu wenig Brot gehabt". Sofort glaubt sie, sie habe gestern zu wenig Brot eingekauft, ihre Familie habe es ihren Nachbarn erzählt, die es jetzt überall weitererzählen und sich über sie lustig machen. Bestätigt fühlt sie sich durch das vermeintliche „hämische" Grinsen der Frauen sowie deren Ignoranz ihr gegenüber. Sie verlässt deshalb die Bäckerei und fährt mit dem Bus in den nächsten Ort, in dem sie niemand kennt, um dort ihr Brot zu kaufen.

Beeinträchtigungswahn

Im Gegensatz zum Beziehungswahn bezieht der Kranke nicht nur alles auf sich, sondern versteht die Situationen als gegen sich gerichtet. Er glaubt, alle wollen ihn beleidigen, ihm schaden oder ihn im schlimmsten Fall töten. Bezeichnend ist auch die Überzeugung des Patienten, er würde überall ungerecht behandelt, z. B. bei Beförderungen im Beruf.

Herr S. sieht in seinem Hausflur einen vollen Mülleimer stehen, den sein Nachbar dort hingestellt hat, um ihn später hinunterzubringen. Für Herrn S. jedoch ist dies eine Schikane seines Hauswirts, der ihn aus der Wohnung ekeln will. Es ist für ihn unmöglich, andere Erklärungen auch nur ansatzweise in Betracht zu ziehen, geschweige denn gelten zu lassen.

Verfolgungswahn

Der Verfolgungswahn ist ein gesteigerter **Beeinträchtigungswahn.** Hier werden harmlose Ereignisse als Bedrohung oder Verfolgung empfunden. Es beginnt oft mit einem unbestimmten Gefühl, dass etwas nicht in Ordnung ist (Wahnstimmung). Dann werden Ereignisse falsch gedeutet. Patienten berichten, man wolle sie vergiften oder durch Gas umbringen, das aus der Heizung ströme. Die ganze Umwelt, einschließlich der Familie, können hier die Verfolger bzw. deren Hintermänner sein. Meist spricht der Kranke diesen Verdacht aber nicht aus (➤ Abb. 4.1).

MERKE

Der Verfolgungswahn ist häufig als Symptom der paranoid-halluzinatorischen Psychose zu finden.

Frau T. reicht beim Mittagessen jedem Familienmitglied ein Stück Fleisch. Der Ehemann bekommt seinen Anteil zum Schluss. Für ihn ist dies das untrügliche Zeichen dafür, dass dieses Stück vergiftet ist und er damit umgebracht werden soll.

Zu beobachten ist, dass sich die Themen des Verfolgungswahns mit der aktuellen Weltpolitik verändern. So fühlten sich die Patienten noch vor Jahren recht oft vom KGB verfolgt. Zeitgemäß finden sich Patienten heute meist durch das Internet verfolgt oder in Geheimdienstangelegenheiten mit terroristischem Hintergrund verstrickt.

Eifersuchtswahn

Für den Kranken steht unumstößlich fest, dass der Lebensgefährte ihn betrügt, auch wenn er keinerlei Beweise dafür hat. Er kontrolliert und beobachtet seinen Partner. Es werden absolut nichtige Fakten als Beweise für die Untreue bewertet. Dieses Thema ist sehr häufig bei Männern mit organisch bedingten Psychosen und gleichzeitigem Alkoholismus anzutreffen.

INFO

Herr G. geht mit seiner Frau zum Einkaufen. Beim Gang durch den Supermarkt kann er sich kaum auf das Einkaufen konzentrieren. Er ist nur damit beschäftigt, auf seine

Ralf Sch.
A.-M.-Weg 13
10101 B.

15. Januar 2006

Herrn Bundesminister für Verkehr
-Abteilung Luftfahrt-
Invalidenstraße 44
10115 Berlin

Sehr geehrte Damen und Herren,

ich bin Zolloberinspektor bei der Bundeszollverwaltung, beim Hauptzollamt... beschäftigt und wende mich in einer Angelegenheit an Sie, die Orwells Roman „1984" entstammen könnte, vom Inhalt her, aber diesen an primitiver Bestialität übertrifft. Meine Erlebnisse will ich hier nur kurz anreißen, den vollen Umfang des Geschehens später dem Bundesverfassungsgericht schildern.
Ende Oktober 2004 wurde ich unsichtbar und vollkommen wehrlos in ein sogenanntes „Negativprogramm" eingebunden, das vermutlich vom Militärischen Abschirmdienst der Bundeswehr und Angehörigen der Flugsicherung des Flughafens München gemeinsam gestaltet wird. Eines Nachts im Oktober 2004 wurde ich von der über mir gelegenen Wohnung, die von dem Angehörigen der Flugsicherung München, Herrn W., bis zum Frühjahr 2005 bewohnt wurde, mit einem sogenannten mir unbekannten „Parameter" bestrahlt und mit Rufen aus dieser Wohnung wie „Du Drecksau verrecke!" und ähnlichen Ausdrücken und Flüchen durch meine Wohnung getrieben.
Die Hitzeentwicklung dieses Gerätes war körperlich unerträglich. Nach meinem Krankenhausaufenthalt von 3 Wochen, den ich infolge dieser „Sonderbehandlung" ertragen musste, hörte ich in der über mir liegenden Wohnung über einen Zeitraum von mehreren Wochen Bohrgeräusche, vermutlich wurden dort weiter mir unbekannte Geräte installiert. Im Frühjahr 2005 stellte diese Verbrecherclique, denn um eine solche kann es sich m.E. unabhängig von ihrer institutionellen Zugehörigkeit nur handeln, damit bis jetzt kein Urteil hinsichtlich der Einschränkung meiner Grundrechte zugegangen ist, durch sogenanntes „Hörenlassen" aus der Oberwohnung wieder Kontakt her. Es ist mittels eines Gerätes möglich, wie bei einem Telefonat über 24 Stunden fast ununterbrochen in allerprimitivster Weise auf mich einzureden. Während meiner Urlaubszeiten

Abb. 4.1 Brief eines Patienten mit Verfolgungswahn [P613]

Frau zu achten und besonders darauf, wie sie auf ihre Mitmenschen (insbesondere die männlichen) reagiert. An der Kasse berührt der Kassierer die Hand der Ehefrau, als er ihr das Wechselgeld gibt. Für Herrn G. ist dies Anlass genug zu glauben, seine Frau habe ein Verhältnis mit diesem Mann.

Liebeswahn

Er wird auch erotischer Beziehungswahn genannt. Die Patienten glauben, von einer bestimmten Person geliebt zu werden, die diese Beziehung jedoch leugnet. Häufig haben die Kranken mit dem scheinbaren Geliebten noch nicht einmal gesprochen. Sie kennen ihn unter Umständen nur flüchtig. Dabei kann es sich auch um bekannte Darsteller aus Funk oder Fernsehen handeln. Beweise werden aus Blicken, Gesten und aus dem Verhalten des anderen gedeutet.

Frau M., 38-jährige Hausfrau und Mutter eines 9-jährigen Sohnes, verheiratet mit einem Bauunternehmer, machte vor gut 2 Jahren Urlaub auf den Malediven. Dort nahm sie an einem Tauchlehrgang teil. Der Tauchlehrer stammte, wie sich nach kurzer Zeit herausstellte, aus der Nachbarschaft ihres Geburtsorts.
Sie fühlte sich von Anfang an zu diesem Mann hingezogen und war zunehmend überzeugt, dass der Tauchlehrer in sie verliebt sei. Gesten, Blicke und die Art, wie er mit ihr sprach, deutete sie entsprechend. Sie begehrte diesen Mann so sehr, dass sie ruhe- und schlaflos wurde. Aus dem Urlaub zurück, entdeckt sie eine Anzeige im Heimatblatt, in der ein Unbekannter seine Liebe bekennt. Es besteht für sie kein Zweifel, dass die Anzeige von ihrem Tauchlehrer ist. Sie setzt eine anonyme Antwort in die gleiche Zeitung. Frau M. wird immer misstrauischer. Sie ist verunsichert, da sie das Gefühl hat, Nachbarinnen, Freundinnen und die Angestellten in der Firma wüssten über die Liebesbeziehung Bescheid. Sie

geschieht dies so, dass ich manchmal 48 Stunden ununterbrochen mit Beschimpfungen wie „Du Drecksau", „Du bist nur Abschaum", „Du Beleidigung des deutschen Volkes", „Wir sind die Müllabfuhr vom Militärischen Abschaumdienst" terrorisiert werde.
Gleiches geschieht sehr oft gegen 3 Uhr morgens, wenn ich auf dies Art und Weise zur Herausgabe der „Morgenparole", wie sie es nennen, geweckt werde.
Unter diesem ständigen Psychoterror muss ich aber gleichzeitig auch noch Dienst verrichten, denn mit diesem Gerät scheint es möglich zu sein, mich auch über eine Entfernung von mehreren Kilometern zu terrorisieren und zu beobachten. In ihrem Jargon nennen sie es „Auragerät".
Der eine Teil dieser Verbrecherclique, der sich um MAD erkennt, behauptet, man benutze mich als Medium für ein sogenanntes „vor-SKI-Programm". Diesen Teil behandle ich in einer Eingabe an den Wehrbeauftragten und die Geheimdienste koordinierende undkontrollierende Bundeskanzleramt gesondert. Ich wende mich in dieser Angelegenheit erst heute an Sie, weil seit dem Auszug des Herrn W. von der Flugsicherung München die Drohung, mich mittels eines gebündelten Strahles umzubringen bzw. mir das Augenlicht zu nehmen, was schon versucht wurde, geschwunden zu sein scheint.
Ich bitte Sie, die Ihnen unterstellte Flugsicherungsbehörde zu veranlassen, zu verifizieren, in wie weit diese Behörde mit Personen und Geräten an diesem Projekt beteiligt ist. Ich bitte um Befragung des Herrn W. und seiner Frau – unter Eid!! -über die Vorgänge in seiner Wohnung in dieser Zeit, welche Leute er dort ständig beherbergt hat, wer dort ständig zu Besuch kam, und über die Rolle einer Juliane W., die sie Frau General nennen. Die gleiche Befragung bitte ich bei dem jetzigen Nachmieter – ebenfalls unter Eid!! -Herrn L., der nach der Aussage eines mir bekannten Mieters im Hause, ebenfalls zur Flugsicherung gehören soll, durchzuführen.
Aufgrund der geschilderten Vorgänge habe ich jegliches Vertrauen in diese Demokratie verloren und übersende Ihnen, schon weil eine derartige Einrichtung wie der MAD am Programm beteiligt sein soll, mein Schreiben gegen Empfangsbestätigung, da ich das spurlose Verschwinden des Briefes befürchten muss.

Mit vorzüglicher Hochachtung

Ralf Sch.

Abb. 4.1 Brief eines Patienten mit Verfolgungswahn *(Forts.)* [P613]

glaubt außerdem, dass diese Menschen schlecht über sie reden und das Geheimnis überall weitererzählen. Die Situation wird unerträglich, denn scheinbar werden auch die anderen Familienmitglieder ihretwegen in den Schmutz gezogen. Beispielsweise gehen die Aufträge in der Firma zurück, und der Sohn bezieht bei einer Prügelei in der Schule ein blaues Auge. All diese Vorkommnisse schreibt Frau M. der Beziehung zu dem Tauchlehrer zu. Sie entschließt sich, die „Affäre" zu beenden. In einem Brief fordert sie den Mann auf, sie zu vergessen.
Erst als die Ehe diesen Belastungen nicht mehr gewachsen ist und der Ehemann die Scheidung möchte, begibt sich die Patientin mit schweren Schuldgefühlen in stationäre Behandlung.

Lediglich dessen gesellschaftliche Stellung und Familie hielten den „Angebeteten" davon ab, seine Liebe zu gestehen.

Größenwahn (expansiver Wahn, Megalomanie)

Der Kranke überschätzt seine gesellschaftliche Bedeutung, seine Fähigkeiten und Leistungen. Er glaubt, ungeheuer mächtig oder reich zu sein, fähig, die Welt durch Erfindungen oder Revolutionen zu verändern. Viele Betroffene hören „überirdische Stimmen", die ihnen sagen, dass sie berufen und somit Retter, Welterlöser oder sogar Gott seien. Manchmal werden Mitpatienten als hohe Persönlichkeiten verkannt. Im Rausch oder bei manischen Erregungen können auch pathologische Selbstübersteigerungen vorkommen.

MERKE

Größenwahn findet sich bei **Schizophrenien, bei Manien und organischen Psychosen.**

Herr H. gibt an, der eigentliche Sänger der Rockgruppe Queen gewesen zu sein. Freddy Mercury hätte nur die Lippen nach seinem Gesang bewegt. Seine Tantiemen treibe im Übrigen die englische Königin für ihn ein.

Kleinheitswahn (Nichtigkeitswahn, nihilistischer Wahn)

Der Kranke sieht sich als unbedeutend, wertlos, machtlos und nichtig. Manche Betroffene haben das Gefühl, sie würden tatsächlich immer kleiner, lebten nur noch zum Schein. In der schlimmsten Form leugnet der Patient seine Existenz und auch die seiner Familie (nihilistischer Wahn). Dieser Wahn tritt vor allem bei sehr schweren Depressionen auf.

Herr F., Einkaufsleiter eines großen Kaufhauses, kommt zur Aufnahme. Er sitzt gekrümmt auf dem Stuhl, kann seine Situation nicht beschreiben, da er nicht die passenden Worte findet. Später stellt sich heraus, dass er einige Rhetorikkurse besucht hat und sehr wortgewandt ist. Er ist der Meinung, seine einzelnen Organe existierten nicht mehr, hätten sich aufgelöst und er lebe nur noch zum Schein. Dabei spricht er sehr leise, wirkt eingeschüchtert und scheint seine ganze Selbstsicherheit verloren zu haben.

Versündigungswahn

Bezeichnend ist der unerschütterliche Glaube, an bestimmten Dingen schuld zu sein. Der Kranke glaubt sich verantwortlich für alles Unglück auf der Welt. Frauen und Kinder sturben, die Menschen führten Kriege, weil er in seinem Leben gesündigt, beispielsweise onaniert oder abgetrieben hat. Bagatellvergehen (Notlügen oder das Kirschenstehlen als Kind in Nachbars Garten) werden vollkommen überbewertet.

MERKE

Der Versündigungswahn ist häufig bei der Depression anzutreffen.

Frau H. glaubt, der Teufel in Person zu sein, zur ewigen Hölle verdammt, weil sie einmal in ihrer Ausbildung zur Hotelfachfrau das ihr zugesteckte Trinkgeld nicht wie vorgeschrieben abgegeben hat.

Verarmungswahn

Der Patient glaubt, nichts mehr zu besitzen, hat panische Angst, verhungern zu müssen und auch seine ganze Familie ins Unglück zu stürzen. Dieser Wahn tritt besonders bei unruhigen (agitierten) Depressionen auf.

Herr D. steht vor seinem gefüllten Kleiderschrank und behauptet, er hätte nichts zum Anziehen. Er ist zudem sehr aufgeregt, weil er glaubt, dass auch seine Krankenhausrechnung nicht von der Krankenkasse übernommen werde. Er meint, kein Geld zu besitzen, möchte deshalb entlassen werden, um nicht noch mehr Kosten zu verursachen, die er nicht bezahlen könne.

Dermatozoenwahn (chronisch taktile, den Tastsinn betreffende Halluzination)

Der Kranke mit einem Dermatozoenwahn hat ähnliche körperliche (zönästhetische) Missempfindungen wie ein Patient mit einer Schizophrenie.

INFO

Meist sind ältere Personen betroffen, die in unerschütterlicher Weise wahnhaft davon überzeugt sind, kleine Tierchen, Würmchen, Parasiten oder anderes Ungeziefer auf, in und unter der Haut zu haben.

In der Klinik sieht man diese Patienten eher selten. Vermutlich liegt das daran, dass sie mit ihrem Problem häufig zum Dermatologen oder gar zu einem tierärztlichen Institut gehen. Es kommt vor, dass sie dabei Schachteln oder Gläschen mitbringen, in denen sich die vermeintlichen Tiere, die sie sich von der Haut gekratzt haben wollen, befinden sollen.

Im Verlauf des Dermatozoenwahns kommt es immer wieder (trotz psychiatrischer Betreuung) zu akuten Exazerbationen (Ausbruch der Erkrankung). Der Patient ist dabei oft hochgradig erregt und befürchtet, andere Menschen anzustecken. Das wirklich empfundene Kribbeln und Jucken führt bei gleichzeitig erhaltener Kritikfähigkeit und Intelligenz zu einem starken Leidensdruck.

4.4.3 Umgang bei inhaltlichen Denkstörungen

Mögliche Probleme

- Mangelndes Vertrauen in die Behandlung und den Behandler
- Rückzug
- Unvermögen, Vertrauen zu fassen

- Unterdrückte Ängste
- Reagiert kaum bis überhaupt nicht auf Versuche der Kontaktaufnahme
- Rascher Wechsel der Stimmungen
- Unangemessene Reaktionen bei falscher Interpretationen der Umwelt
- Ungeordnetes Denken
- Konzentrationsstörungen – erhöhte Ablenkbarkeit
- Kann kaum bis überhaupt keine Entscheidungen treffen
- Unangemessenes Sozialverhalten

Umgang

Der „Wahnkranke" an sich existiert nicht, dafür jedoch unzählige Wahnthemen. Wichtig ist, dass es kaum möglich ist, dem Wahnkranken in der akuten Phase den Wahn auszureden. Für den Betroffenen ist der Wahn Realität (Privatwirklichkeit) und kann auch nicht mit noch so logischen Argumenten widerlegt werden. Dies darf nicht dazu verführen, dem Betroffenen vorzuspielen, seine Wahrnehmung würde sich mit unserer Wahrnehmung decken. Die scheinbare Vereinfachung der Situation führt nach Abklingen der akuten Wahnsymptomatik möglicherweise dazu, dass man unglaubwürdig wird. Günstiger ist es, ehrlich zu bleiben und dem Betroffenen einfühlsam mitzuteilen, dass man versteht, dass sein Erleben für ihn Realität ist, jedoch man selbst diese Meinung/ Wahrnehmung nicht teilen kann. Das ist ein **Konsens im Dissens.** Das heißt: Man ist sich einig, dass man sich in einem bestimmten Punkt nicht einig ist, was aber an der gegensätzlichen Wertschätzung nichts ändern sollte.

PRAXISTIPP

Ein Gespräch mit einem Betroffenen könnte folgendermaßen verlaufen:
Pflegefachperson: „Guten Morgen, Herr B. Haben Sie gut geschlafen?"
Herr B.: „Warum fragen Sie denn? Sie wissen doch, dass ich die ganze Nacht bestrahlt wurde und deshalb kein Auge zugetan habe."
Pflegefachperson: „Herr B., ich weiß, dass Sie davon wirklich überzeugt sind, aber für mich ist ihre Wahrnehmung nicht nachvollziehbar. Ich kann nur betonen, dass wir Ihnen alle dabei helfen wollen, mit dieser sehr belastenden Situation fertig zu werden. Wenn es Ihren Schlaf jedoch so beeinträchtigt, dann kann der Arzt Ihnen möglicherweise ein Schlafmittel verordnen."

Dadurch kann manchmal auch die Situation umgangen werden, dass der Patient sein Gegenüber in sein „Wahnsystem" einbaut, wie in folgendem Beispiel:

Frau S. stammt aus dem früheren Jugoslawien, fühlt sich von ihren ehemaligen Peinigern verfolgt und beobachtet die Fachpflegeperson, wie sie mit dem südländischen wirkenden Stationsarzt auf dem Flur lacht, nachdem sie (zufällig) in ihre Richtung gesehen hat. Dies ist für die Patientin das Zeichen, dass die Fachpflegeperson nicht auf ihrer Seite steht und sie wird mit ihr nur noch das Nötigste sprechen.

PRAXISTIPP

Es kommt vor, dass man trotz aller Vorsicht in das Wahnsystem eines Betroffenen gerät. Nützlich ist eine spürbare und sichere (professionelle) Distanz. Als letzter Schritt muss auch ein Wechsel der Bezugsperson in Betracht gezogen werden.

Beobachtung

Mitarbeiter der Station beobachten den Patienten in den verschiedenen Situationen des Stationsalltags, denn er äußert sein wahnhaftes Erleben nicht immer oder leugnet es sogar manchmal, weil er oft genug von seiner Umwelt Widerspruch erfahren hat, sobald er seinen Wahn geäußert hat. Dies nennt man – im Gegensatz zum Simulieren einer Erkrankung – **Dissimulieren.**
Tipps zum Umgang:

- Welche Auswirkungen hat sein Verhalten auf sein soziales Umfeld? Führen die Beeinträchtigungen zur Ausgrenzung von Mitpatienten? Wie verhält er sich in unbeobachteten Momenten?
- Suizidrisiko, besonders bei Patienten mit Schuld-, Kleinheits- und Versündigungswahn, offen ansprechen.
- Dem Patienten das Gefühl von Sicherheit vermitteln, ihm beispielsweise zeigen, dass die Stationstüren und -fenster verschlossen sind und ihm nichts passieren kann.
- Um zu prüfen, inwieweit der Patient noch von seinem Wahn überzeugt ist, sollte man ihn alle 1–2 Tage danach fragen.

PRAXISTIPP

Beispiele für Fragen: Darf ich Sie heute noch mal nach Ihrem Erleben fragen? Sie haben mir gestern von heftigen Stromstößen beim Duschen berichtet, hatten Sie dieses Empfinden oder ähnliche Erlebnis heute auch wieder? Ich würde Sie gerne über Besonderheiten des Tages fragen, ist es Ihnen möglich, hierüber mit mir zu sprechen?

INFO
Sicher darf man nicht von heute auf morgen mit dem Verschwinden eines Wahns rechnen. Dies ist zwar möglich, jedoch unwahrscheinlich. Vielmehr ist es so, dass Betroffene zunächst einmal Zweifel an ihren Wahrnehmungen entwickeln.

Beim **Vergiftungswahn** kann es bis zur Nahrungsverweigerung kommen. Häufig ist hier eine enge Zusammenarbeit mit Vertrauten (z. B. Verwandte) des Betroffenen günstig. Denkbar ist auch ein Vorkosten der Speisen. Ebenfalls bewährt hat sich das gemeinsame Einkaufen verschlossener Lebensmittel. Betroffene haben häufig auch „Hintertürchen" und essen oder trinken, wenn keiner in der Nähe ist. Sollte eine Zwangsernährung notwendig werden, so sollte der Zeitpunkt mit dem Patienten abgestimmt sein.

Wenn ein Wahnkranker sich nicht krank fühlt, ist er oftmals nicht bereit, Medikamente einzunehmen. Motivierende Gespräche zur Arzneieinnahme übernehmen Bezugspersonen oder auch Angehörige.

An letzter Stelle steht die Zwangsmaßnahme. Da sich diese Maßnahme für die spätere Compliance oft sehr ungünstig auswirkt, ist eine Aufarbeitung der ergriffenen Zwangsmaßnahmen nach Abklingen der Wahnsymptomatik unbedingt erforderlich. Der sicherste Weg der Aufarbeitung findet sich im Rahmen der Psychoedukation in Gruppen (➤ Kap. 15.2.2).

MERKE
Zwangsmaßnahmen niemals androhen!

Die Fixierung ist eine der Zwangsmaßnahmen, die am erheblichsten in die Freiheit eines Patienten eingreifen (➤ Kap. 13).

Wenn das wahnhafte Erleben zum einzigen Gesprächsinhalt wird, kann man versuchen, von diesem Thema zu anderen Themen zu wechseln. Häufig ist hierfür ein anderes Setting nötig (z. B. Ergotherapie oder Sporttherapie). Eine andere Möglichkeit, den Betroffenen abzulenken, ist die weitgehende Integration in den Stationsablauf oder andere Beschäftigungen (z. B. Mithilfe in der Stationsküche, Backen, Basteln, Ausgänge).

Potenzierungen von Wahnthemen kommen selten vor. Denkbar wäre ein religiöser Wahn, bei dem ein Betroffener sich in den Reihen des Göttlichen und ein anderer eher in den Reihen des Teuflischen wähnt. In der Regel gehen sich die Betroffenen aus dem Weg. Sollten sich die beiden in ihrem Wahn bestätigt fühlen oder sich gar feindselig begegnen, ist man mit einer räumlichen Trennung (evtl. Stationswechsel) bis zum Abklingen der Symptome auf der sicheren Seite.

PRAXISTIPP
Manche Patienten reagieren aggressiv, wenn sie sich nicht ernst genommen fühlen. Ein Wahnkranker spürt oft die Unsicherheiten, Ängste und Aggressionen beim Personal als Gegenübertragung. Er kann darauf unter Umständen mit den gleichen Emotionen reagieren. Verständnis und Einfühlungsvermögen sind hier ebenso gefragt wie ein ausreichendes Wissen über die Psychopathologie des Wahns.

4.4.4 Formale Denkstörungen

Formale Denkstörungen bezeichnen meist krankheitsunspezifische Störungen des Denkablaufs (➤ Abb. 4.2). Das eigentliche Ausmaß der formalen Denkstörungen wird häufig im Interview wahrgenommen, wobei sie sich manchmal erst im längeren Gesprächsverlauf zeigt.

Verlangsamtes Denken

Der Denkablauf wird als schleppend und mühsam empfunden. Äußerlich ist dies an der Viskosität (Zähigkeit) und Torpidität (fehlende Initiative) des Sprechens und Reagierens des Patienten zu erkennen. Verlangsamtes Denken ist beim psychoorganischen Syndrom, bei Bewusstseinstrübung, Depressionen und der Schizophrenie zu beobachten.

PRAXISTIPP
Der Betroffene bleibt im Gespräch einsilbig. Offene Fragen scheinen ihn zu überfordern. In diesem Fall sind geschlossene Fragen, die mit „Ja" oder „Nein" beantwortet werden können, die bessere Alternative.

Gehemmtes Denken

Der Patient empfindet seinen Denkablauf als gebremst und stockend, als müsse er gegen einen Widerstand denken. Weitere Ausprägungen des gehemmten Denkstroms sind Einfallslosigkeit und inhaltliche Verarmung auf wenige Themen. Der Patient kann diese Veränderungen nicht willentlich beeinflussen. Kommt zum gehemmten Denken eine Verlangsamung des Denkens hinzu, kann dies bis zum Ausbleiben der sprachlichen Mitteilung führen.

Oliver G. München, den 20.Januar 2006

Herr S.,

das ist wirklich nicht mehr zu fassen!!!!

Ich sehe mich nun erneut ernsthaft **gezwungen** eine Stellungnahme abzugeben.
Offensichtlich rennt Ihnen der Schweiß zur Zeit nicht mehr den Kopf hinunter. Ich muss feststellen, dass Sie meine Anweisungen schwerstens missachtet haben und dass man auch sonst überhaupt nichts gemeinsam hat! Im Gegenteil!
Ich bin für Sie vielleicht schon ganz interessant, aber umgekehrt trifft das in keiner Weise zu.
Mögen tue ich Sie überhaupt nicht! Es gibt auch auch nicht einen Grund hierfür. Nicht einen!
Ganz im Gegenteil! Das Minus-Niveau der Lehrer E. und F. haben Sie bereits sogar überschritten!
Menschen wie Sie bekämpfen wir. Sie wärenjederzeit als erstklassiges Negativbeispiel anzuführen!
Wenn ich etwas sage, meine ich das auch genau so und nicht anders. Schließlich bin ich nicht der Ex-Bundeskohl.
Befolgen Sie exakt und alle meine Anweisungen in meinem bisherigen und in diesem Schreiben!!!
Wer die Suppe verschüttet hat, muss sie selbstverständlich auch wieder einlöffeln.
Ich möchte von dieser Sache nichts mehr hören und nichts mehr sehen!! Überhaupt nichts!!
Kapieren Sie das nicht? Die Lehrer E. und F. halten Sie mir besonders vom Leib! Sorgen Sie dafür dass man meinen Namen nicht weitergibt! Besonders an Universitäten! Ich finde das schon lange nicht mehr komisch. Meine Geduld mit Ihnen ist am Ende! Die Wege zur Polizei und zum Staatsanwalt kann ich mir gerade noch ein allerletztes Mal verkneifen!!! Die Aussage „mit Autonomen diskutiert man nicht, die sperrt man ein", wird mir langsam sympathisch.
Halten Sie sich doch endlich und ab dieser Sekunde an das deutsche Gesetz!!!
Oder ist das für einen Professor zu viel verlangt? Warum meinen Sie eigentlich, dass es Gesetze gibt? Halten Sie sich fern, Kleiner! Identifizieren Sie sich nicht mit mir, sondern vergessen Sie endlich meinen Namen, bevor Sie noch Schlimmeres anrichten! In zukünftigen Fällen werde ich vielleicht nicht mehr den Großzügigen spielen. Leutchen wie Sie kann man auch binnen 24 Stunden hinter Schloss und Riegel bringen lassen. Denn habe ich meine Ruhe!!! Halten Sie fern, Kleiner!

Im Zurücktreten bin ich nicht gerade groß.

O. G.

Abb. 4.2 Brief eines Studenten an den Dekan einer Universität [R401]

MERKE
Gehemmtes Denken tritt ebenfalls beim **psychoorganischen Syndrom, Bewusstseinseintrübung, Depressionen und der Schizophrenie** auf.

Umständliches Denken

Umständlich ist ein Denkvorgang, der das Nebensächliche nicht vom Wesentlichen trennt. Im Gespräch verlieren sich die Gedanken in unwichtigen Details, bleiben an ihnen hängen, ohne jedoch vom Kern des Themas ganz abzukommen. Das Gespräch wird weitschweifig oder pedantisch und kleinkrämerisch.

Umständliches Denken kann die Folge **mangelnder Abstraktion** sein oder eines Unvermögens, Nebensächliches wegzulassen, auch wenn es intellektuell als unwichtig erkannt wird.

MERKE
Diese Denkform ist gehäuft bei Patienten mit **hirnorganischen Störungen** zu beobachten.

Ein ca. 60-jähriger Patient, der vor 8 Jahren einen Hirninfarkt hatte, kommt wegen starker Schlafstörungen in die Klinik und erklärt, als er nach dem konkreten Aufnahmeanlass befragt wird: „Ja wissen Sie, das fing schon vor 18 Jahren an. Es war ein Sonntag. Ich weiß es noch genau, weil mein Schwager an diesem Tag Geburtstag hatte, er wurde 50 müssen Sie wissen … ."

Eingeengtes Denken

Einschränkung des inhaltlichen Denkumfangs. Die Patienten haften an einem oder mehreren Themen und sind auf einige wenige Ziele fixiert (Verarmung der Themen). Es fehlt der Überblick, das Einbeziehen verschiedener Gesichtspunkte ist nur sehr schwer möglich.

Im Gespräch hat der Kranke trotz eines ausreichenden Angebots Mühe, von einem Thema auf ein anderes überzugehen oder er kommt immer wieder auf sein Thema zurück. Der Patient berichtet oft von einem Nichtloskommen von bestimmten Gedanken.

4

Aus einem Gespräch mit einem depressiven Patienten
„In den schlaflosen Nächten der letzten Wochen habe ich immer über den Verfall meines Körpers grübeln müssen. Meine Gedanken kreisten ständig um dieses eine Thema. Ich kam mit meinen Gedanken auf keinen Nenner, wenn ich mit meiner Frau darüber sprach. Es ist, als ob meine Gedanken dann still stünden."

Perseveriertes Denken

Das Denken bleibt an bestimmten Vorstellungen und Gedanken haften, die im aktuellen Gesprächszusammenhang nicht mehr sinnvoll sind. Häufig werden diese mechanisch wiederholt. Es fällt immer schwerer, das Wesentliche zu erkennen und ein Gedankenziel im Auge zu behalten (Zwangsgedanken sind häufig perseverierend).

Ein Patient, der durch eine organische Hirnerkrankung psychisch verändert ist, bekommt das Abendessen serviert. Da er nicht mit dem Essen beginnt, wird ihm eine Scheibe Brot in die Hand gegeben, mit der Bitte, das Brot zu essen. Der Patient isst dieses Brot mit der mechanischen Wiederholung der Worte „Brot essen, Brot essen". Dabei kann es sein, dass er den Tee auf dem Tablett nicht wahrnimmt und sein Brot isst, ohne einen Schluck zu trinken.

Es soll an dieser Stelle ein weiteres Mal darauf hingewiesen werden, dass viele der hier beschriebenen Symptome auch im gesundpsychologischen Bereich, in abgeschwächter Form zu finden sind. Das perseverierte Denken ist beispielsweise häufig im **Einschlafstadium** zu finden, auch in sorgenvoller Zeit ist in schlaflosen Nächten ein ständiges Kreisen der Gedanken um ein Thema gut nachvollziehbar.

MERKE
Sonstiges Vorkommen: bei allen Arten von **Depressionen, organischen Psychosyndromen und Schizophrenien.** Bei letzteren sind das Haftenbleiben und stetige Zurückkehren zu einem Thema bezeichnend.

Der Patient berichtet oft von einem „Sich-Aufdrängen" von Gedanken, ohne dass eine Bearbeitung oder eine Erledigung gelingen. Weitere, von Patienten oft benutzte Ausdrucksweisen sind: Gedankenkreisen, Sinnieren, gramvolles Studieren.

Zwanghaftes Grübeln

(Zwanghaft nicht im Sinne der Neurosenlehre)

Grübeln bezeichnet ein ständiges Beschäftigen mit meist unangenehmen Gedanken (ohne zu einem Ergebnis zu kommen). Sie stehen häufig mit der aktuellen Lebenssituation im Zusammenhang und werden vom Patienten nicht als fremd erlebt. Grübeln zählt zu den Störungen beim depressiven Krankheitsbild.

Gedankenaufdrängen

Patienten berichten von automatisch ablaufendem Denken. Sie stehen unter übermäßigem Druck vieler Einfälle. Die sinnlosen, aber auch sinnvollen Gedanken überstürzen sich ziellos. Dies ist oft bei schizophrenen Patienten zu beobachten.

Ideenflucht

Die Denkgeschwindigkeit ist beschleunigt, ein Gedanke jagt den anderen, der Strom von Denkinhalten nimmt zu.

Durch die vermehrten Assoziationen wechselt das Denkziel ständig. Das Denken wird oberflächlich. Der Betroffene ist sehr leicht durch äußerliche (beispielsweise akustische) Reize ablenkbar, er gerät vom Hundertsten zum Tausendsten. Er denkt und spricht einen Satz oft nicht zu Ende.

Im Gespräch ist es meist möglich, den oberflächlichen Ideen des Patienten zu folgen. Beim zerfahren (inkohärent) denkenden Patienten ist dies nicht mehr der Fall.

Ideenflucht findet sich typischerweise beim manisch erkrankten Menschen. Er redet beinahe ununterbrochen und überrascht ständig mit neuen Einfällen, wobei er diese mit den vorhergehenden oft nur durch lockere Wortassoziationen verknüpft.

Als Beispiel, ein kurzer Ausschnitt aus einem Gespräch mit einem manisch erkrankten Menschen, der zum Essen gerufen wird:
„Ja, ich will das mal probieren, bei ihren wunderschönen **blauen Augen** *(1a). Alle* **Blauäugigkeiten** *(1a) der Menschen haben* **bestanden** *(1b), so kommt man durch jede* **Prüfung** *(1b). Die braunen sind vielleicht noch ärger, bzw. gekonnt … abgehärtet durch* **Himmelwind** *(2a) und Wetter.* **Schlingen** *(1c) wir es rein, wie die* **Schlangen** *(1c), die mein Hirn gefressen haben … na ja, die gute Macht ist über mir, kann mich immer wieder* **hilfsprechen** *(2b) … ".*
Dies ist ein Beispiel, wie ein manischer Patient sprichwörtlich vom „Hölzchen aufs Stöckchen" (1a, b, c) kommt und Neologismen einfügt (2a, b).

Vorbeireden

Obwohl durch die Situation ersichtlich ist, dass der Patient die Frage verstanden hat, beantwortet er diese (ohne Absicht) nicht, sondern sagt etwas ganz anderes.

Auf die Frage „Wer hat Sie in die Klinik begleitet?" antwortet der Patient: „Ja, früher war ich verheiratet."

Gedankensperrung, Gedankenabreißen

Diese Begriffe beschreiben den Abbruch eines flüssigen Gedankens ohne von außen erkennbaren Grund. Der Patient stockt plötzlich mitten im Satz, schweigt, „verliert den Faden" und greift das Gespräch unter Umständen mit einem ganz anderen Thema wieder auf. Die Unterbrechung spielt sich bei klarem Bewusstsein ab.

Aus einem Gespräch mit einem schizophrenen Patienten:
„Ich empfinde das mit dem Denken am schlimmsten, ich komme damit überhaupt nicht mehr zurecht. Alle meine Gedanken drehen sich im Kreis, brechen plötzlich ab, um wieder von vorne zu beginnen. Ich kann meine Gedanken nicht mehr richtig greifen. Manchmal habe ich das Gefühl, überhaupt keine Gedanken und kein Gedächtnis zu haben und kann mich auf nichts mehr konzentrieren".

Inkohärentes (zerfahrenes) Denken

Das Denken (und somit auch das Sprechen) hat keinen logischen oder gefühlsmäßig nachvollziehbaren Zusammenhang. Es ist zerrissen bis in einzelne, scheinbar zufällig durcheinandergewürfelte Sätze, Satzgruppen und Gedankenbruchstücke (dissoziiertes Denken, Sprachzerfall). Es sind verschiedene Formen bekannt:

- Leichte Form (Paralogik): Der Satzbau ist zum Teil noch erhalten.
- Schwere Form (Paragrammatismus): Der Satzbau ist zerstört.
- Unverständliches, sinnleeres Wort- und Silbengemisch (Schizophasie)

Weitere Merkmale sind **Wortkontaminationen** (Wortverschmelzungen), Zusammenziehen (Verdichtung) von mehreren, nicht unbedingt widersprüchlicher Ideen.

Neologismen

Neue, in der Sprache nicht vorkommende Wörter, die häufig aus anderen Wörtern zusammengezogen oder gebildet werden. Die **neuen Worte** haben für den Erfinder eine Bedeutung. Neologismen sind auch bei **Kindern** oder im **Traum** beobachtbar.

Unter psychisch Kranken fallen Schizophrene durch Wortneubildungen auf.
Beispiel 1: „Das ist ein Wildschweinengel."
Beispiel 2: „Der Berthold. Das ist auch so einer vom schizophrenen Arschtreterkabinett."

MERKE
Bei größerer Häufung von Neologismen kommt es zum Wortsalat.

4.4.5 Umgang bei formalen Denkstörungen

Mögliche Probleme

- Ungenügende Integration ins Stationsleben
- Gedächtnisdefizite
- Erhöhte Ablenkbarkeit
- Kommunikationsdefizite
- Rückzug
- Gebrauch von Worten, die sinnlos oder zusammenhangslos sind
- Gebrauch von symbolhaften Worten, deren Bedeutung nur schwer bis gar nicht zu erfassen ist
- Unfähigkeit, eine Tagesstruktur einzuhalten

Umgang

Bei vielen Patienten, die an Denkstörungen leiden, ist das Gespräch erschwert. Durch Begriffsverschiebungen und Neologismen kann es zu erheblichen Missverständnissen kommen.

PRAXISTIPP

Hilfreich ist eine **Festlegung von Gesprächsregeln** vor einem Gespräch. Bei bekannter Weitschweifigkeit darf z. B. unterbrochen werden, ohne dass der Eindruck von Unhöflichkeit entstehen kann. Außerdem sind wesentlich:

- Dauer des Gesprächs
- Mit geschlossenen Fragen arbeiten
- Mit offenen Fragen arbeiten und dabei längere, eigene Pausen in Kauf nehmen

Beruhigende Gespräche und Ablenkung können auch hier sehr wirkungsvoll sein. Dabei ist zu beachten, dass, abhängig von der Denkstörung, lange Gespräche für den Betroffenen eine Qual sein können (z. B. bei gehemmtem oder verlangsamtem Denken).

Bei **Zwangsideen und -gedanken** entlastet den Patienten schon eine kleine Ablenkung. Beispielsweise kann auch ein Hobby von früher in der aktuellen Situation für Entspannung sorgen.

Eine weitere Möglichkeit ist die Integration des Kranken in den Stationsablauf. Sinnvolle Arbeiten in der Küche bringen ihn vielleicht auf andere Gedanken. Dies gilt auch für Patienten, die dauernd grübeln oder deren Denken perseveriert ist.

Menschen mit **gehemmtem oder verlangsamtem Denken** brauchen Hilfe, damit sie ihre Gedanken zu Ende führen können. Das Gespräch mit ihnen sollte in Ruhe geführt werden, damit sie sich nicht gehetzt fühlen, da dies das Krankheitsempfinden verstärkt.

Verlieren sich die Patienten **weitschweifig** und umständlich in Einzelheiten, ist es angebracht, sie zu unterbrechen und behutsam zum Thema zurückzuführen.

Ist das Denken nur auf wenige Themen fixiert, kann man versuchen, das eingeschränkte Blickfeld des Kranken zu erweitern. Hier hilft beispielsweise, aus der Zeitung vorzulesen und dann über das Gelesene zu diskutieren.

Leidet der Patient unter **Ideenflucht,** ist eine sinnvolle Unterhaltung besonders schwierig und klare Absprachen zum Gesprächsverlauf werden unbedingt erforderlich. Beispielsweise wird festgelegt, über welche Themen gesprochen werden soll oder welche Zeit zur Verfügung steht.

Bei **inkohärentem** (zerfahrenem) Denken ist ein adäquates Gespräch kaum möglich. Manchmal muss man damit warten, bis die akute Phase abgeschlossen ist.

PRAXISTIPP

In Zeiten, in denen es kaum oder gar nicht möglich ist, eine gelungene Kommunikation zu führen, müssen andere Wege gefunden werden, um einem Patienten zu zeigen, dass er angenommen ist. Da kann eine freundliche Geste sehr hilfreich sein. Darüber hinaus hat es sich bewährt, bei Patienten mit schweren Denkstörungen nicht zu viele Entscheidungsmöglichkeiten in den Raum zu stellen, da dies den Betroffenen oft überfordert. Besser kann in diesem Fall ein direktiverer Umgang mit dem Patienten sein.

4.5 Sinnestäuschungen und Wahrnehmungsveränderungen

4.5.1 Sinnestauschungen

Die Sinnesorgane nehmen Reize auf, worauf ein Sinneseindruck folgt. Viele Eindrücke ergeben zusammen die Sinnesempfindungen. Diese wiederum werden unter Einbeziehen von Erfahrungen und Erlerntem sinnvoll strukturiert und verstanden. Hierdurch wird die lebensnotwendige Anpassung an die Umgebung erst möglich.

Halluzinationen

Halluzinationen sind wahrgenommene **Sinnestäuschungen ohne Objekt,** also eine Wahrnehmung ohne entsprechenden Sinnesreiz von außen.

Dies ist der Unterschied zur **Illusion,** die an wirkliche Wahrnehmungen aus der Umwelt anknüpft und sie fehlerhaft interpretiert. So werden die Bäume (reales Objekt) im „Erlkönig“ vom Kind im Fieberwahn als bedrohliche Gestalten fehlgedeutet.

Halluzinationen werden gesehen, gehört, gerochen, geschmeckt oder im oder am Körper gespürt.

Optische Halluzinationen

Sie kommen häufig bei organisch begründeten Psychosen vor, selten bei Schizophrenien. Optische Halluzinationen werden in Form von Lichtern, Farben, Blitzen und Figuren, Szenen und mehr oder weniger deutlichen Gestalten erlebt.

Im Delir sind szenenhafte Abläufe, manchmal mit kleinen Tieren, zu beobachten. Häufig hängen optische Halluzinationen auch mit einer Bewusstseinstrübung zusammen, beispielsweise bei neurologischen Erkrankungen, wie Hirntumor, eitriger Meningitis und Hirnkontusion. Bekannt sind optische Halluzinationen auch nach Einnahme bestimmter Drogen (Halluzinogene, z. B. LSD). Bei starken Depressionen mit Versündigungsgefühlen erscheinen manchmal „Figuren aus dem Schattenreich“ oder vorbeihuschende Teufelsfratzen. Typisch für bestimmte Arten von zerebralen Anfällen ist die szenische Vision.

Akustische Halluzinationen

Akustische Halluzinationen sind die wohl häufigsten Formen des Halluzinierens und werden vielfach bei der Schizophrenie beobachtet. Die akustische Täuschung erstreckt sich auf Lärm und Geräusche (sog. Akoasmen, wie Klirren, Knallen, Zischen) oder es werden Laute, Worte, Sätze, Geflüster und Stimmen gehört. Bei einer Besserung der Grunderkrankung treten diese Symptome in den Hintergrund und werden nur noch als Gemurmel wahrgenommen. Der Patient lokalisiert die Herkunft des Gehörten dabei innerhalb oder außerhalb seines Körpers.

Der akustisch halluzinierende Mensch kennt oftmals den oder die Sprecher. Die Stimmen, die er hört, können direkt zu ihm sprechen, seine Gedanken und Gefühle mit Bemerkungen kommentieren (kommentierende Stimmen) oder Aufträge und Befehle (imperative Stimmen) erteilen. Bei den Dialogstimmen unterhalten sich die Stimmen im Wechsel über etwas, häufig über den Patienten selbst („Sieh, wie er daliegt.“ „Ja, er ist ein fauler Sack“). Es kommt auch vor, dass sich der Betroffene mit den Stimmen unterhalten kann.

Diese für den Schizophrenen so charakteristische Form des Stimmenhörens hat einen fließenden Übergang zum Symptom der Gedankeneingebung (➤ Kap. 4.6).

Der Inhalt des Gehörten ist stark von der Stimmung des Patienten abhängig. Der Depressive hört meist Vorwürfe, Beschimpfungen und Bedrohliches. Bei anderen Patienten machen sich die Stimmen über sie lustig. Bei der klassischen Alkoholhalluzinose beschimpfen sie den Betroffenen häufig („Du alter Saufkopf“, „Du versoffenes Schwein“).

Geruchs- und Geschmackshalluzinationen

Geruchs- (olfaktorisch) und Geschmacksempfindungen sind nahe verwandt, daher treten Halluzinationen dieser Sinne oft gemeinsam auf oder gehen ineinander über. Es werden vor allem Gifte und Gase gerochen. Der stark depressive Patient kann das Gefühl haben, dass Leichen- oder Fäulnisgeruch von ihm ausgeht.

Diese Halluzinationen kommen auch bei Tumorpatienten, bei Wahnkranken mit Vergiftungsideen, Schizophrenien oder in der Aura epileptischer Anfälle vor.

Leibhalluzinationen

Bei den Leibhalluzinationen sind zahlreiche Variationen beschrieben. Patienten berichten von dem Gefühl, versteinert oder vertrocknet, innerlich leer, hohl oder aus Metall zu sein. Ströme und Strahlen fließen und bewegen sich ziehend durch ihren Körper. Häufig werden bei den Beschreibungen Wortneubildungen (Neologismen) geschaffen.

4

Leibhalluzinationen betreffen oft die Geschlechtsorgane („Samen wurde abgezogen", „in der Nacht hat sich ein Mann zu mir ins Bett gelegt, er ist in mich eingedrungen und hat meinen Samen vergiftet").

Fühlt der Patient Leibentstellungen, so glaubt er, dass sein Körper wächst, sich verzerrt, dicker oder schwerer wird, die Form und Größe verändert.

Bei der Depression erscheinen die leiblichen Erlebnisse als eine Art Bestätigung für die schlechte vitale Verfassung.

Von den Leibhalluzinationen besteht ein fließender Übergang zu den taktilen Halluzinationen.

Taktile Halluzinationen

Taktile Halluzinationen werden auch als **haptisch** bezeichnet. Diese Berührungshalluzinationen sind von den anderen Leibhalluzinationen nur schwer abzugrenzen. Das Gefühl von Brennen, Stechen, Zerschneiden, Bohren, Krabbeln (Dermatozoenwahn ➤ Kap. 4.4.2), Anpusten, von Hitze und Kälte (thermische Halluzinationen) wird mit oder auch ohne Schmerzen empfunden.

MERKE

Viele Halluzinationen haben den Charakter des „Gemachten", beispielsweise elektrisiert, bestrahlt oder sexuell berührt worden zu sein.

4.5.2 Wahrnehmungsveränderungen

Die Wahrnehmungsveränderungen, die auch beim psychisch und physisch Gesunden zu beobachten sind, betreffen die Intensitäts- und Qualitätsverschiebung der Sinneswahrnehmung. Neben den unten aufgeführten, typischen Krankheitsbildern spielen Wahrnehmungsveränderungen in der Frühdiagnostik psychotischer Erkrankungen eine wichtige Rolle. Auch bei dissoziativ verändertem Erleben kommt es zu diesen Erscheinungen.

Verschwommensehen

Diese veränderte Wahrnehmung ist möglich bei Übermüdung, übermäßigem Genuss von Alkohol oder als Nebenwirkung von Medikamenten und Rauschmitteln.

Farbigsehen

Das Farbigsehen beschreibt eine veränderte Farbwahrnehmung. Es wird besonders häufig nach der Einnahme von LSD, Meskalin und Haschisch beobachtet. Gelb sehen ist die Folge einer Digitalisüberdosierung.

Akustische Wahrnehmungsveränderungen

Manche Medikamente, wie Chinidin oder Digitalisglykoside, führen oft zu „Leisehören", häufig in Verbindung mit optischen Störungen wie Flimmern, Farb- und Schneeflockensehen.

Mikropsie und Makropsie

Hierbei handelt es sich um das **Kleinersehen** (Mikropsie) oder **Größersehen** (Makropsie) von Gegenständen. Außer bei psychischen Störungen ist es auch bei Akkommodationskrämpfen, Hysterien und Epilepsien, Tumoren, Netzhautablösungen und -entzündungen zu beobachten.

Metamorphopsie

Die Metamorphopsie ist eine Störung, bei der Form und Farbe eines Gegenstands verzerrt wahrgenommen werden. Das Verzerrtsehen tritt bei Netzhauterkrankungen und fraglich bei Psychosen auf.

4.5.3 Umgang bei Sinnestäuschungen und Wahrnehmungsveränderungen

Mögliche Probleme

- Gestörte Kommunikation: Der Betroffene hört mitten im Satz auf zu sprechen.
- Unangemessene Reaktionen
- Wechselhafte Stimmung ohne erkennbaren Grund
- Rückzug

- Misstrauen
- Entscheidungsunfähigkeit
- Unrealistische Wahrnehmung der Umgebung

Umgang

Bedingt durch die unterschiedliche Symptomatik unterscheidet sich auch der Umgang. Wichtig ist wie immer, dass der Betroffene ernst genommen wird und spürt, dass er angenommen ist.

Als erstes ist zu eruieren, wie der Betroffene seine Umwelt wahrnimmt, wie er sie erlebt und was er fühlt. Da er unter Umständen Sinnestäuschungen und Wahrnehmungsveränderungen verheimlicht, ist ein Befund oft nur durch sorgfältige Verhaltensbeobachtung zu erheben. Beispielsweise sollte ein Betroffener, der sich in seinem Zimmer unwohl fühlt, weil er dort hässliche Fratzen an der Wand sieht, in einen anderen Raum verlegt werden, wenn es ihm dort besser geht.

PRAXISTIPP

Jedoch ist ein ständiges Verlegen von Zimmer zu Zimmer auf Dauer keine Lösung.

Hört ein Betroffener Stimmen, die ihm befehlen, sich umzubringen, fühlt er sich vielleicht in der Nähe von Stationspersonal sicherer. Auch bei ängstlichen Patienten empfiehlt es sich, diese in ein Zimmer in der Nähe des Personalaufenthaltsraums zu legen.

Manchmal reicht es aus, das Licht im Zimmer brennen zu lassen. Vereinzelt finden Betroffene selbst Möglichkeiten, mit ihren Halluzinationen umzugehen. So kann ein laut gestellter Walkman eine ständig quälende Stimme unterdrücken. Es ist ebenso denkbar, dass ein Regenschirm vor empfundenen „Strahlen" schützt.

Bei solchen quälenden Halluzinationen werden i.d.R. Medikamente zur Unterdrückung dieser Phänomene angeordnet. Die meisten Patienten verlangen selbst danach, um Erleichterung zu bekommen. Beruhigende Gespräche sind nicht nur eine gute Ergänzung zur medikamentösen Behandlung, hin und wieder sind sie auch eine gleichwertige Alternative. Die Aufmerksamkeit auf andere Dinge zu konzentrieren kann ebenfalls sehr wirkungsvoll sein. Dabei ist darauf zu achten, dass nicht betroffene Sinnesbereiche gefördert werden. Fernsehen kann für einen Patienten mit optischen Halluzinationen evtl. nicht sinnvoll sein. Überflutung mit Sinnesreizen, wie Lärm oder Gerüchen, kann sich negativ auswirken. Ruhige, abgeschirmte Bereiche sind daher für Betroffene besonders wichtig.

Ist die Wahrnehmung stark verlangsamt (z.B. beim dementiellen Syndrom), benötigt der Patient für alltägliche Dinge, wie Waschen oder Essen, mehr Zeit.

Bei Geschmackshalluzinationen schmeckt oft alles bitter, wodurch zusätzlich das Gefühl entstehen kann, vergiftet zu werden. Hier kann man gut Obst anbieten oder eine Flasche Sondenkost vor den Augen des Betroffenen öffnen. Individuelle Bedürfnisse des Betroffenen können sein: „Nur Gemüse oder nur die Suppe essen".

Bei ausreichender Flüssigkeitsbilanz kann ein Fasten über mehrere Tage toleriert werden. Zwangshandlungen können hier nur das Vertrauensverhältnis schädigen.

MERKE

Halluzinationen dürfen nicht ignoriert werden, sondern sind ernst zu nehmen!

Der Patient fühlt sich von ihnen stark beeinträchtigt und es wäre sinnlos, sie ihm ausreden zu wollen. Wie beim Wahn hat dies kaum Erfolg.

Sinnestäuschungen kommen bei jedem Menschen hin und wieder vor. Jeder, der schon einmal sehr übermüdet war, weiß von Schatten, verkannten Schildern oder anderen Sinnestäuschungen zu berichten.

Beim Gespräch mit Patienten, die von Sinnestäuschungen oder Wahrnehmungsveränderungen gequält werden, sind solche Erinnerungen an eigene Erlebnisse dieser Art sehr hilfreich.

4.6 Ich-Störungen

Unter Ich-Störungen versteht man laut dem Psychiater und Philosophen Karl Jaspers Störungen des Einheitserlebens im Augenblick und der Identität im Zeitverlauf. Die Grenze zwischen dem Ich und der Umwelt ist durchlässig geworden, die Ich-Haftigkeit des Erlebten verschwimmt.

Ich-Störungen gehören bei schizophrenen Patienten zu den Veränderungen des „Ich-Erlebens". Sie schildern den Entzug eigener oder die Eingebung fremder Gedanken und andere Beeinflussungen des Fühlens, Wollens und Denkens sowie ein Hypnosegefühl.

Die Ich-Störungen schizophrener Patienten werden auch als **Störung der Meinhaftigkeit** (Integrität des Ich) bezeichnet. Der Schizophrene bringt das Erlebte und Empfundene mit einer Beeinflussung von außen in Zusammenhang. Das eigene (meinhaftige) Erleben, also die seelischen Vorgänge und Zustände, werden scheinbar von außen oder von anderen gemacht, gelenkt und beeinflusst.

MERKE

Störungen der Meinhaftigkeit gehören zu den **Hauptsymptomen der Schizophrenie.** Sie sind häufig schon im Anfangsstadium der Erkrankung zu beobachten.

Ähnliche Symptome werden von Gesunden in seelisch sehr belastenden Situationen (Ermüdung, Erschöpfung) oder während einer psychoanalytischen Therapie beschrieben.

Bei folgenden Krankheitsbildern treten Ich-Störungen auf:

- Schizophrenien
- Neurotische Depressionen
- Zwangsneurosen
- Phobien
- Narzisstische und Borderline-Persönlichkeiten
- Depressionen
- Organische Psychosen

Manche Ich-Störungen sind sehr unspezifisch, haben den Charakter des „Irgendwie-Veränderten" und der Unwirklichkeit. Der Patient hat das Gefühl, dem eigenen Ich oder der Umwelt beziehungslos gegenüberzustehen. Einzelne Körperteile scheinen nicht vertraut. Die Meinhaftigkeit bleibt weitgehend erhalten.

Diese Patienten beschreiben typischerweise Gefühle der Depersonalisation, Derealisation und Entfremdung.

Entfremdungserleben

Zum besseren Verständnis ein Beispiel aus dem Alltag:

Ein ganz gewöhnlicher Morgen. Frau M. steht auf, geht ins Bad und richtet sich wie jeden Morgen. Aber trotzdem erscheint ihr alles anders und fremd. Es ist viel dunkler als sonst, auch beim Nachbarn brennt noch kein Licht. Auf dem Weg zur Arbeit begegnen ihr deutlich weniger Autos als gewöhnlich.

Im Betrieb ist es seltsam ruhig, es herrscht nicht die gleiche Betriebsamkeit wie sonst. Frau M. glaubt, dass sie etwas spät dran ist, und beeilt sich, in die Frühbesprechung zu kommen. Ungewohnterweise findet sie den Konferenzraum leer vor, denn sonst sind immer schon einige Kollegen vor ihr da.

Sie hat das Gefühl, „im falschen Film" zu sitzen.

Einige Zeit später, als die ersten Kollegen kommen und ihre Verwunderung aussprechen, da Frau M. noch nie die Erste gewesen sei, klärt sich durch einen Vergleich der Uhren alles auf. Der Spuk hat ein Ende.

Frau M. hatte in der vergangenen Nacht keinen Schlaf gefunden und zudem ging unbemerkt der Wecker eine halbe Stunde vor. Kein Wunder, dass ihr dieser Morgen anders als gewohnt vorgekommen war.

Patienten, die Entfremdungserleben beschreiben, ergeht es häufig wie Frau M. Allerdings löst sich ihre Verunsicherung nicht auf. Die Betroffenen sind mit ihrer veränderten Wahrnehmung der Umwelt allein, sie können dafür keine Erklärung finden.

Derealisation

Die Umgebung erscheint unwirklich, fremdartig, unter Umständen auch räumlich verfälscht. Die vertraute Umgebung wirkt sonderbar und verändert.

MERKE

Derealisationen sind Symptome **organischer Psychosen,** sie kommen auch bei **Schizophrenie, dissoziativem Erleben, Übermüdung,** hohem **Stress** sowie neurotisch gefärbten und anderen **Depressionen** vor. Sie sind meist mit Depersonalisationen vergesellschaftet.

Depersonalisation

Depersonalisationen sind Störungen im Einheitserleben einer Person. Die Entfremdung kann sich auf einen Augenblick beschränken oder auf die Identität in der Lebenszeit beziehen. Die häufigste Form der Depersonalisation ist das Gefühl, sich selbst fern zu sein. Der Betroffene beobachtet an sich eine persönliche Veränderung. Er erlebt sich selbst entfremdet, unvertraut, unlebendig oder unwirklich.

Betrachtet man das Ich und seine Welt als Einheit, dann lässt sich die Beziehung zwischen Depersonalisation und Derealisation erkennen. Je weniger ein Mensch sich selbst erfährt, desto weniger vertraut ist ihm seine Umwelt.

In der folgenden Schilderung eines Patienten ist die enge Verbindung von Derealisation und Depersonalisierung sichtbar.

„Ich bin nur mehr ein Schatten (Depersonalisation), *alle meine Kollegen bei der Arbeit übersehen mich. Ich kann mich auch nicht mehr spüren, mein Körper ist ohne Empfindung. Alles um mich herum ist verschwommen, wie im Nebel und weit weg, wie in die Ferne gerückt* (Derealisation).*"*

Gedankenausbreitung

Die Betroffenen sprechen auch von Gedankenlautwerden. Ihre Gedanken sind verändert, sodass sie von anderen mitgehört werden können. Im Gespräch verhalten sich diese Patienten oft rätselhaft, als ob sie mit ihrem Gesprächspartner ein Geheimnis hätten. Auf Fragen reagieren sie mit einem mehrdeutigen Lächeln. Werden sie auf die Bedeutung des Lächelns angesprochen, antworten sie oft: „Sie wissen schon!"

MERKE

Gedankenlautwerden: ein Hauptsymptom der **Schizophrenie.**

Das wahnhafte Gedankenlautwerden ist vom halluzinatorischen Gedankenlautwerden abzugrenzen. Empfindet der Kranke Gedankenlautwerden, dann ist er sich bewusst, dass die Stimmen seine Gedanken und Wahrnehmungen darstellen oder zumindest mit seinem Denken in Zusammenhang stehen.

Gedankenlesen

Der Patient klagt, dass ihm seine Gedanken nicht mehr allein gehören. Andere haben Anteil an seinen Gedanken, sie können sie lesen, als stünden sie in einem Buch.

„Alle Menschen um mich herum merken, wenn ich schlecht über sie denke. Sie wissen alles, was in meinem Kopf vorgeht."

Gedankenentzug

Ein flüssiger Gedankengang reißt mitten im Satz ab **(Gedankenabreißen).** Patienten berichten häufig von der Unfähigkeit, einen Gedanken zu Ende zu denken. Diese Denkstörung wird als sehr quälend und als von außen gemacht empfunden.

Schizophrene Menschen finden für das Abreißen der Gedanken oft eine wahnhafte Erklärung. Die Betroffenen sprechen davon, dass ihnen jemand (eine Kraft oder Macht) Gedanken wegnehmen oder entziehen will (Gedankenentzug).

Gedankeneingebung

Bei diesem Phänomen glaubt der Patient, dass seine Gedanken und Vorstellungen von außen gemacht, aufgedrängt, gelenkt, gesteuert oder eingegeben werden. Er ist nicht mehr Herr seiner Gedanken.

„Meine Frau gibt mir bereits seit einem halben Jahr Gedanken in den Kopf. Sie macht das mithilfe von Hypnose, es sind gar nicht meine Gedanken."

Andere Erlebnisse der Fremdbeeinflussung

Beeinflussung durch fremde Kräfte ist auch in den Bereichen des Fühlens, Strebens, Wollens und Handelns möglich.

Patienten berichten, sie müssen etwas Bestimmtes sprechen oder etwas in einer vorgeschriebenen Weise vortragen. Andere „müssen" schreien, brüllen oder auf eine von außen festgelegte Art handeln, beispielsweise jemanden angreifen oder toben.

Typische Äußerungen sind: *„Der da schreit, das ist ein anderer, das bin nicht ich. Meine Sprechmuskeln werden bestrahlt und dann schreien die Stimmen aus mir heraus."*

Menschen, die unter Ich-Störungen leiden, versuchen, eine Erklärung für ihre Erfahrungen zu finden. Dabei werden existente äußere Einflüsse herangezogen, die diese Veränderungen bewirken.

Eine sehr umfangreiche Abhandlung dieses Themas ist in Christian Scharfetters Buch „Allgemeine Psychopathologie" zu finden. 6. Auflage 2010.

4.6.1 Umgang bei Ich-Störungen

Mögliche Probleme

- Eingeschränkte Kommunikations- und Kontaktfähigkeit
- Kennzeichen unzureichender Klarheit von Denken und Handeln
- Ängstliches/selbstunsicheres Verhalten
- Mangelndes Vertrauen in die Behandlung und den Behandler
- Misstrauen

Umgang

Betroffene, die unter Gedankenausbreitung oder Gedankenentzug leiden, sind innerlich oft angespannt, sogar wütend. Ihr Ärger wird durch Fragen, von denen sie glauben, dass die Antworten schon bekannt sind, noch mehr provoziert. Das Aufnahmegespräch sollte daher so kurz wie möglich sein.

PRAXISTIPP

Im Gespräch mit Betroffenen wird ganz häufig eine Ratlosigkeit wahrgenommen. Spürt man eine eher feindselige Haltung, so hat dies oft den Grund, dass der Betroffene seine Defizite beim Denken erkennt und hierfür sein Gegenüber verantwortlich macht.

Unwirkliches und fremdartiges Erleben (Derealisation) löst oft Angst aus. Eine ruhige Atmosphäre und ein guter Gesprächskontakt wirken beruhigend.

Ablenkende Gespräche und Tätigkeiten verschaffen vorübergehend Entlastung. Manchen Patienten hilft gerade bei Ich-Störungen die Erklärung weiter, dass es sich um bekannte Symptome handelt, die auftreten, wenn man ein seelisches Problem (Erkrankung) hat.

Bewährt haben sich Themen, die die Lebensgeschichte des Betroffenen nicht berühren. Empfehlen kann man auch die Teilnahme an niederschwelligen therapeutischen Gruppen, wie die Euthymie. Eine weitere wichtige Maßnahme ist das Sicherstellen von ausreichenden Erholungsphasen und Schlaf.

PRAXISTIPP

Es ist wichtig, den Patienten ernst zu nehmen, ihm aber auch deutlich zu machen, dass man seine Gedanken nicht nachvollziehen kann, ohne ihm beweisen zu wollen, dass sein Erleben falsch ist (Konsens im Dissens).

4.7 Störungen der Affektivität

Der Begriff Affektivität oder auch Emotionalität umfasst den Komplex des **Gefühls-, Gemüts- und Stimmungslebens.**

Affekt steht für eine psychisch-reaktiv ausgelöste, akute und intensive Gefühlsregung, z. B. Wut, Ärger, Angst oder Freude.

Affektivität wirkt sich auch auf andere Funktionen aus, z. B. auf die Erinnerung und das Denken. Sie ist mit dem Antrieb eng verbunden.

Der Begriff „Stimmung" beschreibt einen länger anhaltenden Gefühlszustand, beispielsweise eine Traurigkeit, die Denken und Handeln bestimmt.

Die Lebensgrundstimmung bezeichnet das durchschnittliche psychische Allgemeinbefinden einer Person. Sie ist bei jedem Menschen unterschiedlich und Schwankungen unterworfen. Sie kann gehoben, depressiv, ängstlich sein, dauerhaft oder vorübergehend.

Die einzelnen Affektstörungen lassen sich den drei folgenden Gruppen zuordnen:

- **Quantitative Störungen:** Sie lassen sich in zwei Gruppen teilen: Die eine zeichnet sich durch ein **Übermaß an Gefühlen** (Übersensibilität) aus, das sich in einem affektiven Überschießen manifestiert, z. B. in der Pubertät, im Klimakterium oder bei einigen Formen der Persönlichkeitsstörungen. Die zweite Gruppe, **affektive Verödung,** äußert sich in verminderten Empfindungen.
- **Qualitative Störungen:** Hierzu zählen solche, die die Gefühlslage verändern, beispielsweise Zustände abnormer Lust oder Unlust, wie sie beim manischen oder depressiven Syndrom zu beobachten sind.

- **Regulationsstörungen:** Dies ist die Unfähigkeit, einzelne Affektlagen abzustimmen und beizubehalten. Dazu gehören **wechselnde Affektivität,** gewissermaßen das Umkippen der Gefühlslage („himmelhoch jauchzend, zu Tode betrübt") und die **Affektinkontinenz,** das übermäßig starke affektive Entladen (Unbeherrschtheit).

Inadäquater Affekt (oder Parathymie, Gefühlsverkehrung)

Ein inadäquater Affekt ist eine Gefühlsregung, die nicht der aktuellen Situation entspricht. Situation und Stimmungslage können absolut gegensätzlich sein. Beispielhaft dafür ist eine Person, die bei einer Beerdigung plötzlich laut schallend lacht (nicht aus Verlegenheit!).

Diese Spaltung ist häufig bei schizophrenen Patienten zu beobachten.

Ihre Gefühlsäußerungen wirken bisweilen fremdartig, manchmal geradezu gefühllos.

Affektive Verarmung

Die affektive Verarmung, auch als **Gemütsverödung** oder **Athymie** bezeichnet, ist eine affektive Starre, die Unfähigkeit, Gefühle zu zeigen und emotional zu reagieren. Diese Form findet sich häufig bei Hirnerkrankungen, im Verlauf schizophrener Prozesse oder bei schizophrenen Residualzuständen. Deutlich wird die Gemütsverödung bei Situationen, in denen normalerweise mit einer starken emotionalen Reaktion zu rechnen ist, wie bei ungerechtfertigtem Schimpfen, Beleidigen oder einem Todesfall in der Familie.

Patienten beschreiben die affektive Verarmung als ein „Erstarren, Absterben oder eine große innere Leere".

Affektinkontinenz

Affektinkontinenz bezeichnet einen Zustand, in dem Gefühlsregungen nur schlecht beherrscht werden können. Bereits bei geringem Anlass können Freude oder Zorn ein extremes Ausmaß annehmen.

Affektinkontinenz ist ein typisches Symptom des hirnorganischen Psychosyndroms. Diese Affektstörung ist bei den symptomatischen Psychosen und den organischen Wesensänderungen zu beobachten.

Nicht Herr seiner Gefühle zu sein, ist für den Patienten oft peinlich. Er schämt sich für seine Gefühlsausbrüche. Im täglichen Umgang werden Personen mit dieser Störung häufig als belastend empfunden und von ihren Mitmenschen gemieden.

Affektlabilität

Die Affektlabilität ist wie die Affektinkontinenz eine **Regulationsstörung.** Hier liegt ein rascher und überschießender Stimmungswechsel schon bei geringfügigen Anlässen vor. Der Betroffene ist einem raschen Wechsel seiner Stimmungen unterworfen.

Ratlosigkeit

Patienten erscheinen verwundert, hilflos. Sie finden sich in ihrer Umgebung nicht zurecht, der Blick in die Zukunft liegt im Nebel und das, was mit ihm geschieht, erscheint unverständlich.

Gefühl der Gefühllosigkeit

Das Gefühl der Gefühllosigkeit kann bei starken depressiven Zuständen erfragt werden. Es wird beschrieben als ein Verlust affektiven Erlebens und als erlebte Gefühlslosigkeit, eine innere Leere oder Gefühlsverödung.

Hoffnungslosigkeit

Es handelt sich um ein als quälend erlebtes Gefühl über alle Bereiche des Lebens. Es entsteht eine pessimistische Grundstimmung mit fehlender Zukunftsorientierung (Schwarz-Sehen).

Dysphorie

Betroffene fühlen sich von ihren Freunden verlassen, weshalb sie oft missmutig verstimmt sich.

Die Patienten werden als übellaunig, mürrisch und immer unzufrieden erlebt. Gespräche sind dadurch oft erschwert.

Innere Unruhe

Der Betroffene verspürt eine innere Spannung/ Nervosität. Patienten können sich im Gespräch kaum auf das Thema konzentrieren.

Euphorie

Der Begriff umfasst Stimmungen wie Sorglosigkeit, Optimismus und subjektives Wohlbefinden, bei nicht entsprechendem Zustand. Die Euphorie tritt bei der senilen Demenz, Multipler Sklerose, organischen Wesensänderungen, Tuberkulose und Intoxikationen (z. B. Alkohol, Morphin) auf.

Euphorie beschreibt in der Umgangssprache die gehobene Stimmung beim Gesunden.

Affekthandlungen

Damit sind Handlungen beschrieben, die durch **unkontrollierte Gefühlsregungen** gesteuert sind. Meist handelt es sich um eine Kurzschlusshandlung. Als Folge kann der Betreffende beispielsweise Mobiliar zertrümmern oder einen Selbsttötungsversuch begehen. Nach dem Ende des Affekts kann sich die Person meist gut davon distanzieren.

Auch Kinder, deren Fähigkeit diese Affekte zu dämpfen und zu beherrschen noch nicht ausgereift ist, reagieren explosibel.

Resultiert aus einer **„Handlung im Affekt"** ein strafrechtlicher Tatbestand (beispielsweise Sachbeschädigung oder Körperverletzung), zählt sie rechtlich zu der Gruppe der „tief greifenden Bewusstseinsstörungen" (➤ Kap. 2.5.3).

Der Gesetzgeber unterscheidet die Handlung „im schweren Affekt" (tief greifende Bewusstseinsstörung, §20 StGB) und „die im leichten Affekt" (§21 StGB). Ausschlaggebend für das Strafmaß ist die Einsichtigkeit des Täters. Kann er den Straftatbestand nicht oder nur teilweise einsehen, ergibt sich daraus eine Milderung der Strafe (§49 StGB).

Autismus

Die folgende Erklärung bezieht sich auf den schizophrenen Autismus, jedoch nicht auf die frühkindliche Form.

Von der Außenwelt völlig abgeschlossen, zieht sich der schizophrene Autist ganz in sich selbst zurück, wobei ein Kontakt zu ihm häufig unmöglich ist. Er ist völlig in die Welt seines Wahnsystems eingebunden. Nicht selten erscheint er zufrieden, als ob er die reale Welt nicht benötige.

4.7.1 Umgang bei Störungen der Affektivität

Mögliche Probleme

- Unfähigkeit, auf Situationen adäquat zu reagieren
- Verminderte Reaktion auf Außenreize
- Eingeschränkte Kontaktfähigkeit und Rückzug
- Ungenügende Integration ins Stationsleben
- Gestörte Kommunikation

Umgang

Affektstörungen lassen sich medikamentös nur schwer beeinflussen. Das scheinbar unmögliche Verhalten der Patienten muss als Störung erkannt werden. Dabei ist es hilfreich, zu wissen, ob die Stimmungslage des Betroffenen mit den affektiven Reaktionen (z. B. Mimik) übereinstimmt.

PRAXISTIPP

Ein Betroffener lacht bei der Visite über die Lebenstragödie eines Mitpatienten.
In einem ersten Schritt sollte der Betroffene aus der Situation gebracht werden. Beim späteren Aufgreifen der Situation ist es wahrscheinlich, dass ihm die missliche Lage des Mitpatienten durchaus bewusst war, er dennoch aus unerklärlichen Gründen das Lachen nicht unterdrücken konnte.

MERKE

Dem Mitpatienten, über den gelacht wurde, muss eine solche, oft bizarr wirkende Reaktion erklärt werden.

Hebephrene Menschen (jugendliche Form der Schizophrenie) verhalten sich oft „läppisch". Nicht selten wirken sie albern und pubertär. An Hebephrenie Erkrankte benötigen einen strukturierten, nicht reizüberflutenden Tagesablauf. Deshalb sollte die Verweildauer im Akutbereich möglichst kurz gehalten und der Patient zu einer anschließenden Rehabilitation motiviert werden.

Bei der **Athymie** (Gemütsverödung) ist der Affekt keinesfalls erloschen. Ein intensiver und guter Kontakt hilft oft, hinter der Fassade eine lebhafte und häufig sogar empfindliche Affektivität zu entdecken. Auch wenn die Patienten nicht so erscheinen, so können sie doch sehr sensibel und verletzlich sein. Da diese Personen meist angepasst erscheinen, werden sie im Stationsalltag leicht übersehen.

4.8 Antriebsstörungen

Der in der Psychiatrie verwendete Begriff **„Antrieb"** wird in der Umgangssprache mit Aktivität, Drive, Vitalität, Initiative, Power oder Energie umschrieben.

Als Grundlage aller Aktivitäten des Menschen beeinflusst der Antrieb alle psychischen und motorischen Vorgänge, das Denken und Handeln. Er bestimmt die Lebendigkeit und Spontaneität, aber auch die Tätigkeits- und Reaktionsbereitschaft.

Ebenfalls davon berührt sind kognitive Leistungen, die Aufmerksamkeit und das Interesse einer Person an etwas.

Der Antrieb ist durch Motivation, Bedürfnis, Trieb oder Wille bedingt steuerbar.

Die Antriebslage jedes Menschen ist stark von seiner Umwelt abhängig. Durch eine ausgewogene Kost sind wir leistungsfähiger und haben mehr Antrieb als nach einer üppigen Mahlzeit, die vielleicht noch von einem schweren Rotwein abgerundet wurde.

Auch können wir in einem großen, hellen Raum konzentrierter arbeiten als in einem kleinen, dunklen Zimmer.

Äußere Reize sind von großer Bedeutung. Fehlen während der frühkindlichen Entwicklung Anregungen von außen, kann sich die Psychomotorik verlangsamen. Aktive Kinder können bei **Reizentzug** apathisch werden. Dauert dieser Zustand länger an, sind gestörte Beziehungen zu Mitmenschen die Folge.

MERKE

Der Antrieb prägt die Persönlichkeit eines jeden Menschen.

Verminderter Antrieb

Die Verminderung des Antriebs tritt in unterschiedlicher Ausprägung auf. Der antriebsarme Mensch zeigt **kaum Spontaneität.** Äußere Anlässe berühren ihn wenig. Er ist einsilbig und unaufmerksam. Weitere Symptome sind mangelnde Willensstärke, herabgesetzte Entschlussfähigkeit und Verlangsamung.

MERKE

Die sehr stark ausgeprägte Antriebsarmut nennt man **Antriebssperre (Stupor).** Es ist der Zustand reglosen und stummen Verharrens bei vollem Bewusstsein.

Viel häufiger als der Stupor sind die leichteren Ausprägungen von **herabgesetztem Antrieb** (psychomotorische Hemmung) zu beobachten.

Betroffene Personen fallen dadurch auf, dass sie die täglichen Verrichtungen kaum bewältigen. Für Aufstehen, Ankleiden und andere Routinehandlungen brauchen sie unverhältnismäßig lang oder können sich nur schwer dazu entschließen.

Der Umgebung des Betroffenen fällt die Antriebsminderung vielfach als sozialer Rückzug auf.

MERKE

Die Formen verminderten Antriebs können als Begleiterscheinung **organischer Wesensveränderungen** oder als Symptom einer **depressiven Phase** auftreten. Deshalb ist es möglich, dass der Zustand eines stark depressiven Patienten auch als schizophrener Residualzustand fehlgedeutet wird.

Gesteigerter Antrieb

Der **antriebsgesteigerte Mensch** ist lebhafter als gewöhnlich, er hat viel Schwung und Initiative. Laufend kommen ihm neue Ideen. Um sie mitzuteilen, spricht er mehr und schneller. Diesen gesteigerten Redefluss nennt man **Logorrhö.**

Ein weiteres Kennzeichen ist ein starker **Bewegungsdrang.** Der Betroffene läuft ständig auf und

4

ab, kann nicht still sitzen (Abgrenzung zur Akathisie als unerwünschte Wirkung klassischer Neuroleptika) oder ringt nervös seine Finger. Die motorische Unruhe ist in der Regel Ausdruck innerer Unruhe.

4.8.1 Ursachen der Antriebsstörungen

- Alle schweren körperlichen Krankheiten, wie Infektions- und Stoffwechselerkrankungen, führen zu einer mehr oder weniger ausgeprägten Antriebsminderung.
- Das endokrine Psychosyndrom entwickelt sich als Folge von Störungen im Hormonhaushalt. Zur Antriebsminderung führen **Unterfunktionen** der Hypophyse, der Schilddrüse, der Nebennierenrinde und der Keimdrüsen.
- Häufigste hormonelle Ursache einer Antriebssteigerung ist die **Schilddrüsenüberfunktion.**
- Das organische Psychosyndrom bei **chronischen diffusen Hirnschäden** zeichnet sich zu Beginn der Erkrankung durch Erinnerungsstörungen (amnestisches Psychosyndrom) und Denkverarmung aus. Im fortgeschrittenen Stadium kommt es zu Affektstörungen, Aspontanität, Abstumpfung und Apathie. Unruhezustände sind selten.
- Beim **apallischen Syndrom** (Schwerstschädigung des gesamten Großhirns) ist der Antrieb nahezu erloschen. Der Patient ist zu Reaktionen, wie Blickfixierung oder spontaner Äußerung, nicht mehr fähig.
- Bei psychischen Erkrankungen äußern sich Störungen des Antriebs unterschiedlich.

Unter den schizophrenen Verlaufsformen sind die Antriebsstörungen der katatonen Schizophrenie am beeindruckendsten. Der **katatone Stupor,** in dem der Patient unter Umständen zu einer bizarren Statue erstarrt und keinen Kontakt zur Umwelt aufnehmen kann, schlägt evtl. in einen katatonen Erregungszustand mit schwerster psychomotorischer Unruhe um.

Der Antrieb des manisch Erkrankten ist übermäßig gesteigert. Er fühlt sich extrem vital und strotzt vor Einfallsreichtum.

Der depressive Patient hat meist einen stark verminderten Antrieb. Schwächegefühl, Schwunglosigkeit, Entscheidungsunfähigkeit und Denkhemmung führen zu einem Rückzug nach innen. Die Bewegungsarmut kann in den **depressiven Stupor** münden.

Der motorische Antrieb des agitiert depressiven Patienten ist gesteigert. Zeichen dieser Unruhe sind stereotypes Jammern, Seufzen und zielloses Herumlaufen.

4.8.2 Umgang bei Antriebsstörungen

Mögliche Probleme

- Wechselhafte Stimmung ohne erkennbaren Grund
- Rückzug
- Hoffnungslosigkeit
- Reduzierte Belastbarkeit
- Angst, zu versagen
- Pessimistische Lebensperspektiven
- Möchte allein sein
- Passivität
- Ausbleiben motorischer Aktivität
- Verminderte Wachsamkeit
- Starke Hyperaktivität
- Destruktive Verhaltensweise
- Wutreaktionen
- Impulsivität

Umgang

Menschen mit ausgeprägt gesteigertem Antrieb fordern das gesamte therapeutische Team. Beispielhaft sollen Probleme im Umgang mit einem manisch erkrankten Menschen und einem depressiv erkrankten Menschen beschrieben werden.

Der **manisch Erkrankte** fällt, wie erwähnt, durch seine getriebene Geschäftigkeit, seinen Ideenreichtum und den unermüdlichen Drang, etwas zu verändern oder zu verbessern, auf.

In der akuten Phase besteht die Gefahr, das Personal oder einzelne Berufsgruppen gegeneinander auszuspielen. Werden im Team die Informationen zu dem Betroffenen und die mit ihm beschlossenen Abmachungen gewissenhaft weitergegeben, ist es möglich, Konfliktsituationen frühzeitig abzufangen.

Bei der gereizten Manie wird der Kranke durch sein ständiges Streiten und Querulieren für seine Umgebung „unerträglich“. Oft überträgt sich dieses Verhalten auf andere Patienten und führt zu einer „allgemein unruhigen Situation“ auf der Station.

PRAXISTIPP

Ein Mensch mit massiv gesteigertem Antrieb belastet das Zusammenleben auf einer Station derart, dass kaum eine andere Möglichkeit der Steuerung besteht, als vorübergehend eine sedierende Medikation auszureizen. Betroffene, bei denen die Psychopharmakotherapie ausgereizt wird, benötigen eine engmaschige Überwachung der Vitalzeichen (RR, Puls, EKG) sowie regelmäßige Laborkontrollen des Blutes.

Befindet sich der manisch Kranke nicht in einer akuten Phase, kann er das Stationsklima günstig beeinflussen. Bisweilen ist er in der Lage, depressive, antriebsarme Patienten durch seine „Leichtlebigkeit, Heiterkeit und expansive Art“ mitzuziehen.

Auch für das Stationspersonal schafft ein solcher Patient oft Erleichterung, da er zur Mithilfe bereit ist und durch sein ansteckendes Wesen das Leben auf Station bereichert.

Der **depressive Patient** mit herabgesetztem Antrieb stellt andere Anforderungen. Wenn er nur eingeschränkt zur Kommunikation fähig ist, braucht er viel persönliche Zuwendung. Depressive Menschen empfinden Zuwendung und Anteilnahme in der tiefen Depression als äußerst wohltuend, auch wenn sie in dieser Phase kaum in der Lage sind, eine Reaktion zu zeigen.

Grundsätzlich ist es wichtig, die Interessen und Möglichkeiten des Betroffenen zu erfahren, um ihn so seinen Ressourcen entsprechend individuell in ein Behandlungskonzept einzubinden.

MERKE

Im Umgang mit antriebsgestörten Menschen, vor allem bei depressiven Menschen, haben sich verhaltenstherapeutische Konzepte bewährt (➤ Kap. 15.2.2).

Das ständige Einhalten der gleichen Stellung (Katalepsie), kann zu Organschäden (z. B. Muskelzerfall mit nachfolgenden Nierenschäden) führen. Man sollte grundsätzlich davon ausgehen, dass auch der gesperrte Mensch (Katatonie) sein Umfeld voll und ganz wahrnimmt.

4.9 Zirkadiane Besonderheiten

Hierunter werden Besonderheiten der Gesamtbefindlichkeit im Tagesverlauf zusammengefasst. Betroffene berichten beispielsweise von Schwankungen des Affekts oder der Stimmung zu bestimmten Tageszeiten.

Morgens schlechter

Der Morgen wird, im Vergleich zu anderen Tageszeiten, als deutlich schlechter beschrieben. Diese Veränderungen müssen nicht jeden Tag vorhanden sein, ergeben jedoch ein eindeutiges Muster.

Abends schlechter

Wie bei Morgens schlechter nur auf den Abend bezogen.

Abends besser

Der Abend wird, im Vergleich zu anderen Tageszeiten, als deutlich besser beschrieben. Symptome scheinen weniger stark ausgeprägt, nicht selten fühlen sich Betroffene nahezu gesund am Abend. Auch diese Veränderungen müssen nicht jeden Abend vorhanden sein.

INFO

Zu den Ursachen kann keine eindeutige Erklärung genannt werden. Bei depressiven Menschen findet sich häufig ein „Morgentief" und damit ein Hinweis auf „Morgens schlechter" oder „Abends besser"

4.9.1 Umgang bei zirkadianen Besonderheiten

Häufig ist Betroffenen mit zirkadianen Besonderheiten dieser Umstand nicht bewusst. Es ist daher von Vorteil, mit einem Stimmungstagebuch die vorhandenen Tagesschwankungen deutlich zu machen. Im selbst aufgezeichneten Tagesverlauf auch bessere Momente zu erkennen, kann therapeutisch sehr gut genutzt werden.

4

4.10 Intelligenz

Intelligenz ist die angeborene Fähigkeit oder Begabung, Erfahrungen zu sammeln und sinnvoll zu verwerten. Zahlreiche Einzelfunktionen bilden die komplexe Leistung des Intellekts. Man unterscheidet die **praktische Intelligenz** (Fähigkeit zum Rechnen, Sprachverständnis, Einfallsreichtum und Kombinationsfähigkeit) und die **theoretische Intelligenz** (Begriffs- und Urteilsbildung).

Ein **Intelligenzdefekt** kann **angeboren** und **frühkindlich** (Oligophrenie) oder im höheren Lebensalter (Demenz) erworben sein. Es sind folgende Formen zu unterscheiden:

- **Genetischer Defekt,** z. B. bei Stoffwechselstörungen (z. B. Phenylketonurie) oder Chromosomenanomalien (z. B. Trisomie 21)
- **Pränatal erworbener Defekt,** z. B. durch mütterliche Lues, Alkoholmissbrauch, Toxoplasmose, Pharmaka-Nebenwirkungen oder Stoffwechselerkrankungen während der Schwangerschaft
- **Peri- oder postnatal erworbener Defekt,** z. B. bei Sauerstoffmangel, schweren Infektionskrankheiten im Säuglings- und Kleinkindalter, traumatische Hirnschäden
- **Psychogen,** z. B. bei Verwahrlosung

In der Klinik sind die Minusvarianten von Interesse. Sie werden begleitet von affektiv-kognitiven Problemen, wie allgemeinen Beeinträchtigungen, Misstrauen, Argwohn, paranoidem Missdeuten und reizbar-dysphorischer Verstimmung.

4.10.1 Oligophrenie

Die Oligophrenien lassen sich in drei Bereiche einteilen:

- **Extrem niedrige Intelligenz:** Eine extrem niedrige Intelligenz bedeutet eine dauerhafte Pflegebedürftigkeit, da die Patienten sprachunfähig sind (unterer IQ-Bereich). Patienten, deren Intelligenz im oberen IQ-Bereich dieser Kategorie der Oligophrenie angesiedelt ist, können einige wenige Worte lernen, bleiben jedoch erwerbsunfähig. Typisch sind ein ausdrucksloses Gesicht, Grimassieren, offener Mund (häufig mit Speichelfluss), Schädeldeformation, unkontrollierte Bewegungen sowie epileptische Anfälle. Ebenso zählen dazu gestörte vegetative Funktionen wie Harn- und Stuhlinkontinenz sowie Ess- und Schluckstörungen.
- **Sehr niedrige Intelligenz:** Die Betroffenen haben eine eingeschränkte Sprachfähigkeit (einfach und elementar). Sie können einfache Fertigkeiten wie Essen, Trinken, zur Toilette gehen, Ankleiden lernen und einfache handwerkliche Tätigkeiten ausführen. Einfache, aber tiefe Gefühlsregungen führen meist zu einer starken Bindung an eine Bezugsperson.
- **Niedrige Intelligenz:** Menschen mit niedriger Intelligenz können sich in einer geeigneten Umgebung gut behaupten. Es genügt häufig die Unterstützung durch Eltern, Lehrer oder Arbeitgeber.

Demenz

Das dementielle Syndrom (➤ Kap. 6.3.1) als Folge einer **Krankheit des Gehirns** verläuft gewöhnlich chronisch oder fortschreitend unter Beeinträchtigung von Gedächtnis, Denken, Orientierung, Auffassung, Rechen- und Lernfähigkeit, Sprache sowie Urteilsvermögen. Die **Verarbeitung der Informationen** ist beeinträchtigt. Für den Betreffenden wird es immer schwieriger, sich mehr als einer Begebenheit aufmerksam zuzuwenden, z. B. an einem Gespräch mit mehreren Personen teilzunehmen.

Die **kognitiven** Beeinträchtigungen werden meist begleitet von einer verschlechterten emotionalen Kontrolle. Es finden sich **keine** qualitativen **Bewusstseinsstörungen.** Der Betroffene ist in den Aktivitäten des täglichen Lebens beeinträchtigt, wie Waschen, Ankleiden, Essen, persönlicher Hygiene und der Benutzung der Toilette.

INFO

Depressionen mit motorischer Verlangsamung und Hemmung im Denken dürfen nicht als Verlust der intellektuellen Fähigkeit gedeutet werden. In der Depression kann es zu einem scheinbaren Verlust intellektueller Fähigkeiten kommen. Die Patienten wirken sehr verlangsamt, können scheinbar Fragen nicht oder nicht korrekt beantworten. Bei diesem Phänomen spricht man von einer **depressiven Pseudodemenz.**

4.10.2 Umgang bei Intelligenzdefiziten

Mögliche Probleme

- Störungen der räumlichen- und zeitlichen Orientierung unter stark belastenden Situationen
- Verzerrte Selbsteinschätzungen (Überschätzen der Fähigkeiten, geringes Selbstwertgefühl)
- Verlangsamte und eingeschränkte Lernfähigkeit
- Gedächtnisstörungen (Dinge, die man nicht versteht, kann man sich schlechter merken)
- Unausgeglichene Intelligenz (einerseits ausgeprägte Intelligenzlücken, andererseits ausgeprägte Fähigkeiten beispielsweise im Umgang mit Zahlen)
- Erhöhte Ablenkbarkeit, Konzentrationsstörungen
- Bildhaftes, verlangsamtes Denken (von Christus nur das wissen, was von Bildern her bekannt ist)
- Affektstörungen wie Apathie, schnelle Erregbarkeit und Stimmungslabilität

Umgang

MERKE
Nie aufgrund von Verhalten, Sprache und Aussehen auf eine Intelligenzminderung schließen!

Der Umgang bei dementen Patienten ist in ➤ Kap. 12 zu finden. An dieser Stelle soll der Umgang von Menschen mit Oligophrenie dargestellt werden.

Ein **verhaltenstherapeutisches** Vorgehen ist für eine kontinuierliche Versorgung notwendig. Das Einbeziehen eines Psychologen ist dabei besonders wichtig. Seine Diagnostik der Minderbegabung (Test) hilft, den Patienten vor Unter- oder Überforderung zu schützen. Der Umgang muss daher stets auf das Intelligenzalter und nicht auf das Lebensalter ausgerichtet sein. Das heißt für das Team, dass in regelmäßigen Dienst- bzw. Fallbesprechungen geklärt werden muss: Wie verhalten wir uns wann? Welche **Fähigkeiten** (Ressourcen) sind beim Patienten vorhanden und was dürfen Teammitglieder nicht übernehmen (z. B. Hilfestellung beim Ankleiden, Brot streichen)?

Die Grundhaltung gegenüber dem Patienten sollte **annehmend-konsequent** sein. Da die Betroffenen gut auf Belohnung reagieren, führt ein sofortiges Lob zu einer positiven Verstärkung.

Bei Verlegungen in andere Bereiche (z. B. Heim, Akutstation) ist eine genaue Beschreibung des Patienten (Pflegeplanung), der Schutz vor einem Zurückfallen in frühere Verhaltensmuster.

Bei Patienten mit niedriger bis sehr niedriger Intelligenz sollte eine deutliche (professionelle) Distanz gewahrt bleiben. Junge Patienten verlieben sich häufig in junge Pflegeassistenten oder Pflegefachpersonen und spüren sehr schnell, wer vom Personal sie besonders bevorzugt. Vom Patienten möglicherweise fehlgedeutet, führt dies sehr schnell zu einem Ausspielen von Teammitgliedern.

MERKE
Ein minderbegabter Mensch ist nie in allen Bereichen gleich stark beeinträchtigt.

4

4.11 Weitere Störungen

Es folgen einige weitere klinisch relevante Symptome, die den anderen psychopathologischen Symptomen und Syndromen nicht eindeutig zugeordnet werden können.

Sozialer Rückzug

Der Patient hat kaum bis keine Kontakte in der Klinik. Für Gesprächsangebote zeigt er sich wenig zugänglich, weder für Mitpatienten noch für Mitarbeiter. Ist der Kontakt zu Freunden und Verwandten gleichermaßen eingeschränkt, so spricht man von einem schweren sozialen Rückzug.

Der soziale Rückzug (NANDA Diagnose „Soziale Isolation“) gehört zu den am häufigsten vergebenen Pflegediagnosen. Soziale Isolation ist der Nährboden für eine ganze Reihe psychischer Probleme und gleichzeitig der Grund für die Aufrechterhaltung einer psychischen Störung.

Im gegenteiligen Fall spricht man von einer **sozialen Umtriebigkeit.**

Umgang bei sozialem Rückzug

Eine offene wertschätzende Haltung (die Tür steht immer offen) und Einbinden ins Stationsleben sind wichtig. Die Teilnahme an Sport, Musik, Ausgang oder Ergotherapie ist auch ohne Sprache ein guter erster Schritt.

Bei **sozialer Umtriebigkeit** sind Grenzen wichtig, z. B. die Vereinbarung eines Gesprächs in einem zeitlichen Rahmen.

Aggressivität

➤ Kap. 13

Suizidalität

Man unterscheidet Suizidgedanken und Suizidhandlungen voneinander und dokumentiert die höher ausgeprägte Variante. Ausdruck können sein: Todeswunsch, Absicht oder Pläne zum Suizid, Vorbereitung zum Suizid, Suizidversuch oder Parasuizidalität.

Umgang bei Suizidalität

Suizidalität ist eine überdrüssige Lebenseinstellung bis hin zur Lebensverneinung, mit Wunsch nach Abstand, Vergessen, Ruhe, Pause oder Schlaf. Der Suizid ist eine durchaus vermeidbare Katastrophe, vorausgesetzt, dass man den „Lebensmüden" rechtzeitig als solchen erkennt. Auf 10 Suizidanden kommen 8, die unmissverständlich von ihren Absichten gesprochen haben. Kann der Betroffene keine Lösungsmöglichkeiten mehr sehen, kommt es zu einem „Tunneldenken": Dazu gehören subjektiv unerträgliche Belastungen, depressives Denken/Hoffnungslosigkeit, psychischer Schmerz und der Suizid als Lösung.

PRAXISTIPP

Die suizidale Handlung ist am Ende in vielen Fällen eine impulsive Handlung. Hier kommt es darauf an, einen Aufschub zu erreichen, eine Pause zwischen dem initialen Impuls und der Umsetzung der Handlung einzuleiten, eine Unterbrechung der impulsiven Handlung und des Denkens.

Der rechtliche Aspekt findet sich in ➤ Kap. 2.5.1.

Selbstbeschädigung

Selbstschädigung ist nicht mit der Absicht des Suizids verbunden. Hier ist das Aufkratzen der Haut, Anschlagen von Kopf, Haare ausreißen, Verbrennungen oder Verschlucken von Gegenständen gemeint.

Umgang bei Selbstbeschädigung

Verletzungen, die keine ärztliche Behandlung erfordern, werden ernst genommen und der Patient zunächst einmal mit einer engmaschigen Kontrolle überwacht. Besteht der Verdacht der erzwungen Zuwendung, sollte im Team die weitere Vorgehensweise abgestimmt werden.

Mangel an Krankheitsgefühl

Der Patient fühlt sich nicht krank. Die Sicht auf Schwere der Erkrankung klafft zwischen Patient und Behandler auseinander.

Umgang bei Mangel an Krankheitsgefühl

Die Teilnahme an einer entsprechenden Psychoedukationsgruppe (➤ Kap. 15.2.5) ist wichtig. Nicht immer bringt diese Art der Gesundheitsberatung ein Einsehen mit sich. Bleibt der Patient in einer solchen Gruppe, ist das ein guter Schritt.

Ablehnung der Behandlung

Hierzu werden das Wiederstreben/Ablehnung gegen die Therapieangebote, die Aufnahme in eine Klinik und der Aufenthalt in einer Klinik gezählt. Von einer schweren Ablehnung der Behandlung spricht man, wenn zur Verweigerungshaltung noch die Forderung nach Entlassung kommt.

Umgang bei Ablehnung der Behandlung

Das **Vier-Prinzipien-Modell** von Beauchamp und Childress beschreibt, dass die Behandler oft in einem Spannungsfeld stehen:

- **Autonomieprinzip** besagt, dass die Wünsche, Ziele und Wertvorstellungen des Patienten berücksichtigt werden sollen.
- Das Prinzip der **Schadensvermeidung** fordert, schädliche Eingriffe in das Leben des Patienten zu unterlassen. Dies steht häufig im Konflikt mit dem Prinzip der Fürsorge.
- Das Prinzip der **Fürsorge** verpflichtet den Behandler zu aktivem Handeln, das dem Patienten nützt.
- Das Prinzip der **Gerechtigkeit** fordert eine faire Gesundheitsleistung. Gleiche Fälle sollten gleich behandelt werden.

Hier wird deutlich, dass eine Behandlung gegen den erklärten Willen des Patienten oft keine rein medizinische Frage ist. Die Lösung liegt dabei nicht in den Händen der Ärzte. Es empfiehlt sich, in solchen Situationen eine Ethikkommission einzuschalten.

Rechtsfragen siehe ➤ Kap. 2.5.7.

KAPITEL

5

Frithjof Niegot

Klassifikation psychiatrischer Erkrankungen

Wenn sich ein Patient in stationäre oder ambulante Behandlung begibt, ist eine der ersten Aufgaben der Behandler, eine oder mehrere Diagnosen zu stellen. Hierzu wird der Patient in der Regel seine Symptome berichten (➤ Kap. 4), der Diagnostiker wird durch Beobachten und Erfragen sowie Durchführen spezieller Untersuchungen weitere aktuelle oder frühere Symptome herausfinden und daraus ableiten, welche Diagnosen zutreffen. Dieser Vorgang heißt **Klassifikation.** Dafür greift der Behandler auf Verzeichnisse zurück, in denen alle psychischen Störungen bzw. Krankheiten aufgelistet sind, die **Klassifikationssysteme.**

Diese Klassifikation soll vor allem die Kommunikation vereinfachen und ähnliche Krankheitsbilder vergleichbar machen. So kann der Behandler dem Kostenträger (z. B. der Krankenkasse) mitteilen, was die Kosten verursacht. Oder der Hausarzt informiert den Facharzt, warum er den Patienten überwiesen hat. Die einheitliche Klassifikation der Erkrankungen ist auch wichtig für die zunehmend geforderte Standardisierung und Verbesserung von Behandlungen. Die großen nationalen Fachgesellschaften stellen mittlerweile zu diesem Zweck immer mehr Behandlungsleitlinien für unterschiedliche Störungen zusammen (für Deutschland s. www.awmf.de).

Im weiteren Behandlungsverlauf sollten auch alle anderen an der Behandlung Beteiligten ihre eigenen Beobachtungen und Erkenntnisse ergänzen, um die Zuordnung zu den Diagnosen stets zu verbessern. Oft und insbesondere bei Unklarheiten kann es sinnvoll sein, auch Angehörige zu befragen. Dann müssen aber zwingend ebenfalls die geltenden Regelungen zu Schweigepflicht und Datenschutz (➤ Kap. 2.7) berücksichtigt werden. Wichtige Informationen finden sich auch in Dokumenten aus vorherigen Behandlungen.

5.1 ICD

In der **Weltgesundheitsorganisation WHO** hat man sich fast weltweit auf ein Klassifikationssystem geeinigt, die **International Classification of Diseases (ICD).**

In den verschiedenen Ländern der Erde gibt es lediglich kleinere Anpassungen der ICD an die jeweilige Kultur und das Gesundheitssystem. Für Deutschland und die Schweiz ist die **„German Modification“ (ICD-GM)** verbindlich, die vom **DIMDI** (Deutsches Institut für Medizinische Dokumentation und Information) verantwortet wird. Das DIMDI untersteht dem Bundesgesundheitsministerium. Österreich übernimmt die ICD-GM mit jeweils kleineren Anpassungen (www.bmgf.gv.at).

In der Regel werden zu Beginn jeden Jahres aktualisierte Versionen mit kleinen Veränderungen eingeführt, sodass z.B. 2019 die Version ICD-10-GM 2019 gültig war. Diese ist auf www.dimdi.de zu finden.

5.1.1 ICD-10

Die **ICD-10-GM (German Modification)** ist für die Abrechnung stationärer und ambulanter Behandlung mit den gesetzlichen Krankenkassen in Deutschland und der Schweiz verpflichtend, in Österreich in leicht veränderter Form. Das Krankenhaus, der niedergelassene Arzt oder Therapeut müssen die nach ICD-10-GM eingeordneten Diagnosen an den Kostenträger (in der Regel die Krankenkasse) übermitteln. Dort werden die Diagnosen ebenfalls gespeichert und weiter verwendet, z.B. für statistische Zwecke oder für den finanziellen Ausgleich zwischen den Krankenkassen.

Im Bereich der Psychiatrie ist in der aktuell noch gültigen Fassung ICD-10 insbesondere das „Kapitel V: Psychische und Verhaltensstörungen" mit den Ziffern F00 bis F99 (Hauptgruppen ➤ Tab. 5.1) bedeutsam. An erster Stelle steht der Buchstabe des Kapitels, dann folgen mindestens zwei Ziffern. Einige Diagnosen sind damit schon vollständig den Ziffern zugeordnet (z.B. F21 Schizotype Störung), bei den meisten Diagnosen folgt ein Punkt und 1–2 weitere Ziffern (z.B. F32.1 Mittelgradige depressive Episode, F40.01 Agoraphobie mit Panikstörung).

- F--.-- Kapitel
- F3-.-- (Haupt-)Gruppe
- F32.-- Kategorie
- F32.1 Subkategorie
- F40.01 Subklassifikation

Im ambulanten Bereich werden die Diagnosecodes noch um Buchstaben für „**Diagnosesicherheit**" ergänzt.

- A Ausschluss
- G Gesichert
- V Verdacht auf
- Z Zustand nach

Beispiel: F41.1V (Verdacht auf Generalisierte Angststörung).

Tab. 5.1 Hauptgruppen des Kapitels V Psychische und Verhaltensstörungen der ICD-10

F00–F09	Organische, einschließlich symptomatischer psychischer Störungen
F10–F19	Psychische und Verhaltensstörungen durch psychotrope Substanzen
F20–F29	Schizophrenie, schizotype und wahnhafte Störungen
F30–F39	Affektive Störungen
F40–F48	Neurotische, Belastungs- und somatoforme Störungen
F50–F59	Verhaltensauffälligkeiten mit körperlichen Störungen und Faktoren
F60–F69	Persönlichkeits- und Verhaltensstörungen
F70–F79	Intelligenzstörung
F80–F89	Entwicklungsstörungen
F90–F98	Verhaltens- und emotionale Störungen mit Beginn in der Kindheit und Jugend
F99–F99	Nicht näher bezeichnete psychische Störungen

Unter den Gruppen, den dreistelligen Kategorien und den einzelnen Diagnosen sind in der ICD jeweils Hinweise zu Symptomen und anderen Diagnosekriterien aufgeführt, oft auch in Abgrenzung zu anderen Erkrankungen (Differenzialdiagnosen).

INFO

Beispiel Diagnose Anorexia nervosa (aus: ICD-10-GM 2018, www.dimdi.de)

F50.0 Anorexia nervosa

Die Anorexia ist durch einen absichtlich selbst herbeigeführten oder aufrechterhaltenen Gewichtsverlust charakterisiert. Am häufigsten ist die Störung bei heranwachsenden Mädchen und jungen Frauen; heranwachsende Jungen und junge Männer, Kinder vor der Pubertät und Frauen bis zur Menopause können ebenfalls betroffen sein. Die Krankheit ist mit einer spezifischen Psychopathologie verbunden, wobei die Angst vor einem dicken Körper und einer schlaffen Körperform als eine tiefverwurzelte überwertige Idee besteht und die Betroffenen eine sehr niedrige Gewichtsschwelle für sich selbst festlegen. Es liegt meist Unterernährung unterschiedlichen Schweregrades vor, die sekundär zu endokrinen und metabolischen Veränderungen und zu körperlichen Funktionsstörungen führt. Zu den Symp-

tomen gehören eingeschränkte Nahrungsauswahl, übertriebene körperliche Aktivitäten, selbstinduziertes Erbrechen und Abführen und der Gebrauch von Appetitzüglern und Diuretika.
Exkl.:
Appetitverlust (R63.0)
Psychogener Appetitverlust (F50.8)
- F50.00 Anorexia nervosa, restriktiver Typ
- Anorexia nervosa, ohne Maßnahmen zur Gewichtsreduktion
- F50.01 Anorexia nervosa, aktiver Typ
  - Anorexia nervosa, bulimischer Typ
  - Anorexia nervosa, mit Maßnahmen zur Gewichtsreduktion
- F50.08 Sonstige und nicht näher bezeichnete Anorexia nervosa
  - Anorexia nervosa o. n. A.

5.1.2 ICD-11

2018 wurde von der WHO mit der Vorabversion **ICD-11** eine größere Veränderung der ICD veröffentlicht. Wann eine deutsche Version vorliegt oder gar verbindlich eingeführt wird, stand zu diesem Zeitpunkt allerdings noch nicht fest.

Einige grundlegende Prinzipien der ICD-10 wurden in der ICD-11 beibehalten, so sind die verschiedenen Diagnosen jeweils einzelnen Codes zugeordnet und hierarchisch sortiert. Verschiedene Zuordnungen haben sich jedoch geändert, so wird künftig das Kapitel V der ICD-10 vom Kapitel 06 „Mental, behavioural or neurodevelopmental disorders" abgelöst. Ergänzt wurde das Kapitel 07 „Sleep-wake-disorders". Auch neue Diagnosen wurden ergänzt, z. B. Online-Spielsucht und Komplexe Posttraumatische Belastungsstörung:

- Glücksspielsucht
  - Vorwiegend offline (6C50.0)
  - Vorwiegend online (6C50.1)
- Spielsucht (ohne Streben nach materiellem Gewinn)
  - Vorwiegend online (6C51.0)
  - Vorwiegend offline (6C51.1)
- Posttraumatische Belastungsstörung (6B40)
- Komplexe Posttraumatische Belastungsstörung (6B41)

(Stand 2019, https://icd.who.int/browse11/l-m/en)

5.2 Weitere Klassifikationssysteme

Im Bereich der Medizin gibt es noch weitere Klassifikationssysteme. Im Folgenden werden jedoch nur die in der Psychiatrie bedeutsamen aufgeführt.

5.2.1 DSM

Die American Psychiatric Association hat für psychiatrische Erkrankungen ein eigenes Klassifikationssystem entwickelt, das Diagnostic and Statistical Manual of Mental Disorders, das derzeit in der fünften Auflage **(DSM-5)** vorliegt. Durch die enge internationale Vernetzung von Forschung und Wissenschaft wird das DSM in der Literatur auch in Europa verwendet. Für die Abrechnung mit Kostenträgern, z. B. den Krankenkassen, darf das DSM in Deutschland jedoch nicht verwendet werden, sondern nur die ICD.

5

5.2.2 OPS

In Deutschland ist für die Finanzierung der psychiatrischen Kliniken zusätzlich zur ICD der **Operationen- und Prozedurenschlüssel (OPS)** bedeutsam. Dies wird nicht wie bei ICD und DSM zur Klassifikation von Diagnosen genutzt, sondern zur Aufschlüsselung von Behandlungen.

Noch vor einigen Jahren bekam ein Krankenhaus für jeden Behandlungstag jedes Patienten einen einheitlichen Betrag, den Pflegesatz. Inzwischen wird versucht, auch in psychiatrischen Kliniken die Bezahlung entsprechend der geleisteten Arbeit zu staffeln. So soll ein Krankenhaus mehr Geld bekommen, wenn ein Patient mehr oder höherwertige Therapien erhält. Dazu gibt es im OPS ausführliche Listen und Kodierungen, die auch vom DIMDI veröffentlicht und jährlich aktualisiert werden (www.dimdi.de).

Für den Stationsalltag bedeutet das vereinfacht dargestellt, dass bei jedem Patienten dokumentiert sein muss, wer von den Behandlern sich wie lange mit dem Patienten befasst. Bei Gruppentherapien muss zudem die Gruppengröße vermerkt werden. Besonders aufwendige Behandlungen, z. B. 1-zu-1-Betreuung, umfangreiche Diagnostik oder Intensivbehandlung, werden zusätzlich berücksichtigt.

Die Umrechnung in die OPS-Codes übernimmt in der Regel ein Computerprogramm. Die OPS-Codes gehen in die Abrechnung gegenüber den Krankenkassen ein.

KAPITEL

6

Thomas Luedtke

Organische Psychosyndrome

6.1 Einleitung, Vorkommen, Einteilung, Ursachen und Entstehung

Einleitung

Psychische Symptome können auf potenziell lebensbedrohliche körperliche Krankheiten hindeuten, die diagnostiziert und behandelt werden müssen. Zudem können psychiatrische Patienten wie jeder Mensch zusätzlich körperlich erkranken. Hier gilt es, die Symptome zu erkennen und auf Veränderungen zu reagieren.

In der internationalen Klassifikation der Diagnosen in der 10. Fassung (ICD-10) werden unter den Kategorien F0–F19 Krankheiten und Zustände aufgeführt, die als organische und symptomatische psychische Störungen bezeichnet werden. Früher wurden sie auch exogene, d. h. von außen kommende Psychosen genannt. Auf den folgenden Seiten werden sie kurz als OPS bezeichnet.

Im Gegensatz zu endogenen Psychosen ist diese Gruppe von psychischen Erkrankungen dadurch gekennzeichnet, dass die Symptome auf eine Störung der körperlichen Funktionen oder der Gehirnstruktur zurückgeführt werden können. Hierbei kann man jedoch nicht von seelischen Krankheitszeichen auf eine bestimmte ursächliche organische Schädigung schließen. Vielmehr sind die Symptome oft unspezifisch, d. h., sie treten gewöhnlich bei einer Vielzahl von Erkrankungen auf: Eine Schwermetallvergiftung durch Thallium beispielsweise kann ganz ähnliche seelische Symptome hervorrufen wie eine Hirnhautentzündung oder eine Blutzuckerentgleisung.

MERKE

Psychische Symptome bei OPS sind zumeist unspezifisch. Auch ein primär psychiatrischer Patient kann eine organische Krankheit mit Psychosyndrom entwickeln.

Es kommt auch vor, dass bestimmte Zustände, z. B. Bewusstseinsstörungen oder Merkfähigkeitsstörungen, nur von kurzer Dauer sind, sodass der herbeigerufene Arzt davon nichts mehr wahrnehmen kann, über Art und Ursache nur spekulieren und keine Diagnose stellen kann.

Personen mit chronischen organischen Psychosyndromen sind lange Zeit nur wenig auffällig, weil sie entweder gut angepasst sind oder in einer sozialen Nische leben. Beispielsweise waren früher Knechte im geregelten Ablauf eines bäuerlichen Betriebs auch dann wertvolle Helfer, wenn sie Denkstörungen hatten oder weniger intelligent waren. Ebenso werden die Eigentümlichkeiten von Künstlern oder Schauspielern in der Regel ohne weiteres von der Allgemeinheit akzeptiert.

Umgekehrt wurde auch festgestellt, dass eine spezielle Noxe (ein Gift oder eine Verletzung) nicht immer zur gleichen seelischen Erkrankung führt. Scheinbar ist die Bereitschaft, psychische Symptome auszubilden, von zusätzlichen Umständen abhängig. Hier werden immer wieder das Lebensalter und andere individuelle Konstitutionsfaktoren genannt. Aber auch situative und emotionale Aspekte scheinen eine Rolle dabei zu spielen, ob ein Patient aufgrund einer Schädigung seines zentralen Nervensystems bestimmte psychische Symptome offenbart oder nicht.

Ein einfaches Beispiel für organisch bedingte psychische Veränderungen ist die Reaktion auf Alkohol. Man spricht hierbei von einer akuten Intoxikation oder einem akuten Rausch. Der eine Konsument wird mehr oder weniger sediert (beruhigt), der andere reagiert bei gleicher Dosis mit Lebendigkeit und Tatendrang, was sich wegen der gleichzeitig eintretenden Kritikminderung oft negativ auswirkt.

Trotz ihrer unterschiedlichen Symptomatik können organische Psychosyndrome manchmal das erste Zeichen einer ernsten körperlichen Erkrankung sein. Gutartige und bösartige Hirntumore, endokrine Neubildungen sowie zerebrale Durchblutungsstörungen machen sich nicht selten auf diese Weise bemerkbar. Deshalb – und weil die OPS anders behandelt werden müssen als nicht körperlich begründete psychische Störungen – ist eine genaue Untersuchung des Patienten unumgänglich. Auf die dabei zur Anwendung kommenden Verfahren wird später näher eingegangen.

MERKE

Organische Psychosyndrome können das erste Anzeichen einer ernsten körperlichen Erkrankung sein.

Derzeit wird eine Untergruppe der organisch bedingten Psychosyndrome, die dementiellen Erkrankungen, besonders intensiv beforscht. Dies hängt damit zusammen, dass diese Diagnosen immer häufiger gestellt werden und einen hohen (und teuren) Betreuungsaufwand nach sich ziehen. Der Begriff der **Demenz** darf nicht verwechselt werden mit dem Begriff der **Oligophrenie** (Intelligenzminderung oder Debilität), die definitionsgemäß ein angeborener oder frühkindlich erworbener Intelligenzmangel ist (ICD-10: F70–72). Demenz ist eine erworbene Störung des Gedächtnisses und anderer geistiger Funktionen, mit der eine Einschränkung im Alltagsleben einhergeht, die zumindest über 6 Monate besteht.

Vorkommen und Einteilung

Siehe dazu ➤ Tab. 6.1.

In der Praxis hat es sich bewährt, die unterschiedlich verursachten Krankheitsbilder anhand von Leitsymptomen in zwei Klassen einzuteilen: Man spricht von **akuten (reversiblen)** und von **chronischen (irreversiblen) Erkrankungen** (➤ Tab. 6.2). Jedoch gehen die Erscheinungsformen manchmal ineinander über, sodass eine Abgrenzung in solchen Fällen nur schwer vorzunehmen ist.

Tab. 6.1 Organisch begründete psychische Störungen im ICD-10

Kategorie	Krankheitsbezeichnung
F00	Alzheimerdemenz (mit ca. 60 % die häufigste Demenzform)
F01	Vaskuläre Demenz (Durchblutungsstörung)
F02	Demenz bei anderen körperlichen Erkrankungen (z. B. AIDS, Schädel-Hirn-Trauma, Vitamin-B-Mangel)
F04	Amnesie, nicht durch Alkohol bedingt
F05	Delir, nicht durch Alkohol oder psychotrope (auf das Gehirn wirkende) Substanzen bedingt
F06	Organisch bedingte Denk-, Wahrnehmungs- und Gefühlsstörungen
F07	Persönlichkeitsveränderung nach Erkrankungen des zentralen Nervensystems
F10–F19	Akute und chronischen Störungen bei Alkohol- oder Drogenkonsum
F10.73	Demenz bei chronischem Alkoholmissbrauch (Korsakow-Syndrom)

Tab. 6.2 Übersicht und Zuordnung der psychopathologischen Symptome bei organischen Psychosyndromen

Organische Psychosyndrome	Symptome
Delir = Verwirrtheit = Durchgangssyndrom (reversibel)	• Depressivität oder Manie, verstärkte Ermüdbarkeit (Pseudoneurasthenie), Unruhezustände • Verharrung (Katatonie), Wahnbildung (Paranoia) • Wahrnehmungsstörung (Halluzinose) • Gedächtnislücken (Konfabulation) • Alle Stadien der Bewusstseinsstörung zwischen Benommenheit und Bewusstlosigkeit
Organische Persönlichkeitsveränderung (irreversibel)	• Verlust sozialer Funktionen • Veränderung von Grundstimmung und Antrieb • Vermehrtes Haften an Themen und Personen • Zuspitzung oder Abschwächung von Charaktereigenschaften
Chronische Pseudoneurasthenie (irreversibel)	• Reizbarkeit, Erregbarkeit, Konzentrationsschwäche, Ermüdbarkeit
Demenz (irreversibel)	• Intellektueller Abbau (Logik, Verständnis, Abstraktionsvermögen) • Gedächtnisstörung, besonders Frischgedächtnis • Verhaltensstörungen

Leitsymptom für die akuten Psychosyndrome ist die Minderung der Wachheit (Vigilanz), die sog. **Bewusstseinstrübung.**

Leitsymptome des chronischen Psychosyndroms sind eine Wesensänderung und ein Nachlassen der kognitiven Fähigkeiten.

Ursache und Entstehung

Die Ursachen und Entstehungsmuster (Ätiologie) von OPS sind vielfältig. Allen gemeinsam ist eine mehr oder weniger gut nachweisbare Schädigung des Gehirns durch eine akute oder chronische, biochemische oder physikalische Einwirkung (➤ Tab. 6.3). Die Ursachen von reversiblen (akuten) Störungen liegen meist extrakraniell (hirnfern). Chronische Psychosyndrome werden meist von direkten (primären) Erkrankungen des Gehirns verursacht.

Tab. 6.3 Ursachen organischer Psychosyndrome (nicht vollständig)

Entstehungsmuster	Ursachen
Akute Einwirkungen	
Biochemisch	• Sauerstoffmangel • Vergiftung durch Medikamente (z. B. Cortison, Psychopharmaka) • Schädliche Wirkung von Hormonen (z. B. Wochenbettpsychosen) • Intoxikation mit Drogen • Stoffwechselstörungen (Über- oder Unterzuckerung, Elektrolytentgleisungen) • Entzündungen, Abszesse des ZNS • Epileptischer Anfall
Physikalisch	• Exsikkose (Austrocknung) • Hirnblutungen • Minderdurchblutung bestimmter Hirnbereiche • Kopfverletzungen • Fieber
Chronische Einwirkungen	
Biochemisch	• Vergiftung durch Medikamente oder Giftstoffe (z. B. Schwermetalle) • Vitaminmangel • Giftstoffe des Stoffwechsels (z. B. Ammoniak bei Leberzirrhose) • Schilddrüsenhormonveränderungen • Drogen
Physikalisch	• Schädigung der großen und kleinen Hirngefäße (z. B. durch Rauchen, Bluthochdruck, Diabetes) • Raumforderungen (Neoplasie) • Hydrozephalus • Degenerative oder autoimmune Vorgänge (z. B. Alzheimer, MS)

6.2 Symptomatik, Diagnostik und Therapie

6.2.1 Symptomatik

Akute Psychosyndrome

Das **Delir** ist eine Veränderung des Zentralnervensystems, charakterisiert durch einen akuten Beginn und wechselnde Störungen der geistigen Fähigkeiten, der Psychomotorik, der Gefühlsäußerung und der Bewusstseinslage.

Es ist gewöhnlich vorübergehend und reversibel, wenn die Ursache beendet und behandelt ist. Daneben kommt es in den meisten Fällen auch zu neurologischen Ausfällen, wie Gleichgewichtstörungen, Bewegungs- und Sprachstörungen.

So erlebt das therapeutische Team einen solchen Patienten beispielsweise als verhangen, ratlos, unaufmerksam und abwesend – oder unruhig. Er weiß nicht genau, wo er sich befindet und ist zeitlich desorientiert. Die Orientierung zur Person (Name, Adresse, Geburtsdatum, Beruf) bleibt meist noch erhalten. Das Denken ist verlangsamt und ungeordnet. So vermag er an ihn gerichtete Fragen kaum aufzunehmen oder korrekt und zeitnah zu beantworten. Es kann zu einem Verlust der Selbstkontrolle mit Aggressivität kommen. Der Patient schimpft möglicherweise, wird anzüglich und vielleicht handgreiflich. Er wird unkontrolliert von Gefühlen überschwemmt, hat Angst, weint oder wird zornig. All dies kann innerhalb von Minuten auftreten und ebbt wieder ab. Es finden sich – je nach Ursache – auch längere Verläufe von Stunden bis zu wenigen Tagen.

PRAXISTIPP

Patienten mit einem akuten Psychosyndrom sind oft bewusstseinsgetrübt oder in einer unpassenden Stimmungslage und wirken aggressiv, erfordern aber in beiden Fällen sofortige Diagnostik.

Chronische Psychosyndrome

Im Vordergrund der chronischen oder irreversiblen Psychosyndrome stehen eine Minderung der kognitiven Fähigkeiten (Denkvermögen) und eine Zuspitzung oder Änderung der Persönlichkeit.

Durch den fortschreitenden Abbau von synaptischen Verbindungen im ZNS kommt es zu Störungen der Informationsverarbeitung, die vom Patienten selbst häufig nicht wahrgenommen werden. Hierbei zeigen sich je nach Ort der Schädigung eher neurologische oder psychiatrische Funktionseinschränkungen. Beispielsweise führen Störungen im Stirnlappen oft zu Apathie oder Distanzlosigkeit bzw. Enthemmung mit entsprechend weitreichenden sozialen Folgen. Die Veränderung im Verhalten wird von den Bezugspersonen am deutlichsten wahrgenommen und muss in der Fremdanamnese erfragt werden. Denk- und Merkfähigkeitsstörungen lassen sich leicht mit entsprechenden Testverfahren nachweisen (➤ Kap. 12.1.1).

6.2.2 Diagnostik und Differenzialdiagnostik organischer Psychosyndrome

Dadurch dass die psychischen Symptome im Rückschluss auf ihre Verursachung wenig aussagekräftig sind, erfordern die organischen Psychosyndrome neben Anamnese und körperlicher Untersuchung eine ausgedehnte medizinisch-technische Diagnostik. Einfache Verfahren wie Pulskontrolle, (beidseitige) Blutdruckmessung oder Blutzuckerbestimmung sind hier ebenso hilfreich wie aufwändigere technische Verfahren. Gemäß den Leitlinien der Fachgesellschaften sollten mindestens einmal radiologische, elektrophysiologische (EEG) und klinisch-chemische (Blut, Liquor) Befunde erhoben werden. Nicht zu vergessen sind Untersuchungen des Seh- und Hörvermögens, weil Krankheiten dieser Organe ebenfalls Verhaltensauffälligkeiten mit sich bringen können. In der Demenzdiagnostik bilden Kurzfragebögen wie die Mini-Mental-Status-Examination oder der DemTect einen Einstieg (➤ Kap. 12.1.1). Es folgen weiterführende (neuro-)psychologische Testungen.

So weisen Störungen des Bewusstseins, der Merkfähigkeit und der Kognition eher auf eine organische Erkrankung hin als auf eine endogene Psychose. Andere Symptome, z. B. Ängste, Gefühlsschwankungen, (akustische) Halluzinationen oder Wahnbildung lassen sich häufig auch bei nicht organisch bedingten Erkrankungen finden. Sie sind deshalb für die Diagnostik einer organischen Störung weniger bedeutsam. Viel wichtiger sind Daten über den Verlauf und die Dauer der Erscheinungen.

MERKE

Bewusstseinsstörungen und optische Halluzinationen sprechen eher für eine organische Psychose.

6.2.3 Therapie

Organisch begründete Psychosen weisen in der Therapie eine Reihe von Besonderheiten auf. Für alle Krankheitsbilder gilt, dass die Grunderkrankung gefunden und behandelt werden muss. So kann beispielsweise der Blutzucker eingestellt, ein Hirntumor entfernt, ein Bluthochdruck richtig eingestellt oder bei einer Unterfunktion der Schilddrüse das Schilddrüsenhormon ersetzt werden. Bei nachgewiesenen Durchblutungsstörungen werden Thrombozytenfunktionshemmer (z. B. ASS) eingesetzt.

Dort, wo eine ursächliche Therapie nicht möglich ist und darüber hinaus in einigen besonderen Fällen wird eine **symptomatische Behandlung** durchgeführt. Dazu kommen in der Regel Sedativa, Neuroleptika und Antidepressiva, zum Einsatz.

Einen Sonderfall bildet das **Entzugsdelir,** das unter engmaschiger pflegerischer Beobachtung der Kreislaufparameter und des Verhaltens eine spezielle psychiatrische Medikamentenführung nötig macht. Es bildet einen potenziell lebensbedrohlichen Zustand.

MERKE

Wichtig ist die Behandlung der Grunderkrankung.

Nicht selten reagieren Patienten mit organischen Psychosyndromen auf die dargereichte Medikation sehr empfindlich oder sogar paradox. Manchmal nehmen sie wegen anderer Erkrankungen zusätzliche Medikamente ein, sodass es zu ungewollten Wechselwirkungen kommen kann. Da die Patienten selbst kaum Auskunft geben können, ist eine Medikamentenanamnese (Angehörige) sehr wichtig. Die Dosisfindung ist abhängig von einer genauen Anwendungsbeobachtung vor allem durch die Pflegefachpersonen.

MERKE

Patienten mit organischen Psychosyndromen reagieren teilweise unvorhersehbar auf Medikamente.

Patienten mit körperlich begründeten psychischen Erkrankungen erfordern besondere Aufmerksamkeit. Durch Kenntnis der Krankheitsbilder und ihrer Ursachen kann eine Überforderung des Patienten vermieden werden und die Geduld wird nicht zu schnell verloren. Nach vielfacher Erfahrung überträgt sich die eigene freundlich-ruhige Haltung im Gespräch auf den Patienten. Darüber hinaus werden bei Patienten mit dementiellen Syndromen auch psycho- und soziotherapeutische Verfahren mit Erfolg angewendet.

6.3 Psychische Störungen bei Erkrankungen des ZNS

6.3.1 Demenzen und dementielle Syndrome

Ein dementielles Syndrom (➤ Kap. 12.1) liegt vor, wenn höhere psychische Funktionen, z. B. Frischgedächtnis, Sozialverhalten, Rechnen, Kombinieren, beeinträchtigt sind, ohne dass eine Störung des Bewusstseins vorhanden ist. Einige dementielle Syndrome sind reversibel. Hierzu zählen vor allem Demenzen durch Vitamin-B-Mangel, Lues sowie endokrine und metabolische Störungen, z. B. Schilddrüsenunterfunktion, Eiweißmangel. Der sog. Normaldruckhydrozephalus, also ein Zuviel an Hirnwasser führt zu Demenz in Kombination mit Gangstörung und Harninkontinenz. Durch ein implantiertes Ableitungssystem kann hier dauerhaft geholfen werden.

MERKE

Das Delir lässt sich von einer Demenz dadurch abgrenzen, dass es schnell auftritt und mit Bewusstseinsstörung einhergeht.

Von einer Demenz wird gesprochen, wenn eine zuvor vorhandene kognitive Fähigkeit verloren geht und dieser Verlust längere Zeit andauert (> 6 Monate).

Frühsymptome wie Depression oder „Zerstreutheit“ werden oft nicht wahrgenommen. Der Patient nimmt seine Defizite über lange Zeit nicht wahr. Eine „normale Fassade“ bleibt lange erhalten.

Leitsymptom ist der **Verlust des Neugedächtnisses.** Auch Fähigkeiten wie Lesen und Schreiben werden davon betroffen. Freunde und Angehörige werden in späteren Stadien der Demenz verkannt. Soziale Funktionen gehen verloren. Ein großes Problem in der Betreuung von Demenzkranken ist, dass diese ihre Defizite oft nicht wahrnehmen, die Menschen der Umgebung aber schon. So entstehen Konflikte, die in der Familie nicht mehr gelöst werden können. Hier ist eine Schulung der Angehörigen wichtig.

Schreitet die Erkrankung fort, finden sich häufig zusätzliche neurologische Symptome, wie Sprach- und Bewegungsstörungen, Harn- und Stuhlinkontinenz.

Häufigste Form der Demenz ist die Demenz vom Alzheimer-Typ (DAT) mit einem Anteil von ca. 60 %. Die zweithäufigste Form ist die vaskuläre Demenz (VD) mit 10–20 %. Mischformen sind häufig. Weitere, aber deutlich seltenere Formen sind die Demenz vom Lewy-Körperchen-Typ, die Demenz bei Morbus Parkinson, die frontotemporale Demenz (Morbus Pick, progressive Sprachstörung), die Demenz bei Hydrozephalus und die durch Alkohol verursachte Demenz. Abzugrenzen ist die sog. Pseudodemenz. Sie tritt begleitend bei einer tiefen Depression auf und ist nach erfolgreicher Therapie der Grunderkrankung reversibel.

MERKE

Eine Depression kann eine Demenz vortäuschen, aber auch ein Frühsymptom darstellen (➤ Tab. 6.4).

Oft wäre eine sichere Diagnose erst post mortem durch den Pathologen möglich, z. B. bei der Demenz vom Alzheimer-Typ. An Laborwerten, die zu Lebzeiten die frühe Diagnose ermöglichen, wird intensiv geforscht. Ziel wäre eine wirksame Therapie, die es aber noch nicht gibt.

6.3.2 Weitere Erkrankungen

Psychosyndrom bei Schlaganfällen und anderen zerebrovaskulären Insulten

Schlaganfälle sind die dritthäufigste Todesursache in der westlichen Welt. Viele Schlaganfälle verlaufen jedoch unbemerkt. Je nach Größe und Lokalisation

Tab. 6.4 Demenz vs. Depression

Symptom	Demenz	Depression
Beginn	Mittleres oder höheres Lebensalter	In jedem Lebensalter
Verlauf	Fortschreitend	Variabel, phasenhaft
Leidensdruck	Anfangs wenig	Früh führend
Familiäre Belastung	Relevant	Relevant
Ungünstige Lebensereignisse	Wenig Einfluss	Oft wesentlicher Einfluss
Orientierung	Gestört	Erhalten
Merkfähigkeit	Gestört	Erhalten
Gedächtnis	Gestört	Erhalten
Sprechen	Bei bestimmten Formen gestört	Erhalten
Urteilsfähigkeit	Gestört	Meist erhalten
Schlafstörungen	Einschlaf-, Durchschlaf-störungen	Frühes Erwachen mit Grübelzwang

des betroffenen Areals finden sich bei Patienten mit gefäßbedingten Ereignissen auch psychische Symptome wie Somnolenz, Verwirrtheit und Merkfähigkeitsstörungen.

Kommt es zu einem größeren Hirninfarkt, der die Sprachzentren des Gehirns betrifft, so wird das „Nicht-sprechen-Können" und oft auch das „Nicht-verstehen-Können" vom Patienten als sehr beängstigend empfunden. Dies führt meist zu Unruhe bzw. Agitiertheit und ist sehr oft mit Gefühlsschwankungen verbunden. Die Patienten fangen beispielsweise im Gespräch aus vollkommener Ausgeglichenheit heraus an zu weinen, wenn die Unterhaltung auf ein trauriges oder unangenehmes Thema kommt **(Affektinkontinenz)**.

Treten zusätzlich im Rahmen von Hirninfarkten apraktische Störungen auf, also eine plötzliche Unfähigkeit, gewohnte Bewegungen zu vollziehen, so darf das oft hilflose Hantieren der Patienten nicht als psychomotorische Unruhe oder gar delirante Symptomatik fehlgedeutet werden.

MERKE

Nach Hirninfarkten sind oft depressive Verstimmungen zu beobachten, die behandelt werden müssen.

Die transitorische globale Amnesie(TGA) ist von Durchblutungsstörungen abzugrenzen. Ohne sonstige Symptomatik zeigt sich bei der TGA eine passagere amnestische Störung, die innerhalb von 24 Stunden von selbst vergeht. Der Beginn ist plötzlich. Die Patienten erinnern sich nicht mehr an die vergangenen Stunden und können sich auch aktuell nichts merken. Bis zum Abklingen der Störung nach einigen Stunden stellen sie immer wieder die gleichen Fragen. Dies wirkt bedrohlich für Patient und Angehörige, ist aber letztlich harmlos, wenn auch nicht ursächlich erforscht.

Herpes-simplex-Enzephalitis

Ohne Behandlung versterben vier von fünf Patienten, auch wenn die Behandlung adäquat ist, beträgt die Letalität noch 20 %. Bei einem von drei Patienten zeigen sich nach der Behandlung neurologische Defizite (z. B. Paresen). Diese Gehirnentzündung führt zu einem ausgeprägten Psychosyndrom mit Amnesie, Aphasie und auffälligem Verhalten. Gelegentlich treten auch halluzinatorische Geruchs- und Geschmacksempfindungen auf. Oft ist das Psychosyndrom der erste Hinweis auf die Erkrankung. Bei Verdacht erfolgt die Diagnosestellung über ein MRT und eine Liquoruntersuchung.

MERKE

Eine Therapie der Herpes-simplex-Enzephalitis ist umgehend und sogar im bloßen Verdachtsfall erforderlich.

Epilepsien

Bei den psychischen Veränderungen, die bei Epilepsien auftreten können, unterscheidet man ebenfalls zwischen reversiblen Psychosyndromen und irreversiblen, chronischen Psychosyndromen.

Reversible Psychosyndrome bei Epilepsien

Delirien oder Dämmerzustände Der Patient hat ein delirantes Erleben mit Verkennung der Umgebung, Einengung des Bewusstseins und Kritikminderung, das teils mit Aggressionsausbrüchen verbunden ist. Die Symptomatik kommt im oder nach einem Anfall (postiktal) vor, der selbst möglicherweise gar nicht beobachtet wurde. Für die Pflege und Behandlung dieser ansonsten selbstständig lebenden Patienten bedeutet dies, dass deren Wünsche und Äußerungen sehr vorsichtig beurteilt werden müssen. So sollte man darauf gefasst sein, dass der Patient vorübergehend nicht ganz bei sich ist und sich ggf. später auch nicht mehr erinnern kann. Er muss unbedingt vor Schäden geschützt werden.

Diese Dämmerzustände unterscheiden diagnostisch epileptische Anfälle von Synkopen, die zwar auch mit Krämpfen einhergehen können, aber von raschem Wiedererlangen des Bewusstseins gefolgt werden.

Irreversible und chronische Psychosyndrome bei Epilepsien

Epileptische Wesensänderungen können durch strukturelle Schädigung des Gehirns durch häufige Anfälle entstehen.

Die Patienten sind im Gedankengang haftend, zähflüssig, umständlich und schwerfällig, sie bleiben gedanklich an Einzelheiten kleben. Auch leichte Erregbarkeit und Verstimmtheit, kommen vor.

6

MERKE

Es gibt keine typische Epilepsie-Persönlichkeit.

Die oben beschriebenen Phänomene können aber auch bei sehr vielen anderen Hirn- oder Allgemeinerkrankungen beobachtet werden, sind also nicht spezifisch für die Epilepsie. Übergangsformen sind häufig.

Mithilfe der modernen Antikonvulsiva und ggf. Epilepsie-Chirurgie erreicht man bei etwa 70 % der Patienten eine Anfallsfreiheit.

Bei häufigen Anfällen, die nicht auf Antikonvulsiva reagieren, muss an das Vorhandensein von sog. **psychogenen (nicht-epileptischen) Anfällen** gedacht werden. Diese sind Ausdruck einer anderen psychischen Erkrankung, oft einer Persönlichkeitsstörung. Ein Nebeneinander von epileptischen und nicht-epileptischen Anfällen kommt dabei ebenfalls vor.

Psychosyndrom bei Multipler Sklerose

Die Multiple Sklerose (MS) ist eine schubförmig oder chronisch verlaufende Entmarkungskrankheit des zentralen Nervensystems. Es gibt etwa 149 Erkrankte pro 100.000 Einwohner in Europa mit zunehmender Tendenz. Es kommt zu einer Zerstörung der Zellen, die den eigentlichen Nerv umgeben. In der Folge geht dann auch die Nervenzelle zugrunde. Da das eigene Immunsystem an der Zerstörung beteiligt ist, spricht man auch von einer Autoimmunerkrankung. Neben neurologischen Symptomen kann es zu einer schleichenden Persönlichkeitsveränderung mit Reizbarkeit und Affektlabilität kommen.

6.4 Psychosyndrome bei traumatischen Hirnschädigungen

6.4.1 Gehirnerschütterung

Die **Gehirnerschütterung** (Commotio cerebri) führt zu einer reversiblen Hirnschädigung ohne nachweisbares organisches Korrelat.

Nach der Bewusstlosigkeit folgen meist eine Bewusstseinstrübung und selten ein Delir, emotionale Labilität, Realitätsverkennung und Kritikminderung.

Die Patienten haben für den Zeitraum der Bewusstseinstrübung und das auslösende Ereignis eine Erinnerungslücke, die **retrograde Amnesie.** Sie bildet sich nicht selten vollständig, manchmal auch nur partiell, zurück. Fehlende Rückbildungstendenzen und große Ausdehnung sprechen gegen eine reine Gehirnerschütterung, mehr für eine **Gehirnprellung bzw. -quetschung.**

6.4.2 Hirnprellung

Bei der **Hirnprellung** (Contusio cerebri) kommt es meist zur Bewusstseinstrübung für einige Stunden bis Tage und deliranten Syndromen, die mehrere Wochen dauern können. Im MRT des Schädels finden sich strukturelle Schäden, meist Blutungen.

Bei manchen Patienten entwickelt sich eine deutlich produktive Symptomatik mit maniformen oder paranoid halluzinatorischen Bildern (Kontusionspsychosen). In diesen Zuständen sind die

Betroffenen in einem erheblichen Maße kritikgemindert und sehen die Ernsthaftigkeit der Erkrankung oft nicht ein. Sie wollen das Krankenhaus verlassen. Die Gefahr einer Eigengefährdung, die krankheitsbedingt in ihrer Tragweite nicht erkannt wird, muss bei einer Entscheidung über den Entlassungswunsch des Patienten sehr genau abgewogen werden.

Die Therapie umfasst zunächst intensivmedizinische Maßnahmen, anschließend steht die Frage nach Notwendigkeit einer Rehabilitation.

6.4.3 Raumfordernde intrakranielle Prozesse

Zu den **raumfordernden intrakraniellen** (im Gehirnschädel gelegenen) Prozessen zählen Tumoren, Blutungen und Hirnödeme (Hirnschwellung). Prinzipiell ist jede intrakranielle Raumforderung, unabhängig von der Ursache, eine primär bedrohliche Erkrankung. Fast jede Raumforderung übt direkt oder indirekt **Druck** auf das Gehirn aus und führt zu einer **Minderdurchblutung** und damit zu Folgeschäden. Einseitige Prozesse führen zu einer Verlagerung des Gehirns über die Mittellinie oder nach unten, damit zu Einklemmungen an den Septen der harten Hirnhaut. Eine solche Einklemmung kann sich schnell zum lebensbedrohlichen Notfall entwickeln. Dann muss sofort neurochirurgisch entlastet werden!

In der Pflege und Behandlung dieser Patienten kommt es daher vor allem darauf an, den Patienten lückenlos zu beobachten und negative Veränderungen zu erkennen. Die Monitorüberwachung kann die Patientenbeobachtung nicht ersetzen.

Wichtig sind in diesem Zusammenhang auch die neurologischen **Hirndruckzeichen** (z. B. Kopfschmerz, Schwindel, unsicherer Gang, Stuhl- und Urininkontinenz, Erbrechen, Stauungspapille, Minderung der Lichtreaktion der Pupille, Anisokorie).

MERKE

Eine solide Patientenbeobachtung ist das Wichtigste. Man darf sich nicht auf die Monitorüberwachung zu verlassen.

6.5 Psychische Störungen bei schweren Allgemeinerkrankungen

Bei allen Infektionskrankheiten kann es zur Mitbeteiligung des zentralen Nervensystems kommen. Dies geschieht entweder durch Direktschädigung oder durch Mitbeteiligung im Rahmen der Allgemeinsymptome (z. B. Fieber, endogene Intoxikation).

Oft sind organische Psychosen z. B. bei Sepsis, Grippe und Pneumonien zu beobachten.

6.5.1 AIDS

Aus neuropathologischen Untersuchungen ist bekannt, dass 80 % aller AIDS-Kranken eine Beteiligung des ZNS (zentrales Nervensystem) aufweisen. Häufig kommt es bereits in sehr frühen Stadien zu einem zunächst leicht ausgeprägten **dementiellen Abbauprozess** mit kognitiven Einbußen. Die Konzentrationsfähigkeit nimmt ab, die Patienten klagen über **Merkfähigkeitsstörungen.**

Delirante Syndrome oder paranoide Symptome sind selten.

An **neurologischen Symptomen** finden sich häufig Tremor, Koordinationsstörungen und Störungen der Feinmotorik.

Es kommt, mitbedingt durch mangelhafte Krankeitsverarbeitung zu **Depressionen.**

Als wichtige Hilfe haben sich stützende Gespräche in einem die Kranken tragenden Umfeld, auch mit ebenfalls Betroffenen, bewährt. Im Einzelfall kann auch die Gabe von sedierenden oder angstlösenden Medikamenten indiziert sein.

6.5.2 Luesinfektionen

Bei der Geschlechtskrankheit **Lues** (Syphilis) handelt es sich um eine Infektion mit **Treponema pallidum,** die in verschiedenen Stadien verläuft (s. Weiterführende Literatur). Im dritten und vierten Stadium kommt es, teilweise viele Jahre oder Jahrzehnte nach der Erstinfektion, zur Mitbeteiligung des ZNS. Dieses Stadium wird als **Neurolues** bezeichnet.

Im Tertiärstadium sind häufig mnestische Störungen und Verflachungen des Persönlichkeitsprofils zu beobachten.

Ein sehr beeindruckendes psychopathologisches Bild zeigte sich früher bei der sog. **progressiven Paralyse,** einer subakuten bis chronischen Meningoenzephalitis (Entzündung des Gehirns und der Gehirnhäute) im vierten Stadium der Syphilis. Dabei treten akute Psychosen auf, die mit Größenwahn und erheblicher Antriebssteigerung einhergehen können. Aber auch depressive oder paranoide Psychosen werden beschrieben. Bei einem großen Teil der Patienten ist ein voranschreitender dementieller Abbau zu verzeichnen.

Nach 1950 in den westlichen Ländern weitgehend selten geworden, findet die Syphilis durch die weltweite Reisetätigkeit wieder zunehmend Verbreitung. Sie ist durch Penicillin einfach zu heilen, sofern sie erkannt wird.

6.6 Weitere Erkrankungen

6.6.1 Erkrankungen innerer Organe

Da das **Gehirn** das Organ mit dem höchsten Sauerstoffverbrauch bezogen auf seine Masse ist, ist es leicht verständlich, dass jede größere Störung in dem Gefüge von Sauerstoffaufnahme (Lunge) und Sauerstofftransport (Herz und Arterien, Thrombosen der Hirnvenen) zu einer Minderung oder Fehlfunktion der Gehirntätigkeit und damit zu psychischen Veränderungen führen kann.

MERKE
Jede akute Veränderung des Verhaltens und der Motorik erfordert eine entsprechende Diagnostik mittels Labor, CT, MRT des Schädels, ggf. mit Kontrastmittel, ggf. Liquorpunktion.

Ein weiteres Organ, das beim Auftreten organischer Psychosyndrome eine wichtige Rolle spielt, ist die Entgiftungszentrale des Körpers, die **Leber.** Ist sie geschädigt, etwa durch eine Leberzirrhose, so kommt es zu einer fortschreitenden Intoxikation, die mit psychischen Auffälligkeiten jeglicher Art einhergeht, vor allem mit dementiellen Abbauprozessen.

INFO
Ungefähr 15 % der Leberzirrhose-Patienten haben ein irreversibles organisches Psychosyndrom.

6.6.2 Nach Operationen

Sie sind in ihrem Symptombild uneinheitlich, können in jedem Alter auftreten und zeigen eine Abhängigkeit von der Dauer und der Schwere des Eingriffs bzw. der Narkose. Die Patienten wähnen sich an anderen Orten, verkennen Personen und Situationen und verhalten sich häufig ausfallend. Der Zustand währt nur einige Stunden bis Tage und bedarf nicht immer einer medikamentösen Behandlung.

6.6.3 Vitaminmangel

Vitamin-B_1-Mangel kann zu symptomatischen Psychosen bzw. zum Korsakov-Syndrom führen.

Bei Vitamin-B_{12}-Mangel treten neben den typischen organischen Veränderungen auch Psychosyndrome auf, wie Depression, Müdigkeit, Konzentrationsschwäche und Gedächtnisstörungen. Die seelischen Störungen gehen den somatischen Symptomen, wie Anämie, Störungen der Tiefensensibilität und der Empfindung, Muskelschwäche und der sensiblen Ataxie (Koordinationsstörung durch mangelndes Fühlen von Beinen und Armen), manchmal voraus. Die Therapie besteht in der parenteralen Gabe von Vitamin B_{12}.

6.6.4 Störungen des Hormonhaushalts

Die meisten Störungen des Hormonhaushalts (Endokrinopathien z. B. bei Morbus Addison, Hyperprolaktinämie oder Phäochromozytom) können zu Veränderungen von Antrieb und Stimmung bis hin zur Psychose führen.

Funktionsstörungen der Schilddrüse

Die **Schilddrüsenunterfunktion** (Hypothyreose) führt zu leichter Ermüdbarkeit, psychomotorischer Hemmung, Antriebsverarmung, Apathie, und bei dauerhaft fehlenden Schilddrüsenhormonen zu einer Demenz.

Die **Überfunktion der Schilddrüse** (Hyperthyreose) führt zu Tachykardie, Tremor, vermehrter Transpirationsneigung, Nervosität, Schlafstörungen und zu einer deutlichen Antriebssteigerung, die teilweise sogar in maniformen und deliranten Symptomen gipfelt.

Schwangerschaft, Wochenbett und Stillzeit

Psychosen in der Schwangerschaft, im Wochenbett und in der Laktationsperiode (Stillzeit) werden vermutlich durch eine **Hormonumstellung** ausgelöst. Meist handelt es sich um depressive Krankheitsbilder, aber auch schizoaffektive und schizophrene Syndrome werden beobachtet.

Glukokortikoidspiegel

Bei einer Erhöhung der Blutkortikoide aufgrund von krankheitsbedingt vermehrter Sekretion aus der Nebennierenrinde oder durch Medikamente verursacht **(Cushing-Syndrom),** kommt es nicht nur zu körperlichen Symptomen, wie Gewichtszunahme, Hautveränderung, erhöhten Blutdruckwerten, Muskelschwäche und Osteoporose.

Bei 40 % aller Patienten mit Cushing-Syndrom finden sich psychopathologische Auffälligkeiten im Sinne von vermehrter Irritabilität, Ängstlichkeit, Niedergeschlagenheit, leichter Ermüdbarkeit und schlechter Konzentrationsfähigkeit. Es können auch euphorische und manische Zustände auftreten.

Störungen des Kalziumhaushalts

Die Mehrzahl der **Hyperkalziämien** (Erhöhung des Kalziumwerts im Blut) wird durch Hyperparathyreoidismus (Überproduktion des Parathormons) bzw. bösartige Tumoren hervorgerufen. Typische seelische Störungen sind vor allem Müdigkeit, Lethargie und depressive Verstimmungen.

MERKE

Bei 10 % der mit Lithium behandelten, affektiv erkrankten Patienten kommt es zu einer Hyperkalziämie. Der Parathormonspiegel ist dabei erhöht.

Die **Hypokalzämie** (Erniedrigung des Blutkalziumwerts) ist wesentlich seltener als die Hyperkalziämie, kann jedoch ganz ähnliche Symptome wie diese verursachen.

Diabetes mellitus

Etwa 5 % der Bevölkerung in Deutschland leiden an Diabetes mellitus.

Die Häufigkeit von Depressionen ist bei Patienten mit Diabetes mellitus (sowohl Typ 1 als auch Typ 2) größer ist als in einer nicht-diabetischen Vergleichsgruppe.

Umgekehrt findet man bei Patienten mit mittelschwerer oder schwerer Depression gelegentlich eine **Glukoseintoleranz** (erhöhte Blutzuckerwerte), die nach Therapie der affektiven Erkrankung nicht mehr nachweisbar ist und die vermutlich durch den bei solchen Patienten erhöhten Kortikoidspiegel bedingt ist.

Eine **Hypoglykämie** (Unterzucker) bei Diabetes kann in vielen Fällen zu **Panikattacken** führen. Symptome wie Angst, Zittern, Krämpfe, Kaltschweißigkeit und Tachykardie stehen im Vordergrund. Dies kann ebenso wie die extreme Hyperglykämie in einen lebensbedrohlichen Zustand münden.

6.6.5 Vergiftungen

Chronische Vergiftungen (Intoxikationen) mit Blei, Quecksilber oder Schwefelwasserstoff, gehen häufig mit **pseudoneurasthenischen Psychosyndromen** einher. Dabei fühlen sich die Betroffenen müde und schlapp, klagen über Konzentrationsstörungen und über fehlende Vitalität. Sie sind oft reizbar und neigen zu sozialem Rückzug.

Bei **akuten** Intoxikationen mit Schwermetallen, Phosphor, Kohlenmonoxid oder Thallium kann es aufgrund einer **hämorrhagischen Pseudoenzephalitis** zu deliranten Symptomen kommen.

6.6.6 Medikamenten- und Drogenmissbrauch

Bei vielen Formen von Ge- und Missbrauch von Medikamenten und bei jeder Form von Drogen-

6

abhängigkeit kann bei Anwendung oder Entzug der Mittel eine Vielzahl von symptomatischen, **drogeninduzierten Psychosen** auftreten. Diese sind meist reversibel.

In seltenen Fällen kann der Patient auch „auf einem Trip bleiben", d. h., die durch Drogen erworbene Psychose wird chronisch und therapieresistent. Dies ist besonders bei Halluzinogenen, wie LSD und Meskalin sowie vielen Designerdrogen (z. B. Ecstasy, Angel Dust), der Fall.

6.6.7 Medikamentenüberdosierung im Alter

Wegen der Zunahme des Altersdurchschnitts der Patienten tritt das Problem der fehlenden Medikamentenanpassung beim älteren Menschen immer häufiger auf. Oft wird nicht bedacht, dass fast alle Medikamentenstudien mit jungen Menschen durchgeführt worden sind, die bedingt durch aktiveren Stoffwechsel höhere Dosen der Medikamente vertragen. Besonders Psychopharmaka müssen beim Älteren deutlich reduziert werden.

Beim Delir des älteren Menschen (zu Hause oder im Krankenhaus) muss immer zuerst die Medikation auf Dosis, Notwendigkeit und Wechselwirkungen geprüft werden.

MERKE

Mehr als fünf verschiedene Medikamente stellen schon im Alter ein Risiko dar!

6.6.8 Exsikkose im Alter

Im Sommer ist die Exsikkose (Austrocknung) beim älteren Menschen die häufigste Ursache für **delirante Syndrome,** die in die Notaufnahme führen. Dabei spielt es keine Rolle, ob die Patienten von der Gartenarbeit oder aus dem Seniorenheim kommen. Bei vielen Senioren wird das Trinken von Wasser oder Sprudel negativ gesehen. Diese Menschen haben das ausreichende Trinken nie gelernt oder es wieder verlernt. Daher muss immer daran gedacht und der Hautzustand geprüft werden. Oft bewirkt Flüssigkeitszufuhr eine rasche Besserung.

6

KAPITEL

7

Dirk Arenz

Affektive Störungen

7.1 Einleitung/Allgemeines

Alle Menschen fühlen sich gelegentlich depressiv, lustlos, niedergeschlagen, gedrückt und reizbar. Das ist normal, vor allem, wenn sich äußere Anlässe benennen lassen, die bedrücken und traurig machen. Der Tod eines Angehörigen, Probleme am Arbeitsplatz oder in der Partnerschaft können zu kurz- oder längerfristigen depressiven Stimmungsauslenkungen führen, die als vollkommen „normal" gelten können und in keiner Weise psychiatrische Hilfe erfordern, auch wenn diese Zustände als sehr belastend wahrgenommen werden. Viele körperliche oder seelische Krisen können zu depressionsartigen Zuständen führen, die nicht behandlungsbedürftig sind, sofern sie nicht einen besonderen Schweregrad überschreiten.

Die psychiatrisch relevante Depression ist ein hiervon deutlich unterscheidbarer Zustand. Vor allem die durch äußere Umstände nicht verstehbare tiefe und anhaltende Depression ist hier gemeint. Sie stößt bei den Angehörigen nicht selten auf Unverständnis. Die Betroffenen sind oft wochenlang affektiv tief gedrückt, antriebslos, psychomotorisch verlangsamt und leiden unter Schlafstörungen. Es können sogar Gedanken auftauchen, sich selbst etwas anzutun, obwohl keine „objektiven" Gründe zu finden sind, die diese tiefen Depressionen erklärbar werden ließe. Der sonst gutgemeinte und unter Freunden vielleicht hilfreiche Rat, sich nicht „gehen zu lassen", sich „zusammenzureißen" und aktiv zu sein, verfehlt hier völlig sein Ziel, weil der Betroffene sich nichts sehnlicher wünscht als ein Ende der Depression, dies aber aus eigener Kraft nicht erreichen kann. Es ist also nicht eine Frage des Wollens, sondern der nicht ausreichenden Fähigkeiten, des „Nicht-Könnens", unter dem der Depressive leidet. Aus diesem Grund sind die gutgemeinten Ratschläge der Angehörigen, die das Wesen der psychiatrisch relevanten Depression nicht kennen, in der Regel nicht hilfreich. Der Depressive macht sich meist selbst bereits mehr als genug Vorwürfe. Eine Verstärkung dieser Vorwurfshaltung von außen kann zu einer weiteren erheblichen Symptomverschlechterung führen.

Es ist daher klar zu unterscheiden zwischen gedrückten Stimmungslagen einerseits und den psychiatrisch relevanten Depressionen andererseits, die eine völlig andere Qualität und Schwere aufweisen und die mit den ersteren Zuständen kaum etwas gemeinsam haben.

MERKE

„Echte" Depressionen sind psychiatrische Erkrankungen, die lebensgefährlich sein können und die u. a. psychotherapeutische und pharmakologische Behandlung erfordern.

7.2 Klassifikation und Einteilung

Früher teilte man die psychiatrischen Erkrankungen im engeren Sinne in zwei große Kategorien ein (vgl. Kraepelin 1899): Schizophrenien und manisch-depressive Erkrankungen. Nahezu alle affektiven Störungen fielen damit unter die Kategorie der manisch-depressiven Erkrankung, die man heute als „bipolare affektive Störung" bezeichnet. Heute weiß man, dass die „bipolare Störung" lediglich eine Unterform im **„affektiven Spektrum"** ist. Unter dieses Spektrum fallen ein Teil der schizoaffektiven Störungen, die bipolare Störung mit ihren manischen und depressiven Episoden, die Depressionen im engeren Sinne und einige andere Unterformen, die im Folgenden besprochen werden sollen. Traditionell im Sinne des „triadischen Systems" bezeichnete man die affektiven Störungen als „endogen" (von innen heraus), wenn sich keine äußere Ursache für die Erkrankung finden ließ. Andererseits bezeichnete man sie als „reaktiv" oder „neurotisch", wenn sich seelische Ursachen aufdecken ließen oder als „exogen", wenn ein körperlicher Krankheitsprozess (z. B. Hirninfarkt, Lues, Multiple Sklerose, Infektionen, körperliche Traumata) oder andere äußere Faktoren (z. B. Intoxikationen, Drogen, Medikamente) für das affektive Geschehen verantwortlich gemacht werden konnten.

Zwar spielt diese Einteilung innerhalb der neueren Klassifikationssysteme (ICD-10, DSM-5) keine besondere Rolle mehr, aus didaktischen Gründen soll aber an dieser Stelle darauf hingewiesen werden, da andere Einteilungen oft willkürlich und unübersichtlich wirken und zudem bei Neuauflagen der ICD oder des DSM Veränderungen unterworfen sind.

Die **„endogene Depression"** stellt man sich demnach als die Depressionsform vor, bei der eine körperliche Ursache zwar vermutet, aber nicht zweifelsfrei nachgewiesen werden kann. Dies sind die Depressionen, die für den Betroffenen selbst und für die Umgebung völlig unvermittelt und unverständlich in einen bis dahin intakten Lebenszusammenhang einbrechen und oft in schwerste Depressionen münden. Ein Ungleichgewicht der Neurotransmitter, z. B. Serotonin, Noradrenalin oder Dopamin, scheint hier oft primär eine Rolle zu spielen, was den Einsatz von Antidepressiva besonders plausibel erscheinen lässt, da diese Medikamente in der Lage sind, bestimmte Ungleichgewichte oder einen Mangel im Neurotransmittersystem auszugleichen. Diese (früher: „endogen" genannten) Depressionsformen werden heute im ICD-10 **„Depressive Episode mit somatischem Syndrom"** genannt, was bedeutet, das schwere Depressionen auch mit körperlichen Missempfindungen einhergehen. Antriebsmangel, Früherwachen, Morgentief, Appetitmangel, Gewichts- und Libidoverlust sind körperliche Symptome, die bei diesen schweren Depressionen regelhaft auftreten. Im DSM-5 spricht man bei dieser Konstellation von „Depressiven Störungen mit melancholischen Merkmalen". Eine (primäre) Störung im zerebralen Neurotransmittersystem (s. o.) wird dabei angenommen.

Andererseits weiß man aber heute, dass auch reaktiv nachvollziehbare oder „neurotische", affektive Zustände sekundär zu Veränderungen im Hirnstoffwechsel und bei den Neurotransmittern führen können, sodass auch bei diesen Depressionsformen eine pharmakologische Behandlung mit Antidepressiva angewandt wird, um die Balance im Transmittersystem wieder herzustellen.

Früher war man der Ansicht, dass die „endogene" Depression vorwiegend mit Psychopharmaka und weniger mit Psychotherapie zu behandeln sei und demgegenüber die „reaktive" oder „neurotische" Depression mehr oder weniger der reinen Psychotherapie und nicht der pharmakologischen Intervention zugänglich sein sollte. Es galt zeitweilig sogar als eine Art von Kunstfehler, neurotische Depressionen mit Antidepressiva anzugehen. Heute sieht man die Dinge wesentlich pragmatischer. Es hängt vom Schweregrad einer Depression ab, ob sie psychiatrisch-psychotherapeutisch behandlungsbedürftig ist, unabhängig von der Frage, ob sie einen „endogenen" oder einen „reaktiv-neurotischen" Charakter aufweist. Der **Schweregrad einer Depressiven Episode** ergibt sich nach ICD-10 aus der Anzahl der einzelnen Symptome. Während bei einer leichten Episode nur wenige Symptome (z. B. depressive Stimmung, Freudlosigkeit, Antriebsstörung, Schlafstörungen) vorliegen, umfasst eine schwere Depressive Episode auch andere Symptome (z. B. Schuldgefühle, Konzentrationsstörungen, somatisches Syndrom [s. o.] oder sogar schwere Suiziddanken).

Auch weiß man heute, dass sich Psychopharmaka und Psychotherapie in den Behandlungsregimes gegenseitig nicht ausschließen, sondern sich häufig synergistisch (ergänzend) günstig beeinflussen. So kann auch im Rahmen einer Psychotherapie eine pharmakologische Unterstützung sehr sinnvoll sein. Zwar lösen Medikamente in der Regel kein seelisches Problem beim Patienten auf, sie können jedoch rein symptomatisch zu einer Erleichterung und Verbesserung des individuellen Zustands beitragen und die innerseelischen Voraussetzungen schaffen, mit deren Hilfe der Patient überhaupt erst in die Lage kommt, seine Probleme im Rahmen der Psychotherapie anzugehen.

Umgekehrt ist häufig auch eine psychotherapeutische Unterstützung bei den als „endogen" angenommenen Depressionsformen sehr sinnvoll, da es sich gezeigt hat, dass z. B. möglichen Rückfällen hierdurch wirksam vorgebeugt werden kann.

7.3 Epidemiologie

Es gibt Unterschiede in der Häufigkeit des Auftretens (Prävalenz) und dem Verlauf der verschiedenen affektiven Störungen. Genaue Häufigkeitsangaben sind schwer zu ermitteln und schwanken aufgrund verschiedener Studienmethoden sehr. Was die Depression angeht, so scheint das Risiko, daran im Laufe des Lebens zu erkranken, in der westlichen Welt größer zu werden. Sicher spielen hier Umwelteinflüsse, wie Arbeitslosigkeit und eine allgemeine gesellschaftliche Unsicherheit, eine Rolle. Auch veränderte diagnostische Gewohnheiten nehmen Einfluss auf die Zahlen, da man heute psychischen Erkrankungen sensibler gegenübersteht als noch vor einigen Jahrzehnten. Die Depression ist bereits jetzt eine der Erkrankungen, welche die schwersten Leiden („burden of disease") für die Betroffenen weltweit darstellt und die häufig einen langen Verlauf nimmt. Die Patienten verlieren oft Jahre oder Jahrzehnte von ihrer normalen, gesunden Lebenserwartung durch die krankheitsbedingte Behinderung oder gar durch einen vorzeitigen Tod durch Suizid. Schätzungen zufolge wird die Depression in den nächsten Jahren diesbezüglich an Bedeutung zunehmen.

Im Unterschied zu den monopolaren Depressionen beginnen die bipolaren Störungen, für die das Auftreten von manischen und depressiven Phasen charakteristisch ist, in der Regel früher. Sie zeigen einen oft rezidivierenden Verlauf, sofern sie nicht erfolgreich behandelt werden. Im Alter nehmen sie einen eher schwereren Verlauf mit einer Verkürzung der gesunden Intervalle. Die rein depressiven Störungen beginnen meist später und die Chance ist größer, dass es bei einer einmaligen Phase bleibt. Frauen sind häufiger betroffen als Männer und die Episoden dauern oft länger als bei der bipolaren Störung (➤ Tab. 7.1). Typisch ist eine verkürzte Zyklusdauer mit zunehmendem Alter.

Tab. 7.1 Merkmale affektiver Störungen

Merkmal	Monopolar	Bipolar
Erkrankungsalter	30.–40. LJ	20.–30. LJ
Einmalige Episode	20–30 %	5 %
Episodenzahl bis zum 65. LJ.	4–6	10
Episodendauer	5–6 Monate	4 Monate
Zyklusdauer	4,5–5 Jahre	2–3 Jahre
Geschlecht	1 : 2,5 (M : F)	1 : 1 (M : F)

7

7.4 Symptome

7.4.1 Depressive Symptome

Affekt

Das Leitsymptom der Depression ist die **affektive Herabgestimmtheit.** Ist die Depression schwer ausgeprägt, spricht man von einer „Major Depression“. Die Kranken können sich über nichts mehr freuen (Anhedonie), sie sind lustlos und leiden unter ihrer Unfähigkeit, Freude zu empfinden.

Antrieb

Ein weiteres wichtiges Symptom ist die **Antriebsstörung.** Meist kommt es zur Antriebsminderung. Die Patienten können sich nur unter Mühen oder gar nicht zu Aktivitäten des täglichen Lebens aufraffen. Die sonst mühelos bewältigten Alltagsbesorgungen werden in der Krankheit zu unüberwindlichen Hürden. Die Psychomotorik ist oft verlangsamt, lediglich bei agitierten, unruhigen Depressionsformen besteht eine körperliche Unruhe.

Denken

Unter den formalen Denkstörungen herrscht meist die **Denkhemmung** oder **Denkverlangsamung** vor, das Denken wirkt zäh oder wie gegen einen Widerstand. Der Kranke hat daher oft das Gefühl, an einer Demenz erkrankt zu sein, da er seine depressiven Denkstörungen, die meist mit Konzentrationsstörungen verbunden sind, als quälend wahrnimmt. Bei den als „endogen“ oder als „melancholischer Subtyp“ (DSM-5) oder „Somatisches Syndrom“ (ICD-10) bezeichneten Depressionsformen findet sich oft ein ausgeprägtes „Morgentief“: Besonders morgens ist die Depression extrem stark ausgeprägt, der Tag „steht wie ein Berg“ als nicht zu bewältigende Schwierigkeit vor dem Kranken, während die Schwermut abends erträglicher zu sein scheint.

Schlafen

Die Ruhe ist trügerisch, da bei Depressionen auch meist eine ausgeprägte **Schlafstörung** besteht. Die Kranken können nicht ein- oder durchschlafen, wälzen sich von der einen auf die andere Seite und grübeln während der Nacht über ihre vermeintlich ausweglose Situation, ohne dass ihr depressives Grübeln zu einer Lösung realer Probleme führen würde. Die Schlafstörung führt zum sog. „Früherwachen“.

Körpergefühle

Die Kranken wachen Stunden vor ihrer gewohnten Weckzeit auf und fühlen sich entsprechend müde, matt und regelrecht zerschlagen. Körperlich äußert sich die bleierne Schwere in Druckgefühlen in Brust oder Magengegend, abnormen Schweregefühlen in den Gliedern und einem Gefühl der allgemeinen körperlichen Abgespanntheit, das als „Störung der Vitalgefühle“ bezeichnet wird. Die Sexualität ist oft erloschen. Häufig kommt es aufgrund von Appetitlosigkeit zu einer deutlichen Gewichtsabnahme innerhalb weniger Wochen. Die innere Ideen- und Gefühlsarmut wird von den Patienten qualvoll erlebt und als „Gefühl der Gefühllosigkeit“ bezeichnet.

Wahrnehmung/psychotische Veränderungen

Insgesamt ist die Depression mit einer dunklen Brille zu vergleichen, durch die der Kranke die Realität depressiv verzerrt wahrnimmt. Diese Wahrnehmungsverzerrung kann bei genügender Schwere der Depression zu inhaltlichen Denkstörungen in Form von Wahnbildungen führen. Diese Formen der psychotischen Depression sind gleichzeitig Indikatoren für ihre Schwere und bedürfen besonderer Beobachtung.

Die typischen depressiven Wahnformen sind Varianten eines „Kleinheitswahns“.

Beim **Versündigungswahn** oder **Schuldwahn** ist der Kranke überzeugt, schuld an schlimmen Vorkommnissen zu sein, die sich dem Untersucher zumeist als absurde Bagatellen offenbaren.

Eine Patientin äußerte z. B. die Überzeugung, sie habe in ihrer Jugend als Metzgereiangestellte Kunden schwer geschädigt, da sie sich die Hände sicher nicht gut genug gewaschen habe. Sie fühle sich schuldig für vermutliche schlimme Folgen ihrer Verfehlung. Außerhalb ihrer depressiven Phasen konnte die Patientin das Absurde ihrer Gedanken erkennen, nicht aber während der depressiven Phase.

Auch nicht wahnhafte Schuldgefühle treten bei depressiven Menschen häufig auf. Der „Zeiger der Schuld" ist bei den Depressionen nahezu ausnahmslos auf die eigene Person gerichtet, was oft eine gute diagnostische Abgrenzung zu paranoiden oder anderen psychiatrischen Zuständen darstellt, bei denen eher andere Menschen beschuldigt werden, für das eigene Unglück verantwortlich zu sein.

Beim **Verarmungswahn** ist der Kranke unverrückbar davon überzeugt, dass er dabei sei, sich und seine Familie finanziell zu ruinieren, da er nicht mehr arbeiten könne, gekündigt werde, die Krankenkasse aufgrund seines Krankenhausaufenthalts sein Haus und Eigentum beschlagnahmen werde etc. Die gegenteiligen Beteuerungen der Familienangehörigen, dass die finanzielle Situation unproblematisch sei, können den Kranken nicht umstimmen oder beruhigen.

Der **hypochondrische Wahn** bezieht sich auf die eigene, körperliche Integrität. Die Kranken sind sich mit wahnhafter Überzeugung sicher, dass sie unter einer gravierenden körperlichen Krankheit (z. B. Krebs, Demenz, andere unheilbare Krankheiten) leiden. Sie glauben nicht den Versicherungen der Ärzte, dass die erhobenen Befunde normal seien, sie fühlen sich aus Mitleid getäuscht oder zweifeln die Kompetenz des medizinischen Personals an.

Körperliche Gefühlsstörungen können bisweilen bizarre Symptome hervorrufen, die als **Coenästhesien** bezeichnet werden und eine psychotische Realitätsverzerrung darstellen. So berichtete eine Patientin, sie spüre, wie ihr ständig Liquor in den Rachen tropfe. Patienten verspüren qualitativ eigenartige und bizarre körperliche Symptome und führen dies z. T. wahnhaft auf Umstände (z. B. Tiere im Körper, Vergiftungen) zurück.

Der **nihilistische Wahn** schließlich umfasst die Überzeugung, dass nichts mehr richtig funktioniere, das eigene Herz schlage nicht mehr, die Lunge atme nicht mehr, der Kreislauf stehe still. Schließlich kann sogar die eigene Existenz, die der Welt oder des Universums negiert werden. Dies wird auch als eine wahnhafte Variante der Depression, als „Cotard-Syndrom", bezeichnet. Akustische Halluzinationen in Form abwertender Stimmen oder illusionäre Verkennungen können auftreten und sind in die allgemeine Herabgestimmtheit eingebettet (synthym).

Suizidalität

Von größter Wichtigkeit ist die Frage nach möglicher Suizidalität bei den Kranken. Alle psychischen Erkrankungen, besonders aber die Depressionen und hier wiederum vor allem die wahnhaften Depressionen, gehen oft mit akuter Suizidalität einher und bedürfen eines intensiven Schutzes durch das therapeutische Personal. Suizidhandlungen können lange geplant und vorbereitet sein, können sich aber auch akut in einem „Raptus melancholicus" gewaltsam entladen. Ein wahnhaft depressiver Mensch wird dabei eher zu „harten" Suizidmethoden greifen. Ein vermeintlich guter „affektiver Rapport" des Patienten kann eine Sicherheit vortäuschen. Die Frage nach Suizidalität ist obligat und muss vom Patienten eindeutig und nachvollziehbar beantwortet werden, um adäquate Schutzmaßnahmen ergreifen zu können. Gegebenenfalls müssen bei angenommener akuter Suizidalität auch Schutzmaßnahmen gegen den Willen des Patienten angeordnet werden.

INFO

- Wahnhafte Depressionen gehen mit einer hohen Suizidalität einher und bedürfen daher eines besonders intensiven Schutzes.
- 15–20 % der Depressiven suizidieren sich im Laufe ihrer Erkrankung.
- Etwa 60 % aller Suizide sind durch eine Depression ausgelöst.
- Etwa 90 % der Suizidopfer suchen bis etwa einen Monat vor dem Suizid das Gespräch mit dem Hausarzt oder anderen vertrauten Personen.
- Bei Verdacht auf Depression **immer** Suizidalität abklären.
- Insbesondere nach Beginn der Einnahme von Antidepressiva vermehrt auf Zeichen eines möglichen Suizides achten, da am Anfang die Medikamente nur den Antrieb aber nicht die Stimmung heben.

Der Vollständigkeit halber sei noch der glücklicherweise recht seltene Tatbestand des „erweiterten Suizides" erwähnt, wobei der Kranke nicht nur sich selbst tötet, sondern auch meist nahe Angehörige (Kinder, Partner) mit in den Tod nimmt. Motiv ist häufig der Wunsch, die geliebten Personen nicht weiter in der vermeintlich kalten und grausamen Welt zu belassen. Der erweiterte Suizid ist – paradox und tragisch – eine Tötung aus falscher „Fürsorglichkeit".

Unspezifische Symptome

Insgesamt gehen die Depressionen mit einer hohen Dunkelziffer unerkannter Krankheitsfälle einher, da viele Patienten nicht den Psychiater, sondern zunächst den Hausarzt aufsuchen und dort weniger seelische, sondern mehr körperliche Probleme äußern. Tatsächlich gaukeln die Vitalgefühlsstörungen körperliche Symptome und die hypochondrische Angst der Patienten oft eine körperliche Krankheit vor, während das eigentliche Übel – die Depression – häufig undiagnostiziert bleibt, obwohl eine adäquate Behandlung viel Leid und unnötige Untersuchungs- und Behandlungskosten sparen könnte. So gehen Hausärzte auch je nach persönlicher Orientierung und möglichen Praxisbesonderheiten davon aus, dass bei etwa einem Drittel bis über die Hälfte ihrer Patienten, die über körperliche Symptome klagen, eine Depression oder andere psychische oder psychosomatische Erkrankungen zugrunde liegen. Störungen des Bewegungsapparats, besonders Schmerzen und Rückenbeschwerden, stehen dabei im Vordergrund.

Gelegentlich findet sich hierfür noch die Bezeichnung **„larvierte Depression"**, da sich die Depression hinter der Maske einer körperlichen Erkrankung „versteckt". Heute sieht man hier ein großes Überschneidungsfeld mit den somatoformen Störungen. Dass jedoch bei jedem somatischen Symptom auch eine sorgfältige körperlich-organische Untersuchung zu erfolgen hat, sei hier als selbstverständlich vorausgesetzt. Andererseits weiß man heute, dass das Vorliegen einer Depression auch das Risiko erhöht, an einer internistischen Störung zu erkranken. Dies gilt besonders für koronare Herzerkrankungen (KHK), Herzinfarkt, Diabetes mellitus oder Osteoporose.

Umgang bei Depression

Mögliche Probleme

- Das hauptsächliche Problem im Umgang ist die Abwärtsbewegung (Spirale) im Teufelskreis:
  - Leistungsinsuffizienz
  - Selbstvorwürfe
  - Selbstanklage und Schuldbewusstsein
  - Minderwertigkeits- und Kleinheitsgefühle
- Traurigkeit, depressive Stimmungslage
- Interesseverlust
- Antriebsarmut
- Vernachlässigung der Körperpflege
- Verminderung der Nahrungs- und Flüssigkeitsaufnahme
- Obstipation

Umgang

Der Umgang orientiert sich mit seinen Maßnahmen an den Symptomen. Beispielsweise würde die Teilnahme an der Psychoedukation oder anderen therapeutischen Maßnahmen zurückgestellt, wenn der Betroffene noch zu stark an kognitiven Störungen leidet. Die durch die therapeutischen Methoden entstehende Überforderung könnte die depressive Symptomatik verstärken.

Wichtiger Faktor ist die tragfähige Beziehung zum Betroffenen. Hierdurch wird Trostspenden im Gespräch, z. B. „Depression verläuft in Phasen, die in jedem Fall wieder zur normalen Stimmung führt", erst möglich.

Betroffene mit starkem Interesseverlust und erheblicher Antriebsarmut können häufig nur schwer motiviert werden. Bewährt hat sich der „sokratische Dialog" (➤ Kap. 15.2.2).

PRAXISTIPP

- Spontane Heiterkeit auf der Station kann auf Depressive auch bedrückend wirken. Hier sollten Rückzugsmöglichkeiten vorhanden sein.
- Religiös gebundene, depressive Patienten finden oft Trost im Glauben. Wenn gewünscht, den Kontakt zur Klinikseelsorge herstellen.
- Viele Antidepressiva wirken besonders bei Bewegungsarmut der Depressiven obstipierend (anticholinerge Wirkung). Stuhlgang genau erfragen und dokumentieren.

7.4.2 Manische Symptome

Affekt

Im Gegensatz zur Depression entfaltet die Manie eine **affektive Gehobenheit** als Leitsymptom. Die klassische Manie ist von einer pathologischen Euphorie und Selbstüberschätzung geprägt. Die Manie bildet auch auf der Ebene der Einzelsymptome das Spiegelbild der Depression.

Antrieb

Der **Antrieb ist gesteigert,** ebenso wie häufig die Psychomotorik. Die Patienten sind zappelig, sitzen nicht still, sind ständig in Bewegung. Wie bei der Depression ist auch bei der Manie der Schlaf gestört, nur wachen die Kranken frühmorgens weit vor ihrer gewohnten Zeit nicht müde und zerschlagen auf, sondern sie fühlen sich nach nur kurzer Schlafdauer frisch und ausgeruht und voller Tatendrang. Das ist ein wichtiges differenzialdiagnostisches Symptom gegenüber einer Depression.

Denken

Die Kranken sind **überaktiv,** sprühen vor Schlagfertigkeit und sind voller **Energie, Taten- und Rededrang.** Die „Ideenflucht" ist die vorherrschende formale Denkstörung. Ein Gedankengang wird nicht in seiner Ganzheit entwickelt, sondern die Patienten geraten bereits bei der Schilderung einfacher Sachverhalte vom Hölzchen aufs Stöckchen, verlieren sich in Einzelheiten, schweifen zu weit entfernten Themen ab, um diese genauso schnell wieder zu verlassen.

Die Konzentration auf länger dauernde Tätigkeiten ist eingeschränkt. Stationär aufgenommene Maniker sind durch ihre Geistesblitze und ihre oft humorvolle Art bei Mitpatienten geschätzte Alleinunterhalter. Sie zeigen sich darüber hinaus meist recht spendabel.

Psychotische Veränderungen

Wie bei den Depressionen, können auch in der Manie psychotische Symptome im Sinne von Wahnphänomenen auftreten. Bei der Manie ist das vorherrschende Wahnthema der **Größenwahn. Akustische Halluzinationen** werden gelegentlich beschrieben. Sie sind in ihrem Inhalt dann in die allgemeine affektive Hochstimmung eingebettet (synthym). Auch **illusionäre Verkennungen** können auftreten. Negativ besetztes Stimmenhören mit z. B. abwertendem Charakter – wie bei den Schizophrenien, der schizoaffektiven Störung oder gelegentlich auch bei den Depressionen – ist so gut wie nicht vorhanden.

Gefährdungen

Während bei den Depressionen die Eigengefährdung durch Suizidalität beachtet werden muss, steht bei den Manien eine Eigengefährdung durch **unsinnige, selbstschädigende Handlungen,** z. B. große Geldausgaben, Verschenken von Hab und Gut, Abschließen von unsinnigen Kaufverträgen, im Vordergrund. Wenn die Antriebssteigerung sich statt in einer „euphorischen Manie" in einer gesteigerten Reizbarkeit äußert bzw. dorthin umschlägt, können auch **Fremdgefährdungen** vorkommen. Im Rahmen der oft auftretenden maßlosen Selbstüberschätzung kann es zu extrem rücksichtslosem Fahren und auch zu sozialer Umtriebigkeit kommen. Auch kann die Sexualität in manischen Phasen gesteigert sein. Die Geschäftsfähigkeit bei ausgeprägten manischen Phasen ist aufgehoben, manch unsinniger Kaufvertrag kann mithilfe ärztlicher Atteste im Nachhinein glücklicherweise rückgängig gemacht werden.

Durch manische Phasen kann sich ein sonst gewissenhafter Mensch privat und beruflich schwer schädigen, im extremen Fall sogar seine Existenz ruinieren. Daher ist es psychiatrische Aufgabe, ausgeprägte Manien möglichst frühzeitig zu erkennen und zu behandeln. Sind die Geschäftsfähigkeit und der Realitätsbezug beim Patienten bereits ernstlich gefährdet, muss Verantwortung für den Patienten, eventuell sogar gegen dessen Willen, übernommen werden, auch wenn Suizidalität bei Manien – im Gegensatz zu den Depressionen – kaum vorkommt. Da schwere Manien dem Patienten (und nicht selten auch seiner Umgebung) viel Kraft und Energie abverlangen, erschöpfen sich viele derartige affektive Zustände nach einiger Zeit wieder. Allerdings sind auch mehrwöchige oder sogar mehrmonatige Manien keine Seltenheit. Eine akute Manie ist – genauso wie eine schwere Depression – ein psychiatrischer Notfall, der einer raschen Behandlung, meist unter stationären Bedingungen, bedarf.

Umgang bei Manie

Mögliche Probleme

- Antriebsteigerung
- Schlafstörungen
- Störung des formalen Denkens
- Psychomotorische Erregung
- Gehobenes Vitalgefühl
- Kritikminderung
- Größenideen, Größenwahn

Umgang

Manische Patienten benötigen eine reizarme Umgebung, suchen jedoch oft die Räume mit dem höchsten Geräuschpegel der Station auf. Einer gehobenen manischen Atmosphäre sollte man ausweichen, sich nicht hineinziehen lassen oder gar selbst „Sprüche machen".

Beim Besprechen der Probleme im Umgang zunächst nur die bedeutsamsten und für den Patienten offensichtlichsten erläutern. Beispiel: „Denken Sie nicht auch, dass 3 Stunden Schlaf auf Dauer nicht ausreichen."

Bei formalen Denkstörungen sollten klare zeitliche Grenzen aufgezeigt werden. So fällt es leichter, ein ausuferndes Gespräch zu beenden.

Kritikminderung bei gleichzeitigem Bestehen von Größenwahn und Größenideen führen nicht selten zu schwerwiegenden sozialen oder finanziellen Problemen. Werden dem Patienten bei Besserung der Symptome diese Probleme allmählich bewusst, entsteht nicht selten ein Suizidrisiko.

PRAXISTIPP

- Unter Umständen ist es sinnvoll, sich während der ersten Phase der Behandlung eines manischen Patienten auf eine störungsreiche Zeit einzurichten.
- Von Patienten mit gereizt manischen Zügen niemals provozieren lassen.
- Kommt ein Patient zur wiederholten Aufnahme, ist es oft von großem Vorteil, dieselbe Bezugsperson wie beim Voraufenthalt zu wählen. Hat sich in der Zeit der Genesung ein gegenseitiger Respekt entwickelt, so profitieren die Beteiligten davon in der Regel beim Krankheitsrezidiv. Nicht selten erreicht man den Betroffenen auf einer „kumpelhaften" Ebene. Die „kumpelhafte" Ebene ist jedoch nicht immer die erste Wahl und sollte im Team genau abgesprochen sein. Vor allem sollte die Dauer einer „kumpelhaften" Beziehung zeitlich begrenzt sein.
- Von nicht eingehaltenen Versprechungen darf sich die Pflegefachperson nicht enttäuschen lassen. Krankheitsbedingt können Maniker Versprechen häufig nicht einhalten.

7.4.3 Symptome bei Bipolar-I- und Bipolar-II-Störungen

Kommt es im Verlauf einer bipolaren Störung zu ausgeprägten manischen und depressiven Phasen, so spricht man auch von einer **„Bipolar-I-Störung".**

Treten neben den depressiven Phasen „nur" hypomanische Episoden auf, die leichter als manische Phasen verlaufen und in der Regel nicht zu einer Arbeitsunfähigkeit führen, spricht man von einer **„Bipolar-II-Störung".**

Treten im Verlauf einer affektiven Störung nur Manien auf, was recht selten ist, so spricht man heute ebenfalls – paradoxerweise – von einer „bipolaren Störung", obwohl der Begriff „bipolar" ja eigentlich zwei entgegengesetzte psychische Zustände meint: Manie **und** Depression.

Hypomanien verlaufen generell milder als Manien. Während in der Manie die Geschäfts- und Arbeitsfähigkeit meist aufgehoben sind, ist dies bei den Hypomanien nicht immer der Fall. Das ist der Grund, warum isolierte Hypomanien kaum je von Psychiatern gesehen werden. Die betroffenen Menschen fühlen sich nicht nur leistungsstärker, sie sind es oft auch. Geringes Schlafbedürfnis, hohes Selbstbewusstsein, Schlagfertigkeit, Geselligkeit, Leistungsfähigkeit – das sind in der Regel keine Symptome, die einen Arztbesuch nach sich ziehen. Der Arzt sieht die Patienten oft erst beim nächsten Absturz in die Depression. Zwar möchte man jedem affektiv erkrankten Menschen eine Hypomanie gönnen, sei es als eine gelegentlich auftretende hypomanische Nachschwankung nach einer depressiven Phase oder im Rahmen einer Bipolar-II-Erkrankung, sie weist jedoch auf eine noch bestehende affektive Instabilität hin und sollte prinzipiell eine sensible Behandlung nach sich ziehen.

Zu erwähnen ist auch ein häufiges Zusammentreffen verschiedener psychischer Erkrankungen **(Komorbidität)** beim Vorliegen einer bipolaren Störung. Die Palette der infrage kommenden Erkrankungen ist groß, z. B. Alkohol- oder Drogenabhängigkeit, Persönlichkeitsstörungen, Angststörungen oder hyperkinetische Syndrome.

Neben der Komorbidität bereitet auch eine besondere Verlaufsform der bipolaren Störung große Probleme: das **„rapid cycling".** Hierbei handelt es sich um eine Verlaufsform, bei der vier oder mehr Phasen einer bipolaren Erkrankung pro Jahr auftreten und die erfahrungsgemäß therapeutisch besonders schwierig zu beeinflussen ist. Es gibt sogar Patienten, bei denen ein Phasenwechsel („switch") innerhalb weniger Tage vom manischen in das depressive Extrem und umgekehrt zu verzeichnen ist, was man auch als **„ultra rapid cycling"** bezeichnet.

7.4.4 Symptome der Zyklothymia/ Dysthymia

Anhaltende affektive Schwankungen in Form einer bipolaren Störung, deren Phasen aber nicht die Schweregrade einer Bipolar-I- oder Bipolar-II-Störung erreichen, werden als **Zyklothymia** bezeichnet. Eine anhaltende, chronische Depressivität, die nicht die Schwere einer Major Depression aufweist, nennt man **Dysthymia.** Daneben gibt es noch hyperthyme oder depressive „Temperamente", die als Normvariationen in der Regel keiner psychiatrischen Behandlung bedürfen.

Neben den bisher geschilderten Erscheinungen depressiver und manischer Zustände (➤ Tab. 7.2) gibt es viele weitere affektive Tönungen. Depressionen können je nach ihrem Erscheinungsbild als „gehemmt, agitiert, ängstlich oder zwanghaft (anankastisch)" bezeichnet werden. Manien können ein „euphorisches" oder „gereiztes" Bild bieten und in der adäquaten Behandlung große Unterschiede aufweisen. Zwischen Depressionen und Manien können darüber hinaus auch „affektive Mischzustände" auftreten, die eine eindeutige Zuordnung zu den beiden Differenzialtypologien schwierig erscheinen lässt. Treten nicht in die Stimmung eingebettete („dysthyme") psychotische Phänomene wie Wahn oder Halluzinationen auf, ist differenzialdiagnostisch an eine schizoaffektive Störung oder gar eine Schizophrenie zu denken. Um sich nicht von der psychiatrischen terminologischen Klassifikation verwirren zu lassen, ist es oft hilfreich, sich zu vergegenwärtigen, dass die psychiatrischen Begriffe oft nur ein bestimmtes vorherrschendes Syndrom beschreiben, ohne dass die verschiedenen Krankheitsbegriffe tatsächlich grundverschiedene Krankheitseinheiten bezeichnen würden. Die Erkrankungen des „psychotischen Spektrums" (Schizophrenien – schizoaffektive Störungen – bipolare Störungen – Depressionen) können dabei auf einem Kontinuum liegend gedacht werden.

Tab. 7.2 Gegenüberstellung bipolarer Symptome

Manie	Depression
Ideenflucht	Denkhemmung
Antriebssteigerung	Psychomotorische Hemmung
Gehobenes Vitalgefühl	Vermindertes Vitalgefühl
Manischer Größenwahn	Depressiver Kleinheitswahn

7.5 Ursachen

Depressionen können viele Ursachen haben. Häufig kommen eine (genetische) Veranlagung zur Depressivität und äußere (psychologische oder soziale) Faktoren zusammen, z. B. kritische Lebensereignisse oder chronische Konflikte, die der Patient aus eigener Kraft nicht lösen kann.

Steht die (genetische) **Veranlagung** als Hauptursache der Depression im Vordergrund, sind in der Regel keine besonderen äußeren Auslösefaktoren in der Biografie des Patienten zu finden. Früher nannte man diese Depressionsform „endogen", heute spricht man vom „Melancholischen Subtyp" (DSM-5) oder „Somatischen Syndrom" (ICD-10). Endogen bedeutet „von innen heraus", worunter man neben der inneren Veranlagung vor allem genetische Aspekte verstand, aber auch andere **organische Störungen** (z. B. im Neurotransmitterhaushalt), die noch nicht vollständig erforscht worden sind. Tatsächlich mutet das „Somatische Syndrom" bzw.

der „Melancholische Subtyp“ sehr „organisch“ an, da sich eine psychologische Ursache der Depression nicht sicher ausmachen lässt und diese Depressionsform häufig phasenhaft verläuft, was ebenfalls psychologisch nur schwer nachvollzogen werden kann.

Zu dieser „endogenen“ affektiven Störung kann auch die bipolare Störung gerechnet werden, da sich auch bei dieser Erkrankung meist keine hinreichende psychologische Ursache angeben lässt. Zur weiteren Abklärung müssen jedoch sorgfältige Zusatzuntersuchungen – einschließlich der Schilddrüsenhormone – durchgeführt werden, um identifizierbare organische Ursachen auszuschließen.

Die **Genetik** spielt eine besondere Rolle beim Auftreten von Depressionen und bipolaren Störungen. Das statistische Risiko eines Erstgradangehörigen eines Patienten mit einer rezidivierenden Depression oder bipolaren Störung, ebenfalls an einer affektiven Störung zu erkranken, beträgt bis zu 20 %. Bei eineiigen Zwillingen traten Studien zufolge Depressionen bis zu über 90 % bei beiden Geschwistern auf, bei zweieiigen Zwillingen wurden die Prozentzahlen für Erstgradangehörige erreicht. Die Befunde sprechen klar für einen starken genetischen Einfluss. Nicht zuletzt aufgrund der Wirkmechanismen von Antidepressiva scheint bei den depressiven Störungen eine Reihe von Neurotransmittern gestört bzw. aus der Balance geraten zu sein. Dabei spielen u. a. Noradrenalin, Serotonin und Dopamin eine entscheidende Rolle. Wahrscheinlich ist ein bislang nicht vollständig verstandenes komplexes Zusammenspiel der Neurotransmitter für die Entstehung der affektiven Störungen verantwortlich. Auch könnten neuroendokrinologische Störungen, wie eine gestörte Kortisolsekretion oder Schlafanomalien mit vermehrten Anteilen des „REM-Schlafes“ und einem raschen Auftreten des REM-Schlafes nach Einschlafen (verkürzte REM-Latenz), eine Rolle bei der Entstehung der affektiven Störungen spielen.

Auch werden bei Depressionen vermehrt **Besonderheiten in der Anatomie des Gehirns** gefunden, meist in Form leichter Dichteminderungen oder Ventrikelerweiterungen. Interessant ist auch, dass die phasenhaften Depressionen vom melancholischen Subtyp häufig bei Menschen zu beobachten sind, die in ihrer **Persönlichkeitsstruktur** zu Ordnung, Überkorrektheit und Zwanghaftigkeit neigen. Diesen Persönlichkeitstypus nennt man daher auch „Typus melancholicus“. Daneben können natürlich auch schlimme Lebensereignisse oder starke seelische Konflikte Depressionen auslösen. Dass seelische Vorgänge in irgendeiner Form an „organische Korrelate“, z. B. Neurotransmitter, gebunden sind, dürfte wissenschaftlicher Konsens sein. Ob aber die Transmitterstörung eher Ursache oder Folge einer seelischen Affektion ist, bleibt weiterhin umstritten.

Verhaltenstheoretische Ansätze sehen die Ursachen depressiver Symptome in einem Mangel an positiven Erfahrungen sowie Strukturen, die die Krankheit aufrechterhalten, z. B. übertriebene Anteilnahme oder Hilfsangebote von anderen Personen. Andererseits ist das Denken depressiver Menschen oft einseitig, katastrophisierend, negativ und pessimistisch. Diese Denk- und Erlebensweise Depressiver enthält oft auch „automatisches Denken“, wie „immer müssen mir diese Dinge passieren“, „es wird alles furchtbar enden“. Durch negative Erlebnisse wird dieses „negative Denkschema“ aktiviert und verstärkt. Diese Gedankenspirale führt schließlich zu einer sich selbst aufrechterhaltenden und verfestigenden Depression, welche neben den beschriebenen negativen Gedanken auch negative Rückkopplungen im Sozialverhalten umfasst. Bewältigungsstrategien schlagen aufgrund sich entwickelnder Verhaltensdefizite häufiger fehl und eigene Aktivitäten werden aus Mangel an positiven Verstärkern reduziert, was zu einer weiteren sozialen Dysregulation führt. Die Depression ist so aus verhaltenstherapeutischer Sicht eine sich selbst unterhaltende, negative Abwärtsspirale, die einer pharmakologischen und oft auch einer umfassenden psychotherapeutischen Behandlung bedarf, um den Abwärtstrend zu durchbrechen.

Tiefenpsychologische Ansätze gehen von dem Verlust der Zufriedenheit als einem „narzisstischen Defizit des Selbstwertgefühls“ bei leicht verletzbaren und depressiven Menschen aus. Im Gegensatz zu realen Verlusterlebnissen, z. B. bei der Trauer, ist der „Verlust“ bei der Depression jedoch häufig nur in der Vorstellung vorhanden. Auf „narzisstische Kränkungen“ wird übersensibel reagiert. Häufig kommt eine „abhängige und fordernde“ Persönlichkeitsstruktur der Depressiven hinzu. Der Kranke glaubt, nur andere Menschen könnten sein „narzisstisches Defizit" ausfüllen. Oft werden ausgeprägte Abhängigkeitsstrukturen in den Partnerschaftsbeziehungen deutlich. Der nicht depressive Partner in einer Beziehung ist häufig von dem abhängig-fordernden Verhalten des Patienten überfordert, was nicht selten zu Distanzierungsversuchen führt. Dies fördert aber auf der anderen Seite wiederum ein dependent-forderndes Verhalten seitens des Patienten. Darüber hinaus können unbewusste Größenphantasien, ein rigides Gewissen mit Selbstbestrafungsphantasien, strenge Moralvorstellungen und aggressive Wendungen gegen sich selbst eine Rolle bei der Entwicklung von Depressionen spielen.

Verhaltenstheoretische und tiefenpsychologische Ansätze bilden keine Gegensätze. Sie können sich sinnvoll ergänzen. Bei den Patienten werden meist individuelle Mechanismen deutlich, die zur Entwicklung und Aufrechterhaltung ihrer Depressionen beitragen. Deshalb ist es für Therapeuten wichtig, sich nicht einer bestimmten „psychiatrischen Schule" zu verschreiben, sondern das biologisch-medizinische Modell der „endogenen Depressionen" mit den kognitiv-verhaltenstherapeutischen und tiefenpsychologischen Krankheitsmodellen möglichst zu ergänzen. Darüber hinaus spielen in der Psychotherapie auch andere Modelle, z. B. die Systemtheorie, eine Rolle, die einer pathologischen Interaktion in „Systemen", z. B. der Familie, eine wesentliche krankheitsverursachende Funktion zuweist, wobei an dieser Stelle auf die entsprechende weiterführende Fachliteratur verwiesen wird.

7.6 Verläufe

Affektive Erkrankungen sind eine Gruppe voneinander unterscheidbarer Störungen, die – ebenso wie die verschiedenen Ursachen – unterschiedliche Verläufe zeigen können.

Schwere Depressionen (auch: „Melancholischer Subtyp", „Somatisches Syndrom" oder „monopolare Depression") zeigen einen meist phasischen Verlauf, wobei zwischen den einzelnen Phasen, die mindestens 2 Wochen bis zu mehreren Monate, im Extremfall sogar Jahre dauern können, meist eine volle Remission erfolgt. Das bedeutet, dass die Patienten mit endogenen Depressionen zwischen den einzelnen Phasen meist ihr volles Leistungs- und Ausgangsniveau erreichen. Es erkranken mehr Frauen als Männer. Die Prognose ist im Allgemeinen gut, d. h., es kommt nur sehr selten zu „Residualzuständen" (wie dies z. B. bei der Schizophrenie häufig vorkommt), in denen die Patienten ihr Leistungsniveau nicht mehr erreichen. Eine Sonderform ist die wiederkehrende „Herbst-Winter-Depression", auch **„saisonal-abhängige Depression" (SAD)** genannt, die phasenhaft in der dunklen Jahreszeit auftritt.

Die **„bipolare Störung"** verläuft ebenfalls phasenhaft, wobei manische und depressive Phasen in unterschiedlicher Frequenz auftreten und sich abwechseln können. Wie bei den monopolar verlaufenden Depressionen kommt es meist nicht zu Residualsymptomen, d. h., die Patienten erreichen auch hier oft wieder ihr Ausgangsniveau. Residualsyndrome kommen jedoch häufiger vor als bei der monopolaren Depression. Die Prognose ist zwar in der Regel gut, es ist allerdings zu berücksichtigen, dass bei den bipolaren Störungen eine hohe Komorbidität mit anderen Erkrankungen (z. B. Alkoholabhängigkeit) beobachtet wird, was die Prognose ungünstig beeinflussen kann. Auch ist wichtig, dass die unbehandelte bipolare Störung im Alter häufig einen schwereren Verlauf zeigt. Die gesunden Phasen werden kürzer und die kranken Phasen verlaufen gravierender. Besonders schwierig zu behandeln sind die „rapid cycler", die mehr als vier Phasen pro Jahr erleben.

„Neurotische" oder „reaktive" Depressionen können sehr unterschiedliche Verläufe zeigen. Oft kommt es nur zu einer voll ausgebildeten Phase, gelegentlich kann sich auch hier ein phasenhafter oder sogar chronifizierter Verlauf herausbilden. Depressive Reaktion auf belastende Ereignisse unterschiedlichen Ausmaßes und Dauer werden „**Anpassungsstörungen**" genannt. Die Grenze zu den „**Posttraumatischen Belastungsstörungen**" ist dabei nicht immer klar zu ziehen. Eine chronifizierte Depression mit eher leichterer Symptomausprägung wird **„Dysthymia"** genannt.

Eine Mittelstellung zwischen den affektiven Störungen und der Schizophrenie nehmen die **„schizoaffektiven Störungen"** ein. Bei ihnen mischen sich Symptome der Schizophrenie (Wahn, Halluzinationen) mit denen der affektiven Störung (Depression, Manie). Es gibt hierbei sehr unterschiedliche monopolare oder auch bipolare Verläufe, wobei die Prognose – bezogen auf Residualsyndrome – besser als bei der Schizophrenie, aber schlechter als bei den bipolaren affektiven Störungen ist.

7.7 Therapie

So unterschiedlich Ursachen und Verläufe der affektiven Störungen sind, so individuell muss die Therapie auf den jeweiligen Patienten zugeschnitten sein.

INFO

Die drei großen „Säulen der psychiatrischen Therapie", nämlich „somatische Therapie" (z. B. Pharmakotherapie), Psychotherapie und Soziotherapie, werden auch bei den affektiven Störungen in unterschiedlichem Ausmaß eingesetzt.

Während man früher davon ausging, dass nur die sog. „endogenen" affektiven Störungen einer Psychopharmakotherapie mit Antidepressiva zugänglich sein sollten und „neurotische" Depressionen rein psychotherapeutisch zu behandeln seien, weiß man heute, dass alle Depressionsformen, sofern sie einen deutlichen Schweregrad erreichen, auf eine medikamentöse Therapie ansprechen. Umgekehrt gilt heute auch, dass fast alle depressiven Patienten auch von einer Psychotherapie profitieren, insofern sie kognitiv hierzu in der Lage sind, d. h., wenn sich die Depression soweit gebessert hat, dass die Patienten für eine Psychotherapie aufnahmefähig sind. Unterschieden werden muss bei den Psychotherapien in vorwiegend strukturierte und stützende Therapien, z. B. Verhaltenstherapie und in gewissem Rahmen die „supportive Psychotherapie", und andererseits den „aufdeckenden Verfahren", worunter u. a. die Tiefenpsychologie gezählt wird. Gerade bei den „aufdeckenden" Verfahren muss der Patient eine gewisse Stabilität seiner Ich-Strukturen besitzen und daher ist speziell dieses Verfahren nur bei Patienten anzuwenden, die bereits eine deutliche Besserung erfahren haben, oder deren Depressionstiefe ohnehin nicht so schwer ausgeprägt war, als dass sie z. B. psychotische Ausmaße erreicht hätte. Bei diesen schwersten Depressionen dürfen keinesfalls aufdeckende Verfahren angewandt werden, die den Patienten weiter destabilisieren und evtl. sogar zu Suizidalität führen könnten.

Andererseits ist auch bei der pharmakologischen Behandlung mit Antidepressiva zu bedenken, dass Medikamente mit antriebssteigernder Wirkung bei Patienten zunächst zu psychomotorischer Unruhe führen können, bevor die antidepressive Wirkung mit einer Latenz von z. T. mehreren Wochen einsetzt. Eine medikamentös ausgelöste Antriebssteigerung kann aber bei depressiv-suizidalen Patienten dazu führen, dass sie ihren suizidalen Impulsen leichter nachgeben und Suizidhandlungen ausführen. Werden antriebsfördernde Antidepressiva bei depressiv-suizidalen Patienten eingesetzt, müssen diese daher in den ersten Tagen unbedingt mit einer beruhigenden und entspannenden Medikation kombiniert werden. Hier bieten sich z. B. Stoffe aus der Gruppe der Benzodiazepine an.

MERKE

Bei tief depressiven Patienten mit Suizidgefahr gilt:
- Keine destabilisierenden und „aufdeckenden" Psychotherapieverfahren!
- Keine antriebssteigernde antidepressive Medikation ohne initiale beruhigende Begleitmedikation!

Bei Depressionen werden **Antidepressiva** eingesetzt. Die „trizyklischen" Antidepressiva (z. B. Amitriptylin oder Doxepin) sind – neben den irreversiblen **MAO-Hemmern** – ältere Medikamente mit einigen Nebenwirkungen (anticholinerg, kardiale NW), die aber gleichwohl immer noch zu den wirksamsten Medikamenten dieser Klasse gehören. Ältere MAO-Hemmer erfordern eine spezielle tyraminarme Diät, um Blutdruckkrisen zu vermeiden. **Serotonin-Wiederaufnahmehemmer** („SSRI", z. B. Fluvoxamin, Fluoxetin, Paroxetin, Sertralin, Citalopram) sind neuere Medikamente, die mehr oder weniger selektiv in den Serotoninhaushalt eingreifen. Darüber hinaus gibt es selektive Medikamente, die den Noradrenalinhaushalt beeinflussen. Medikamente wie Mirtazapin oder Venlafaxin beeinflussen sowohl den Serotonin- als auch den Noradrenalinhaushalt. Daneben gibt es eine ganze Liste weiterer Medikamente mit unterschiedlichem Wirkungsspektrum.

Bei rezidivierenden Depressionen und besonders bei der bipolaren Störung stellt sich darüber hinaus die Notwendigkeit, künftige Phasen zu verhüten (Prophylaxe). Derzeit stehen neben dem gut etablierten **Lithium** vor allem primäre Antiepileptika wie Carbamazepin, Valproat und Lamotrigin zur Verfügung. Auch sind Zulassungen in dieser Indikation für neuere Antipsychotika erfolgt. Die **Antipsychotika (Neuroleptika)** werden besonders bei Manien und affektiven Störungen eingesetzt, die mit psychotischen Symptomen einhergehen. Hier ist ein klarer Trend zu neueren Antipsychotika zu verzeichnen, weil sie nebenwirkungsärmer und besser verträglich sind als die Neuroleptika der ersten Generation.

Letztlich haben jedoch alle wirksamen Medikamente auch Nebenwirkungen, über die man die Patienten aufklären muss. Der Einsatz der Medikation ist auf ein absolut notwendiges Maß zu beschränken. Andererseits hieße es, psychische Erkrankungen in ihrer Schwere oft völlig zu verkennen, wollte man auf den Einsatz von Medikamenten ganz verzichten. Dies gilt auch für die **Elektrokrampftherapie (EKT),** die – in Kurznarkose durchgeführt und bei korrekter Indikationsstellung – heute eine sehr nebenwirkungsarme und schnelle Methode zur Remission schwerster depressiver Zustände ist. Eine therapeutische Indikation bei Depressionen ist gelegentlich auch der **Schlafentzug,** der entweder total (der Patient durchwacht die ganze Nacht und den darauf folgenden Tag), partiell oder fraktioniert versetzt durchgeführt werden kann. Bei den saisonal abhängigen Depressionen (SAD) hat sich der Einsatz einer **Lichttherapie** mit speziellen Leuchtröhren bewährt.

Medikamente und Psychotherapie spielen demnach bei allen schweren Depressionsformen eine große Rolle. Nicht vergessen werden sollen jedoch Ergo-, Sport- und Soziotherapie. Auch wenn diese Therapieformen in Lehrbüchern meist etwas stiefmütterlich behandelt werden, sind sie doch für das klinisch-stationäre Setting unerlässlich. Eine gute Tagesstrukturierung und die Balance zwischen Phasen der Ruhe und Aktivität sind bei allen psychischen Störungen sehr wichtig und immer individuell zu entscheiden. Manche Patienten brauchen mehr Ruhe, andere mehr aktive Tagesstruktur. Ein starres „Beschäftigungsprogramm", in das die Patienten hineingepresst werden, ist hinsichtlich individuell zu treffender Therapieentscheidungen ungeeignet. Es ist sehr zu hoffen, dass gerade unter Kostenentscheidungen im Rahmen aktieller Abrechnungs- und Vergütungssysteme im Krankenhaus die individuellen Therapieentscheidungen weiter gestärkt werden.

Trotz aller klinischen und technischen Einzelentscheidungen, die für Patienten getroffen werden, bleibt eines doch das Wichtigste: Die gleichberechtigte Anerkennung des psychisch Kranken als Mitmenschen. Dies schließt auch klare Strukturvorgaben nicht aus, wann immer diese nötig sind. Nichts aber isoliert so sehr in der Gesellschaft wie eine psychische Krankheit. Daher ist der empathische, den Menschen ernstnehmende Umgang gerade im psychiatrischen Krankenhaus oder der psychiatrischen Fachabteilung so existenziell wichtig. Dies erfordert eine Form der „mitmenschlichen Haltung", die im Rahmen der beruflichen Arbeit immer wieder neu reflektiert werden muss.

KAPITEL

Holger Thiel, Markus Jensen†

8 Psychosen aus dem schizophrenen Formenkreis und schizoaffektive Störungen

8.1 Entstehung der Psychosen

Bei Psychosen geht man von einer **multifaktoriellen Genese** aus, d. h., es gibt jeweils mehr als einen Entstehungsgrund. Aus heutiger Sicht ist eine Reihe von Ursachen verantwortlich für die Ausbildung einer Schizophrenie.

Ein wichtiger Faktor für die Entwicklung einer Psychose ist u. a. die erbliche Disposition (➤ Tab. 8.1).

INFO

Vulnerabilitäts-Stress-Modell

Es beschreibt neben der erblichen Disposition die Tatsache, dass das Nervenkostüm der Menschen nicht gleich stabil ist. Einige Personen sind verletzbarer und haben eine höhere innere Krankheitsbereitschaft als andere. Treffen nun viele Belastungen zusammen, wie berufliche und finanzielle Probleme, Partnerschaftskonflikte (akuter Stress), oder ist ein Mensch Dauerbelastungen (chronischem Stress) ausgesetzt, kann bei hoch vulnerablen Menschen die Grenze der Belastbarkeit schneller erreicht sein – es kann zu einer psychischen Erkrankung kommen (➤ Abb. 8.1).

Tab. 8.1 Erkrankungsrisiko für Schizophrenie, geordnet nach Verwandschaftsverhältnissen

Verwandtschaftsgrad	Erkrankungswahrscheinlichkeit (in %)
Eltern	5–10
Kinder	9–16
Geschwister	8–14
Zweieiige Zwillinge	5–16
Eineiige Zwillinge	20–75
Kinder zweier erkrankter Eltern	40–68
Halbgeschwister	1–7
Stiefgeschwister	1–8
Enkel	2–8
Vettern und Basen	2–6
Neffen und Nichten	1–4
Onkel und Tanten	2–7
Großeltern	1–2
Durchschnitt	**0,85**

8.2 Diagnostik der schizophrenen Psychosen

Zwei Mediziner aus der psychiatrischen Geschichte haben sich mit der Diagnose der Schizophrenie sehr auseinandergesetzt:

- **Eugen Bleuler** (1857–1939) hat im Jahr 1911 den Begriff der Schizophrenie (Spaltungsirresein) geprägt.
- **Kurt Schneider** (1887–1967) hat im Jahr 1959 die Schizophrenie nochmals beschrieben.

Beide haben Diagnosemöglichkeiten festgelegt.

8.2.1 Diagnostik nach Kurt Schneider

Kurt Schneider hat folgende Symptomkomplexe beschrieben:

- Symptome ersten Ranges
- Symptome zweiten Ranges

Symptome ersten Ranges

Akustische Halluzinationen Dialogisierende, kommentierende und imperative Stimmen, Gedankenlautwerden.

Leibliche Halluzinationen Beeinflussungen sexueller Natur, Stromstrahlen aus der Steckdose, die den Patienten beeinträchtigen.

Schizophrene Ich-Störungen Sich von außen gelenkt fühlen, Persönlichkeitsspaltung („Ein Teil von mir bin ich, der andere Teil ein anderer."). Betreffen diese Ich-Störungen das Denken, so spricht man von Gedankenentzug, Gedankenenteignung, Gedankeneingebung und Gedankenausbreitung.

Wahnwahrnehmungen Das real Existierende wird Ich-bezogen fehlgedeutet.

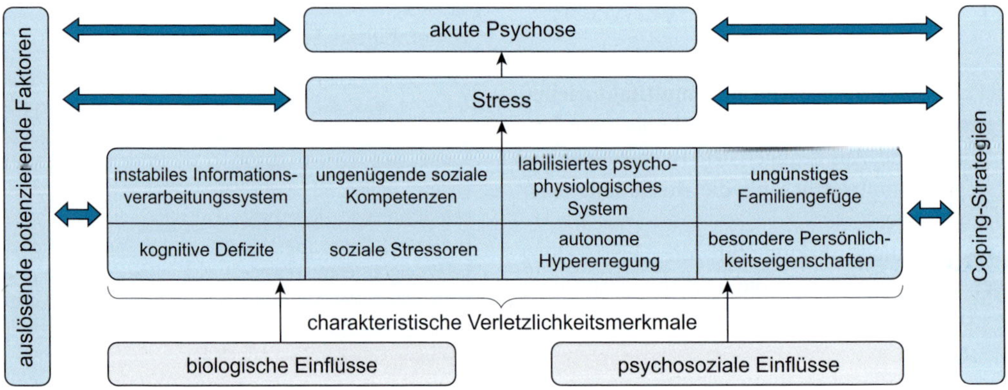

Abb. 8.1 Vulnerabilitäts-Stress-Coping-Modell [L143]

Symptome zweiten Ranges

Andere Halluzinationen Optische, olfaktorische und gustatorische Halluzinationen.

Andere akustische Halluzinationen Kommen andere akustische Halluzinationen hinzu als jene, die unter den Symptomen ersten Ranges aufgeführt sind (z. B. Gesang, Maschinengeräusche), spricht man ebenfalls von akustischen Halluzinationen. Sie werden dann allerdings unter die Symptome zweiten Ranges eingeordnet.

Zönästhesien Qualitativ eigenartige Leibmissempfindungen.

MERKE

Das eindeutige Vorhandensein von mindestens einem Symptom ersten Ranges (ohne entsprechende körperliche Grundkrankheit) erlaubt nach diesem Konzept die Diagnose einer Schizophrenie.

8.2.2 Diagnostik nach Eugen Bleuler

Eugen Bleuler spricht in seiner Diagnostik von:
- Grundsymptomen: kommen immer vor, wenn die Erkrankung eine bestimmte Ausprägung hat.
- Akzessorischen Symptomen: treten nur gelegentlich und bei anderen Erkrankungen auf.

Grundsymptome

Assoziationsstörungen Denkstörungen, die in ihrer ausgeprägtesten Form das Bild des zerfahrenen Denkens annehmen. Außerdem sind inkohärentes Denken (die Beziehung der einzelnen Denkstränge zueinander fehlt), Sperrung des Denkens, Begriffszerfall des Denkens (Kontaminationen), Vorbeireden, Begriffsverschiebung, Symboldenken und Gedankenabreißen zu beobachten.

Affektstörungen Parathymien, Athymien mit nicht seltenen Gemütsverödungen.

Antriebsstörungen Zum einen die gesteigerten Formen (z. B. Erregung, Befehlsautomatismen, Bewegungs- und Sprachstereotypien), zum anderen die Antriebsschwächen wie Stupor, Sperrung, Katalepsie (Bewegungsverharren).

Ambivalenz Doppelwertigkeit der Gefühle.

Ambitendenz Doppelwertigkeit der Triebe und Bestrebungen.

Akzessorische Symptome

- Wahn
- Halluzinationen
- Katatone Symptome
- Störungen der Schrift und der Sprache

8.2.3 Diagnostik nach ICD-10

In der modernen Psychiatrie wird die Diagnose einer Psychose aus dem schizophrenen Formenkreis anhand der ICD-10 gestellt (➤ Kap. 5.1.1).

Erforderlich für die Diagnose Schizophrenie ist mindestens ein eindeutiges Symptom (zwei oder mehr, wenn weniger eindeutig) der unten genannten Gruppen 1–4 oder mindestens zwei Symptome der Gruppen 5–8. Als Besonderheit ist in der Diagnostik zu sehen, dass ein Zeitkriterium an das Vorhandensein der Symptome gekoppelt ist. Die **Symptome müssen fast ständig während eines Monats (oder länger) deutlich vorhanden gewesen sein.**

Zustandsbilder mit den geforderten Symptomen, aber kürzer als einen Monat andauernd (ob behandelt oder nicht), sollen zunächst als akute schizophrenieforme psychotische Störung (F 23.2) diagnostiziert werden.

Kriterium 9 der unten angegebenen Liste bezieht sich auf die Schizophrenia simplex. Als Zeitkriterium wird dabei eine Dauer von mindestens einem Jahr gefordert.

Kern-Symptome (I)

1. Gedankenlautwerden, Gedankeneingebung oder Gedankenentzug, Gedankenausbreitung
2. Kontrollwahn, Beeinflussungswahn, Gefühl des Gemachten, deutlich bezogen auf Körper- oder

Gliederbewegungen, bestimmte Gedanken, Tätigkeiten oder Empfindungen; Wahnwahrnehmungen
3. Kommentierende oder dialogische Stimmen, die über den Patienten und sein Verhalten sprechen, oder andere Stimmen, die aus einem Teil des Körpers kommen
4. Anhaltender, kulturell unangemessener oder völlig unrealistischer bizarrer Wahn, wie der, eine religiöse oder politische Persönlichkeit zu sein, übermenschliche Kräfte und Fähigkeiten zu besitzen (z. B. das Wetter kontrollieren zu können oder im Kontakt mit Außerirdischen zu stehen)

Kern-Symptome (II)

5. Anhaltende Halluzinationen jeder Sinnesmodalität, begleitet entweder von flüchtigen oder undeutlich ausgebildeten Wahngedanken ohne deutliche affektive Beteiligung oder begleitet von anhaltenden überwertigen Ideen, täglich über Wochen oder Monate auftretend
6. Gedankenabreißen oder Einschiebungen in den Gedankenfluss, was zu Zerfahrenheit, Danebenreden oder Neologismen (Wortneuschöpfungen) führt
7. Katatone Symptome wie Erregung, Haltungsstereotypien oder wächserne Biegsamkeit (Flexibilitas cerea), Negativismus, Mutismus und Stupor
8. „Negative" Symptome wie auffällige Apathie, Sprachverarmung, verflachte oder inadäquate Affekte, zumeist mit sozialem Rückzug und verminderter sozialer Leistungsfähigkeit. Diese Symptome dürfen nicht durch eine Depression oder eine neuroleptische Medikation verursacht sein.
9. Eine eindeutige und durchgängige Veränderung bestimmter umfassender Aspekte des Verhaltens der betreffenden Person, die sich in Ziellosigkeit, Trägheit, einer in sich selbst verlorenen Haltung und sozialem Rückzug manifestiert

INFO

Über die Häufigkeit und das Alter, in dem eine Erstmanifestation auftritt, gibt es einige, sich deckende Angaben. Männer und Frauen sind gleich häufig von Schizophrenie betroffen. Frauen erkranken aber durchschnittlich einige Jahre später als Männer.

Tab. 8.2 Positiv- und Negativsymptome (auch Plus- und Minussymptome genannt)

Positivsymptome „Alles, was dazu kommt"	Negativsymptome „Alles, was wegfällt"
Denkstörungen	Niedergeschlagenheit (Motivationslosigkeit, Willensschwäche)
Wahn (z. B. Verfolgung, Beobachtung)	Verarmtes Gefühlsleben, innere Leere (vermindertes erwartetes Belohnungsgefühl für angenehme Aktivitäten wie soziale Interaktionen)
Halluzinationen	Sozialer Rückzug
Ich-Störungen	Antriebslosigkeit und Kontaktverarmung (Verarmung der Sprache, verminderter emotionaler Ausdruck, verminderte Resonanzfähigkeit)
Denkstörungen	Mut- und Hoffnungslosigkeit

Frühwarnzeichen

Frühwarnzeichen sind wichtig aber unspezifisch. Erst in einer guten Psychoedukation (➤ Kap. 15.2.5) können sich folgende Frühwarnzeichen individuell darstellen lassen und so zu einem wirksamen Krisenplan führen: z. B. Ruhelosigkeit, Schlafstörungen, Nervosität, Gespanntheit, Schwierigkeiten bei der Arbeit, „die anderen verstehen mich nicht", sich überfordert fühlen, weniger Freude empfinden, weniger Kontakt mit Freunden, sehr aufgeregt sein, „die anderen reden über mich/lachen mich aus", weniger aktiv sein als gewöhnlich, Angst vor der Zukunft, Konzentrationsschwierigkeiten.

8.2.4 Symptomeinteilung in Positiv- und Negativsymptome

➤ Tab. 8.2

8.3 Formen der schizophrenen Psychosen

Abhängig davon, welche Symptomkomplexe beim Patienten im Vordergrund stehen, wird die Einteilung in bestimmte Unterformen der Schizophrenie

gewählt. Deshalb spricht man auch von Psychosen aus dem schizophrenen Formenkreis. Im Folgenden sind einige Erkrankungstypen erläutert.

8.3.1 Paranoide Psychose

Hierbei handelt es sich um die in den meisten Teilen der Welt häufigste Schizophrenieform.

Das klinische Bild wird von ziemlich dauerhaften, oft paranoiden Wahnvorstellungen beherrscht, meist begleitet von in der Regel akustischen Halluzinationen sowie anderen Wahrnehmungsstörungen.

Störungen der Stimmung, des Antriebs, der Sprache sowie katatone Symptome stehen nicht im Vordergrund.

Typische Wahnthemen:

- Beziehungswahn
- Verfolgungswahn
- Zönästhetischer Wahn
- Abstammungswahn
- Sendungswahn

Typische Halluzinationen:

- Stimmen, die den Betroffenen bedrohen oder ihm Befehle geben, nichtverbale akustische Halluzinationen (Akoasmen) wie Pfeifen, Brummen oder Lachen
- Geruchs- oder Geschmackshalluzinationen, sexuelle oder andere Körperhalluzinationen
- Selten: optische Halluzinationen

Denkstörungen können im akuten Zustand deutlich sein, sie verhindern jedoch nicht die klare Beschreibung der typischen Wahngedanken oder Halluzinationen.

Der Affekt ist meist weniger verflacht als bei den anderen Schizophrenieformen. Eine gewisse Inadäquatheit ist ebenso häufig wie Störungen der Stimmung, Reizbarkeit, plötzliche Wutausbrüche, Furchtsamkeit und Misstrauen. „Negative" Symptome, wie Affektverflachung und Antriebsstörung, sind oft vorhanden, beherrschen das klinische Bild jedoch nicht.

Der Verlauf kann episodisch mit teilweiser oder vollständiger Remission stattfinden. Er kann aber auch chronisch sein.

Bei chronischen Fällen können die floriden Symptome über Jahre bestehen.

8.3.2 Katatone Form der schizophrenen Psychosen

Der akute Schub einer katatonen Schizophrenie ist entweder durch einen **psychomotorischen Erregungszustand** (Hyperkinese) oder **Stupor** (Hypokinese) gekennzeichnet. Dazwischen liegen symptomfreie Intervalle. Maximale Gespanntheit bei stark erhöhtem Muskeltonus wird als „stille Erregung" bezeichnet. Weitere häufige Symptome sind Wahn und Halluzinationen, seltener treten Denk- und Affektstörungen auf. Die Prognose ist relativ günstig.

Katatone Symptome

Sperrung Der Patient hält inmitten eines Bewegungsablaufs inne.

Stupor In dieser Phase, die eine Steigerung der Sperrung darstellt, liegt der Patient beinahe bewegungslos im Bett. Das Bewusstsein ist voll erhalten. Das Gesicht bleibt starr, der Blick ist ausdruckslos, häufig auch angstvoll. Spontane Reaktionen und Bewegungen sind unmöglich. Ein Beobachter kann keine psychische Aktivität erkennen. Nach Abklingen des katatonen Stupors erinnert sich der Betroffene in der Regel an alle Gespräche und Handlungen in seiner Nähe.

Mutismus Die Sprachproduktion ist maximal vermindert. Der Bewusstseinszustand entspricht dem während des Stupors.

Negativismus Der Kranke weigert sich ohne ersichtlichen Grund, in adäquater Weise auf einen Reiz zu reagieren. Oftmals wird genau das Gegenteil ausgeführt. Beispielsweise wird ein Patient aufgefordert, sich zu setzen, er bleibt jedoch stehen. Wenn er dann stehen bleiben soll, setzt er sich.

Erregung Die Erregung bezeichnet das Gegenteil von Sperrung und Stupor.

Sie äußert sich in psychomotorischer und sprachlicher Unruhe bis Erregung. Bei starker Erregung kann es kurzfristig zu Einbußen des Bewusstseins kommen.

Stereotypie Stereotypien treten im Bewegungsablauf oder in der Sprache auf.

Unter Umständen werden tagelang die gleichen Bewegungen ausgeführt oder mit abgezählten Schritten ein bestimmter Weg abgegangen. Sprachliche Stereotypien haben zwanghaften Charakter, ständig murmelt der Patient ein und denselben Satz vor sich hin.

Befehlsautomatie Der Patient führt gegen seinen Willen alles aus, was ihm befohlen wird.

Echopraxie Nachahmung der Bewegungen anderer.

Echolalie Nachsprechen von Sätzen.

Katalepsie Eine Katalepsie oder ein kataleptischer Dauerzustand (heute eher selten) liegt vor, wenn der Patient eine passiv gegebene (auch unbequeme) Haltung über mehrere Stunden bis Tage beibehält.

Katatonie Einen besonderen und lebensbedrohlichen Verlauf kann die **perniziöse Katatonie** nehmen. Es kommt zu Fieber, Kreislaufstörungen, Zyanose, spontanen Hämatomen und tagelang anhaltender Tachykardie. Durch Muskelschädigungen kann es zur Myoglobinurie mit der Gefahr des akuten Nierenversagens kommen. Aufgrund der hochpotenten Neuroleptika (beispielsweise Glianimon® in Kombination mit Tavor® i. v.) ist der letale Ausgang jedoch äußerst selten. Die perniziöse Katatonie stellt eine mögliche Indikation zur Elektrokrampftherapie dar (➤ Kap. 15.2.5).

Unter neuroleptischer Behandlung kann das **maligne neuroleptische Syndrom** (MNS) auftreten, das weitgehend die Symptome der Katatonie zeigt. Es kommt ebenfalls zur Erhöhung des Muskeltonus, einer Tachykardie und anderen vegetativen Störungen.

Mögliche Ursache ist die Einnahme von Neuroleptika auch in niedrigen therapeutischen Dosen. Ein MNS kann sich noch nach jahrelanger medikamentöser Therapie mit Neuroleptika entwickeln. Es tritt nach vollständigem Abklingen des Syndroms bei erneuter Gabe von Neuroleptika nicht unbedingt wieder auf.

8.3.3 Weitere Formen der schizophrenen Psychosen

Hebephrene Form der Schizophrenie

Typische Symptome

- Hier stehen die affektiven Veränderungen im Vordergrund. Wahnvorstellungen und Halluzinationen sind flüchtig und bruchstückhaft.
- Das Verhalten zeigt sich oft läppisch, verantwortungslos und unvorhersehbar. Dabei sind Manierismen häufig.
- Die Stimmung ist flach und unpassend, oft begleitet von Kichern oder selbstzufriedenem, selbstversunkenen Lächeln oder von einer hochfahrenden Umgangsweise, von Grimassieren, Manierismen, Faxen, hypochondrischen Klagen und immer wiederholten Äußerungen (Reiterationen).
- Das Denken ist ungeordnet, die Sprache meist weitschweifig und zerfahren.
- Der Kranke neigt dazu, sich zu isolieren. Sein Verhalten erscheint ziellos und ohne Empfindung.

Verlauf

Diese Schizophrenieform beginnt meist zwischen dem 15. und 25. Lebensjahr und hat wegen der schnellen Entwicklung der Minussymptomatik, besonders von Affektverflachung und Antriebsverlust, eine eher schlechte Prognose.

Antrieb und Zielstrebigkeit gehen verloren, frühere Zielsetzungen werden verlassen, sodass Ziel- und Planlosigkeit zum charakteristischen Verhalten des Patienten werden.

Die Diagnose einer Hebephrenie kann erst nach einer 2- oder 3-monatigen Beobachtungszeit zuverlässig gestellt werden, wenn die oben beschriebenen charakteristischen Verhaltensformen ausreichend belegt sind.

Undifferenzierte Schizophrenie

Diese Kategorie ist für Patienten zu reservieren, die die allgemeinen Kriterien für Schizophrenie erfüllen, aber entweder die Symptome nicht im ausreichenden Maße aufweisen, um die Kriterien für

eine der Schizophrenieformen erfüllen oder die so viele Symptome zeigen, dass die Kriterien für mehr als eine paranoide, hebephrene oder katatone Unterform erfüllt sind.

Schizophrenia simplex

Die wird von manchen Psychiatern als ein besonders symptomarmer (blander) Verlauf der Hebephrenie gesehen.

Der blande Verlauf verschleiert den Beginn dieser Form. Die Grundsymptome entstehen schleichend, sind zu Beginn kaum merklich. Die Symptome ersten und zweiten Ranges fehlen ganz. Es überwiegen Negativsymptome. Zu dem Zeitpunkt, an dem Schwunglosigkeit, verminderte Leistungsfähigkeit in Beruf oder Schule und das Unvermögen, Beziehungen aufzubauen, bemerkt werden, liegt der Erkrankungsbeginn schon um Jahre zurück. Trotz des leichten und blanden Verlaufs ist die Schizophrenia simplex **progredient** (fortschreitend) und führt nicht selten zu recht ausgeprägten Residuen (schizophrener Defekt).

Leichte Formen der Schizophrenia simplex, man spricht auch von einer **latenten Schizophrenie,** finden sich unter nahen Angehörigen schizophrener Patienten mit einer ausgeprägteren Symptomatik. Sie fallen in aller Regel nicht als krank auf, sind eher als Sonderlinge und Einzelgänger bekannt.

Die Diagnose ist nur sehr schwer zu sichern, weil sie von der langsamen Entwicklung charakteristischer „negativer" Symptome des schizophrenen Residuums abhängt. Zu beobachten sind:

- Ein seltenes Zustandsbild mit schleichender Progredienz von merkwürdigem Verhalten, der Unmöglichkeit, soziale Anforderungen zu erfüllen und mit Verschlechterung der allgemeinen Leistungsfähigkeit
- Wahnvorstellungen und Halluzinationen treten nicht in Erscheinung.
- Die Störung ist weniger offensichtlich psychotisch als die hebephrene, paranoide und katatone Unterform der Schizophrenie. Die charakteristischen „negativen" Merkmale des schizophrenen Residuums, z. B. Affektverflachung, Antriebsminderung, entwickeln sich ohne vorhergehende floride psychotische Symptome.
- Auf einen weiteren sozialen Abstieg kann Nichtsesshaftigkeit folgen. Der Betreffende wird selbstversunken, untätig und ziellos.

Schizophrenes Residuum

Es handelt sich um ein chronisches Stadium im Verlauf einer schizophrenen Erkrankung mit einer eindeutigen Verschlechterung von einem frühen Stadium (eine oder mehrere Episoden mit psychotischen Symptomen, welche die allgemeinen Kriterien für Schizophrenie erfüllen) zu einem späteren Zeitpunkt, der durch langandauernde, jedoch nicht notwendigerweise irreversible „negative" Symptome charakterisiert ist.

Für eine zuverlässige Diagnose müssen folgende Bedingungen erfüllt sein:

- Auffallendes Vorhandensein von „negativen" schizophrenen Symptomen, wie psychomotorische Verlangsamung, verminderte Aktivität, Affektverflachung, Passivität und Initiativemangel, Verarmung hinsichtlich Menge und Inhalt des Gesprochenen, geringe nonverbale Kommunikation durch Gesichtsausdruck, Blickkontakt, Modulation der Stimme und Körperhaltung, Vernachlässigung der Körperpflege und verminderte soziale Leistungsfähigkeit
- Früheres Vorhandensein von wenigstens einer eindeutigen psychotischen Episode, welche die allgemeinen Kriterien für Schizophrenie erfüllt
- Ein Zeitraum von wenigstens einem Jahr, während dem die Intensität und Häufigkeit von floriden Symptomen wie Wahn und Halluzinationen gering oder wesentlich vermindert waren und das „negative" schizophrene Syndrom vorlag
- Keine Demenz oder andere organische Hirnerkrankung oder -störung, keine chronische Depression oder Hospitalismus, welche die „negativen" Symptome erklären könnten.

8.4 Schizoaffektive Psychosen

Sind bei einer Erkrankung zeitgleich (oder allenfalls einige Tage getrennt) sowohl **eindeutige Symptome der Schizophrenie** als auch der **Depression oder**

8

Manie zu finden, so spricht man von einer schizoaffektiven Psychose.

8.4.1 Schizomanische Störung

Es handelt sich um eine Störung, bei der sowohl schizophrene als auch manische Symptome in derselben Krankheitsepisode auftreten.

Die affektive Störung zeigt sich in Form einer gehobenen Stimmung, begleitet von vermehrtem Selbstbewusstsein, Größenideen, zeitweise auch Erregung und Gereiztheit mit aggressivem Verhalten.

Oft finden sich gleichzeitig Verfolgungsideen bis zum Beziehungswahn oder Verfolgungswahn.

Der Patient kann beispielsweise berichten, dass sich seine Gedanken ausbreiten oder gestört werden, oder dass fremde Kräfte versuchen, ihn zu kontrollieren.

Schizomanische Erkrankungen sind meistens floride Psychosen mit akutem Beginn. Das Verhalten ist zwar oft stark gestört, aber es kommt im Allgemeinen innerhalb weniger Wochen zur vollständigen Rückbildung.

8.4.2 Schizodepressive Störung

MERKE

Schizodepressive Episoden sind gewöhnlich weniger floride und alarmierend als schizomanische Episoden.

Neben depressiven Symptomen, wie depressive Stimmung, Verlangsamung, Schlaflosigkeit, Antriebs-, Appetit- oder Gewichtsverlust, Interessenverlust, Konzentrationsstörung, Schuldgefühle, Gefühle der Hoffnungslosigkeit und Suizidideen, finden sich gleichzeitig Symptome aus der Schizophrenie.

Beispielsweise berichtet der Patient, dass die Gedanken sich ausbreiten oder gestört würden oder dass fremde Kräfte versuchten, ihn zu kontrollieren.
Der Patient kann auch von Verfolgungswahn berichten, z. B. dass ein Komplott gegen ihn im Gange sei. Oder es wird Stimmenhören angegeben. Diese Stimmen können den Patienten verdammen, sie reden davon, ihn zu töten oder diskutieren sein Verhalten untereinander.

Die Patienten zeigen gewöhnlich eine vollständige Remission und entwickeln nur selten ein Residuum.

8.5 Verlaufsformen der schizophrenen Psychosen

MERKE

Schizophrenie ist nicht unheilbar und nicht dauerhaft progredient.

Am Ende des ersten schizophrenen Schubs ist eine Vielfalt von Verlaufsformen möglich und keinesfalls ein ungünstiger chronischer Ausgang vorprogrammiert. Bei etwa jedem dritten Patienten folgt kein zweiter Schub. Selbst mehrere Schübe können folgenlos abheilen, wobei sich der Patient zwischen den sog. schizophrenen Wellen völlig gesund fühlt.

In wenigen Fällen verläuft die Schizophrenie derart ungünstig, dass es bei jedem erneutem Schub zu einem fortschreitenden Persönlichkeitsverfall kommt.

Zur besseren Übersicht wird der psychopathologische Ausgang in drei Hauptgruppen eingeteilt (➤ Tab. 8.3):

Vollremissionen Dazu zählen auch Patienten mit sehr leichten Residuen.

Tab. 8.3 Verteilung der psychopathologischen Ausgänge (durchschnittliche Verlaufsdauer von 22,4 Jahren bei 502 schizophrenen Kranken)

Ausgänge von schizophrenen Krankheitsverläufen	Verteilung der Ausgangstypen in %	
Vollremissionen	22,1	
Minimalresiduen Leichte reine Residuen Erhebliche reine Defizienzsyndrome Strukturverformungen ohne Psychose	11,0 23,5 5,8 3,0	43,2 % uncharakteristische Residuen
Gemischte Residuen Typisch schizophrene Defektpsychosen Chronisch reine Psychosen Strukturverformungen mit Psychose	16,6 10,8 4,2 3,2	34,7 % charakteristische Residuen

Uncharakteristische Residuen Diese Kategorie wird auch mit dem Namen „reine Defekte" bezeichnet. Die Patienten wirken minderbelastbar. Ohne Kenntnis der Vorgeschichte ist die Diagnose einer Schizophrenie oder eines Residuums nicht zu stellen.

Charakteristische Residuen Sie zeigen die für die Schizophrenie typischen Veränderungen, wie Denkzerfahrenheit, Gemütsverödung (sog. affektive Verflachung), Autismus und die Unfähigkeit, sich einzufühlen. Erstrang- und Zweitrangsymptome werden kaum beobachtet. Sie kommen nur als akzessorische Symptome in Form von Wahnresten oder vereinzelten Symptomen der Katatonie hinzu.

Beim charakteristischen Residualzustand herrschen die Grundsymptome der Schizophrenie vor. Der Begriff „Endzustand" ist möglichst zu vermeiden, denn er kann den Patienten verletzen. Außerdem erreichen etwa 75 % aller schizophrenen Patienten selbst nach jahrzehntelangem Verlauf einen Zustand, in dem sie einigermaßen selbstständig leben können.

Der Patient mit einem uncharakteristischen Residuum ist sich häufig seines „Defekts" bewusst und leidet darunter – im Gegensatz zu Menschen im charakteristischen Residualzustand.

Obwohl eine Prognose zu Beginn der Erkrankung kaum möglich ist, gibt es dennoch eine Reihe von Merkmalen, die für einen günstigen oder ungünstigen Verlauf sprechen:

Symptome einer günstigen Prognose

- Akuter Krankheitsbeginn
- Gute Remission früherer Schübe
- Lange gesunde Zeiten zwischen den Schüben
- Stark ausgeprägte Begleitsymptome wie Wahn, Halluzinationen psychoreaktive Auslösefaktoren
- Pyknischer Körperbau
- Einfache Persönlichkeitsstruktur mit guter Beziehungsfähigkeit

Symptome einer ungünstigen Prognose

- Schleichender Krankheitsbeginn
- Häufige Schübe mit kurzen Remissionsphasen
- Fehlende Begleitsymptome
- Asthenische, sensitive und schizoide Ausgangspersönlichkeit
- Zwischenmenschliche Kontaktstörungen

Zu den häufigsten Beschwerden und Störungen bei schizophrenen Patienten mit Residuen, zählen:

- Kognitive Störungen
- Körperliche und geistige Erschöpfbarkeit
- Störungen des Allgemeinbefindens
- Leistungsinsuffizienz
- Zönästhesien
- Erhöhte Erregbarkeit
- Intoleranz gegen Stress
- Schlafstörungen
- Vegetative Störungen

Inaktivität und Isolierung des Patienten werden als krankheitsbegünstigende Momente angesehen. Dies legt den Schluss nahe, dass ein Großteil der Residualsymptomatik durch lange Aufenthalte in einer Klinik provoziert ist.

Die Maxime „einmal schizophren, immer schizophren" entspricht nicht der Tatsache. Allein die Verinnerlichung dieser Erkenntnis kann zu einer wesentlich positiveren therapeutischen Haltung führen.

8.6 Umgang bei schizophrenen Psychosen

8

Um einen Eindruck davon zu geben, wie ein Patient seine Psychose erleben oder deuten kann, sollen an dieser Stelle einige Sprachbilder von Psychose-Erfahrenen aus dem Buch „Stimmenreich, Mitteilungen über den Wahnsinn" von Thomas Bock u. a. (Psychiatrie-Verlag, Bonn, 2001) aufgeführt werden.

„Psychose ist für mich (wie):
- *… Ein Fallschirm ohne Seil am Korb*
- *… Ein Alptraum im Spinnennetz*
- *… Müde und wach sein in einem*
- *… Eine ständige Verschiebung der Normen und Wirklichkeiten*
- *… Gespaltene Persönlichkeit, habe dann zwei Personen in mir. Bin dann von der Realität abgedriftet. Es ist ein Hineinspringen in Gedanken, die unbegründet sind. Abgeschottet sein, Rouleaus runter. Ich habe*

Leute beobachtet, die haben Zeichen gegeben, sehr unter Druck. Todesängste, dass mich jemand abschießt

- *... Ein Aufbruch innerer Impulse. Sich getrieben fühlen. Ich habe dann ein viel stärkeres Selbstbewusstsein, ein erhöhtes Lebensgefühl. Ich habe dann immer viel geschrieben. Ich spürte einen engeren Zusammenhang zum Ganzen als im normalen Zustand. Jetzt versuche ich, die inneren Impulse zu erhalten. Vielleicht habe ich das vernachlässigt.*
- *... Ich habe dann niemandem mehr getraut. Nehme Gerüche und Geräusche gesteigert wahr. Steigere mich in Angst. Manchmal viele Tage und Nächte. Irgendwann wird es weniger; wahrscheinlich kann man irgendwann nicht mehr Angst haben.*
- *... Treiben auf stürmischer See ohne Kompass und mit unverständlichen Lauten aus dem Funkgerät."*

Ein Teil der Psychose-Erfahrenen steht der medikamentösen Therapie skeptisch gegenüber. Sie akzeptieren Psychopharmaka als letzte Lösung, da sie das seelische Erleben unterdrücken, aber nicht helfen, es zu verstehen. Medikamente erscheinen ihnen nur hilfreich, wenn der Leidensdruck sehr groß ist und das psychotische Erleben mit ihrer Hilfe besser durchschritten werden kann. Auch die neue Generation von Neuroleptika (atypische Neuroleptika) vermag nicht dabei zu helfen, eine Psychose zu verstehen, jedoch haben sich die günstigeren Nebenwirkungsprofile positiv auf die Bereitschaft zur Medikamenteneinnahme ausgewirkt.

8

In dem „Hamburger Psychose-Seminar" trugen die Psychose-Erfahrenen zusammen, was sie in einer Krankheitsphase brauchen und als hilfreich empfinden. Dahinter stand der Gedanke, Angehörigen und Pflegefachpersonen den Umgang mit Psychosekranken zu erleichtern.

Der Wunsch nach **Geborgenheit** war allgemein sehr groß. **Ehrlichkeit, Zuwendung, Trost** und **Beständigkeit** wurden gewünscht, besonders in Zeiten, in denen die Patienten paranoide Gedanken äußern oder an Suizid denken. Diese Qualitäten vermitteln verlässliche Bezugspersonen, meist Eltern, gute Freunde oder ein anderer Mensch, der zuhört, einfach für den Betroffenen da ist, auch mit ihm schweigen kann. Die Bezugspersonen sollten „Persönlichkeiten" sein, die auch Grenzen setzen und als Leitpersonen anerkannt werden können.

Ein **verlässliches** soziales oder familiäres **Umfeld** hilft den Patienten durch die Akutphase. Es wurde betont, wie wichtig es häufig ist, dass ein anderer die alltäglichen Aufgaben erledigt, die der Betroffene nicht mehr schafft, z. B. Tätigkeiten im Haushalt oder die Vorbereitung für einen Krankenhausaufenthalt. Neben den Hilfestellungen wurde die Reflexion des Erlebten in Kontakten und Gesprächen mit den nahen Personen nach Abklingen des akuten psychotischen Schubs herausgestellt.

Die **Erwartungen an den Erkrankten** sollten, vor allem im Anschluss an eine Krankheitsphase, individuell angepasst sein. Die Betroffenen sind häufig müde, wenig aktiv und zeigen vermindertes Interesse an ihrer Umwelt. Dies ist meist durch die Krankheit bedingt und kann bei einer psychischen Störung mehrere Monate andauern. Man spricht von einem krankheitsbedingten Erschöpfungszustand. In dieser Zeit sollte der psychisch kranke Mensch nicht überfordert, sondern in kleinen Fortschritten bestätigt werden, wenn er beispielsweise häusliche Arbeiten übernimmt oder sich um Kontakt zu alten Freunden oder Bekannten bemüht.

PRAXISTIPP

Es ist nicht immer einfach, das richtige Maß an „Forderung und Förderung" zu finden.

Überstimulierend wirken Kontakte zu Menschen, vielfältige Aufgaben und Verpflichtungen oder zu viel Arbeit. Die Betroffenen sind noch sehr empfindlich für solchen Stress. Bei Überforderung besteht die Gefahr, dass sie mit einem Rückfall in die Erkrankung reagieren. Selbst positive Erlebnisse (z. B. Familienfeiern) sind manchmal zu viel. In solchen Situationen sollte der Erkrankte die Möglichkeit haben, sich zurückzuziehen, ohne dass die Umwelt verstimmt darauf reagiert.

Zur **Unterforderung** kommt es häufig, weil Mitmenschen dem Erkrankten nichts mehr zutrauen. In der akuten Krankheitsphase müssen die Angehörigen viele Aufgaben übernehmen, um den Betroffenen zu entlasten. In der Phase der Besserung ist es wichtig, dass er seine Aufgaben langsam wieder übernimmt, nicht überbetreut wird. Fehlende Beschäftigung oder fehlende Kontakte können die Krankheit negativ beeinflussen und zu Interesselosigkeit und Passivität führen. Wird dem Erkrankten alle Verantwortung für sein Leben abgenommen, ist er unterfordert und verliert eigene Fähigkeiten. Daher sollte er alle ihn betreffenden Entscheidungen, soweit möglich, selbst treffen.

MERKE

Sowohl Überstimulation als auch Unterstimulation wirken ungünstig auf die Krankheitsentwicklung.

Gerade in Zeiten, in denen ein Mensch besonders viel Fürsorge benötigt, sind klare Grenzen zwischen den anderen Familienmitgliedern notwendig und wirken positiv. Die **Intimsphäre** eines jeden ist wichtig und sollte respektiert werden (anklopfen, Geheimnisse zulassen, eigenes Zimmer). Damit jedes Familienmitglied Freiräume für sich hat, können Abmachungen getroffen werden, wann die Familie die Zeit gemeinsam verbringt (Essenszeiten). Dasselbe gilt für Aufgaben im Haushalt.

Kritik zu äußern und anzunehmen ist ein normales zwischenmenschliches Problem. Auch unter „Gesunden" ist es oft genug schwer, den richtigen Ton zu treffen. Psychisch erkrankte Menschen sind häufig besonders empfindlich gegenüber Kritik, auch wenn sie nonverbal, beispielsweise durch ein verärgertes Gesicht oder abfällige Handbewegungen, geäußert wird. Ständige Kritik, wie Herumnörgeln und immer wieder dieselben Fehler oder Versäumnisse ansprechen, kann für psychisch erkrankte Menschen belastend sein. Im Umgang mit ihnen müssen die Mitmenschen oft viel Geduld und Toleranz aufbringen. Bei zu großer Gereiztheit ist es häufig besser, auseinander zugehen, als endlose Gespräche zu führen. Es ist wichtig, bei Abbruch eines Gesprächs klarzustellen, dass der Kontakt nicht grundsätzlich beendet ist, sondern die Wogen sich erst glätten müssen.

Während der akuten Phase ist es meist nötig und richtig, sich sehr um die erkrankte Person zu kümmern, anderen Beschäftigungen weniger regelmäßig nachzugehen und auch viel über die Krankheit zu sprechen. In der Besserungsphase sollte die Familie jedoch wieder zu ihrem gewohnten Rhythmus zurückkehren und die Krankheit nicht zum einzigen Gesprächsthema machen.

Die **Kontakte zu Freunden und Verwandten** dürfen nicht aus Scham oder Unsicherheit abgebrochen werden. Belastungen, die durch die psychische Erkrankung eines Angehörigen entstehen, werden erträglicher, wenn die Familie weiterhin persönliche Kontakte zu anderen Menschen pflegt. Dabei ist es sinnvoll, mit dem Einverständnis des Betroffenen Freunde und Bekannte über die Erkrankung des Familienmitglieds offen zu informieren. So erfährt der Kranke auch, dass die Familie zu ihm und seiner psychischen Krankheit steht.

Zur **Ablenkung** wünschen sich viele Psychose-Erfahrene Spiele, Möglichkeit zum Telefonieren, Gespräche, Lesen und Musik hören. Einfache Strukturen, in denen die Patienten sich leicht zurechtfinden, sind besonders beim stationären Aufenthalt wichtig. Schlaf wurde als erholsam betont. Weitere Stichworte, die häufig fielen, sind Ruhe, Rückzugsmöglichkeiten, frische Luft, Spaziergänge und geregelte Tagesabläufe.

Die innere Verunsicherung kann durch eine gewisse **äußere Stabilität** abgefangen werden. Aber auch Respekt und Wertschätzung sind notwendig, damit der Patient sich als Mensch angenommen fühlt.

MERKE

Grundsätzlich gilt: Mit dem Kranken reden, nicht über ihn.

KAPITEL

9 Neurotische, Belastungs- und körperbezogene psychische Störungen

Frithjof Niegot

In diesem Kapitel werden verschiedene Störungen beschrieben, die früher unter der Überschrift der „neurotischen Störungen" zusammengefasst wurden. Inzwischen ist klarer geworden, dass die verschiedenen Störungen zu unterschiedlich sind, um sie unter einem Begriff zu vereinen. Vielmehr lassen sich komplexe Wechselwirkungen zwischen

- Auslösern,
- Gedanken,
- körperlichen Symptomen,
- Emotionen und
- Verhalten

beobachten, die all den aufgeführten Störungen zugrunde liegen.

Meist betrachtet ein Patient zu Beginn einer Therapie nur einen oder zwei der genannten Bereiche, so z. B. bei Zwangshandlungen nur das Verhalten (z. B. das Kontrollieren), bei Somatisierungsstörungen nur die körperlichen Symptome (z. B. Schwindel), bei Posttraumatischer Belastungsstörung nur den Auslöser (z. B. ein Unfall). In einer erfolgreichen Therapie wird die Sichtweise der Patienten auch auf die anderen Bereiche ausgeweitet, sodass ein Verstehen der Zusammenhänge und eine Verbesserung der Symptomatik erst möglich wird.

9.1 Angst, Zwang und Reaktionen auf Belastungen

9.1.1 Angststörungen

Das Gefühl der Angst gehört zum normalen Leben dazu und hat unseren Vorfahren oftmals geholfen, Gefahren, wie z. B. gefährlichen Raubtieren, aus dem Weg zu gehen. Auch uns heutigen Menschen hilft die Angst, bedrohliche Situationen zu vermeiden.

Als **Phobien** hingegen werden krankhaft übersteigerte Ängste bezeichnet. Dies ist dann der Fall, wenn jemand mit großer Angst auf eigentlich harmlose Situationen reagiert. Zum Beispiel ist die Angst vor einem ausgewachsenen und freilaufenden

Löwen absolut berechtigt, die Angst vor einem Supermarkt in der Regel unangemessen. Dennoch gibt es viele Menschen, die vor lauter Angst nicht mehr im Supermarkt einkaufen gehen können. Stattdessen kaufen sie nur in kleinen Geschäften ein oder werden von Familienangehörigen mit Lebensmitteln versorgt. Die Angst tritt oft auch nicht erst in der befürchteten Situation auf, sondern meist bereits vorher und schon allein bei der Vorstellung, in die angstbesetzte Situation gehen zu müssen. Im Folgenden werden die verschiedenen Formen der Angst beschrieben.

Symptome der Angst können sein:

- Zeichen **körperlicher** Erregung wie Herzklopfen, Herzrasen, Schwitzen, Erröten, Zittern, langfristig auch Verspannungen und Schmerzen an Rücken, Schultern und Kopf
- **Angstbezogene Gedanken**: Angst zu sterben, schwer zu erkranken oder die Kontrolle zu verlieren (z. B. „ich bekomme einen Herzinfarkt/ einen Schlaganfall", „ich werde verrückt", „gleich falle ich um")
- **Vermeidungsverhalten**: Die angstbesetzten Situationen werden oft vermieden.

Angststörungen treten meist infolge großer **Stressbelastung** auf. Diese Belastung kann unmittelbar vor Beginn der Angsterkrankung gewesen sein, teilweise liegt sie jedoch auch lange zurück. Zum Beispiel können belastende Erfahrungen in der Kindheit später zu Angststörungen führen. Weiterhin unterscheidet man auslösende Bedingungen (z. B. einen Verkehrsunfall) von aufrechterhaltenden Bedingungen (z. B. Vermeidung von Autobahnen).

9

Agoraphobie mit oder ohne Panikstörung

Agoraphobie (Agora = *griech.* Marktplatz) bezeichnet alle Ängste vor bestimmten Orten, z. B. Angst, große Plätzen oder Geschäfte zu betreten, Angst vor der Fahrt mit Fahrstühlen, Bussen und Bahnen oder auch bereits davor, nur das Haus zu verlassen.

Die Betroffenen neigen zu **Vermeidung der angstbesetzten Situationen,** manche spüren kaum noch Angst, weil sie sich nicht mehr in entsprechende Situationen begeben. Meist jedoch wird die Angst im weiteren Verlauf größer und der Aktionsradius kleiner, weil immer mehr Situationen vermieden werden. In Extremfällen haben Patienten aufgrund der Agoraphobie ihre Wohnung seit Jahrzehnten nicht mehr verlassen.

Panikattacken (s. u.) können auftreten, diese sind oft auch für das Behandlungsteam belastend.

PRAXISTIPP

Vermeidung gilt als „Motor der Angst": Daher sollte eine Behandlung der Agoraphobie stets die Erweiterung des Aktionsradius vor allem durch Konfrontationstherapie anstreben. Aufgaben des Therapeuten bzw. des therapeutischen Teams sind die Vorbereitung und Begleitung der Konfrontation, niemals wird der Patient zu einer Konfrontation oder zum Aushalten einer Situation gezwungen.

Soziale Phobien

Bei den sozialen Phobien haben die Betroffenen übermäßige **Angst davor, von anderen Menschen negativ bewertet zu werden.** Häufig ist die Befürchtung, vor anderen sprechen zu müssen oder in Gegenwart anderer zu essen, zu trinken, zu schreiben oder zu bezahlen. Bei manchen ist auch die Angst vor den Angstsymptomen wie Erröten oder Zittern führend. Soziale Phobien führen auch meist zu Vermeidungsverhalten, sodass Betroffene ihren Aktionsradius verkleinern. Viele nehmen aufgrund der sozialen Ängste nicht mehr an Feiern teil, gehen nur einkaufen, wenn kaum Menschen in den Geschäften sind oder trinken stundenlang nichts, wenn sie außer Haus sind.

INFO

Neben der Konfrontationsbehandlung, also dem gezielten Aufsuchen der angstbesetzten Situationen, werden in einer Psychotherapie auch die zugrunde liegenden Gedanken (z. B. „die anderen könnten schlecht über mich denken") herausgearbeitet und verändert. Dazu ist es oft auch wichtig, die Fähigkeiten in sozialen Interaktionen zu verbessern.

Spezifische Phobien

Spezifische Phobien bezeichnen die übermäßigen Ängste vor bestimmten konkreten Situationen. Das kann die Angst vor Hunden, Spinnen, großen Höhen oder Dunkelheit sein, aber auch die Angst, erbrechen oder öffentliche Toiletten benutzen zu müssen.

Manche Betroffene können die angstbesetzten Situationen im Alltag gut vermeiden und erleben wenige Einschränkungen, andere sind erheblich eingeschränkt. So kann z. B. eine Spinnenphobie dazu führen, dass sich ein Betroffener nicht mehr in einen Keller oder in die Natur traut. Oder ein Patient mit Angst vor der Benutzung von öffentlichen Toiletten bewegt sich ggf. nur wenige Meter außerhalb seiner Wohnung, um jederzeit schnell wieder zu Hause sein zu können.

Spezifische Phobien sind in der Regel mit kognitiver Verhaltenstherapie, insbesondere mit Konfrontationstherapie (➤ Kap. 15.2.2) sehr gut behandelbar.

Panikstörung

Unter **Panik** (oder auch: **Panikattacken, Panikanfälle**) werden solche Angstzustände verstanden, die sehr stark ausgeprägt sind bis hin zur Todesangst. Panikanfälle treten also auf, wenn jemand sich einer extremen, teilweise sogar lebensgefährlichen Bedrohung ausgesetzt sieht. Zu Panik kann es also kommen bei Luftnot, bei Herzinfarkten oder anderen schweren körperlichen Erkrankungen, bei Unfällen oder auch auf dem Sprungturm im Schwimmbad.

Von einer **Panik*störung*** wird erst dann gesprochen, wenn diese Anfälle außerhalb bedrohlicher Situationen und wiederholt auftreten.

MERKE

Unerwartete Panikattacken müssen stets zunächst medizinisch abgeklärt werden, eine mögliche körperliche Ursache (z. B. Herzinfarkt, Asthma, Hyperthyreose) muss ausgeschlossen sein.

Mögliche Symptome einer Panik sind:

- Herzklopfen, Herzrasen
- Brustschmerz
- Erstickungsgefühle
- Schwindel
- Schweißausbrüche
- Mundtrockenheit
- Depersonalisation
- Derealisation
- Gedanken: Angst zu sterben, die Kontrolle zu verlieren oder verrückt zu werden
- Bei einigen Patienten zusätzlich Hyperventilation

Bei der Behandlung von Panikattacken ist eine kognitive Verhaltenstherapie in der Regel sehr erfolgreich. Als Medikation können SSRIs oder der SNRI Venlafaxin gegeben werden (➤ Kap. 15.1.2). Eine Verhaltenstherapie wird eine ausführliche Psychoedukation über das Störungsbild und die natürliche Stressreaktion des Körpers beinhalten, sodass die zuvor als lebensbedrohlich empfundenen Symptome vom Patienten als gesunde Reaktion des Körpers eingeordnet werden können. Im zweiten Schritt erfolgt dann eine Konfrontationstherapie mit den Symptomen, die für die Konfrontation bewusst hervorgerufen werden.

Hyperventilation

Hyperventilation kann im Rahmen von Panikattacken auftreten. Es handelt sich um zu schnelle und zu tiefe Atmung, in der Folge sinkt der Kohlendioxid-Gehalt im Blut und der pH-Wert steigt (respiratorische Alkalose).

Die **Symptome** einer Hyperventilation sind neben der schnellen Atmung: Schwindel, Kaltschweißigkeit (Schwitzen bei kalter Haut an den Extremitäten), Sehstörungen (Sterne sehen), Atemnot, Druck auf der Brust, Muskelkrämpfe bis zur Pfötchenstellung der Hände, Kribbelmissempfindungen. Alle Symptome bilden sich nach der Hyperventilation wieder zurück. Selten kommt es zu einer vorübergehenden Bewusstlosigkeit, in der ebenfalls die normale Atmung wieder eintritt und die Symptome zurückgehen. Bei einer Hyperventilation müssen zunächst organische Ursachen ausgeschlossen werden.

MERKE

Bei einer bereits bekannten **Hyperventilation** sollte der Patient in Ruhephasen darüber informiert und zu Atemübungen, insbesondere Bauchatmung angeleitet werden. Bei einer erneuten Hyperventilation sollte er zu einer ruhigeren Atmung angeleitet werden. Als Notmaßnahme kann der Patient auch in eine Kunststofftüte atmen. Durch den nach mehreren Atemzügen ansteigenden Kohlendioxidgehalt in der Tüte beruhigt sich die Atmung dann rasch wieder (ausführlicher in Niegot, 2016).

Generalisierte Angststörung

Patienten mit generalisierter Angststörung haben nicht nur zeitweise und in bestimmten Situationen Angst, sondern die Angst ist fast dauerhaft vorhanden.

Symptome sind ständige Nervosität, Schwitzen, Zittern und Verspannungen. Viele Betroffene machen sich auch übermäßige Sorgen, die Gedanken kreisen nicht um aktuelle, sondern um mögliche künftige Krankheiten oder Unfälle bei sich selbst oder Angehörigen, mögliche finanzielle Einbußen, Arbeitsplatzverlust o. ä.

Empfohlen wird die Behandlung mit kognitiver Verhaltenstherapie, medikamentös mit SSRIs, SNRIs oder Pregabalin. In der Verhaltenstherapie sollte nach gründlicher Aufklärung über die Erkrankung eine Konfrontationstherapie stattfinden. In diesem Fall sucht der Patient nicht bestimmte Situationen auf, sondern er setzt sich unter therapeutischer Anleitung mit den sorgenvollen Gedanken auseinander. Weiterhin sind eine Reduktion des allgemeinen Stress- und Anspannungsniveaus, z. B. mit Entspannungsverfahren und Stressmanagement notwendig.

Behandlung von Angststörungen

Zu einer erfolgreichen Behandlung gehört in der Regel im Rahmen einer kognitiven Verhaltenstherapie auch eine **Konfrontationsbehandlung** (➤ Kap. 15.2.2), d. h., dass sich der Patient nach ausführlicher Aufklärung und Vorbereitung in die angstbesetzten Situationen begibt und dort verbleibt, bis die Angst geringer geworden ist. Allerdings erhalten neueren Studien zufolge viele der Betroffenen keine angemessene Therapie, vielfach wird nicht, falsch (z. B. mit Beruhigungsmitteln) oder zu wenig (z. B. ohne Konfrontationstherapie) behandelt.

INFO

Angststörungen gehören zu den häufigsten psychischen Erkrankungen und können mit einer **kognitiven Verhaltenstherapie** (➤ Kap. 15.2.2) und pharmakologisch mit Selektiven Serotonin-Wiederaufnahmehemmern (SSRI, ➤ Kap. 15.1.2) im Allgemeinen sehr gut behandelt werden. Unbehandelt jedoch verlaufen viele Angststörungen chronisch.

Eine angemessene Therapie der Angststörungen beinhaltet die folgenden Komponenten:

- Aufklärung und Psychoedukation über die Erkrankung
- Therapiezielvereinbarung
- Verhaltensanalyse
- Planung und Durchführung der Konfrontationsbehandlung
- Entspannungsverfahren
- Analyse und Veränderung möglicher ungünstiger Gedanken
- Reduktion von oder Verbesserung des Umgangs mit Belastungen
- Ggf. auch medikamentöse Behandlung, vorzugsweise SSRI (➤ Kap. 15.1.2).

Ausführlichere Behandlungshinweise finden sich z. B. in den Leitlinien (Bandelow et al. 2014) oder bei Schneider und Margraf (2017).

9.1.2 Zwangsstörung

Als Zwangsstörung bezeichnet man **Verhaltensweisen oder Gedanken** mit folgenden Eigenschaften:

- Wiederkehrend
- Unangenehm
- Unkontrollierbar
- **„ich-dyston"** (sie werden als nicht zur eigenen Person gehörig empfunden)
- Nutzlos

Zwangsstörungen sind daher **zu unterscheiden von**:

- Einfachen, angenehmen oder nützlichen Ritualen und Gewohnheiten (z. B. ein Abendgebet sprechen, einen Kaffee auf bestimmte Art und Weise trinken, Zähneputzen vor dem Schlafengehen), sofern sie nicht als unangenehm und unkontrollierbar empfunden werden
- Wahnhaften Gedanken (➤ Kap. 4.4.2), diese sind „ich-synton" (sie werden als zur eigenen Person gehörig empfunden) und sind auch durch eindeutige Argumente nicht veränderbar.
- Zwanghafter Persönlichkeitsstörung (➤ Kap. 10.2), bei der die Gedanken oder Handlungen in mehreren Lebensbereichen auftreten und ebenfalls als „ich-synton" empfunden werden

Die Übergänge zu normalem, nicht-zwanghaftem Denken und Verhalten sind fließend und individuell. Sowohl bei Zwangsgedanken als auch bei Zwangshandlungen wird die **eigene Verantwortung** für künftige Ereignisse unangemessen überschätzt.

Behandelt werden Zwangsstörungen mit kognitiver Verhaltenstherapie, speziell Expositionstherapie (➤ Kap. 15.2.2), medikamentös mit SSRI

(➤ Kap. 15.1.2). Eine vollständige Heilung ist meist nicht zu erwarten.

Zwangsgedanken oder Grübelzwang

Zwangsgedanken sind wiederkehrende, unerwünschte und unkontrollierbare Gedanken und Impulse, die von den Betroffenen als sehr unangenehm und quälend empfunden werden. Die Gedanken treten immer wieder und kaum verändert auf. Häufig sind Patienten im Alltag dadurch deutlich eingeschränkt.

Beispiele für Zwangsgedanken sind „ich könnte meinem Kind etwas Schlimmes antun“, „wenn ich nicht 5 Gebete spreche, habe ich morgen einen Unfall“ oder auch ein ständiges, wiederholtes Abwägen, wie man sich in einer bestimmten Situation verhalten soll. Dass solche oder ähnliche Gedanken vereinzelt auftreten, ist zunächst normal, zu einer Zwangsstörung werden die Gedanken erst durch die Dauer und Häufigkeit des Auftretens sowie das Gefühl, die Gedanken nicht mehr kontrollieren zu können.

Behandlung von Zwangsgedanken

Ziel der Behandlung von Zwangsgedanken ist die Reduktion von Leidensdruck. Dies wird in erster Linie erreicht, indem die übermäßige Bedeutung solcher Gedanken reduziert wird. Beispielsweise ist der Gedanke an eine Katastrophe etwas vollständig anderes als eine Katastrophe selbst und sollte daher auch als weniger bedeutsam betrachtet werden.

Eine Behandlung ähnelt der Behandlung von Phobischen Störungen (➤ Kap. 9.1.1) und sollte die folgenden Komponenten umfassen:

- Aufklärung und Psychoedukation über die Erkrankung
- Therapiezielvereinbarung
- Verhaltensanalyse
- Planung und Durchführung der Konfrontationsbehandlung
- Entspannungsverfahren
- Reduktion von oder Verbesserung des Umgangs mit Belastungen
- Ggf. auch medikamentöse Behandlung

Die Expositionsbehandlung kann erfolgen u. a. über Aussprechen oder Hören (als Sprachdatei) der belastenden Sätze über mehrere Minuten, Veralbern der Gedanken durch Singen, Aussprechen mit verschiedenen Dialekten oder Austausch der Vokale oder auch achtsames Aushalten. Die Exposition erfolgt wie bei den Angststörungen (➤ Kap. 9.1.1), bis die Anspannung deutlich reduziert ist. Die Exposition dauert in der Regel länger als bei Angststörungen.

Zwangshandlungen

Zwangshandlungen sind Handlungen, die auch den oben genannten Kriterien wiederkehrend, unangenehm, unkontrollierbar, ich-dyston und nutzlos entsprechen. Sie sind oft ritualisiert und führen zu hohem Leidensdruck. Mit den Zwangshandlungen sollen vermeintliche Gefahren, oft bis hin zu Katastrophen, abgewendet werden.

Folgende Formen können unterschieden werden, oft treten mehrere der Formen zugleich auf:

Kontrollzwänge

Fenster, Türen, Küchengeräte oder Wasserhähne werden wiederholt geprüft, um Schäden am Haus oder Einbrüche zu verhindern. Auch teilweise werden bereits fertig erstellte Briefe, Formulare etc. mehrfach erneut durchgelesen, obwohl der Betroffene weiß, dass er dies bereits getan hat. Häufig werden zuvor befahrene Strecken erneut abgefahren um sicherzustellen, dass niemand verletzt oder überfahren wurde.

Die zugrunde liegenden Gefühle von Angst und Unsicherheit werden durch die Kontrollzwänge kurzfristig reduziert, treten aber nach kurzer Zeit erneut auf.

Waschzwänge

Die meisten Waschzwänge bestehen aus übermäßigem Händewaschen bis hin zu Hautschädigungen, aber auch übermäßige Körperreinigung, um sich selbst nicht mit Erregern zu infizieren, oder um nicht Überträger von Schmutz und Infektionen zu sein.

Hintergrund sind meist Gefühle von Ekel oder Schuld, die kurzzeitig durch das Waschen reduziert werden.

Übermäßiges Waschen von Wäsche sowie häufiger Wäschewechsel kann unter Waschzwängen, aber auch unter Reinigungszwängen subsumiert werden.

Reinigungs- und Putzzwänge

Die Wohnung, einzelne Bereiche der Wohnung oder auch z. B. das Auto werden übermäßig gereinigt. Oft sind andere Tätigkeiten dadurch beeinträchtigt, in einigen Fällen dürfen z. B. einzelne Räume der Wohnung nicht mehr betreten werden, um die Sauberkeit nicht zu gefährden.

Ordnungszwänge

Bei Ordnungszwängen wird z. B. Kleidung exakt gelegt und sortiert, Bücher werden nach Größe oder Farben sortiert, Stifte und Papiere im rechten Winkel gelegt oder exakt im Ordner abgelegt. Ein Abweichen von der Ordnung führt zu deutlicher Anspannung.

Sammelzwänge

Menschen mit Sammelzwängen sammeln bzw. horten übermäßig Gegenstände. Die Gegenstände haben für andere wenig oder keinen Wert, wie z. B. Altpapier oder leere Verpackungen. Der Versuch, einzelne Gegenstände wegzuwerfen, ist mit hoher Anspannung verbunden. Nach und nach kann der Wohnraum zugestellt werden, sodass kaum noch Platz zum Leben ist oder auch Gefahren entstehen durch erhöhte Brandgefahr oder sich ausbreitende Keime.

Sammelzwänge haben eine im Vergleich zu anderen Zwangsstörungen ungünstige Prognose.

9

Zähl- und Berührungszwänge

Zählzwänge gehören eher zu den Zwangsgedanken, Berührungszwänge eher zu den Zwangshandlungen. Da beide jedoch oft gemeinsam auftreten und einem ähnlichen Mechanismus folgen, werden sie oft zusammen aufgeführt. Bei diesen Zwängen werden Gegenstände, Türgriffe, Fliesen o. ä. gezählt bzw. berührt, oft solange, bis die „richtige“ Zahl erreicht ist oder mit einer festgelegten Zahl an Wiederholungen. Damit verknüpft ist die Vorstellung, dass ein Unterlassen des Zählens oder Berührens schwerwiegende negative Konsequenzen hat.

Behandlung von Zwangshandlungen

Wie häufig Hände gewaschen werden sollten, wie gründlich geputzt und aufgeräumt werden sollte, wie oft Kleiderschränke von innen ausgewaschen oder Wäsche gewaschen werden sollte, all dies ist in erster Linie abhängig von persönlichen Vorlieben. Die Auffassung, was „normal“ ist, ist individuell sehr unterschiedlich.

Zu einer Zwangsstörung wird das Verhalten erst, wenn Folgeschäden entstehen (z. B. kaum noch Zeit für andere Interessen, Hautschäden, soziale Konflikte) und die oben genannten Kriterien erfüllt sind (wiederkehrend, unangenehm, unkontrollierbar, ich-dyston und nutzlos).

Von großer Bedeutung bei der Behandlung von Zwangshandlungen ist daher eine präzise **Zielvereinbarung.** Der Patient muss mit den gesetzten Zielen, also z. B. wie häufig die Hände gewaschen werden oder wie oft die Wohnung geputzt wird, einverstanden sein.

Analog zu den Phobischen Störungen beinhaltet eine Therapie mindestens die folgenden Bausteine:

- Aufklärung und Psychoedukation über die Erkrankung
- Therapiezielvereinbarung
- Verhaltensanalyse
- Planung und Durchführung der Konfrontationsbehandlung
- Entspannungsverfahren
- Reduktion von oder Verbesserung des Umgangs mit Belastungen
- Ggf. auch medikamentöse Behandlung

Nach ausführlicher Psychoedukation und Verhaltensanalyse der Zwangshandlungen sollte eine Expositionsbehandlung mit Reaktionsverhinderung (➤ Kap. 15.2.2) durchgeführt werden. Die entsprechenden Handlungen werden nicht mehr durchgeführt (bzw. seltener und nur noch bei vereinbarten Auslösern), die anschließend entstehenden Gefühle (z. B. Angst, Unsicherheit, Ekel) und Körperreaktionen (z. B. Anspannung, Herzklopfen) werden ausgehalten, bis sie weniger werden.

Bei einer Panikattacke geht während der Konfrontation die Anspannung bereits nach einigen Minuten zurück, demgegenüber kann bei einer Zwangserkrankung die Anspannung auch Stunden anhalten. Dies sollte dem Patienten unbedingt vorher mitgeteilt und entsprechend ausreichend Zeit eingeplant werden.

Bei Zwangsstörungen besonders wichtig ist eine Abklärung der **Komorbiditäten.** Häufig tritt die Zwangsstörung infolge einer anderen psychischen oder auch neurologischen Erkrankung auf. So können z. B. manche Patienten mit Borderline-Persönlichkeitsstörung (➤ Kap. 10.2.2) bei hoher Anspannung Selbstverletzungen, Traumapatienten Flashbacks vermeiden, indem Zwangshandlungen durchgeführt werden. Hier müssten zunächst alternative Skills erarbeitet werden, die später die Zwangshandlungen ersetzen können. Bei Morbus Asperger helfen streng ritualisierte Tagesabläufe, Überraschungen und damit Überforderungen zu vermeiden, auch dies darf in der Therapie nicht ersatzlos verändert werden.

9.1.3 Reaktion auf Belastungen

Verschiedene Ereignisse oder Lebensveränderungen können zahlreiche Erkrankungen auslösen. Bei den hier beschriebenen Belastungsreaktionen haben die vorausgehenden Ereignisse jedoch eine noch größere Bedeutung; die Reaktion wäre ohne das Ereignis nicht aufgetreten.

Die vorausgehenden Ereignisse können einmalig aufgetreten sein, aber auch mehrfach oder kontinuierlich auftreten.

Akute Belastungsreaktionen

Nach einer großen körperlichen oder psychischen Belastung treten auch bei sonst gesunden Menschen akute Belastungsreaktionen auf. Die Symptome sind sehr unterschiedlich und können z. B. sein:

- Gefühl von Betäubung
- Eingeschränkte Aufmerksamkeit
- Desorientierung
- Rückzug oder Unruhe und Überaktivität
- Vegetative Symptome: Tachykardie, Schwitzen

Behandlung von akuten Belastungsreaktionen

Die Symptome gehen nach Stunden oder nach Tagen von allein wieder zurück. Daher ist eine spezielle oder längere **Therapie nicht erforderlich.** Bei anhaltenden oder veränderten Symptomen müssen die Diagnose und das Behandlungsschema verändert werden. Als **Erstmaßnahmen nur bei einer ausgeprägten** akuten Belastungsreaktion gelten folgende:

- Ruhigen und beschützten Raum zur Verfügung stellen.
- Vertraute Personen des Patienten dürfen bei ihm bleiben, andere Personen freundlich aber bestimmt vorerst außerhalb des Raums warten lassen.
- Den Patienten vor unbedachten, versehentlichen oder Kurzschlusshandlungen schützen: Fenster schließen, gefährliche Gegenstände entfernen.
- In ruhigem Ton und kurzen Sätzen sprechen, sich mit Namen vorstellen, inhaltlich in der Gegenwart bleiben und beschreiben, was im Moment gemacht wird.
- Nicht die belastende Situation versuchen aufzuarbeiten oder durchzusprechen.
- Allenfalls zuhören, falls der Patient von sich aus berichtet, Verständnis für seine Reaktion äußern.

Posttraumatische Belastungsstörungen

Posttraumatische Belastungsstörungen **(PTBS)** sind eine häufige **Traumafolgestörung** und können nach extrem belastenden Ereignissen wie z. B. schweren Unfällen, Gewalterlebnissen, Naturkatastrophen oder schweren Erkrankungen auftreten. Das Ereignis kann dabei einmalig oder mehrfach, kurzzeitig oder auch mehrere Jahre andauernd sein. Die Symptome der PTBS treten erst Wochen oder Monate nach dem Ereignis auf, oft erst viele Jahre oder sogar Jahrzehnte später.

Die Hauptsymptome sind:

- **Intrusionen**: wiederholtes Erleben des Traumas in Alpträumen, Bildern oder Flashbacks (Wiedererleben der Situation, als wäre sie gegenwärtig, oft werden bei Flashbacks auch Sinneswahrnehmungen wie Gerüche, Geschmack oder Körperwahrnehmungen wie während des Traumas empfunden)
- Vegetative Übererregung

- Erhöhte Wachsamkeit und Schreckhaftigkeit

Weitere Symptome können hinzukommen:

- Vermeidung von Triggern (Situationen, Gegenstände oder Themen, die Intrusionen auslösen)
- Gefühl von Betäubung oder emotionaler Stumpfheit
- Teilnahmslosigkeit
- Freudlosigkeit
- Schlafstörungen
- Angst, Depressionen, teilweise auch Suizidgedanken und Selbstverletzungen

Die PTBS tritt meist mit weiteren psychischen oder somatischen Komorbiditäten auf, z. B. Dissoziationen (➤ Kap. 9.1.4), Angststörungen (➤ Kap. 9.1.1), Depressionen (➤ Kap. 7), somatoforme Störungen (➤ Kap. 9.3.1), Substanzmissbrauch (➤ Kap. 11), kardiovaskulären oder immunologischen Erkrankungen.

Bezüglich der Schwere der Symptomatik werden folgende Unterscheidungen getroffen:

Einfache PTBS Oft nach einmaligen Erlebnissen, vergleichsweise gute Prognose.

Komplexe PTBS Nach lang andauernden oder häufigen Traumatisierungen, meist bereits in der Kindheit. Die Behandlung dauert entsprechend länger und ist umfangreicher, oft ist eine Kombination von mehreren ambulanten und (teil-)stationären Behandlungen erforderlich.

Persönlichkeitsänderung nach Extrembelastung Selten; ist einer Persönlichkeitsstörung ähnlich. Häufige Symptome sind Misstrauen, das ständige Gefühl von Bedrohung und hohe körperliche Anspannung.

Behandlung der PTBS

Voraussetzung für eine Behandlung der PTBS ist eine sichere Umgebung, denn die Behandlung einer Traumafolgestörung kann nicht erfolgreich sein, wenn das Trauma weiter besteht. Bei Gewalterfahrungen muss der Patient zunächst vor weiteren Gewalttaten beschützt werden und z. B. der Täter aus der Familie entfernt werden. Auch regelmäßige Begegnungen mit Tätern oder Orten, die mit dem Trauma verknüpft sind, erschweren eine Behandlung.

PRAXISTIPP

Patienten mit traumatischen Erlebnissen **dürfen nicht über das Trauma befragt werden!** Weder in therapeutischen Gesprächen noch in beiläufigen Unterhaltungen, da dies zu erneuten Intrusionen und Verschlechterung des Befindens führt. Sofern Patienten von sich aus Therapeuten, Angehörigen oder Mitpatienten davon anfangen zu berichten, sollten sie unterbrochen werden mit dem Hinweis, dass sie damit sich und andere überfordern. Erlaubt im Gespräch sind höchstens Verallgemeinerungen, die keine Details erkennen lassen (z. B. „Gewalt" oder „schlimme Erlebnisse in der Kindheit").

Das Berichten oder Erfragen des Traumas darf nur in der Einzeltherapie bei qualifizierten Psychotherapeuten stattfinden, die dies erst nach ausführlicher Vorbereitung im Rahmen einer umfangreichen Traumatherapie zu einem mit dem Patienten festgelegten Zeitpunkt zulassen werden.

Die **Therapie** der PTBS läuft in folgenden Phasen ab (mit beispielhaften Inhalten):

1. **Herstellen einer sicheren Umgebung**:
   - Trennung vom Täter, freundlicher und wohlwollender Umgang, erste Hilfen zum Umgang mit den Symptomen, z. B. Reorientierungsübungen
2. **Stabilisierungsphase**:
   - Psychoedukation, Stabilisierungstechniken, Triggeranalyse (Auslöser von Intrusionen), Umgang mit Gefühlen, Umgang mit Symptomen, Psychoedukation, Aktivierung
3. **Konfrontationsphase**:
   - Nur von entsprechend qualifizierten Psychologen oder Ärzten
4. **Weitere Maßnahmen**:
   - z. B. Training sozialer Kompetenzen, Entspannungsverfahren
5. **Reintegration**:
   - Beruf, Einkommen, Wohnung, soziale Kontakte, Nachsorge

Oft und insbesondere bei komplexen PTBS verteilen sich diese Phasen auf mehrere ambulante oder (teil-)stationäre Behandlungen.

Psychopharmakotherapie kann eine Psychotherapie der PTBS ergänzen, aber nicht ersetzen.

Weitere Behandlungshinweise bei Flatten et al. (2011) und Maercker (2013).

Anpassungsstörung

Auslöser für Anpassungsstörungen können wichtige oder lebensverändernde Ereignisse sein: Verlust von Angehörigen durch Trennung oder Tod, Verlust des sozialen Umfelds durch Migration oder Flucht, auch übliche Entwicklungsschritte wie Schul- oder Arbeitsbeginn, Renteneintritt oder Erreichen erwünschter Veränderungen wie einen Schulabschluss oder Elternschaft.

Die Symptome können individuell sehr unterschiedlich sein, z. B. depressive Symptome, Ängste, Sorgen oder das Gefühl von Überforderung.

Die Behandlung einer Anpassungsstörung sollte erst nach längerem Bestehen oder bei schwerwiegenden Folgen beginnen, meist ist dann aber auch eine Änderung der Diagnose (z. B. zu einer depressiven Episode) zu erwägen. Inhaltlich ist eine Behandlung genauso individuell wie die Auslöser und das Erscheinungsbild der Anpassungsstörungen.

9.1.4 Dissoziative Störungen

Unter Dissoziation wird der vorübergehende Zerfall normalerweise zusammenhängender (= assoziierter) psychischer Funktionen verstanden. Dissoziationen treten infolge von belastenden Erlebnissen, Konflikten oder Beziehungen auf. Wichtig ist bei allen Formen der Dissoziation, dass mögliche körperliche (z. B. neurologische Erkrankungen) oder psychische (z. B. Psychosen, Depressionen, Angststörungen) Ursachen ausgeschlossen wurden und die Beschwerden nicht absichtlich dargestellt werden.
Dissoziationen treten auf als (Auswahl):

- **Dissoziative Amnesie**: Wichtige Ereignisse (z. B. Unfälle, Verlusterlebnisse) werden nicht erinnert. Die Erinnerungslücken können nicht auf andere Ursachen (wie übliche Vergesslichkeit, Müdigkeit, organische Erkrankungen, Intoxikation o. ä.) zurückgeführt werden.
- **Dissoziative Fugue**: wie dissoziative Amnesie. Zusätzlich läuft der Patient weg oder zu einem bestimmten Ort hin, ohne sich anschließend daran zu erinnern.
- **Dissoziativer Stupor**: kaum oder keine willkürlichen Bewegungen mehr, auch kaum Reaktionen auf Reize wie Licht, Geräusche oder Berührungen.
- **Trance- und Besessenheitszustände**: vorübergehender, unfreiwilliger Verlust der eigenen Identität und Wahrnehmung der Umgebung. Trancezustände mit religiösem oder akzeptiertem kulturellen Hintergrund zählen nicht zu dieser Kategorie.
- **Dissoziative Bewegungsstörungen**: Einzelne oder mehrere Körperglieder können nicht mehr oder nur eingeschränkt bewegt werden. Die dissoziativen Bewegungsstörungen können Formen von Ataxie, Apraxie, Akinesie, Aphonie, Dysarthrie, Dyskinesie, Anfällen oder Lähmungen ähneln.
- **Dissoziative Krampfanfälle**: ähnlich epileptischen Anfällen, nur selten jedoch mit Zungenbiss, Sturzverletzungen oder Einnässen.
- **Dissoziative Sensibilitäts- und Empfindungsstörungen**: Einschränkungen der Sinneswahrnehmungen, Parästhesien etc.
- **Multiple Persönlichkeit**: sehr seltene, aber in den Medien häufig beschriebene schwere Form der Dissoziation. Der Patient zeigt unterschiedliche Persönlichkeiten, die sich in Namen, Charakter, Geschichte, Vorlieben etc. deutlich unterscheiden. Oftmals sprechen die Persönlichkeiten in der dritten Person voneinander. Das Erfragen oder interessierte Beobachten der verschiedenen Persönlichkeiten kann die Dissoziation verstärken und sollte daher nur unter strenger Indikation erfolgen.

Behandlung von dissoziativen Störungen

Auch die Behandlung der dissoziativen Störungen ist sehr komplex und kann bei falscher Anwendung zu deutlicher Verschlechterung oder zusätzlichen psychischen Erkrankungen führen. Bausteine einer Therapie sind:

- Aufklärung und Psychoedukation über die Erkrankung
- Verhaltens- und Trigger-(Auslöser-)analyse
- Erlernen von Skills zur Anspannungsreduktion
- Erlernen von „Grounding-Techniken": Übungen, um Kontakt zur gegenwärtigen Umgebung herzustellen, z. B. über Sinnesreize (Geräusche, Licht,

starke Geschmacksreize etc.), Körperbewegungen oder Denkübungen
- Vorbeugung von Dissoziationen: ausreichend und angemessen trinken, essen, schlafen, körperliche Bewegung, Schlaf-wach-Rhythmus
- Reduktion von oder Verbesserung des Umgangs mit Belastungen
- Aufarbeitung des Traumas bzw. der vorausgegangenen Belastungen

9.2 Essstörungen und Schlafstörungen

9.2.1 Essstörungen

Bei der Definition von Essstörungen wird oft auf den BMI zurückgegriffen (zu Essstörungen bei Kindern und Jugendlichen ➤ Kap. 14.6.3).

MERKE

Der BMI (Body-Mass-Index) berechnet sich aus dem Gewicht geteilt durch Körpergröße in Metern zum Quadrat:

Als Abstufungen gelten für Erwachsene:
- Hochgradiges Untergewicht: BMI unter 16 kg/m^2
- Mäßiggradiges Untergewicht: 16 bis unter 17 kg/m^2
- Leichtgradiges Untergewicht: 17 bis unter 18,5
- Normalbereich: 18,5 bis unter 25 kg/m^2
- Übergewicht: 25 bis unter 30 kg/m^2
- Adipositas Grad I: 30 bis unter 35 kg/m^2
- Adipositas Grad II: 35 bis unter 40 kg/m^2
- Adipositas Grad III: ab 40 kg/m^2.

Der BMI ist umstritten, weil er teilweise ungenau ist; beispielsweise haben muskulöse Sportler einen höheren BMI durch mehr Muskel- statt Fettmasse.

Anorexia nervosa

Von Untergewicht spricht man bei Erwachsenen ab einem BMI unter 17,5 kg/m^2; dies kann bei verschiedenen Erkrankungen vorkommen. Die **Anorexia nervosa** beschreibt jedoch das **absichtliche Herbeiführen von Untergewicht** durch eingeschränktes Essen (kleinere Menge und Auswahl), übertriebenen Sport, absichtliches Erbrechen oder Einnahme von entsprechenden Medikamenten (Appetitzügler, Diuretika).

Gleichzeitig besteht eine große Angst vor Gewichtszunahme oder schlaffer Haut, das angestrebte Wunschgewicht ist zu niedrig.

In der Folge des Untergewichts kann es zu verschiedenen körperlichen Schäden kommen.

MERKE

Anorexia nervosa hat die höchste **Mortalitätsrate** aller psychischen Erkrankungen! Erwachsene mit einem BMI unter 15 kg/m^2 sollten in der Regel stationär, unter 13 kg/m^2 intensivmedizinisch behandelt werden.

Anorexia nervosa verläuft leider oft chronisch, die Heilungschancen sind derzeit noch gering. Meist kann jedoch eine Linderung erreicht werden.

Die Behandlungsmotivation steht oft nicht am Beginn der Behandlung, sondern muss in der Therapie erst erarbeitet werden. Ziel der Behandlung ist auch eine Verbesserung der Lebensqualität. Eine Behandlung und Ernährung gegen den Willen des Patienten sollte erst erfolgen, wenn eine große Gefahr für die Gesundheit besteht und alle anderen Maßnahmen wirkungslos blieben. Eine solche Zwangsbehandlung unterliegt in Deutschland sehr strengen Maßstäben und darf nur von einem Richter angeordnet werden (➤ Kap. 2.7).

Bulimia nervosa

An Bulimie erkrankte Menschen beschäftigen sich übertrieben viel mit ihrem Körpergewicht, es kommt zu einem Wechsel aus Essanfällen und Versuchen der Gewichtsreduktion durch Erbrechen oder Abführmittel. Auch die Bulimie kann körperliche Schäden nach sich ziehen, z. B. Störungen des Elektrolythaushalts oder Zerstörung von Zähnen durch Magensäure.

Eine genaue Analyse der Auslöser und der zugrunde liegenden Problematik ist erforderlich, um Alternativen für das schwankende Essverhalten entwickeln zu können.

Binge Eating

Binge Eating (*engl.* Essgelage) bezeichnet unkontrollierbare Essattacken bis zur Übersättigung. Diese Essattacken kommen bei Bulimie vor, können aber auch ohne anschließendes Erbrechen auftreten. Während und kurz nach den Essattacken kommt es durch die Übersättigung kurzzeitig zu einem angenehmen Zustand der Entspannung, später zu Gefühlen von Schuld, Scham und Ärger, die die Anspannung dann wieder erhöhen und einen erneuten Essanfall begünstigen. Der Mechanismus ist daher ähnlich wie bei Suchterkrankungen (➤ Kap. 11.1.1), die Behandlung folgt den allgemeinen Behandlungsgrundsätzen der Essstörung und den speziellen Ansätzen bei der Bulimie.

Adipositas

Von Übergewicht wird bei Erwachsenen ab einem BMI von 25 kg/m^2, von Adipositas ab 30 kg/m^2 gesprochen. Die Adipositas ist von großer Bedeutung angesichts ihrer Verbreitung und der vielen möglichen Folgeerkrankungen. In den meisten Fällen liegt eine weit erhöhte Kalorienzufuhr zugrunde, aber es müssen auch mögliche alternative Ursachen wie z. B. arzneimittelinduzierte Gewichtszunahme, Stoffwechselstörungen oder Lipidödeme geprüft werden.

Zusätzlich zu den allgemeinen Behandlungsansätzen der Essstörungen ist bei der Adipositas der Aufbau körperlicher Aktivität hilfreich.

Behandlung von Essstörungen

Die Behandlung der verschiedenen Essstörungen ist unterschiedlich. Allen gemeinsam ist das Ziel einer regelmäßigen, ausgewogenen Ernährung in angemessener Menge. Dazu ist eine Ernährungsberatung erforderlich. Oft wird das Genießen der Mahlzeiten geübt, hilfreich ist auch ein Einkaufs- und Kochtraining. Die einseitige Fixierung auf das Thema Essen wird aufgeweicht zugunsten weiterer Themen, z. B. Hobbys, Freunde etc. Störungsspezifische Behandlungsansätze stehen in den jeweiligen Abschnitten.

Ausführlichere Informationen sind z. B. in der Leitlinie unter www.awmf.de zu finden.

9.2.2 Schlafstörungen

Ein gesunder Schlaf gehört zu den Grundbedürfnissen, eine Störung kann für die Betroffenen sehr quälend sein und teilweise auch körperliche Erkrankungen nach sich ziehen. Um Schlafstörungen zu verstehen, sind zunächst ein paar Fakten über gesunden Schlaf nötig:

- Die Schlafdauer ist individuell unterschiedlich. Erwachsene Kurzschläfer kommen mit 4–5 Stunden Schlaf aus, Langschläfer benötigen 10 oder mehr Stunden. Im Durchschnitt sind es 7–8 Stunden.
- Die notwendige Schlafdauer wird im Laufe des Lebens kürzer. Säuglinge schlafen die meiste Zeit, Jugendliche fast die Hälfte des Tages, junge Erwachsene im Durchschnitt 8–9 Stunden, Senioren 5–6.
- Eine Verkürzung der Schlafdauer scheint keine körperlichen Schäden zu verursachen.
- Schwankungen in der Schlafdauer oder -qualität sind normal; z. B. wird bei Aufregung weniger, bei körperlichen Erkrankungen mehr geschlafen.
- Der Schlafrhythmus wird von biologischen Mechanismen, aber auch von äußeren Faktoren gesteuert. Großen Einfluss hat u. a. Licht – Tageslicht (oder künstliches kaltweißes Licht) macht wach, wenig oder warmweißes Licht beruhigt eher.

Insomnie

Der Schlaf ist verkürzt und weniger erholsam durch Ein- oder Durchschlafstörungen oder morgendliches Früherwachen. Insomnie über einige Tage stört allenfalls das Wohlbefinden und die Konzentration, ist sonst aber unproblematisch. Erst länger anhaltende Insomnie führt zu weiteren Beschwerden.

Hypersomnie

Hypersomnie tritt auf bei anderen körperlichen oder psychischen Erkrankungen, kann aber auch ohne erkennbare Ursache auftreten. Oft bleibt trotz langer Schlafdauer eine Tagesmüdigkeit.

Störung des Schlaf-wach-Rhythmus

Normalerweise sollte tagsüber Wachheit und nachts Müdigkeit und Schlaf vorherrschen. Durch verschiedene Einflüsse kann dies jedoch kurzzeitig (z. B. durch Jetlag, durch langes Aufbleiben) oder längerfristig (z. B. durch Schichtarbeit) verändert sein.

Schlafwandeln (Somnambulismus)

Schlafwandler befinden sich in einem Zwischenzustand zwischen Wachsein und Schlaf, wandeln umher, reagieren nicht oder kaum auf äußere Reize und erinnern sich nach dem Aufwachen nicht mehr an diese Zeit.

Pavor nocturnus

Nächtliche Zustände von Panik, es kann zu Schreien, Bewegungen, teilweise sogar Aufstehen kommen. Am nächsten Tag bestehen keine oder nur sehr wenige Erinnerungen.

Albträume

Albträume sind Träume, die mit großer Angst erlebt werden. Manche Albträume treten wiederholt auf und werden wiederholt durchlebt.

Schnarchen

Schnarchen ist weit verbreitet und meist harmlos. Erst wenn durch das Schnarchen die Sauerstoffversorgung und die Schlafqualität beeinträchtigt werden, besteht Handlungsbedarf. Schnarchen wird beeinflusst durch die Schlafposition, Körpergewicht, Erkältungen, vorausgehenden Alkoholkonsum, Medikamente.

Schlafapnoe

Bei der obstruktiven Schlafapnoe kommt es zu nächtlichen Aussetzern der Atmung, da die Atemwege verstellt sind. Dies ist häufig bei adipösen Menschen der Fall, kann aber jeden betreffen. Die Schlafapnoe ist eine sehr verbreitete Schlafstörung und eine wichtige Differenzialdiagnose bei Depressionen (➤ Kap. 7.4.1). Sie führt zu Beeinträchtigung von Konzentration und Leistungsfähigkeit, depressive Symptome sind häufig. Gewichtsreduktion kann bei manchen die Störung beheben, ansonsten kann die nächtliche Sauerstoffversorgung über eine Pumpe und Gesichtsmaske sichergestellt werden.

Behandlung von Schlafstörungen

Wie bei anderen Erkrankungen auch, muss vor einer erfolgreichen Behandlung eine gute Diagnostik erfolgen. Bei Schlafstörungen ist vor allem wichtig, mögliche körperliche oder psychische Ursachen zu finden oder auszuschließen. Allgemeine Maßnahmen sind:

- Abklärung möglicher organischer oder psychischer Ursachen
- Diagnostik der Schlafstörung, z. B. in einem Schlaflabor oder ambulant mit Somnografie
- Information über Regeln zur Schlafhygiene, insbesondere äußere Bedingungen im Schlafzimmer, Verhalten vor dem Schlafengehen, Verhalten in der Nacht
- Reduktion ungünstiger Verhaltensweisen, z. B. spätes Essen, Fernsehen im Bett etc.
- Herstellung eines regelmäßigen Schlaf-wach-Rhythmus
- Bei Bedarf Gewichtsreduktion
- Spezifische Maßnahmen bei den unterschiedlichen Schlafstörungen

Weitergehende Informationen bietet z. B. www.schlafgestoert.de.

9.3 Somatoforme und psychosomatische Störungen

Jeder kennt es, wenn schon beim Anblick einer leckeren Speise „das Wasser im Mund zusammenläuft". Auch können „Schmetterlinge im Bauch" bei Verliebten sehr angenehm sein. Demgegenüber gehen unangenehme Ereignisse manchmal „unter die Haut", lassen einen „Schauer über den Rücken" laufen, „schlagen auf den Magen" oder „bereiten Kopfzerbrechen".

An diesen teilweise sehr alten Redewendungen lassen sich gut einige psychosomatische Zusammenhänge ablesen, die vielfach durch aktuelle Forschungen bestätigt wurden. In den folgenden Abschnitten werden Erkrankungen beschrieben, bei denen **psychische Phänomene körperliche Symptome oder Krankheiten verursachen oder verschlechtern.** Der umgekehrte Weg, dass körperliche Erkrankungen auch zu Veränderungen der Psyche führen, wird in ➤ Kap. 6 beschrieben.

9.3.1 Somatoforme Störungen

Die somatoformen Störungen erscheinen wie körperliche Erkrankungen, es werden von den Betroffenen vorwiegend körperliche Symptome berichtet. Dennoch ist eine körperliche Ursache nicht zu finden oder reicht nicht aus, um die beschriebene Symptomatik zu erklären. Viele Patienten sind seit Jahren bei verschiedenen Spezialisten zu verschiedenen Untersuchungen, teils auch erfolglosen Operationen, auf der Suche nach einer körperlichen Ursache für die Beschwerden. Somit sind somatoforme Störungen auch **oft in den somatischen Abteilungen der Krankenhäuser zu finden.**

Die wiederholte Information, dass die Patienten „nicht krank" seien, hilft den Betroffenen in der Regel nicht. Stattdessen sollten sie darüber aufgeklärt werden, dass es sich um verbreitete Erkrankungen handelt, die auf psychosomatischen Zusammenhängen beruhen und entsprechend psychotherapeutisch behandelt werden können.

INFO

Bei somatoformen Störungen kommt es häufig zu Verwechslungen oder Missverständnissen – auch bei Professionellen im Gesundheitswesen. Dies verschlechtert oft die Symptomatik und verhindert eine adäquate Behandlung. Bis zum Beginn einer passenden psychotherapeutischen Behandlung vergehen oft viele Jahre.

Somatoforme Störungen sind **nicht**:

- Simulation: Bei simulierten Erkrankungen werden absichtlich Symptome erfunden oder ausgeprägter dargestellt als sie sind, um z. B. eine Arbeitsunfähigkeitsbescheinigung oder eine Berentung zu erreichen. Bei somatoformen Störungen handelt es sich stattdessen um echte Symptome mit echtem Leidensdruck.
- Selbstverschuldete Überempfindlichkeit

Somatoforme Störungen entstehen durch eine **ungünstige Kombination von**:

- Fehl- und Überinterpretationen körperlicher Symptome
- Häufig erhöhtes Erregungsniveau durch aktuelle oder frühere Belastung
- Schonhaltung, Vermeiden von Anstrengungen und körperlichem Training
- „Checking-Verhalten" (gezieltes Suchen nach körperlichen Symptomen)
- Möglicherweise eine niedrige Wahrnehmungsschwelle körperlicher Symptome
- Erbliche Faktoren

Somatisierungsstörung

Bei einer Somatisierungsstörung treten verschiedene, teilweise auch wechselnde körperliche Symptome auf, ohne dass dafür eine körperliche Ursache gefunden wurde. Die Symptome können an unterschiedlichen Organen, Organsystemen oder Körperteilen auftreten. Viele der Betroffenen sammeln im Laufe der Zeit ganze Ordner voll mit Unterlagen über verschiedene Untersuchungen, Krankenhausbehandlungen und erfolglose Therapieversuche. Als Folge der Somatisierungsstörung kommt es oft zu Problemen mit der Arbeit, mit der Familie und Beziehungen und auch in anderen Lebensbereichen.

Hypochondrische Störungen

Hypochondrie oder auch **Krankheitsangst** ist die ständige Befürchtung, eine schwere Krankheit (z. B. Krebs, Aids, ALS) zu haben. Die Betroffenen denken sehr oft über diese Erkrankungen nach, recherchieren vieles im Internet und beobachten ihre körperlichen Symptome. Arztbesuche und somatische Untersuchungen sind häufig, eine entsprechende schwere Krankheit wird jedoch nicht gefunden. Viele Professionelle reagieren nach wiederholten Konsultationen genervt oder gereizt, dies führt dann oft dazu, dass die Patienten Hausarzt oder Krankenhaus wechseln und die Untersuchungen von vorn beginnen.

Somatoforme autonome Funktionsstörungen

Somatoforme autonome Funktionsstörungen sind psychische Störungen, die zu Symptomen in den verschiedenen autonom innervierten Organsystemen führen, also im Magen-Darm-Trakt, Herzkreislauf-, Atmungs- oder Urogenitalsystem. Häufige Beispiele sind chronische Magenbeschwerden ohne organische Ursache oder Colon irritabile.

Anhaltende Schmerzstörung

Bei der anhaltenden Schmerzstörung findet sich für die quälenden Schmerzen keine körperliche Ursache oder eine bekannte somatische Schädigung reicht nicht aus, um das Ausmaß der Schmerzen zu erklären. In der Folge der Schmerzen kommt es zu vielen weiteren Problemen, z. B. in Beruf, Partnerschaft, Familie etc.

Behandlung von somatoformen Störungen

Oft vergehen viele Jahre, bis die Diagnose einer somatoformen Störung gestellt und eine passende Therapie eingeleitet wird. Sehr wichtig ist, den Patienten in seinem Leiden und mit seinen Beschwerden ernst zu nehmen und nicht zu bagatellisieren. Aufgrund der meist rein somatischen Sichtweise der Patienten liegt ein besonderer Schwerpunkt auf der Vermittlung psychosomatischer Zusammenhänge.

- Aufklärung über die Erkrankung
- Psychoedukation (Vermittlung von Informationen über die Erkrankung)
- Analyse der psychosomatischen Zusammenhänge
- Identifikation und Veränderung der psychischen und sozialen Einflussfaktoren:
  - Stressreduktion
  - Verbesserung des Umgangs mit Stress
  - Behandlung psychischer Belastungen und Komorbiditäten
- Aktivitätsaufbau, Abbau von Schonhaltung
- Abbau des Beobachtens körperlicher Symptome
- Arztbesuche nach Möglichkeit im festen Rhythmus statt bei Bedarf
- Identifikation und Linderung der psychischen und sozialen Folgen

9.3.2 Psychosomatische Erkrankungen

Der Begriff der Psychosomatischen Erkrankungen wird sehr unterschiedlich verwendet. Im Folgenden sind solche **somatischen Erkrankungen** gemeint, bei denen ein organischer Schaden oder eine organische Funktionsstörung festgestellt wurde, die jedoch auch deutlich **durch das psychische Befinden beeinflusst** werden.

Häufig werden auch die Somatoformen Störungen als psychosomatische Erkrankungen bezeichnet. Da die Übergänge fließend sind, ist eine strikte Grenzziehung zwischen den Begriffen „Somatoforme Störungen“ und „Psychosomatische Erkrankungen“ weder möglich noch sinnvoll und wurde hier nur aus Gründen der besseren Orientierung gemacht.

Wichtige Beispiele für psychosomatische Erkrankungen sind:

- Asthma
- Tinnitus
- Diabetes mellitus
- Magen-Darm-System: Morbus Crohn, Colitis ulcerosa
- Herz-Kreislauf-Erkrankungen: Hypertonie, Herzrhythmusstörungen, KHK
- Hauterkrankungen: Psoriasis, Neurodermitis
- Urogenitalsystem: chronische Unterbauchschmerzen, Fertilitätsstörungen
- Immunsystem: Allergien, Autoimmunerkrankungen
- Muskel-Skelett-System: Fibromyalgie, Rückenschmerzen, Kopfschmerzen

INFO

So gut wie alle körperlichen Erkrankungen werden auch durch die Psyche beeinflusst. Untersuchungen haben gezeigt, dass sogar die Heilung von Verletzungen nach Unfällen besser verläuft bei besserer psychischer Verfassung als bei negativer Stimmung, Ängsten, Sorgen etc. Die Heilung organischer Verletzungen lässt sich sogar verbessern durch psychologische Interventionen.

Behandlung von psychosomatischen Erkrankungen

Anhand der Aufzählung ist schon die Unterschiedlichkeit der verschiedenen Erkrankungen zu erkennen. Für die meisten der genannten Erkrankungen existieren inzwischen ausgefeilte, komplexe Behandlungsleitlinien (www.awmf.de), die hier nicht alle wiedergegeben werden können. Zusammenfassend und vereinfachend lässt sich jedoch sagen, dass eine angemessene Behandlung psychosomatischer Erkrankungen folgende Elemente enthalten sollte:

- Aufklärung über die Erkrankung
- Psychoedukation (Vermittlung von Informationen über die Erkrankung)
- Identifikation und Modifikation der somatischen Ursachen
- Identifikation und Linderung der somatischen Folgen
- Analyse der psychosomatischen Zusammenhänge
- Identifikation und Veränderung der psychischen und sozialen Einflussfaktoren im Rahmen einer psychotherapeutischen Behandlung:
  - Stressreduktion
  - Verbesserung des Umgangs mit Stress
  - Behandlung psychischer Belastungen und Komorbiditäten
- Umgang (Coping) mit der Erkrankung
- Identifikation und Linderung der psychischen und sozialen Folgen

MERKE

Eine klare Trennung zwischen Leib und Seele, wie es einige Jahrhunderte üblich war, ist nicht mehr zeitgemäß. Heute sind viele komplexe **Wechselwirkungen zwischen Körper und Psyche** bekannt, sodass bei jeder körperlichen Erkrankung auch psychische Faktoren und bei jeder psychischen Störung auch körperliche Faktoren berücksichtigt werden müssen.

KAPITEL **10** Siegfried Traxler

Persönlichkeits- und Verhaltensstörungen, Störungen der Sexualität

In der klassischen Psychiatrie werden neurotische Störungen, Persönlichkeitsstörungen, Abhängigkeiten und sexuelle Deviationen als Gruppe der **abnormen Variationen seelischen Wesens** zusammengefasst. In der traditionellen (deutschsprachigen) Psychiatrie wurden die seelischen Störungen nach dem „triadischen" System eingeteilt. Dabei wurden drei Gruppen psychischer Störungen unterschieden:

- Körperlich begründbare Psychosen
- Endogene (körperlich nicht begründbare) Psychosen
- Abnorme Variationen seelischen Wesens

Dieses „triadische" Modell erlaubt besonders psychiatrischen „Anfängern" einen Zugang zur psychiatrischen Diagnostik und Krankheitslehre.

Die aktuellen Klassifikation- und Diagnosesysteme werden gesondert dargestellt.

In den aktuellen Klassifikationssystemen (ICD-10 und DSM-5), die im Unterschied zu den traditionellen Einteilungen von Merkmalen, Verlaufs- und Zeitkriterien ausgehen, werden die folgenden Gruppierungen beschrieben:

- **Neurotische, Belastungs- und somatoforme Störungen** (ICD-10: F4, F5) im Sinne der Angst-, Zwangs-, Belastungs-, Anpassungsstörungen, neurotischen Störungen, erlebnisreaktiven Entwicklungen, psychosomatischen Erkrankungen, Verhaltensauffälligkeiten mit körperlichen Störungen (➤ Kap. 9)
- **Persönlichkeits- und Verhaltensstörungen** (ICD-10: F6), die auch Störungen der Impulskon-

trolle, süchtiges Verhalten, Sexualstörungen und sexuelle Devianz einschließen

Im Rahmen umfassender bio-psycho-sozialer Modelle werden bei diesen Störungen zurzeit einerseits in Forschung und Behandlung biologische Modelle stärker gewichtet. In welcher Weise andererseits die Umwelt die Entwicklung solcher Störungen beeinflusst und fördert, versuchen die tiefenpsychologischen und lerntheoretischen Schulen zu erklären, die in ➤ Kap. 15 dargestellt sind.

10.1 Gemeinsamkeiten und Unterschiede der Variationen seelischen Wesens

In den folgenden Abschnitten werden die sog. **Variationen des seelischen Wesens** behandelt.

Die Störungen der Variationen umfassen in den neuen Klassifikationssystemen die oben genannten Störungen der Neurosen, Persönlichkeitsstörungen, Störungen der Sexualität und Minusvarianten der Intelligenz.

Die Einteilung psychischer Störungen in verschiedene, abgrenzbare Gruppen wird in der Fachwelt, besonders zwischen Psychiatern und Nichtpsychiatern kontrovers diskutiert. Vor allem umstritten ist die von der Schulpsychiatrie getroffene Unterscheidung in Neurosen und Psychosen.

Hauptkriterium einer Psychose ist seit **Karl Jaspers,** dass die Erlebnisse und Vorstellungen, die eine betroffene (psychotische) Person erlebt, von Außenstehenden nicht nachvollzogen werden können, sodass selbst das Eindenken und Nachfühlen in deren Inhalte schwer fällt. Neurotisches Verhalten dagegen gilt durchaus als nachvollziehund verstehbar.

Hinter dieser Vorstellung steht die Auffassung, dass die endogenen Psychosen körperlich, Neurosen dagegen rein seelisch bedingt sind. Die klinische Erfahrung zeigt jedoch, dass neurotische und abnorme Zustände sich in unterschiedlichen Ausprägungen darstellen. Neben körperlichen Beschwerden können Ängste, Zwänge, Schwierigkeiten in zwischenmenschlichen Beziehungen sowie Lern- oder Arbeitsstörungen die Freiheit einer menschlichen Existenz erheblich einengen.

Die betroffenen Menschen gehen zum Arzt, weil sie Symptome spüren und diese Beschwerden als fremd erleben. Ärzte und Pflegende nehmen beispielsweise körperliche Beschwerden bei histrionischen Patienten durchaus ernst. Sie haben jedoch häufig Schwierigkeiten, die den Beschwerden zugrunde liegende Persönlichkeit („den histrionischen Charakter") ohne Vorurteile zu akzeptieren. Einzelne Symptome zu billigen, fällt vielfach leichter, als deren Ursache, die neurotische Charakterstruktur, zu verstehen.

PRAXISTIPP

Zwischen neurotischen Symptomen und den Formen der zugrunde liegenden neurotischen Persönlichkeitsstruktur ist zwingend zu unterscheiden, um seelisches Anderssein möglichst umfassend verstehen zu können.

Die Persönlichkeit des Neurotikers ist so geworden, weil dauernde Abwehr nötig war, um eine Anpassung an die Realität zu erreichen. Die innerseelischen Ängste, Schuldgefühle und Triebimpulse haben die Persönlichkeit geformt.

Bei der therapeutischen Arbeit mit neurotischen, persönlichkeitsgestörten und sexuell devianten Menschen darf man nicht vergessen, dass neben und hinter den Symptomen eine bestimmte Persönlichkeit sichtbar wird, die insbesondere in ihren Interaktionen (zwischenmenschlichen Beziehungen) ganz bestimmte Eigenarten („Manöver") des Umgangs zeigt.

Besonders in Intim- oder Autoritätsbeziehungen können neurotische, persönlichkeitsgestörte und deviante Menschen erhebliche Schwierigkeiten erleben. Sie gelten als „schwierig". Entwicklungsstörungen, (Trieb-)Konflikte und Defekte als Voraussetzungen für die Ausbildung neurotischer, persönlichkeitsgestörter oder devianter Symptome und Störungen, erschweren naturgemäß die Anpassung an die Realität. Psychotische Störungen, wie starke und nachhaltige Beeinträchtigung der Wahrnehmung und des Bewusstseins sowie unscharfe Grenzen zwischen Real- und Phantasiewelt, erschweren nicht nur die Anpassung an die Umwelt, sie machen sie zeitweilig unmöglich.

Neurotiker und Menschen mit abnormen Persönlichkeiten sehen die Realität oftmals im Licht der eigenen Erwartungen und verkennen sie deshalb. Die Störungen der psychotischen Menschen sind jedoch intensiver, deren **Realitätskontakt** kann tiefgreifend gestört sein.

MERKE

Kriterien für das Vorliegen einer **psychotischen Störung** sind Bewusstseinsstörungen, unscharfe oder aufgehobene Grenzen zwischen der psychotisch erlebten und wirklichen Welt, Wahrnehmungsstörungen, wie Halluzinationen und Verkennung der Umwelt.

Die neurotischen Störungen unterscheiden sich von den Persönlichkeitsstörungen in zwei wesentlichen Aspekten:

- Die Reaktionsformen der Neurotiker sind eher auf sich gerichtet **(autoplastisch),** die der Menschen mit Persönlichkeitsstörungen wirken dagegen eher nach außen gerichtet **(alloplastisch).**
- Bei **Neurotikern** finden sich meist Hinweise auf **Konflikte,** bei **persönlichkeitsgestörten Personen** werden von Klinikern eher **Defekte** beschrieben.

Der Defektbegriff deutet darauf hin, dass man meinte, die Krankheit sei nicht zu behandeln. Aus heutiger therapeutischer Erfahrung ist dies jedoch falsch, denn auch eine rein psychogene Entstehung kann zu Defekten führen, besonders dann, wenn sehr junge Individuen betroffen sind. Die Behandlung von Defekten ist schwierig, sie verlangt Methoden und Techniken, die noch weit nicht so ausgereift sind wie die Behandlungsformen neurotischer Störungen.

In der klinischen Arbeit mit neurotischen, persönlichkeitsgestörten und devianten Patienten fällt die **Komorbidität** der Erscheinungsbilder auf. Komorbidität bedeutet, dass ein Mensch an mehr als einer Störung leidet. Viele Patienten mit hysteroiden Zügen wirken beispielsweise oft auch depressiv, viele depressiv Verstimmte können auch zwanghafte Anteile aufweisen.

Auch die Vorstellungen über die Entstehung von Persönlichkeitsstörungen differieren sehr stark. Es werden sowohl konstitutionelle (körperlich bedingte) Ursachen als auch Störungen in der frühen Kindheit diskutiert.

Wenn man akzeptiert, dass bei der Ausgestaltung von abnormen Persönlichkeitszügen ein Zusammenhang zwischen den nach außen gerichteten (alloplastischen) Reaktionsformen und den später auftretenden Defekten besteht, so kommt man zu einem fairen und sinnvollen Begriff der Persönlichkeitsstörungen.

MERKE

Eine **Verformung der Persönlichkeit (Persönlichkeitsstörung)** liegt vor, wenn Menschen alloplastische Reaktionsformen zeigen, die sich in auffälligen sozialen Verhaltensweisen äußern.

In der Diagnostik und der Behandlung von Menschen mit abnormen Persönlichkeitszügen, Erlebnisreaktionen oder Entwicklungen ist es weiterführend, immer die Frage zu stellen, ob die Störungen eher auf einen Defekt oder auf einen Konflikt zurückzuführen sind. Die Beantwortung dieser Frage erleichtert die diagnostische Zuordnung und damit die Planung der adäquaten therapeutischen Möglichkeiten.

10.2 Abnorme Persönlichkeiten, Persönlichkeits- und Verhaltensstörungen

Der Begriff **Persönlichkeitsstörungen** ersetzt den negativ belegten Begriff „Psychopathie" und das Etikett „Soziopathie", das früher zur Beschreibung der extrem ausgeprägten Persönlichkeitsstörung gebraucht wurde.

MERKE

Als **persönlichkeitsgestört** werden Menschen bezeichnet, deren Verhalten und Erleben über eine lange Zeit außerhalb der üblichen menschlichen Reaktionen, der sog. Normalität, liegen.

Die Störungen im Beziehungs- und Sozialverhalten werden vom Umfeld als **krankhaft** empfunden. Die Betroffenen leiden häufig unter den Folgen ihres Unvermögens, zwischenmenschliche Beziehungen klar zu definieren sowie adäquat zu handeln. In vielen Fällen leidet ihre soziale Umwelt darunter. Konflikte mit der sozialen Umwelt entstehen, da persönlichkeitsgestörte Menschen oftmals die Regeln des sozialen Zusammenlebens falsch einschätzen oder missachten.

Etwa 10–12 % der Bevölkerung sind von Persönlichkeitsstörungen betroffen. In klinischen Populationen liegt der Anteil wesentlich höher.

In unseren Gesellschaften sind die Grenzen zwischen akzeptierten und nicht mehr akzeptierten Verhaltensweisen fließend. Im Umgang mit fremdländischen Patienten, die sich oftmals an anderen Werten orientieren, wird deutlich, dass unsere Normen für „normal" und „störend" nicht allgemeingültig sind. Die kulturell bedingte Problematik unseres Gesundheits- und Normalitätsbegriffs wird dabei deutlich.

10.2.1 Gemeinsamkeiten der sog. Persönlichkeitsstörungen

Die nachstehend angeführten Persönlichkeitszüge werden oft bei Menschen gefunden, die von Klinikern die Diagnose einer Persönlichkeitsstörung bekommen haben:

- Ich-Syntonie: Patienten erleben ihre Persönlichkeit als eher unproblematisch, als zu sich gehörig (synton), ihre Selbstbilder (Schemata) werden als von ihnen als gültig, zutreffend und korrekt wahrgenommen und nicht als negativ besetzt erlebt.
- Patienten sehen sich und ihre Persönlichkeitszüge nicht als Problem. Es werden eher die positiven Effekte des Verhaltens und nicht die negativen Konsequenzen wahrgenommen. Lernen aus Erfahrung ist schwierig, es bildet sich wenig Problembewusstsein aus.
- In Beziehungen (auch in der Therapie) senden Patienten Doppelbotschaften aus – einerseits Hilfebotschaften (Appelle), die aber andererseits nicht angenommen werden. Gerade dieses Wissen ist für die an der Therapie Beteiligten wichtig.
- Die Motivation zur Änderung ist daher gering, es besteht eine geringe Therapiemotivation, besonders zu Therapiebeginn besteht meist keine Änderungsmotivation. Daher gibt es keinen eindeutigen Therapieauftrag, was die Therapeuten oft irritiert.
- Diese Menschen verwickeln sich und andere leicht in „Spiele", die meist schwer zu durchschauen (intransparente Spiele) sind: So klagen sie beispielsweise Sonderrechte ein, wollen einen besonderen Status oder erwarten Entscheidungen von anderen.

10.2.2 Typen von Persönlichkeitsstörungen

Die Einführung von definierten diagnostischen Regeln erleichtert eine übereinstimmende diagnostische Beurteilung, da sich diese Diagnosesysteme eher an beobachtbaren Verhaltensmustern orientieren. Dennoch ist der Versuch, Persönlichkeitsstörungen als Extremausprägungen der normalen Persönlichkeit zu beschreiben (dimensionaler Aspekt) in der Fachwelt auch noch umstritten.

Die Komorbidität (das gleichzeitige Auftreten von Persönlichkeitsstörungen und anderen psychiatrischen Syndromen) wird in neuzeitlichen Diagnose- und Therapieansätzen zunehmend stärker beachtet. Die neurobiologische Forschung versucht, die genetischen und physiologischen Ebenen der Persönlichkeitsstörungen klarer herauszuarbeiten.

Nachfolgend werden einige Prägnanztypen der Persönlichkeitsstörungen – angelehnt an die diagnostische Einteilung nach dem ICD-10 (➤ Kap. 5) – beschrieben.

Paranoide Persönlichkeitsstörung

Diese Menschen erscheinen unbelehrbar, hegen Misstrauen und Feindseligkeit gegenüber anderen. Sie fallen durch eine rechthaberische Haltung und Streitsucht auf. Auf ihre eigene Person bezogen sind sie überempfindlich, können Kritik nicht dulden, sehen sich ständig benachteiligt oder zurückgesetzt. In der Anamnese finden sich häufig Hinweise auf Auseinandersetzungen mit der Obrigkeit besonders mit der Justiz.

Ursachen sind unbewältigte Aggressionen und gehäuftes Erleben von tatsächlichem oder vermeintlichem Unrecht, aber auch eine konstitutionelle Disposition. Mit dem Alter mildert sich das Störungsbild.

Therapeutisch wirksam können stützende Psychotherapie, klientenzentrierte Gesprächstherapie und – bisweilen – paradoxe Verfahren sein. Die Therapie wird sich auf die Bearbeitung der spezifischen Wahrnehmungsstruktur und Veränderung der kognitiven paranoiden Grundannahmen richten.

Schizoide Persönlichkeitsstörung

Die betroffenen Personen sind äußerst kontaktscheu und distanziert, sie zeigen eine nur geringe emotionale Anteilnahme. Ihr introvertiertes Verhalten geht häufig mit geringer sozialer Anpassung einher.

Durch ihre Sonderheiten sind sie sozial isoliert und haben keine engen Beziehungen zu Freunden. Diesen Personen fehlt offenbar auch der Wunsch, Freundschaften einzugehen.

Häufige Ursache für eine schizoide Persönlichkeitsstörung sind spannungsgeladene familiäre Beziehungen und eine Kindheit mit wenig emotionaler Wärme. Eine konstitutionelle Disposition wird diskutiert.

Die stationäre Therapie besteht vorwiegend aus Sozio- und Gruppentherapie. Ein wichtiges Ziel ist es, dass die betroffenen Personen lernen, sich in eine stabile Lebensgemeinschaft, beispielsweise eine Wohngruppe, einzufügen und die dort geltenden Regeln zu achten. Wichtig sind wenige, aber feste Bezugspersonen. Die Therapie soll die emotionale Wahrnehmung und die soziale Integration klären und verbessern.

Dissoziale Persönlichkeitsstörung

Meist fallen diese Personen schon in Kindheit und Jugend dadurch auf, dass sie Konflikte im sozialen Zusammenleben haben und soziale Normen missachten (Dissozialität). Sie können sich nur mit Schwierigkeiten sozial einordnen. Ihre kognitive Grundannahme ist, dass soziale Regeln und Normen wenig oder keine Gültigkeit haben.

Nach Straftaten verfügen sie nur über eine geringe Einsicht für das eigene Tun. Verantwortungsgefühl und Schuldbewusstsein sind schwach ausgeprägt. In den Biografien der Betroffenen fallen geringe elterliche Fürsorge und ein ungünstiges frühes Lernmilieu auf. Diese Faktoren können als Erklärung für Defizite im Erlernen sozialer Regeln dienen.

Es ist eine familiäre Häufung zu beobachten, sodass ursächlich eine Kombination von hereditären (erblichen) und biografischen Belastungen angenommen wird.

Die Therapie beginnt meist bei Jugendlichen mit erzieherischen Maßnahmen und der Einbindung in feste Gruppen. Dissoziale Patienten sind häufig in den forensischen Abteilungen psychiatrischer Institutionen zu finden. In den Therapien wird versucht, Spannungen oder Erwartungsenttäuschungen besser zu verarbeiten, das Verhalten strukturierter zu planen und die Gemeinsamkeit von verbindlichen Regeln zu achten.

Emotional instabile Persönlichkeitsstörung impulsiver Typ

Charakteristisch ist die deutliche Tendenz, impulsiv zu handeln, ohne die Konsequenzen zu beachten. Die emotionale Instabilität zeigt sich in Reizbarkeit und heftigen aggressiven Handlungen auf Kritik. Die Betroffenen können ihre Emotionen nicht kontrollieren und beherrschen. Ihre Frustrationstoleranz ist gering, das lässt sich an aggressiven Impulsen nach Misserfolgen ablesen. Im Erregungszustand sind sie zunächst durch Zureden, und wenn notwendig, durch Medikamente zu beruhigen. Langfristig werden Soziotherapie und die Einbindung in Gruppen angestrebt. Diese Menschen sind besonders anfällig für den Missbrauch von Alkohol und Stimulanzien. Bestehende Abhängigkeiten müssen in der Therapie zusätzlich besonders beachtet werden.

Borderline-Syndrom

Grundlage der Borderline-Störung ist eine Dysregulation (Fehlregulierung) des inneren Gleichgewichts, die sich in einer Instabilität der Gefühle, der Kognition und des Sozialverhaltens sowie ausgeprägten Stimmungsschwankungen zeigt. Die Regulierung der Emotionen ist gestört.

Die Patienten zeigen starke Angst vor einem realen oder imaginären Verlassen-werden. Unbewusst versuchen sie, dies in vielen Fällen durch impulsives Handeln zu verhindern. Parasuizidale (selbstschädigende) Handlungen dienen der Verringerung eines hohen Anspannungsniveaus. Davon unabhängig sehen Borderline-Patienten im Suizid einen Ausweg in manchen schwierigen Situationen.

Durch ihre extremen Verhaltensweisen und ihre hohen Anforderungen an das Team werden die stets vorhandenen unterschiedlichen Umgangsstile der verschiedenen Teammitglieder viel offensichtlicher. Der Zusammenhalt im Team wird auf eine harte Probe gestellt (drohende Teamspaltung).

Neue Verfahren (z. B. die „dialektisch-behaviorale Psychotherapie" nach Marsha M. Linehan) basieren auf störungsspezifischen Behandlungskonzepten und haben den Nachweis ihrer Wirksamkeit erbracht.

Histrionische Persönlichkeitsstörung

Auffällig ist ein demonstratives bis theatralisches Verhalten, mit dem diese Menschen die Aufmerksamkeit anderer suchen (Histrione: altrömische Schauspieler). Konfrontationen mit der Realität können zu Krisen führen. Sie leben sehr selbstbezogen (egozentrisch) und haben eine hohe Anspruchshaltung gegenüber anderen. Sie manipulieren ihre Mitmenschen. Auffällig ist auch die Suggestibilität, d. h. ihre Fremdbeeinflussbarkeit. Die Störungen nehmen mit höherem Lebensalter ab. Als Ursachen gelten ein mangelndes Realitätslernen in der Kindheit, Verdrängung ambivalenter Gefühle, dauernde Fixierung auf das Elternhaus sowie konstitutionelle Faktoren.

In der Gruppentherapie lernen die Betroffenen die Wichtigkeit von Grenzen. Je nach therapeutischer Ausrichtung wird die Bearbeitung unbewusster Konflikte aus der Lebensgeschichte, die Bearbeitung der unscharfen Denkstile oder der Abbau der Manipulationstendenzen im Vordergrund stehen.

Anankastische (zwanghafte) Persönlichkeitsstörung

Menschen mit anankastischer Persönlichkeitsstörung sind übergenau und perfektionistisch. Sie neigen zu Kontrolle und Pedanterie, versuchen, die Zukunft möglichst genau zu planen. Das Streben nach Sorgfalt und Kontrolle geht meist auf Kosten der Effektivität. Sie sind kontaktscheu und rigide. Neuorientierungen und Anpassungen können Krisen hervorrufen. Die Zwanghaftigkeit, mit der diese Menschen allem nachgehen, wird allgemein als Abwehr innerer Desorganisation interpretiert. Die Unterscheidung von arbeitssüchtigen Menschen (Workaholics) ist differenzialdiagnostisch und therapeutisch wichtig.

Der Verlauf ist in vielen Fällen chronisch. Als Therapien eignen sich kognitive Verhaltens-, Ergo- und Kunsttherapie, wobei die Wichtigkeit fester Regeln und die starke Bedeutung von Normen bearbeitet werden sollen.

Ängstliche (vermeidende, selbstunsichere) Persönlichkeitsstörung

Charakteristisch für selbstunsichere Personen sind Gehemmtheit, geringe Bindungsfähigkeit und ausgeprägte Risikovermeidung. Diese Menschen sind auf der Suche nach Akzeptanz, die sie oftmals nicht erlangen. Ihnen fehlt Durchsetzungsvermögen und sie reagieren auf Kritik überempfindlich. Ursache dieser Persönlichkeitsstörung ist häufig eine überstarke Mutterbindung, frühe Selbstwertkrisen und unkorrigierte Negativerfahrungen.

Behandelt man diese Menschen früh durch Verhaltenstherapie, kreative Ergotherapie und Rollenspiele, können sie ihre sozialen Kompetenzen erheblich steigern. Gelingt es, beruflich und partnerschaftlich feste Beziehungen aufzubauen, so ist die Prognose sehr gut. Zentral in den Therapien sollen Steigerungen der sozialen Kompetenzen und der Angstbewältigung neben dem Aufbau des Selbstwertgefühls sein.

Abhängige (asthenische) Persönlichkeitsstörung

Das Verhalten dieser Personen ist Ausdruck ihrer inneren Abhängigkeit. Sie übernehmen ungern Verantwortung und geben Entscheidungen lieber an andere ab. Ihre kognitive Grundannahme besteht darin, den Anforderungen ohne Hilfen durch andere nicht gewachsen zu sein. Das Selbstbewusstsein dieser Menschen ist wenig ausgebildet (Ich-Schwäche), sie leiden unter Leistungsschwäche. Aus Angst, verlassen oder weniger geliebt zu werden, stellen sie eigene, auch berechtigte Ansprüche zurück. Charakteristisch ist auch die Tendenz zu körperlichen Mitempfindungen. Abhängige Persönlichkeiten haben durch eine überbehütete Kindheit gelernt, sich hilflos zu verhalten. Eine besondere Umsorgung durch Eltern oder den Lebenspartner fördert das spätere Hilflosigkeitsverhalten im Erwachsenenalter, gleichzeitig erhalten die Betroffenen dadurch einen Krankheitsgewinn.

Bei guter sozialer Einbindung und Akzeptanz der kognitiven Grundannahmen ist der Verlauf der Störung als gut zu bezeichnen. Stützende Psychotherapie, körperliches Training und soziales Kompetenztraining haben sich bewährt.

Andere spezifische Persönlichkeitsstörungen

In dieser Gruppe werden Persönlichkeitsstörungen zusammengefasst, die keiner der genannten Gruppen eindeutig zugeordnet werden können, wie die **narzisstische,** die **exzentrische,** die **haltlose** und die **passiv-aggressive Persönlichkeit.** Bei diesen Persönlichkeitsstörungen finden sich ausgeprägte Tendenzen zu Selbstüberschätzung, Wünsche nach Bewundert-werden, lebhafte Temperamente mit Überaktivität und Umtriebigkeit, aber auch Personen, die sich den üblichen Anforderungen der Sozietät entziehen.

Cluster

Wegen der oft nicht klaren oder wenig eindeutigen Typologie und der häufigen Komorbidität der Persönlichkeitsstörungen ist eine Einteilung und Zusammenfassung der Persönlichkeitsstörungen in drei Gruppen (Cluster) hilfreich und entspricht oft dem klinischen Alltag:

- **Cluster A „sonderbar und exzentrisch“:** paranoide, schizoide Persönlichkeitsstörungen
- **Cluster B „dramatisch, emotional und launisch“:** histrionische, narzisstische, antisoziale und Borderline-Persönlichkeitsstörungen
- **Cluster C „ängstlich-zwanghaft“:** selbstunsichere, abhängige und zwanghafte Persönlichkeitsstörungen

10.3 Abnorme Gewohnheiten und Störungen der Impulskontrolle

Charakteristisch für diese Störungen ist, dass die Betroffenen ihre Impulse kaum/nicht kontrollieren können. Dies führt zu Handlungen, die die eigenen oder die Interessen anderer schädigen. Die Reaktionen schaffen nur vorübergehend Befriedigung, sie binden die Betroffenen jedoch in negativer Weise, da sie ihre Freiheitsgrade erheblich einengen können.

Es scheint, dass sich aus jeder menschlichen Tätigkeit eine **nicht stoffgebundene** Abhängigkeit entwickeln kann. Um eine Abgrenzung zu der körperlichen Abhängigkeiten zu treffen, spricht man von **Süchtigkeit,** nicht von Sucht. In der Entwöhnungsbehandlung treten keine physischen Entzugssyndrome, dafür aber Gereiztheit und Unruhe auf. Gemeinsames Merkmal des süchtigen Verhaltens sind Realitätsflucht, Betäubung und Ausgleich innerer Leere. Ähnlich wie bei der **stoffgebundenen** Sucht können die Betroffenen ihren süchtigen Impulsen meist nicht widerstehen. Es geht den Handlungen eine starke Anspannung voraus, die sich durch die Aktion abbaut.

10.3.1 Pathologisches Spielen

Pathologisches Spielen oder Spielsucht ist zwanghaftes Glücksspiel oder Spielen an Automaten, das die Lebensführung der Betroffenen beherrscht und zum Verfall der sozialen, beruflichen und familiären Beziehungen führt. Konsequenzen sind Isolation und finanzielle Schwierigkeiten. Beim Spielen wird die starke innere Anspannung und Unruhe der Betroffenen für eine Zeit fixiert. Spielsüchtige Menschen sind meist selbstunsicher und unausgeglichen. Mit dem Spielen scheinen sie einen inneren Reizhunger zu stillen und der Realität zu entfliehen.

Die Prognose wird durch eine hohe Motivation zur Abstinenz und feste soziale Einbindung des Betroffenen verbessert. Sie ist bei längeren Verläufen und sozialem Abstieg ungünstig. Indiziert sind verhaltenstherapeutische Maßnahmen in der Gruppentherapie, Gesprächstherapie und die Teilnahme an einer Selbsthilfegruppe.

10.3.2 Pathologische Brandstiftung

Die Diagnose „pathologische Brandstiftung" (Pyromanie) wird gestellt, wenn ein Mensch wiederholt für vollendete oder versuchte Brandstiftungen verantwortlich ist. Die Betroffenen interessieren sich sehr stark für Feuer und Brandbekämpfung. Sie haben eine übermäßige Vorliebe für Löschfahrzeuge, Gegenstände zur Feuerbekämpfung und Feuerwehren. In Situationen hoher innerer Gespanntheit können die unkontrollierten triebhaften Impulse zu weiteren Brandstiftungsversuchen führen. Diese Menschen sind meist stimmungslabil, selbstunsicher und schüchtern. Der Grund wiederholter Brandstiftung kann auch eine intellektuelle Minderbegabung sein.

Indiziert sind erziehende Maßnahmen in der Gruppe und Verhaltenstherapie.

10.3.3 Pathologisches Stehlen

Zwanghaftes Stehlen (Kleptomanie) nicht benötigter Gegenstände, die für den Betroffenen symbolhaften Charakter haben. Die oft willensschwachen Personen mit verminderter Hemmschwelle erleben beim Stehlen eine hohe innere Spannung. Nach dem Diebstahl erleben sie Befriedigung, die nach einiger Zeit abfällt und in Ratlosigkeit, Schuldgefühle oder Depressivität mündet. Ursachen der Störung sind Affektentladungen in frustranen Situationen, hohe Intensität oraler Impulse, unbewusste Selbstbestrafung.

Therapeutisch sind konfliktzentrierte Verhaltens- und Familientherapie indiziert. Die Rückfallquote ist hoch.

10.3.4 Andere abnorme Gewohnheiten und Störungen der Impulskontrolle

Dazu zählen die **Arbeitssüchtigkeit** (hoher täglicher Arbeitsaufwand, intensives Arbeiten bei nur kurzen Pausen, ständiger Beginn neuer Arbeiten) und die **Poriomanie** (plötzliches, dranghaftes Weglaufen). Wie die zuvor genannten, abnormen Gewohnheiten sind auch Arbeitssüchtigkeit und Weglaufen als Ausweichmanöver vor innerer Leere und unbefriedigenden Lebenssituationen zu verstehen.

10.3.5 Genereller therapeutischer Umgang mit persönlichkeitsgestörten Menschen

Die Therapeuten zeigen und bemühen sich um eine klare Grundhaltung, die für den Patienten durchschaubar ist. Dabei bleibt der Bezug zur Realität und aktuellen Situation stets erkennbar. Der Patient muss über mögliche Folgen seiner Handlungen aufgeklärt und sich seiner Verantwortung bewusst werden. Ein weiterer Schwerpunkt bei der Therapie von Persönlichkeitsstörungen ist das **Training sozialer Fertigkeiten und das Erlernen neuer Verhaltensweisen,** um einer Impulshandlung entgegenzusteuern oder altes Verhalten zu verlernen.

Den Alltag einer therapeutischen Einrichtung oder Station können persönlichkeitsgestörte Patienten, besonders wenn ihr soziales Verhalten wenig angepasst ist, erheblich stören. Eine besondere Gefahr liegt darin, dass diese Patienten häufig versuchen, das Team zu spalten, was meist nicht bewusste Absicht ist, sondern aus ihrer beeinträchtigten Sozialkompetenz folgt. Im Umgang mit diesen Menschen ist es notwendig, sich genau an Absprachen zu halten. Großes Gewicht liegt auf der Konstanz der **Bezugsperson.**

PRAXISTIPP

Einrichtungen, Stationen, auf denen ständig persönlichkeitsgestörte Patienten behandelt werden, benötigen Entlastung durch regelmäßige Teamkonferenzen und Supervision.

Umgang mit Menschen mit veränderten Erlebnisreaktionen

Die Zahl der Patienten, die wegen einer veränderten Erlebnisreaktion oder neurotischen Störung in einer psychiatrischen Institution behandelt werden, ist eher gering. Die Mehrzahl dieser Menschen wird von niedergelassenen Fachärzten oder Psychotherapeuten betreut. Wird eine Krisenintervention in einer Klinik, beispielsweise bei **Suizidgefahr,** notwendig, sollten die folgenden Leitlinien die therapeutische Basis darstellen.

Da diese Menschen durch ihre abnormen Erlebnisreaktionen häufig ängstlich, verunsichert und im Umgang eher verschlossen sind, muss man zunächst eine Umgebung schaffen, in der sie ruhig werden und Abstand von der traumatischen Erfahrung gewinnen können. Beruhigen, Zuhören und Abschirmen von beängstigenden Situationen erleichtert die Rückkehr zur Normalität. Das Modell einer ruhigen Pflegefachperson oder eines besonnenen therapeutischen Mitarbeiters ist erfahrungsgemäß sehr wirksam. In der Bezugspflege berücksichtigen die therapeutischen Teams bei der Pflegeplanung diese Kompetenz einzelner Mitarbeiter. Bei starker Erregung ist eine Beruhigung durch Medikamente bisweilen notwendig und hilfreich.

Die zunehmende Einrichtung psychotherapeutisch orientierter Einheiten in psychiatrischen Krankenhäusern zeigt, dass auch von möglichst allen Mitarbeitern spezielle Kenntnisse und Arbeitshaltungen für die Behandlung dieser Störungen erwartet werden. Für die spezielle Arbeit in den Therapieeinrichtungen hat sich die Vermittlung von psychotherapeutischem Basisverhalten im Sinne der **klientenzentrierten Psychotherapie** (➤ Kap. 15.2.1) als sehr wirksam erwiesen. Fachpflegende übernehmen in diesen Psychotherapiestationen oftmals **co-therapeutische Funktionen.** Wichtig sind Kenntnisse über die neurotischen Symptome, Störungen und Gruppendynamik. Da Neurosekranke meist auch Beziehungsschwierigkeiten haben, kommt einer effektiven Teamarbeit große Bedeutung zu. Ohne regelmäßige Teamsitzungen, Kommunikation mit allen an der Behandlung beteiligten Mitarbeitern und Supervision wird die therapeutische Arbeit nicht effektiv ausfallen.

Pflegefachpersonen kümmern sich um die Organisation regelmäßiger Zusammenkünfte von Patienten und Therapeuten. Sie achten auf Besprechung und Klärung aktueller Probleme einzelner Patienten. Die Teammitglieder sind auch ein Modell der üblichen Realitätsbearbeitung.

10.4 Sexualstörungen

Die aktuellen Diagnosesysteme unterscheiden zwischen den „Funktionellen Sexualstörungen“ und den „Sexuellen Deviationen“.

Der Begriff der **sexuellen Deviationen** fasst Variationen des sexuellen Erlebens und Verhaltens zusammen, die als normabweichend eingestuft werden. Die Begriffe **Paraphilie, Parasexualität oder Perversion** benennen den gleichen Sachverhalt.

Sexualität ist ein Erlebensbereich, der für die Entwicklung und Verwirklichung eines Menschen bedeutsam ist. Störungen und Abweichungen im sexuellen Verhalten und Erleben haben häufig weit reichende persönliche, partnerschaftliche oder auch gesellschaftliche Folgen. Soziokulturelle Normen der Gesellschaft setzen Maßstäbe, nach denen sexuelles Verhalten beurteilt wird. Es ist unmöglich, eine scharfe Grenze zwischen sexueller Norm und gestörtem Verhalten zu ziehen. Sexualität ist Ausdruck der Individualität. In einer Beziehung bestimmen die Partner den intimen Umgang miteinander. Zahlreiche Personen neigen zu sexuellen Vorlieben, die andere wiederum als abartig oder „pervers“ empfinden. Menschen finden bestimmte erotische Phantasien erregend, verspüren eigenartige sexuelle Neigungen, sammeln Dinge einer geliebten oder begehrten Person, erfreuen sich an Nacktheit und werden in sexuellen Beziehungen aggressiv oder unterwürfig. Daraus ergibt sich, dass die **Deviationen** keine Krankheiten im eigentlichen Sinne, sondern eine besondere Ausprägung normaler Neigungen sind, wenn es dabei nicht zur Verletzung der Gefühle oder persönlichen Selbstbestimmung anderer kommt. Von einer Paraphilie sollte erst gesprochen werden, wenn die praktizierte und befriedigte Sexualität ausschließlich **fixiert** ist.

Sexuelles Anderssein hat mehrere mögliche Wurzeln. Häufig berichten Betroffene über eine schon in der Kindheit beginnende seelische oder soziale Isolation, über sexuelle Betätigungen, die mit (Sexual-)Ängsten und ausgeprägten sexuellen Phantasien verbunden sind. Erfahrene Therapeuten berichten davon, dass Menschen mit sexuellen Deviationen im zwischenmenschlichen Umgang oft unauffällig, angepasst, korrekt und gehemmt sind.

Sexuelle Deviationen liegen vor, wenn ein Mensch **abnormes sexuelles Verhalten** und Erleben zeigt und sich nicht auf die übliche Weise befriedigen kann. Auffällig bei Menschen mit einer sexuellen Devianz ist ihre **abnorme Sexualpraktik.** Nur diese, häufig rituell und zwanghaft ausgeführten Praktiken, vermitteln sexuelle Befriedigung.

Die Psychoanalyse spricht von abweichendem Sexualverhalten, wenn eine Abweichung hinsichtlich des Sexualziels oder des Sexualobjekts zu Schwierigkeiten führt. In dieser Situation bestimmen sog. Partial (Teil-)triebe das sexuelle Verhalten. Das heißt, Triebimpulse dominieren, die sonst an der Sexualität nur untergeordnet beteiligt sind.

MERKE

Eine **Devianz** liegt vor, wenn Partialtriebe oder ungewöhnliche Sexualziele eine übliche sexuelle Befriedigung verhindern.

Aus der therapeutischen Arbeit mit sexuell devianten Menschen ist bekannt, dass die abweichende sexuelle Betätigung als Abwehr von Triebimpulsen oder Ängsten zu verstehen ist. So werden beispielsweise durch die Ausbildung abweichender Formen alte Kastrationsängste abgewehrt. Partialtriebe können beherrschend werden, weil erwachsene sexuelle Beziehungen zu viel Angst machen oder weil übliche Sexualobjekte tabuisiert sind.

Eine Gruppe von Menschen mit Deviationen ist den konflikthaften Neurosen eng verwandt, denn sowohl neurotische Symptome wie auch abweichendes Sexualverhalten ergeben sich als Ergebnis der Abwehr von nicht zugelassenen Triebimpulsen. Derartig betroffene Personen sind im zwischenmenschlichen Bereich meist unauffällig. Ihre Devianz ist auf die Fantasie beschränkt, die soziale Anpassung gelingt. Bei vielen dieser Menschen mit abweichenden Bedürfnissen merkt niemand außer ihnen selbst, ihrem Sexualpartner oder ihrem Therapeuten, die oft erlebnisbestimmende sexuelle Pathologie.

Eine zweite Gruppe von Menschen mit sexuellen Störungen zeigt ein eher den Persönlichkeitsstörungen verwandtes Defektmuster. Diese Personen agieren besonders in ihren Beziehungen sexuell. Ihr krankhaftes und auf andere beeinträchtigend wirkendes Sexualverhalten stellt sich als Defekt infolge einer gestörten Entwicklung heraus. Diese Menschen werden in der klassischen Psychiatrie als **triebhaft extrem ausgeprägte Persönlichkeiten** bezeichnet. Je nach Überwiegen der Abwehr (Konfliktdevianz) oder der Befriedigungssuche (Defektdevianz) ist die Zuordnung eines gestörten sexuellen Verhaltens oder Erlebens zur neurotischen oder persönlichkeitsgestörten Gruppe leicht vorzunehmen.

MERKE

Besondere sexuelle Vorlieben sind behandlungsbedürftig, sofern die sexuelle Betätigung strafrechtliche Konsequenzen hat oder ein Mensch selbst darunter leidet und professionelle Hilfe sucht.

10.4.1 Funktionelle Sexualstörungen

Funktionelle Sexualstörungen (ICD-10: F52) haben eine weite Verbreitung. Die häufigsten sexuellen Funktionsstörungen bei Männern sind **Erektionsprobleme** und **vorzeitige Orgasmen.** Frauen leiden unter **eingeschränkter sexueller Lust, Erregungs- und Orgasmusstörungen.** Der **Vaginismus** ist eine isolierte weibliche Sexualstörung.

Bei der Behandlung funktioneller Sexualstörungen findet man meist keine isolierten Ursachen, sondern eine Kombination körperlicher und psychischer Komponenten. Tief sitzende Ängste, Partnerprobleme, mangelnde Sexualinformationen, Fehlvorstellungen und traumatisierende Erfahrungen sind häufige psychische Ursachen sexueller Funktionsstörungen. Viele sexuelle Probleme sind durch gezielte Beratung und Techniken der Sexualtherapie zu lösen. Die Kombination von pharmakologischer Behandlung (z.B. mit Sildenafilcitrat = Viagra®) und Sexualtherapie kann gerade für ältere Männer oder Menschen mit einem körperlichen Störungsmodell den Einstieg in eine effektive Behandlungsform darstellen.

10.4.2 Störungen der Sexualpräferenz

Zu den typischen **nicht funktionellen Sexualstörungen (Störungen der Sexualpräferenz,** ICD-10: F65) zählen die nachfolgend genannten Störungsgruppen:

Fetischismus

Die betroffenen Personen erreichen ihre Befriedigung durch einen Fetisch (Talisman, Gegenstand mit vermeintlicher Zauberkraft), beispielsweise ein Kleidungsstück des anderen Geschlechts. Der Fetisch ist für die sexuelle Befriedigung unerlässlich. Nicht selten wird der Sexualpartner durch einen

Fetisch ersetzt. Besonders anfällig für den Fetischismus scheinen selbstunsichere Männer zu sein. Die betroffenen Personen können durch Sammeln von Kleidung und Wäsche sexuell erregt werden.

Es herrscht eine starke Prägung durch Fixierung früherer Sexualerlebnisse vor. Therapeutisch wirksam sind aufdeckende Verfahren und Verhaltenstherapie. In Krisen kann eine medikamentöse Behandlung notwendig werden. Je höher der Leidensdruck, desto besser scheint die Prognose.

Fetischistischer Transvestitismus

Eine sexuelle Erregung entsteht durch das Tragen der andersgeschlechtlichen Kleidung und Accessoires. Die Verkleidung ermöglicht ein Erleben illusionärer Doppelsexualität.

Die Personen sind mit ihrer eigenen Geschlechtsrolle unzufrieden, daher ist eine „Heilung" selten möglich. Die therapeutische Aufgabe ist es, den Patienten zu stützen.

Exhibitionismus

Als Exhibitionisten werden Personen bezeichnet, die ihre Genitalien in der Öffentlichkeit entblößen, um andere Menschen damit zu konfrontieren. Das Zeigen ist meist von sexueller Erregung begleitet, häufig kommt es dabei auch zur Masturbation. Der Körperkontakt zur konfrontierten Person wird vermieden. Exhibitionistische Handlungen kommen oft nur in persönlichen Krisen vor, der Drang dazu wird als fremd erlebt. Exhibitionistisch veranlagte Menschen sind meist selbstunsicher und kontaktscheu, nicht selten haben sie in ihrer Biografie eine schwere Demütigung erfahren. Die Behandlung mit Verhaltenstherapie und aufdeckender Therapie zeigt gute Erfolge.

Voyeurismus

Die betroffenen Menschen spüren einen Drang, anderen bei sexuellen Aktivitäten oder Intimitäten zuzusehen. Der Voyeur befriedigt dabei seine sexuelle Erregung durch Masturbation.

Pädophilie

Dies ist eine meist aggressionslose Neigung zu sexueller Betätigung mit Kindern. Die Täter, in der Mehrzahl Männer, haben die Fähigkeit zu sexuellen Beziehungen mit Erwachsenen nicht erlernt. Es handelt sich dabei oft um selbstunsichere Menschen mit hohem Triebdruck und starken Frustrationen oder auch um geistig Behinderte. Die Verhaltenstherapie und Einbindung der Betroffenen in feste soziale Gruppen haben gute Erfolge gezeigt, dennoch verläuft nicht jede Therapie zielgerichtet positiv.

MERKE

Sexuelle Handlungen an Kindern werden strafrechtlich verfolgt.

Sadomasochismus

Sadomasochistisch veranlagte Menschen erlangen durch Zufügen oder Erleiden von Schmerzen und Erniedrigung sexuelle Befriedigung.

Wenn die betreffende Person die ausgeübte Demütigung und Züchtigung des Partners lustvoll erlebt, spricht man von **Sadismus.** Empfindet sie eigene Demütigung oder Qualen als sexuell erregend, bezeichnet man diese Erlebnisform als **Masochismus.** Oft empfinden die Personen sowohl bei masochistischen wie auch bei sadistischen Handlungen Erregung.

Die Betroffenen haben ein erhöhtes Strafbedürfnis, viele hatten ähnliche Phantasien schon in der Kindheit. Nicht wenige sind Inzestopfer.

Verspürt der Partner dieselben Bedürfnisse, so kann ein Arrangement getroffen werden. Soll das Verhalten auf Wunsch geändert werden, hat sich die konfliktzentrierte und stützende Therapie bewährt. Häufig ist dabei die Aufarbeitung von spezifischen Kindheitserlebnissen notwendig.

Andere Störungen der Sexualpräferenz

Unter erotischen Praktiken sind vielfältige Abweichungen möglich. Als häufige oder sehr seltene Beispiele seien genannt:

- Pressen des Körpers an andere Menschen (Frotteurismus)
- Sexuelle Handlungen an Tieren (Sodomie)
- Erotophonie (obszöne Telefonanrufe)
- Einführen von Gegenständen in Rektum oder Urethra
- Erregung durch sexuelle Betätigung an Leichen (Nekrophilie)

Pflege und therapeutischer Umgang bei Menschen mit Sexualstörungen

Menschen mit sexuellen Deviationen, Störungen der Geschlechtsidentität oder Entwicklungs- und Orientierungsstörungen kommen meist in Krisensituationen oder auf Druck durch rechtliche Instanzen in psychiatrische oder therapeutische Einrichtungen. Vordringliche Aufgabe ist das Beruhigen der Betroffenen und das Aufzeigen von Perspektiven. Hilfreich ist auch die Vermittlung an Selbsthilfegruppen. Die eigentliche Behandlung dieser Störungen muss von spezialisierten Therapeuten übernommen werden. Für Patienten ist es wichtig, dass sie die **Toleranz** der therapeutisch Tätigen spüren. Die Therapie sexuell Devianter hat dann Grenzen, wenn die Gesamtpsychopathologie stark ausgeprägt ist.

10.4.3 Störungen der Geschlechtsidentität

Zu den Störungen der Geschlechtsidentität zählen:
- Transsexualismus
- Transvestitismus (beide Geschlechterrollen werden gelebt)
- Störungen der Geschlechtsidentität im Kindesalter

Bei **Transsexualität** besteht eine starke Unsicherheit über das angeborene biologische Geschlecht und Unbehagen bezüglich der eigenen primären Geschlechtsmerkmale. Sie kann in der Überzeugung gipfeln, dem falschen Geschlecht anzugehören und im falschen Körper zu leben. Die Betroffenen haben den Wunsch, die andere Geschlechtsrolle zu übernehmen. Manche dieser Personen wünschen und versuchen, ihren Körper durch hormonelle und chirurgische Behandlungen in Richtung des gewünschten Geschlechts zu verändern. Das **Transsexuellengesetz** hat das Vorgehen bei diesen Veränderungswünschen geregelt. Eine lang dauernde psychotherapeutische Begleitung neben Selbsthilfemöglichkeiten in transsexuellen Gruppen ist für Transsexuelle bei der Anpassung an das gewünschte Geschlecht hilfreich.

Im Gegensatz zur Transsexualität streben **Transvestiten** keine operative Geschlechtsumwandlung an. Sie erleben Lustgewinn aus dem Tragen gegengeschlechtlicher Kleidung, die die Illusion von Doppelsexualität bei verbliebener Trennungsangst von Primärbezugspersonen vermittelt.

10.4.4 Psychische und Verhaltensstörungen in Verbindung mit der sexuellen Entwicklung und Orientierung

Dies sind Störungen, die bei einer krisenhaft verlaufenden Sexualentwicklung entstehen können. Dazu zählen:
- Sexuelle Reifungskrisen
- Ich-dystone Sexualorientierung
- Sexuelle Beziehungsstörung
- Andere psychosexuelle Entwicklungsstörungen

Die meist jungen Menschen sind hinsichtlich ihrer sexuellen Orientierung unsicher. Daraus können sexuelle Entwicklungs- und Orientierungskrisen folgen, in denen eine psychotherapeutische-psychiatrische Behandlung notwendig werden kann. Aber auch Menschen, die längere Zeit in einer stabilen sexuellen Beziehung lebten, können besonders in persönlichen Krisenzeiten schwerwiegende Zweifel über ihre sexuelle Orientierung bekommen.

KAPITEL

Frank Vilsmeier

11 Sucht (Abhängigkeit von Alkohol, Medikamenten und Drogen)

11.1 Definitionen

Die Bezeichnung Sucht stammt von dem altdeutschen Adjektiv „siech“ (krank) beziehungsweise dem Verb „siechen“ (krank sein) ab. Im 15. Jahrhundert wurde der Begriff „siech“ von dem Wort „krank“ abgelöst. „Siech“ wurde besonders für den ansteckenden Zustand der Aussätzigen (Leprakranken) gebraucht, weshalb „siech“ und „siechen“ nicht nur im Zusammenhang mit Sucht benutzt werden, sondern auch mit dem Wort „Seuche“.

Auch heute noch gibt es Krankheitsbegriffe, die auf diesen Ursprung zurückzuführen sind, z. B. Brech- und Esssucht (Bulimia nervosa), Gelbsucht (Hepatitis), Fallsucht (Epilepsie), Schwindsucht (Tuberkulose), Wassersucht (Aszites). Erweitert wurde diese Zustandsbeschreibung in neuerer Zeit unter anderem von den Begriffen Eifersucht, Sehnsucht, Herrschsucht, Spielsucht, Sexsucht, Fernsehsucht, Kaufsucht, Arbeitssucht, Online-Sucht.

Aufgrund der mehrdeutigen und unspezifischen Nutzung der Wortes „Sucht“ wurde die behandlungsbedürftige, stoffgebundene Suchterkrankung in „Abhängigkeitserkrankung“ umbenannt. Die WHO hat im Juni 2018 erstmals eine nicht-stoffgebundene Sucht, die Computerspielsucht (Medienabhängigkeit) als Krankheit anerkannt, sodass nunmehr auch hierfür professionelle Behandlungsangebote finanziert werden.

11.1.1 Suchterkrankung

Nach der Definition der Weltgesundheitsorganisation (WHO) von 1957 war die Sucht *„ein Zustand periodischer oder chronischer Vergiftung, hervorgerufen durch den wiederholten Gebrauch einer natürlichen oder synthetischen Droge.“* Die Sucht ist demnach gekennzeichnet durch vier Kriterien:

- Unbezwingbares Verlangen zur Einnahme und Beschaffung des Mittels
- Tendenz zur Dosissteigerung (Toleranzerhöhung)
- Psychische und meist auch physische Abhängigkeit von der Wirkung der Droge
- Schädlichkeit für den Einzelnen und die Gesellschaft

1964 beschloss die WHO, auf den Begriff der Sucht zu verzichten und stattdessen von „Abhängigkeit“ zu sprechen und dabei die psychische oder physische Abhängigkeit zu unterteilen.

11.1.2 Abhängigkeitserkrankung

Gemäß den Definitionen der WHO zur Klassifizierung der Krankheiten (International Classification of Diseases, ICD-10, ➤ Kap. 5.1) ist Abhängigkeit ein in verschiedenen Formen ausgeprägtes Angewiesen-Sein auf bestimmte Substanzen oder Verhaltensweisen. Die Spannbreite geht von einfachen Gewohnheiten bis hin zur Abhängigkeit mit erheblichem Zerstörungspotenzial. Als „verschiedene Formen“ werden die körperliche (physische) Abhängigkeit und die seelische (psychische) Abhängigkeit unterschieden und nach dem folgenden Kriterienkatalog beurteilt:

1. Ein starker Wunsch oder eine Art Zwang, die Substanz zu konsumieren
2. Verminderte Kontrollfähigkeit bezüglich des Beginns, der Beendigung und der Menge des Substanzkonsums
3. Substanzgebrauch mit dem Ziel, potenzielle Entzugssymptome zu vermeiden oder akute Entzugssymptome zu mildern
4. Ein körperliches Entzugssyndrom nach Absetzen des Substanzgebrauchs
5. Entwicklung und Nachweis einer Toleranz. Der Betroffene muss immer mehr von einer Substanz einnehmen, um die gleiche Wirkung zu erzielen. Die Dosis muss immer mehr gesteigert werden.
6. Ein eingeengtes Verhaltensmuster im Umgang mit der Substanz, wie beispielsweise die Tendenz, die Substanz nicht nur an den Wochenenden, sondern auch an Werktagen zu konsumieren und die Regeln eines gesellschaftlich üblichen Konsumverhaltens (kulturabhängig) außer Acht zu lassen
7. Fortschreitende Vernachlässigung anderer Interessen oder Vergnügungen zugunsten des Substanzkonsums (Verschiebung der Prioritäten)
8. Anhaltender Substanzkonsum trotz des Nachweises eindeutig schädlicher Folgen. Die schädlichen Folgen können körperlicher Art sein (z. B. Leberschädigung durch exzessiven Alkohol-

konsum), sozialer Art (z. B. familiäre Trennung, Arbeitsplatzverlust) oder psychischer Art (z. B. „Hangover" mit depressiven Zuständen nach Abklingen der Substanzwirkungen).

Sind 3 oder mehr der 8 Punkte innerhalb der letzten Monate erfüllt, liegt eine Abhängigkeit vor. Die Punkte 3, 4 und 5 definieren die körperlichen Schäden durch Substanzgebrauch. Treffen sie zu, liegt eine **körperliche Abhängigkeit** vor. Werden sie verneint, ist eine **psychische Abhängigkeit** gegeben. Die Bestimmung der Abhängigkeit orientiert sich an den Folgen des Konsums. Dabei ist für die Abhängigkeitsdiagnose unwichtig, welche Menge einer Substanz jemand konsumiert.

MERKE

Die Abhängigkeit beginnt mit dem schädlichen Gebrauch (früher auch als Missbrauch oder Abusus bezeichnet) und entwickelt sich über die Gewöhnung (Habituation) zu einer Abhängigkeitserkrankung.

Von **schädlichem Gebrauch** spricht man beim Konsum einer Substanz, der entgegen einer medizinischen Indikation erfolgt und kurz- oder langfristig zu körperlichen Schäden führt.

Wiederholt sich der schädliche Gebrauch, treten körperliche oder psychische Gewöhnungsprozesse (Habituation) ein. Der Organismus gewinnt scheinbar die „Fähigkeit", immer größere Mengen zu vertragen (Toleranzentwicklung).

Schließlich führt dieser Prozess in die **Abhängigkeit,** die sich in körperlichen und seelischen Symptomen äußert.

Unter **körperlicher (physischer) Abhängigkeit** versteht man die zelluläre Gewöhnung des Organismus an die Substanz (Toleranz). Beim plötzlichen Absetzen der Droge kommt es zu Entzugssymptomen. Sie wird insofern auch zur Bekämpfung der Entzugsbeschwerden selbst eingesetzt.

Die **psychische (seelische) Abhängigkeit** ist durch das starke Verlangen **(Craving)** gekennzeichnet, die Substanz einzunehmen. Mit der Zeit verliert der Abhängige die willentliche Kontrolle über Menge und Dauer des Konsums. Um die Substanz zu beschaffen und zu konsumieren, handelt er trotz des Wissens um die gesundheitlichen und sozialen Folgen. Das Suchtmittel erhält eine dominante Stellung in der Lebensführung und Problemlösung.

11.1.3 Komorbidität

Der Begriff Komorbidität (*Ko* = mit und *Morbus* = Krankheit) wird in der Suchtpsychiatrie für Erkrankungen verwendet, die sowohl eine substanzbezogene Abhängigkeit als auch eine psychische Störung von Krankheitswert beinhalten (Doppeldiagnose). Dabei kann die Abhängigkeit in Folge einer psychischen Erkrankung, im Sinne einer (Selbst)Behandlung, oder umgekehrt eine psychische Störung im Zusammenhang mit einem Substanzgebrauch (z. B. Cannabis-Psychose) vorliegen. Beides kann aber auch unabhängig voneinander entstanden sein. Im Umgang mit Suchtkranken sind daher vorwiegend Elemente von gewährenden, supportiven Verfahren mit Rahmensetzung und Steuerungsinterventionen in Einklang zu bringen. Standardisierte Behandlungsprogramme sind in der Regel nicht hilfreich. Der suchtpsychiatrische Umgang erfordert daher besondere Ausnahmeentscheidungen und Einzelfalllösungen. Sie sind dem jeweiligen Belastungsniveau der Patienten anzupassen:

- Möglichst störungsspezifischer Umgang und Behandlung in von ausschließlich Abhängigkeitserkrankten abgegrenzten Settings
- Milieutherapeutische Verfahren, die beide Beeinträchtigungen berücksichtigen
- Hoher Anteil von Einzelgesprächen zur Rückfall- und Krankheitsbewältigung
- Edukative Gruppen zur Prävention suchtmittelbezogenen Verhaltens
- Nur sporadische Kontrollen des Suchtmittelgebrauchs
- Wenig konfrontierende Interventionen, langzeitiges Tolerieren von Rückfällen
- Überschreitung der Frustrationstoleranz vermeiden
- Unterstützende Begleitung mit aktiver Übernahme von Hilfestellungen
- Strukturierte, den Behandlungsverlauf berücksichtigende Kommunikation (Motivational Interviewing, ➤ Kap. 11.3.3)

INFO

Das Suchtmittel ermöglicht im Rahmen der Selbstbehandlung häufig die **Selbstkontrolle** von psychotischem Erleben, paranoider Symptomatik, sozialen Ängsten, emotionalen Störungen und psychomotorischer Aktivität. Hierfür sind alternative Skills zu deren Bewältigung zu vermitteln.

11.1.4 Co-Abhängigkeit

Die Abhängigkeit eines Menschen hat auch auf die Menschen in seiner Umgebung (u.a. Familie, Freunde, Arbeitskollegen) Auswirkungen. Diese Bezugspersonen merken oft lange nicht, wie stark auch sie in das Suchtgeschehen einbezogen, wie co-abhängig sie sind.

INFO

Typisch für eine Co-Abhängigkeit ist, dass der Helfer versucht, negative Konsequenzen für den Abhängigen zu vermeiden, z.B. wird der noch betrunkene Ehemann von der Ehefrau krank gemeldet.

Die Co-Abhängigkeit lässt sich in Phasen einteilen:

Phase 1 Entschuldigen und Beschützen
- Nachsichtiges, verständnisvolles Verhalten
- Zuwendung durch Mitgefühl
- Veranlassung des Verhaltens wird im Umfeld des Erkrankten gesucht.
- Die eigene (Mit)Verantwortung wird gesucht.
- Stellvertretende Verhaltenserklärung gegenüber Anderen (Familie, Freunde, Kollegen)

Phase 2 Kontrolle
- Intensive Problemsuche und Lösungsaktivitäten (Entzug des Suchtmittels)
- Suchtmittelkonsum wird verdeckt und verheimlicht.
- Aufgaben und Probleme des Betroffenen werden übernommen (z. B. Einkaufen, Hausarbeit, Kontakte nach Außen).
- Mitleid

Phase 3 Anklage
- Alltagsbestimmende Beobachtung, Überwachung, Kontrolle
- Aggressionen gegenüber dem Abhängigkeitskranken
- Isolierung und Ausgrenzung
- Drohungen, die häufig ohne Konsequenzen bleiben
- Verachtung (Zuschreibung von Willensschwäche)
- Abwendung vom Betroffenen (Trennung, Scheidung)

PRAXISTIPP

Zum Selbstschutz vor Co-Abhängigkeit sollten Angehörige von Menschen mit Abhängigkeitserkrankungen helfen, indem sie nicht helfen:

- Die Abhängigkeit anerkennen.
- Nichts leugnen oder beschönigen.
- Versagensängste und Schuldgefühle ablegen.
- Verantwortung für das eigene (Über)Leben aufnehmen.
- Nichts übernehmen, was von dem Abhängigen selbst erledigt werden kann.
- Konsequent bleiben und nichts androhen, was nicht eingehalten werden kann.

11.2 Substanzen und Abhängigkeitsentwicklung

11.2.1 Übersicht

Abhängig vom Zweck, der Menge und der Frequenz der Einnahme von Suchtmitteln können sich in unterschiedlichem Ausmaß Abhängigkeiten entwickeln (➤ Tab. 11.1).

11.2.2 Einteilung der Substanzen

Psychotrope Substanzen werden nach unterschiedlichen Kriterien klassifiziert. Es gibt legale und illegale sowie leichte und harte Drogen. Die medizinische Klassifizierung berücksichtigt die Wirkung der Stoffe auf die Bewusstseinslage. So kann unter dem Einfluss von Drogen das Bewusstsein quantitativ verengt oder erweitert sein. Das Bewusstsein kann aber auch qualitativ verändert sein, indem beispielsweise Umweltreize in bisher unbekannter Qualität und Vielfalt wahrgenommen werden. Im Folgenden sind einige der bekanntesten Substanzen aufgeführt.

Bewusstseinsaktivierende (anregende) Mittel

- Legale Drogen, wie Alkohol (dosisabhängig), Nikotin, Koffein, Teein und Tabak
- Aufputschmittel (Psychostimulanzien), Amphetamine
- Schnüffelstoffe, wie Äther, Chloroform, Nitro-Verdünner, Klebstoffe

Tab. 11.1 Drogen und ihr Suchtpotenzial

Substanz	Abhängigkeitsmuster
Alkohol	Psychische und physische Abhängigkeit
Analgetika	Bei den stärkeren Analgetika, z. B. Morphin (Opiat), besteht die Gefahr einer körperlichen und psychischen Abhängigkeit, weil sie neben den schmerzstillenden auch euphorisierende Effekte haben.
Appetitzügler	Möglichkeit der physischen Abhängigkeit aufgrund der psychostimulierenden Wirkung
Barbiturate	Sie können eine körperliche Abhängigkeit erzeugen, die mit der von Alkohol vergleichbar ist.
Beruhigungsmittel	Der längere Gebrauch erzeugt eine psychische und körperliche (z. B. Benzodiazepine) Abhängigkeit.
Cannabis	Bei einem regelmäßigen Konsum kann sich eine starke psychische Abhängigkeit entwickeln. Mit Tabak geraucht auch eine Nikotinabhängigkeit.
Codein	Opiat, das als Ersatzstoff für Heroinkonsumenten gebräuchlich ist. Bei regelmäßigem Konsum körperliche Abhängigkeit mit opiatähnlichen Entzugserscheinungen.
Crack	Kokain mit Backpulver vermengt. Der Konsum führt in sehr kurzer Zeit zu einer schweren psychischen Abhängigkeit, häufig mit aggressiven Verhaltensstörungen einhergehend.
Crystal Ecstasy, Methamphetamine	Rasche Entwicklung einer psychischen Abhängigkeit. Der Körper gewöhnt sich – ebenso wie bei Speed und Kokain – rasch an die Substanz. Die Dosis muss dann erhöht werden, um die gewünschte Wirkung zu erzielen.
Heroin	Ein Opiat, das um ein Vielfaches stärker als Morphin wirkt und ein wesentlich höheres Abhängigkeitspotenzial besitzt. Unabhängig von der Konsumform mit schnell eintretenden, beschwerdevollen Entzugserscheinungen.
Kath (Catha edulis)	Eine arabische Kaupflanze. Es besteht die Möglichkeit der psychischen Abhängigkeit.
Kokain	Kokain hat ein hohes psychisches Abhängigkeitspotenzial.
Morphin	Ein Opiat mit psychischen und körperlichem Abhängigkeitspotenzial

Bewusstseinseinengende (beruhigende) Mittel

- Tranquilizer (Benzodiazepine und Carbamate)
- Schlafmittel (Barbiturate und Hypnotika)
- Opiate und dessen Derivate

Bewusstseinsverändernde (halluzinogene) Mittel

- Cannabis als Haschisch (Harz) und Marihuana (Blüten/Blätter)
- Halluzinogene, wie LSD, Meskalin oder Psilocybin (Wiesenpilz)

11.2.3 Abhängigkeitsentwicklung

Ob ein Mensch abhängig wird, hängt wesentlich von den drei Faktoren „Persönlichkeit", „Suchtmittel" und „soziales Milieu" ab (➤ Abb. 11.1).

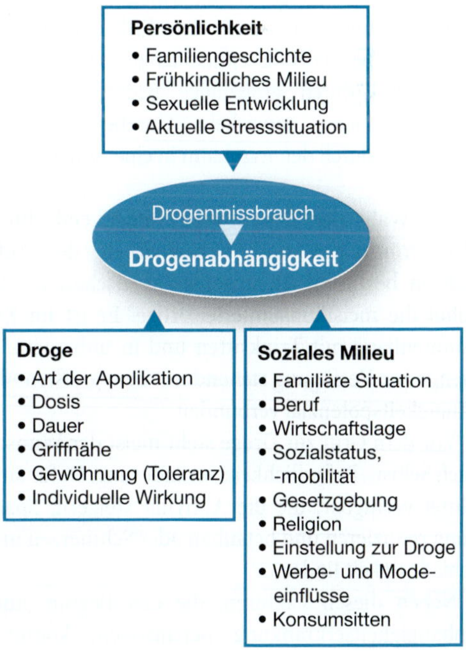

Abb. 11.1 Entstehung der Sucht [V492]

11

INFO

Jeder Mensch kann abhängig werden. Eine charakteristische prämorbide Persönlichkeitsstruktur bei Suchtkranken ist bisher nicht bekannt. Einer besonderen Gefährdung sind Menschen ausgesetzt, die aus einer Familie mit suchtkranken Angehörigen stammen.

Bei schwerem Verlauf der Abhängigkeit lassen sich in der Kindheit der Patienten häufig „Broken-home-Situationen" mit drastischen Elternkonflikten aufzeigen. Die familiäre Rollenverteilung und die Kommunikation sind in den Familien fast immer schwer gestört. In den Beziehungen mangelt es an Urvertrauen und Selbstkompetenz.

Dem Umfeld ist in der Entstehung einer Abhängigkeitserkrankung eine wichtige Funktion zuzuschreiben. Eine „Missbrauchskultur" und „Drogenverbundenheit" im Umfeld, mit entsprechender Verfügbarkeit von Suchtmitteln, führt über die anfängliche Neugier und dem Wunsch, zu einer Gruppe dazuzugehören, sowie dem Erlebnis einer selbst steuerbaren Befindlichkeitsveränderung, zu einem zunehmenden Abhängigkeitsverhalten.

Die Medikamentenabhängigkeit wird oftmals erst durch ärztliche Verschreibung ermöglicht. Gebrauch und Missbrauch sind in vielen Fällen schwer zu trennen. Eine Benzodiazepinabhängigkeit kann sich schleichend durch großzügige Bedarfsmedikation zum Einschlafen entwickeln. Unreflektierte Verschreibung durch den Arzt kann in eine Abhängigkeit führen.

Die Wahl der Droge wird weitgehend durch Modeströmungen und Verfügbarkeit der Substanzen bestimmt. In unserer Gesellschaft ist Alkohol die meistkonsumierte Droge. Er ist im Zusammenhang mit Trinksitten und in unbegrenzter Menge zur Verfügung stehend mit dem größten Abhängigkeitspotenzial verbunden.

Vor dem Griff zur Droge steht meist der Wunsch nach Selbst-/Befindlichkeitsveränderung. Dafür sind Mittel verfügbar, die die Aktivität steigern, Spannung reduzieren und betäuben oder Schmerzen und Schlaflosigkeit lindern.

Neben diesen Faktoren, die den Beginn einer Abhängigkeitserkrankung begünstigen, kommen später solche hinzu, die das Fortbestehen der Abhängigkeit fördern.

Gesundheitliche Begleiterscheinungen, der soziale und berufliche Abstieg sowie eventuell Beschaffungskriminalität, hindern die Abhängigen, aus der Sucht auszusteigen. Sie geraten in einen Teufelskreis.

Die Substanz wird zuletzt meist nur noch konsumiert, um die Folgeerscheinungen zu ertragen oder zu vergessen. Der Konsum steigt und in der Folge verschlimmern sich die Begleiterscheinungen. Diesen Teufelskreis allein zu durchbrechen, gelingt nur sehr wenigen Betroffenen. Die überwiegende Zahl der Abhängigen ist auf professionelle Hilfe angewiesen.

11.3 Behandlung der Abhängigkeit

Da die Abhängigkeitserkrankung, wie oben beschrieben, kein rein medizinisches Problem ist, gehen ihre Ursachen und Auswirkungen weit darüber hinaus. Sie erfordert eine biopsychosoziale Behandlung von kooperierenden Ärzten, Pflegefachpersonen, Psychologen und Sozialpädagogen.

11.3.1 Grundhaltungen

Berücksichtigung guter Absichten

Hinter jedem Verhalten steht eine auf die handelnde Person bezogene „positive Absicht". Auch sich oder andere schädigende Verhaltensweisen, mit allen negativen Wirkungen, sind von positiven Absichten des Abhängigen selbst motiviert. Die ausschließliche Auseinandersetzung mit der Wirkung des Verhaltens bzw. der dahinter vermuteten „negativen Absicht", blendet die positive Absicht aus und vermeidet die Bearbeitung der treibenden Kraft des Handelns. Das Verständnis für die eigentlichen Beweggründe des Abhängigen fehlt. Es geht in der Behandlung und im Umgang mit Abhängigkeitserkrankten also weniger um die Wirkung seines Verhaltens, sondern mehr um die motivationalen Gründe und Absichten des Patienten. Das heißt nicht, die

Wirkung auszublenden. Sie kann und soll in einem angemessenen Rahmen und einer den Menschen wertschätzenden Art kritisiert werden.
Die grundlegenden Fragen sind:
- Mit welcher positiven Absicht nimmt der Abhängige die Substanz(en) ein bzw. hält er sein Verhalten aufrecht?
- Wer oder was zwingt ihn, das zu tun?
- Welches Wissen, welche Erfahrung und welche Fähigkeiten kann er nutzen, um seine guten Absichten mit anderen Mitteln und Methoden zu verfolgen?

Reflektiert-akzeptierende Haltung

Insbesondere der professionelle Umgang mit Suchtkranken erfordert die reflektiert-akzeptierende Beschäftigung mit den positiven Absichten des Suchtmittelkonsums und den daraus resultierenden Verhaltensweisen. Das umfasst die grundlegende Wertschätzung jedes Patienten als Menschen, unabhängig vom Krankheitsbild und vom jeweiligen Verhalten.

Wertschätzung

„Wertschätzung als Mensch" bedeutet den „Menschen als Menschen zu behandeln". Die Angemessenheit des Verhaltens kann davon getrennt betrachtet und auch kritisiert werden. Wertschätzung versteht sich eher als ethische Kategorie.

Selbstreflexion

Selbstreflexion ist die Fähigkeit, sich selbst zu beobachten, die eigenen Normen und Wertvorstellungen infrage zu stellen und das eigene Handeln nach den jeweiligen pflegerisch-therapeutischen Erfordernissen zu richten.

Empathie

Bedeutet, sich in andere Menschen einfühlen zu können und dies dann auch wieder zurückzumelden (einfühlendes Verstehen). Dabei ist unabdingbar, das jeweils richtige Verhältnis von Nähe und Distanz zu erkennen und zu wahren.

Konfliktfähigkeit

Dazu gehört, bei Bedarf auch Härte in der Beziehung zeigen, zielgerichtete Frustrationen zu erzeugen und negative Rückmeldungen seitens des Patienten ertragen zu können.

Kontaktbereitschaft und Verantwortlichkeit

Besonders wichtig sind die Bereitschaft, einen aktiven Kontakt zum Patienten aufzunehmen und die Fähigkeit, die Beziehung verantwortlich zu steuern, ohne diesen selbst aus der Verantwortung zu entlassen.

11.3.2 Umgang mit Abhängigen

Abhängige sind nicht persönlich als Schuldige für ihr Suchtverhalten zu sehen. Die Bereitschaft oder Notwendigkeit, alles für den Erhalt des Suchtmittels zu tun, führt zu Verhaltensweisen wie Beschaffungskriminalität und Ausnutzung des sozialen Umfelds. Sie sind als Symptome der Erkrankung zu werten dürfen nicht zur Abwertung des Menschen führen.

MERKE

Grundregel: Keinen Kampf um das Suchtmittel und das Verhalten des Abhängigen führen! Keine Moralpredigten halten und keine Schuldvorwürfe machen!

Bei zu kritisierenden Verhaltensweisen ist dem Patienten das Gefühl zu vermitteln, dass er als Mensch angenommen wird und lediglich sein Verhalten in der Kritik steht. Die Stationsorganisation, das Verhalten und die Anforderungen des Personals gegenüber Abhängigkeitserkrankten sollten auf das Ziel der Entgiftungsakzeptanz ausgerichtet und verstehbar, sinnvoll, bedeutsam sowie handhabbar sein.

Der Umgang ist nach den **KLAR-Regeln** aufgebaut:
- **K**onsequent – Ankündigungen werden durchgeführt, Regeln eingehalten. Wichtig ist dabei, nichts anzudrohen, was nicht eingehalten werden kann.
- **L**oslassen – Die Selbstwirksamkeit des Abhängigen in den Vordergrund stellen. Möglichst keine Übernahme von Tätigkeiten, die der Abhängige auch selbst durchführen kann.

- **A**bgrenzung – Sachlich bleiben und den Anteil persönlicher Beteiligung reduzieren, mit dem Wissen, dass nichts bewirkt aber vieles angestoßen werden kann.
- **R**eden – Stets gesprächsbereit sein und aktiv kommunizieren.

11.3.3 Medizinisch-therapeutische Maßnahmen

Die Behandlung von Abhängigen lässt sich im Sinne einer **„therapeutischen Kette"** einteilen in:
- Motivation
- Entzug (Entgiftung)
- Entwöhnung
- Nachsorge

Motivation

Die Motivation zur Behandlung erfolgt in der Regel durch innere (körperliche, psychische) oder äußere (soziale) Zwänge, die eine Behandlung erforderlich machen und steht in ständigem Widerspruch zu den Wünschen und Bedürfnissen, den Suchtmittelgebrauch fortzusetzen (Ambivalenz).

Motivationsarbeit findet auf allen Ebenen der Behandlung und Therapie von Suchterkrankten statt. Zu dessen Unterstützung wurde in den 80er-Jahren das Konzept des „Motivational Interviewing" von Miller und Rollnick, basierend auf dem Veränderungsmodell von Prochaska und DiClemente für die Beratung von Menschen mit Suchtproblemen entwickelt. Patienten werden in der Regel folgende Phasen durchlaufen. Sie bedürfen der Berücksichtigung im entwicklungsorientierten kommunikativen Umgang mit Abhängigen. Das Ziel aller Interventionen ist, die nächsthöhere Ebene zu erreichen:

Prekontemplation (Vorbetrachtung)

- Eingeschränktes bzw. fehlendes Problembewusstsein
- Keine oder geringe Absicht, ein Problem zu verändern
- Das Problem wird nicht als solches wahrgenommen.
- Informationen darüber werden aktiv verdrängt.
- Änderungen sind meist extrinsisch (durch äußere Bedingungen/Anforderungen) motiviert (Zwang).

Kontemplation (Betrachtung)

- Nachdenklichkeit – Das Problem tritt ins Bewusstsein.
- Zustimmung, ein Problem zu haben – Patienten können bzw. wollen aber nichts dagegen tun.
- Abwägen von Vor- und Nachteilen einer Veränderung

Präparation (Vorbereitung)

- Nachdenklichkeit – gedankliche Vorbereitung auf die Verhaltensänderung
- Gedankliche Verknüpfung von Absicht und entsprechendem Verhalten
- Entschluss, das Verhalten zu ändern steht kurz bevor oder ist bereits getroffen, aber die Umsetzung erscheint problematisch.

Aktion (Umsetzung)

- Handlung – aktive Verhaltensänderung
- Einsatz gezielter Maßnahmen zur Problembewältigung und -veränderung
- Aufgabe von Vermeidungsverhalten – Neues Verhalten wird gefestigt.
- Strategien, die der Veränderung dienlich sind, werden aufgebaut.
- Erste positive Veränderungen des Problemverhaltens

Maintenance (Wartung)

- Aufrechterhaltung erzielter Veränderungen
- Stabilisierung des erlernten Verhaltens
- Verhinderung von Rückfällen

Termination (Abschluss)

- Bemühungen zur Aufrechterhaltung des neuen Verhaltens sind nicht mehr nötig.
- Neue Verhaltensmuster haben sich verselbständigt (Automatisierung).

Motivierende Gesprächsführung

Motivierende Gesprächsführung ist ein zielgerichtetes, klientenzentriertes Beratungskonzept zur Lösung ambivalenter Einstellungen gegenüber Verhaltensänderungen. Die Abhängigen werden als selbstverantwortlich behandelt und es gilt, sie auf ihrem Weg ohne Einflussnahme oder Machtausübung zu begleiten. Der Umgang mit Widerstand (Abwehr von Einflussnahme und Veränderung) und Ambivalenz steht im Zentrum der motivierenden Gesprächsführung. Ambivalenz wird als normale Phase einer Verhaltensänderung akzeptiert.

MERKE

Motivation zur Veränderung ist nicht Voraussetzung, sondern Ziel der Beratung.

Motivierende Gesprächsführung eignet sich zur Beratung bei Alkohol-, Nikotin-, Medikamenten- und Drogenproblemen, bei Risikoverhalten auch von Heranwachsenden und schwierigen Entscheidungen. Eine patiententenzentrierte Haltung und eine auf die Phasen der Veränderung abgestimmte Gesprächstechnik sind die Grundlagen. Diese Technik umfasst folgende Prinzipien:

- **Empathie ausdrücken:** Akzeptanz erleichtert den Zugang zum Patienten und die Veränderungsbereitschaft. Gesprächsführung durch aktives Zuhören.
- **Diskrepanz entwickeln:** Ein Bewusstsein für die Konsequenzen des Verhaltens herstellen. Die Diskrepanz zwischen derzeitigem Verhalten und persönlichen Zielen fördert die Veränderungsbereitschaft. Dabei sollen die Patienten die Argumente selbst liefern und entwickeln.
- **Vermeidung von Beweisführungen und Erwähnung eigener Wahrheiten:** Vorwürfe erzeugen Abwehr und sind damit kontraproduktiv. Etikettierungen sind unnötig.
- **Impulse der Patienten aufnehmen und positiv nutzen:** Wahrnehmungen refraimen (einen anderen Rahmen geben), Sichtweisen erweitern, eine Auswahl an Beurteilungsmöglichkeiten anbieten – Patienten sind sich selbst die besten Ratgeber.
- **Selbstwirksamkeit fördern:** Die Motivationsquelle der Patienten ist der Glaube an die Veränderungsmöglichkeit. Die Verantwortung für die Veränderung muss bei den Patienten bleiben, die Auswahl der dazu erforderlichen Maßnahmen treffen sie selbst.

Die motivierende Gesprächsführung eignet sich für viele Arten von Interventionen. Diese Grundhaltungen in der Beratungssituation lassen sich auch gut mit anderen Beratungs- und Therapieformen vereinbaren.

Entzug

Die **Entgiftungsphase** erfolgt in der Regel stationär in einer Klinik. Sie dauert je nach Substanz und individuellem Entgiftungsverlauf etwa 1–2 Wochen. Das Ziel der Entgiftung ist es, alle psychotropen Substanzen aus dem Körper zu entfernen. In Einzelfällen sind auch selektive Entgiftungen möglich. Hierbei wird unter Weitergabe einer Substanz nur ein Teil der Suchtmittel entzogen. Unabhängig, von welcher Substanz entgiftet wird, ist der Entzug von starker Angst, innerer Unruhe und Unsicherheit geprägt, die eine Versuchung, wieder zum Suchtmittel zu greifen, verstärken. Die Entgiftung findet in der Regel in einem geschützten Setting statt, da nicht selten Entzugsdelirien oder schwere körperliche Komplikationen auftreten.

Die Aufnahme in die Entzugsbehandlung sollte „niedrigschwellig" erfolgen, d.h. mit möglichst wenigen Hürden besetzt sein. Ein leichter Zugang zur Entgiftung vermindert die Hemmschwelle, die häufig dazu führt, dass Abhängige erst zur Entgiftung kommen, wenn es nicht mehr anders geht und sie in einem meist stark reduzierten Allgemein- und Gesundheitszustand sind.

Die medikamentöse Therapie wird den Entzugsbedingungen und der zu entgiftenden Substanz angepasst. Nach Bedarf werden Medikamente zur Sedierung, symptomatischen Behandlung oder zur Anhebung der Krampfschwelle eingesetzt.

Entscheidend für die Patienten sind in dieser Phase Kontakte zu Menschen, die sie einfühlsam und stützend begleiten und das medizinisch Notwendige tun, um die Entzugsbeschwerden zu lindern. Ein vom Personal provoziertes Leiden im Entzug ist für die Veränderungsbereitschaft und auch für die Weiterbehandlung nach dem Entzug kontraproduktiv.

Die Ziele der Entgiftung

Für die Behandlung von Menschen mit Abhängigkeitserkrankungen sind stufenweise Interventionsziele festgelegt (➤ Tab. 11.2).

MERKE

Diese Ziele werden mit dem „qualifizierten Entzug" verfolgt.

Tab. 11.2 Interventionsziele der Behandlung von Abhängigkeitserkrankungen

Ziele	Maßnahmen
Überlebenssicherung	Krisenintervention; Notfallmaßnahmen; Erste Hilfe; vitale Stabilisierung
Gesundheitsförderung	Aufklärung; Vermittlung in das (Selbst-)Hilfesystem; Adhärenzmotivation; Förderung von Therapiebereitschaft
Soziale Sicherung	Tagesstrukturierende Maßnahmen; Förderung von Alltags- und Sozialkompetenz; Wohnraumsicherung, Einkommenssicherung
Stabilisierung abstinenter Phasen	Änderung bzw. Umwandlung von Reiz-Reaktions-Muster zum Suchtmittel; Vermittlung von Fähigkeiten zur Kompensation von Suchtdruck (Craving); Vermittlung niedrigschwelliger Hilfen; kurzzeittherapeutische Angebote; Reduktion von Ambivalenzkonflikten
Akzeptanz der Abhängigkeit	Anerkennung der chronischen Vulnerabilität für substanzbezogene Abhängigkeit; Kenntnisse zu den bestehenden und drohenden Gesundheitsfolgen
Akzeptanz der Therapienotwendigkeit	Motivationsförderung; Anerkennung störungsspezifischer Therapien; Förderung der Inanspruchnahme von Selbsthilfe und Übernahme von Selbstverantwortung
Abstinenz	Annahme des Abstinenzziels; zielfokussierte, selbstwirksame und sozial kompetente Reaktion auf Konsumtrigger; systemische Anpassung der Lebensgestaltung

Qualifizierter Entzug

Ein „Qualifizierter Entzug" setzt folgende Merkmale voraus:

- Behandlung durch ein multidisziplinär zusammengesetztes, systematisch supervidiertes Behandlungsteam (Ärzte, Psychologische Psychotherapeuten oder Suchttherapeuten, Sozialpädagogen, Physiotherapeuten, Ergotherapeuten, Krankenpflege mit suchtmedizinischer Zusatzqualifikation wie z. B. Fortbildung in motivierender Gesprächsführung) unter Leitung eines Arztes für Psychiatrie und Psychotherapie und eines Arztes mit der Zusatzweiterbildung Spezielle Schmerztherapie
- Somatische Entgiftung
- Differenzierte somatische und psychiatrische Befunderhebung mit Behandlung der Folge- und Begleiterkrankungen
- Aufklärung über Abhängigkeitserkrankungen
- Soziale Stabilisierung
- Motivierung zur problemspezifischen Weiterbehandlung und Einleitung suchtspezifischer Anschlussbehandlungen
- Standardisiertes suchtmedizinisches und soziales Assessment
- Ressourcen- und lösungsorientiertes Therapiemanagement unter Einsatz differenzierter Therapieelemente, patientenbezogen in Kombination von Gruppen- und Einzelarbeit mit mindestens 3 Stunden pro Tag: psychoedukative Informationsgruppen, medizinische Informationsgruppen, Ergotherapie, Krankengymnastik/Bewegungstherapie, Entspannungsverfahren, Angehörigeninformation und -beratung, externe Selbsthilfegruppen, Informationsveranstaltungen von Einrichtungen des Suchthilfesysteme
- Eingliederung des Patienten in das bestehende regionale ambulante und stationäre Suchthilfesystem

Entwöhnung

Die **Entwöhnungsphase** erfolgt für Drogen-, Alkohol- bzw. Medikamentenabhängige in der Regel getrennt in speziellen Suchtkliniken. Je nach Institution und Therapiekonzept dauert sie bei Alkohol- und Medikamentenabhängigen zwischen

6 Wochen und einem halben Jahr, bei Drogenabhängigen bis zu 12 Monate. Die Behandlung ist eine Rehabilitationsmaßnahme, die weitgehend von den Rentenversicherungen finanziert wird. Im Gegensatz dazu wird die stationäre Entgiftung von den Krankenkassen bezahlt.

Die Suchtkliniken in Deutschland arbeiten mit unterschiedlichen Konzepten, aber das gemeinsame Ziel aller Therapien ist der **Aufbau einer neuen Identität** des Patienten. Sie ist die Alternative zum früheren Selbstverständnis als suchtkranker Außenseiter, und notwendige Voraussetzung für eine soziale und gesellschaftliche Rehabilitation und Reintegration.

Vorrangig werden psychotherapeutische Verfahren in Einzel- oder Gruppentherapie eingesetzt. Ausschlaggebend für den Behandlungserfolg ist jedoch weniger die gewählte Therapiemethode als das Können des therapeutischen Teams. Daher sollte eine **hohe Motivation,** sich auf die therapeutische Beziehung mit Suchtkranken einzulassen, als auch eine **therapeutische Zusatzqualifikation** im Behandlungsteam gegeben sein. Es ist von großer Bedeutung, dass es den Mitarbeitern gelingt, ein wechselseitiges Vertrauensverhältnis zum Patienten aufzubauen und seine Selbstkompetenz und Eigenverantwortlichkeit zu fördern. Zu den vertrauensfördernden Maßnahmen zählen dabei auch die regelmäßige Alkoholprobe und das Drogenscreening der Patienten.

Zu Beginn der Entwöhnungsphase wird der Patient relativ stark geleitet und angewiesen, beispielsweise durch einen strukturierten Tagesablauf. Im Laufe der Behandlung wird er zu immer mehr Selbstständigkeit geführt. Zunehmende Außenkontakte zu Freunden, zum Arbeitsplatz und zur Familie, stützen diese Entwicklung.

INFO

Mit der Entlassung aus der Entwöhnung ist der Behandlungsprozess noch nicht beendet. Die Umsetzung der in der Therapie gewonnenen Einstellungs- und Verhaltensänderungen bedürfen einer stützenden Nachsorgephase.

Nachsorge

Hierbei leisten die verschiedenen Selbsthilfegruppen sowie die psychosozialen Beratungsstellen einen entscheidenden Beitrag. Welche Selbsthilfegruppe (beispielsweise Anonyme Alkoholiker, Blaukreuz) der Patient auswählt, ist für die anhaltende Abstinenz unwichtig. Entscheidend ist die regelmäßige Teilnahme an den Gruppensitzungen.

11.4 Alkoholabhängigkeit

Alkohol wird in vielen Kulturen als Nahrungs-, Genuss- und Rauschmittel verwendet.

Erkennungsmerkmale des Gebrauchs: Alkoholgeruch, Verlust der Kontrolle über die (Sprach-) Motorik, Wanken, Torkeln, Wahrnehmungsbeeinträchtigungen, Bewusstseinstrübung, Koma. Lähmung des Wärmezentrums im Gehirn, Gefahr der Unterkühlung und Erfrierung.

Alkohol wirkt in allen Teilen des Gehirns hemmend (führt zur Enthemmung), vermindert die kritische Selbsteinschätzung, die Kritik- und Urteilsfähigkeit, euphorisiert, steigert depressive Stimmung, fördert Aggression. Die Alkoholwirkung lässt sich in Stadien aufteilen:

- Zustände der Wohlgestimmtheit (0,1–1,0 Promille)
- Rauschstadium (1,0–2,0 Promille)
- Betäubungsstadium (2,0–3,0 Promille)
- Lähmungsstadium (3,0–5,0 Promille)

11.4.1 Unterscheidungsmerkmale des Alkoholkonsums

Rauschwirkungen

- **Einfacher Rausch:** Verträglichkeit ist individuell unterschiedlich (abhängig von körperlicher Konstitution und Geschlecht). Steigerung der Trunkenheitssymptome (Stimmung, Sprache, Motorik, Wahrnehmung) mit Steigerung der Menge konsumierten Alkohols.
- **Komplizierter Rausch:** Verhaltensstörungen, oft Aggressionsausbrüche, Bewusstseinsstörungen und Erinnerungslücken nach dem Rausch sind typische Zeichen für diesen Zustand.
- **Akute Vergiftung:** Ab 1,4 Promille verliert der Betroffene die Koordinationsfähigkeit. Dies kann zum Koma führen. Der Tod tritt durch Atemlähmung ein (Gefahr auch durch Ersti-

cken am Erbrochenen oder Unterkühlung im Freien).

Alkohol ist ein Zellgift und schädigt praktisch alle Organsysteme des Körpers:

- **Nervensystem:**
  - Periphere Polyneuropathie: Potenzprobleme, Muskelschwächen, Temperaturregelungsstörungen
  - Alkoholischer Tremor: Dauerzittern
  - Koordinations- und Bewegungsstörungen: z. B. Ataxie
  - Konzentrationsfähigkeit sinkt (Sprachstörungen, Abbau der Großhirnrinde führt zu zunehmendem Verlust von Gedächtnisleistungen).
  - Krampfanfälle
- **Organe:**
  - Leberschäden
  - Entzündungen im Magen-Darm-Trakt
  - Störungen des Herz-Kreislauf-Systems

Trinkertypen

Eine gebräuchliche Klassifikation geht auf **Elvin Morton Jellinek** (1960) zurück. Er unterteilte Personen mit Alkoholproblemen in fünf Kategorien von Alpha bis Epsilon. Die Trinkgewohnheiten des Alpha- und Beta-Typus bezeichnete er als Vorstufen der Alkoholkrankheit, Delta- und Epsilon-Trinker bezeichnete er als alkoholkrank.

Alpha-Typ

Auch „Problemtrinker“, „Erleichterungstrinker“, „Kummertrinker“ und „Konflikttrinker“ genannt. Alpha-Typen sind von der Alkoholwirkung psychisch abhängig. Sie nutzen Alkohol, um körperliche oder seelische Belastungen leichter zu ertragen. Das Trinken ist zwar undiszipliniert, aber die Fähigkeit zur Abstinenz ist vorhanden. Es kommt zu keinem Kontrollverlust beim Trinken und es gibt keine Anzeichen einer körperlichen Abhängigkeit. Allerdings kann eine **zeitlich begrenzte Abhängigkeit** entwickelt werden. Wesentlich ist bei diesem Typus, dass zur Befindlichkeitssteuerung in problematischen Lebenslagen die dämpfende und entspannende Wirkung des Alkohols gesucht wird. Alpha-Typen trinken sowohl alleine als auch in Gesellschaft.

Beta-Typ

Beim Beta-Typ handelt es sich um „Gelegenheitstrinker“, die weder psychisch noch körperlich abhängig sind, bei denen sich aber ernste gesundheitliche Folgen des Alkoholkonsums, wie Polyneuropathie, Gastritis, Leberzirrhose, abzeichnen. Diese Personen konsumieren manchmal übermäßig bis zum Rauschzustand Alkohol. Dieser Trinktyp findet sich gehäuft bei Jugendlichen.

Gamma-Typ

Wird auch als „süchtiger Trinker“ oder „Rauschtrinker“ bezeichnet. Dieser Typus trinkt im Tagesverlauf unregelmäßig, wobei sich Phasen der starken Berauschung mit relativ unauffälligen Phasen abwechseln. Gamma-Alkoholiker zeichnen sich durch eine erhöhte Alkoholtoleranz aus, die psychische Abhängigkeit ist stärker ausgeprägt als die meist ebenfalls vorhandene körperliche Abhängigkeit. Typisch ist, dass sie nicht mehr aufhören können zu trinken, obwohl sie selbst das Gefühl haben, bereits genug zu haben („Kontrollverlust“). Sie können phasenweise abstinent bleiben. Solange ihnen der Alkohol nicht vorenthalten wird, sind sie in ihrem Verhalten eher unauffällig.

Delta-Typ

Wird auch als „Spiegeltrinker“ oder „Gewohnheitstrinker“ bezeichnet. Dieser Typus muss täglich und regelmäßig trinken und zeigt keine Rauschsymptome. Delta-Alkoholiker zeichnen sich durch eine erhöhte Alkoholtoleranz aus. Die körperliche Abhängigkeit ist stärker ausgeprägt als die ebenfalls vorhandene psychische Abhängigkeit. Delta-Alkoholiker können sich des Alkoholkonsums nicht enthalten („Unfähigkeit zur Abstinenz“), da sie sonst unter Entzugserscheinungen zu leiden hätten.

Epsilon-Typ

Die gebräuchliche Bezeichnung ist „Quartalsäufer“, da Epsilon-Alkoholiker oft monatelang abstinent leben und dann in unregelmäßigen Abständen durchbruchsartig kurze Phasen exzessiven Alkohol-

Jede Frage ist mit „ja" oder „nein" zu beantworten:	Ja	Nein
1. Leiden Sie in letzter Zeit häufiger an einem Zittern der Hände?		
2. Leiden Sie in der letzten Zeit häufiger an einem Würgegefühl (Brechreiz), besonders morgens?		
3. Wird das Zittern oder der Brechreiz besser, wenn sie etwas Alkohol trinken?		
4. Leiden Sie in letzter Zeit an starker Nervosität?		
5. Haben Sie in Zeiten erhöhten Alkoholkonsums weniger gegessen?		
6. Hatten Sie in letzter Zeit öfter Schlafstörungen und Alpträume?		
7. Fühlen Sie sich ohne Alkohol gespannt und unruhig?		
8. Haben Sie nach den ersten Gläsern ein unwiderstehliches Verlangen, weiter zu trinken?		
9. Leiden Sie an Gedächtnislücken nach starkem Trinken?		
10. Vertragen Sie zurzeit weniger Alkohol als früher?		
11. Haben Sie nach dem Trinken schon einmal Gewissenbisse (Schuldgefühle) empfunden?		
12. Haben Sie ein Trinksystem versucht (z. B. nicht vor bestimmten Zeiten zu trinken)		
13. Bringt Ihr Beruf Alkohol trinken mit sich?		
14. Hat man Ihnen an der Arbeitsstelle schon einmal Vorhaltungen wegen Ihres Alkoholkonsums gemacht?		
15. Sind Sie weniger tüchtig, seitdem Sie trinken?		
16. Trinken Sie gerne und regelmäßig ein Gläschen Alkohol, wenn Sie alleine sind?		
17. Haben Sie einen Kreis von Freunden und Bekannten, in dem viel Alkohol getrunken wird?		
18. Fühlen Sie sich sicherer, selbstbewusster, wenn Sie Alkohol getrunken haben?		
19. Haben Sie zu Hause oder im Betrieb einen kleinen, versteckten Vorrat mit alkoholischen Getränken?		
20. Trinken Sie Alkohol, um Stresssituationen besser bewältigen zu können oder um Ärger und Sorgen zu vergessen?		
21. Sind Sie oder/und Ihre Familie schon einmal wegen Ihres Trinkens in finanzielle Schwierigkeiten geraten?		
22. Sind Sie schon einmal wegen Fahrens unter Alkoholeinfluss mit der Polizei in Konflikt gekommen?		
Auswertung: Jede mit „ja" beantwortete Frage erhält einen Punkt, die Frage 3, 7, 8 und 14 erhalten 4 Punkte. Bei einer Gesamtpunktzahl von 6 und mehr liegt eine Abhängigkeitsgefährdung für Alkohol vor.		

Abb. 11.2 Fragenkatalog zur Abklärung der Abhängigkeitsgefährdung von Alkohol (Feuerlein, 1979). Gleichzeitig bieten die Fragen eine Übersicht zum Abhängigkeitsverhalten. [V492]

konsums erleben. Beim Epsilon-Alkoholiker ist die psychische Abhängigkeit wesentlich stärker ausgeprägt als die körperliche. Typisch sind in den Trinkphasen „Kontrollverluste", es besteht aber die Fähigkeit zur Abstinenz.

Phasen bis zur Abhängigkeit

Voralkoholische Phase

- Gelegentliches Trinken
- Später: regelmäßiges Trinken
- Trinken, um sich zu entspannen
- Trinken bei Freude, Schmerzen, Einsamkeit, Konflikten und Ärger
- Man verträgt mehr als früher.
- Die Fähigkeit, mit Problemen umzugehen, nimmt ab.

Prodromal- oder Warnphase

- Gedächtnislücken
- Heimliches Trinken
- Zunehmende Abhängigkeit
- Gespräche über Alkohol werden vermieden.
- Schuldgefühle nach dem Besäufnis
- Jede Art von Spannung soll durch Alkohol gelöst werden.

Kritische Phase

- Kontrollverlust
- Versuche, das Trinkverhalten zu erklären
- Aggressives Imponiergehabe (Überempfindlichkeit, wachsendes Misstrauen)
- Ständige Gewissensbisse (sinkende Selbstachtung)
- Interessenverlust in anderen Lebensbereichen
- Gute Vorsätze und Versprechen, sich zu ändern (gelingt aber nicht)
- Rückfälle
- Auffälliges Selbstmitleid
- Sozialer Rückzug
- Verlust der eigenen Willensstärke
- Morgendliches Trinken
- Verlust der Selbstbeherrschung
- Abnahme der Alkoholtoleranz

Chronische Phase

- Verlängerte Rauschzustände (evtl. über einige Tage)
- Beeinträchtigung der geistigen Fähigkeiten
- Undefinierbare Ängste
- Ethischer Abbau (mit den Begriffen Ehrlichkeit, Treue oder Verantwortung kann man nichts mehr anfangen)
- Trinken mit Personen unter dem eigenen Niveau
- Trinken wird zur Besessenheit (z. B. Trinken von Rasierwasser)

11.4.2 Entzugs- und Folgeerkrankungen

Delirium tremens

Leitsymptome

- Bewusstseins- und Orientierungsstörungen
- Angst
- Halluzinationen (meist optische)

Das Delir ist eine lebensbedrohliche Erkrankung. Der psychotische Zustand wird in vielen Fällen durch einen epileptischen Krampfanfall eingeleitet. Unbehandelt dauert das Delir etwa 4–7 Tage und endet in einem Terminalschlaf.

Nach Abklingen besteht für die psychotische Symptomatik eine Amnesie.

Alkoholhalluzinose

Leitsymptome

- Angst
- Überwiegend akustische Halluzinationen bei klarer Bewusstseinslage

Die paranoid-halluzinatorische Symptomatik ähnelt oft der paranoiden Schizophrenie. Im Gegensatz zur Schizophrenie lassen sich aber meist keine Ich-Störungen nachweisen.

MERKE

Die Alkoholhalluzinose kann als Reststörung nach dem Delir bestehen bleiben.

Wernicke-Enzephalopathie

Leitsymptome

- Somnolenz
- Augenmuskellähmungen

- Pupillenstörungen
- Ataxie
- Krampfanfälle

Gelegentlich tritt dieses Krankheitsbild nach einem Delir auf, es kann zum Tode führen oder in ein Korsakow-Syndrom übergehen. Auch die folgenlose Ausheilung ist nicht selten.

Korsakow-Syndrom

Leitsymptome

- Ausgeprägte Störung der Merkfähigkeit
- Desorientiertheit
- Konfabulation

Das Korsakow-Syndrom ist eine besonders schwere Form der hirnorganischen Veränderung nach chronischem Alkoholismus, es wird auch nach Vergiftungen mit Kohlenmonoxid (CO), schweren Infektionen und Hirnverletzungen beobachtet. Die schwerste Folge des Korsakow-Syndroms ist die Demenz.

11.4.3 Umgang bei Alkoholabhängigkeit

- Patienten, die nüchtern zur Entgiftung kommen, besonders genau beobachten. Höhepunkt des Entzugs ist meist zwischen dem 3. und 5. Tag nach der letzten Einnahme von Alkohol.
- Anfänglich mindestens zweistündliche Vitalzeichen und Bewusstseinslage kontrollieren.
- Vor jeder sedierenden Medikamentengabe Kreislauffunktionen prüfen. (Distraneurin ist bei hypotonen Werten kontraindiziert)
- Kontrollzeiträume bei deliranter Entwicklung verringern; ggf. 1:1-Betreuung bis zum Eintritt einer ausreichenden Sedierung
- Fixieren nur, wenn konkrete Selbst- und/oder Fremdgefährdung besteht. Medikamentöse Sedierung ausreizen.
- So lange wie möglich vor Reizen abschirmen: Einzelzimmer (Verdunkeln), keine Deckenleuchte (besser Nachttischlampe).
- Flüssigkeitszufuhr von mindestens 2.000 ml sicherstellen. Einfuhr bilanzieren.
- Keine anregenden Getränke, wie Kaffee oder schwarzen Tee, geben.
- Orientierung prüfen.
- Kontaktverhalten beobachten: Konstanz, Ablenkbarkeit.
- Hautzustand, -farbe, Farbe der Skleren beobachten (Ikterus?).
- Nahrungsaufnahme den Erfordernissen anpassen, ggf. Karenz, Diät.
- Freundliche und ruhige Zuwendung, die auch bestimmend sein kann. Im Delir Suggestibilität nutzen.
- Erst nach dem 3. Tag und abklingender Entzugssymptomatik die Patientenüberwachung schrittweise reduzieren.

11.5 Medikamentenmissbrauch

Wie der Alkoholmissbrauch, dient auch die chronische Medikamenteneinnahme in erster Linie der Steuerung der Befindlichkeit. Störende Wahrnehmungen, Ängste, Depressionen oder Schwunglosigkeit sollen bekampft werden.

11.5.1 Stimulanzien

Substanzen

Methylxanthine, Amphetamine, Nicht-Amphetamine (z. B. Speed). Enthalten u. a. in Asthmamitteln, Belebungsmitteln, Stärkungsmitteln, Schnupfenmitteln, Appetitzüglern, Entfettungs-, Schlankheits- und Abführmitteln.

Wirkung

Stimulanzien bewirken eine psychische Abhängigkeit. Es tritt eine schnelle Gewöhnung ein. Sie steigern die Konzentrations- und Leistungsfähigkeit, das allgemeine Wohlgefühl bis zur Euphorie, unterdrücken Müdigkeit und Abgeschlagenheit. Kritikminderung und Toleranzentwicklung führen zu rascher Dosissteigerung. Hauptnebenwirkungen sind Tachykardie, Tremor und Schlaflosigkeit.

Komplikationen bei hohen Dosierungen

Es kommt zu Angstzuständen, psychomotorischer Unruhe, Schlaflosigkeit (Therapie mit niederpotenten Neuroleptika) und optischen sowie akustischen Halluzinationen (Therapie mit hochpotenten Neuroleptika). Weiterhin können Hirnblutung, Kollaps oder Herzversagen eine Intensivüberwachung erforderlich machen.

Komplikationen nach Absetzen

Im Entzug sind vermehrte Müdigkeit, depressive Verstimmungen, Energielosigkeit bis Apathie und Kreislaufstörungen zu beobachten.

Umgang bei Stimulanzien-Missbrauch

- Wachheit und Bewusstsein kontrollieren.
- Senkung des Sympathotonus mit Bradykardie und Hypotonie: RR und Puls kontrollieren.
- Bei Intoxikation: Reize abschirmen.

11.5.2 Barbiturate

Gehören zum Barbiturat-Alkohol-Typ der Abhängigkeit nach WHO.

Substanzen

Cyclobarbital, Pentobarbital, Phenobarbital. Nachweis u. a. in Serum und Urin.

Wirkung

Barbiturate haben einen schlafinduzierenden Effekt mit schneller Toleranzentwicklung. Sie wirken euphorisierend und beruhigend. Nebenwirkungen sind Müdigkeit, Antriebs- und Interesseverlust, Gleichgewichtsstörungen, allergische Hautreaktionen. Morgendlicher Hang-over nach Einnahme lang wirksamer Barbiturate.

Komplikationen bei hohen Dosierungen

Bei akuter Überdosierung sind Bewusstseinsstörungen, später auch Atem- und Herzstillstand zu befürchten. Daher ist eine Intensivüberwachung mit Monitoring (Atmung, RR, Puls) durchzuführen. Die Alkalisierung des Harns fördert die Ausscheidung. In schwerwiegenden Fällen ist eine Hämodialyse nötig. Die chronische Intoxikation führt zu kognitiven und mnestischen Defiziten, Verlangsamung, Affektstörung, Wesensänderung, Tremor, Ataxie und Nystagmus.

Komplikationen nach Absetzen

Im Entzug treten Übererregbarkeit, Tremor, Schwäche und Angst auf. Bei Entzug nach langem, hoch dosiertem Missbrauch sind zerebrale Krampfanfälle und akute organische psychische Störungen zu erwarten. Die Entzugssymptomatik gleicht der von Alkohol und Benzodiazepinen. Therapeutisch werden Barbiturate angesetzt und langsam ausgeschlichen. Symptomatisch werden Antikonvulsiva oder Distraneurin gegeben.

Umgang bei Barbiturat-Missbrauch

- Maßnahmen im Umgang entsprechen im Wesentlichen denen des Alkoholentzugs.
- Besonders auf psychische Entzugssymptomatik achten.
- Mindestens 14 Tage lang dreimal täglich RR und Puls kontrollieren.

MERKE

Bei Barbiturat-Missbrauch treten die Entzugserscheinungen oft erst nach einigen Tagen auf.

11.5.3 Analgetika

Als Suchtmittel werden vor allem stärkere und peripher wirksame Analgetika eingesetzt, zumeist aber Substanzen, die rezeptfrei zu erwerben sind.

Wirkung

Analgetika können in eine psychische und physische Abhängigkeit führen. Neben der analgetischen Wirkung, die oft nur eine indirekte ist, treten zentral stimulierende, euphorisierende sowie teilweise auch sedierende Effekte ein. Oft werden Analgetika mit Barbituraten oder Koffein kombiniert. Es kommt zu Dosissteigerungen wegen Wirkungslosigkeit oder Wirkungsverlust (Gewöhnung) sowie wegen zusätzlicher zentraler Effekte. Bei chronischer Einnahme kann es zu einer Schmerzverstärkung kommen. Die Nebenwirkungen sind substanzabhängig.

- **Acetylsalicylsäure:** Gastritis, Spasmen, Allergien, hämorrhagische Diathese
- **Pyrazolone:** Agranulozytose, epileptische Anfälle und Schlaflosigkeit
- **Phenazetine und Paracetamol:** Nephritis, Urämie, Agranulozytose

Komplikationen nach Absetzen

Im Entzug treten Kopfschmerz, Unruhe, Angstzustände auf.

Therapeutisch werden zentral wirksame Substanzen wie Carbamazepin, Antidepressiva und Neuroleptika eingesetzt. Meist ist auch Psychotherapie erforderlich.

Umgang bei Analgetikamissbrauch

- Verringerung der Unruhe und Schmerzintrospektion durch ablenkende, motorisch anregende Maßnahmen (Sport)
- Flexible unterstützende Begleitung durch den individuell erlebten Entzugsverlauf

11.5.4 Benzodiazepine

Gehören zum Barbiturat-Alkohol-Typ der Abhängigkeit nach WHO. Gleichzeitige Alkohol- und Benzodiazepin-Abhängigkeit treten gehäuft auf.

Wirkung

Benzodiazepine führen schnell in eine psychische, jedoch nur selten zur körperlichen Abhängigkeit. Sie wirken emotional ausgleichend, beruhigend, angstlösend und entspannend. Hauptnebenwirkungen sind Müdigkeit, Konzentrations- und Vigilanzstörungen.

Komplikationen bei hohen Dosierungen

Zeichen der akuten Vergiftung sind u. a. Schläfrigkeit, Ataxie, Atemdepression, Schwäche und Amnesie.

Komplikationen nach Absetzen

Das Absetzen muss schrittweise über mehrere Wochen erfolgen. Die Entzugssymptomatik gleicht der bei Alkohol (Kreuztoleranz): Angst, Unruhe, Schlaflosigkeit, Tremor, akute organische und psychische Störungen, Anfälle, Verstimmungszustände sowie exogene Psychosen. Auch hier sind Wahrnehmungsstörungen typisch. Symptomatische Therapie mit Neuroleptika, Distraneurin oder Betablockern.

Umgang bei Benzodiazepin-Missbrauch

- Mindestens 14 Tage lang auf vegetative und psychische Symptome achten.
- Dreimal täglich RR und Puls kontrollieren.
- Maßnahmen im Umgang entsprechen im Wesentlichen denen des Alkoholentzugs.

Das Delir kann auch ohne besondere vegetative Begleitsymptomatik verlaufen („trockenes Delir").

MERKE

Entzugserscheinungen beginnen bei Benzodiazepin-Missbrauch oft erst nach 5–7 Tagen.

11.6 Drogenabhängigkeit

11.6.1 Opiate

Die Anzahl der Opiatabhängigen (User) steigt seit Jahren. Experten gehen von einer hohen Dunkelziffer aus. Die häufigste Todesursache im Drogenmilieu ist eine Atemlähmung infolge einer Überdosierung mit Opiaten. Zur Beschaffung der täglich notwendigen Menge von 1–5 g müssen Abhängige erhebliche Summen ausgeben. Je nach Reinheitsgrad und Marktlage kostet 1 g ab 50 Euro. Aus diesem finanziellen Druck entsteht eine starke soziale (Beschaffungskriminalität/-prostitution) und körperliche Verelendung.

Opium wird aus dem Milchsaft der Kapseln des asiatischen Schlafmohns gewonnen. Mithilfe von Fermentierung und weiteren chemischen Verfahren werden Derivate wie Heroin und Morphium hergestellt. Die Einnahme erfolgt intravenös, oral oder per Inhalation.

Gängige Substanzen:

- Morphin (Morphin Merck®), Diamorphin (Heroin), Methadon, Levomethadon (L-Polamidon®), Hydromorphon (Dilaudid®), Fentanyl (Durogesic®)
- Codein (z. B. Codicaps®), Dihydrocodein (DHC®, Remedacen® = „Remis"), Tramadol (Tramal®)
- Synonyme: Schorre, Blech, Dope, O, M, H (*engl.* „H"), Hard stuff, Horse

Wirkung

Opiate reduzieren unangenehme Wahrnehmungen, wirken schmerzstillend, affektiv ausgleichend und euphorisierend. Die Magen-Darm-Peristaltik, äußere Sekretion und der Kreislauf werden reduziert, der Muskeltonus wird gesenkt. Die Atemdepression führt bei Überdosierung zum Tod. Deutliches Erkennungszeichen ist eine Verengung der Pupillen (Miosis) bis auf die Größe von Stecknadelköpfen („Steckies").

11

Komplikationen nach Absetzen

Im Entzug durchlaufen die Abhängigen die Symptome einer schweren Magen-Darm- und Erkältungs-Grippe (Glieder- und Muskelschmerzen, Übelkeit/Erbrechen, Diarrhö) (➤ Tab. 11.3). Im Unterschied zu Nichtabhängigen, die symptomatische Medikamente gegen die Grippesymptome einnehmen und wissen, dass nur wenige Tage Krankheitsverlauf zu erwarten sind, wissen Opiatabhängige, dass sie nur das Opiat einnehmen müssen, damit alle Beschwerden unmittelbar abklingen. Dies erschwert das Aushalten der Wartezeit bis zum Abklingen der Entzugsbeschwerden.

Die Entzugsbeschwerden summieren sich, die vorhergehenden bleiben bis zum gemeinsamen Abklingen bestehen. Nicht jedes Entzugssymptom muss zu beobachten sein. Die Entzugsschwere ist im Wesentlichen von der Substanz, Dosis und den individuellen Empfindlichkeiten des Patienten abhängig. Das Maximum des Entzugssyndroms ist nach 60–72 Stunden erreicht. Der Rückgang der Symptome ist ab dem 3.–10. Tag nach der letzten Einnahme zu erwarten.

Opiatgestützte Entgiftung

Zum Zweck der Entgiftungsakzeptanz und einer frühzeitigeren Fähigkeit und Bereitschaft, am Therapieprogramm teilzunehmen, wird ein substituierter Entzug durchgeführt.

L-Polamidon® oder Methadon

- 4 ml L-Polamidon® oder 8 ml Methadon, verteilt auf zwei Gaben morgens und zur Nacht
- Nach anfänglicher Stabilisierung in max. 2 Tagen innerhalb von 8–10 Tagen reduzieren.

Buprenorphin (Subutex®)

Substitutionsopiat mit kaum psychisch dämpfender Wirkung. Die Patienten sind deutlich klarer und leistungsfähiger, zusätzlicher Opiatgebrauch bleibt wirkungslos. Die Verabreichung ist nach Einstellung nur alle 2–3 Tage nötig.

- Frühestens 8–10 Stunden nach der letzten Heroin-Einnahme und 36 Stunden nach der letzten Methadon- oder L-Polamidon®-Gabe verabreichen.
- Sichtbare, objektive Entzugserscheinungen müssen vorhanden sein.

Tab. 11.3 Verlauf des Entzugssyndroms nach der letzten Einnahme bei Opiatabhängigen

Beginn (in Stunden)	Symptome	Einteilung	Therapie und Maßnahmen im Umgang
6–8	• Verlangen nach Drogen • Motorische Unruhe • Angst, Nervosität, Ratlosigkeit	Leicht	• Bedarfsmedikation niederpotente Neuroleptika (Atosil®, Truxal®, Neurocil®) • Zuwendung „forte", Ablenkung
12–16	• Gähnen • Rhinorrhö • Tränenfluss • Erhöhte Transpiration	Mäßig	Individuelle Wünsche berücksichtigen
~ 24	• Gänsehaut • Muskelschmerzen • Schüttelfrost, Hitzewallungen • Appetitmangel • Mydriasis (Pupillenerweiterung)	Deutlich	• Magnesium Verla® 3 × 2 Drg., Obst anbieten • Rückzugsmöglichkeiten schaffen • Symptomatische Pflege und Behandlung • Vollbad mit Zusatz, z. B. Pinimenthol • Paracetamol 500–1500 mg/Tag
30–48	• Hypertonie, Tachykardie • Tachypnoe • Temperaturanstieg • Übelkeit • Schlafstörungen	Schwer	• Catapresan® • Metoclopramid (Paspertin®) 20–25 Tropfen • Niederpotente Neuroleptika zur Nacht (Truxal®, Neurocil®) • Doxepin (Aponal®) zur Nacht 25–75 mg
48–60	• Gesichtsrötung • Erbrechen • Diarrhö • Gewichtsverlust	Sehr schwer	• Metoclopramid (Paspertin®) 1 Supp. oder 1 Amp. i. m. • Imodium® 2 Kps. bis zur Stuhlformung • Flüssigkeitszufuhr sicherstellen

- Schleichend über 3–4 Stunden unter laufender Beobachtung eindosieren.
- Wirkung ist nur bei sublingualer Einnahme gewährleistet, Einnahme kontrollieren!
- Nach Stabilisierung schleichend reduzieren oder längerfristig substituieren.

Individuell unterschiedliche Entzugsverläufe ergeben sich aus der zuvor konsumierten Menge an Opiaten. Bei durchschnittlicher täglicher Einnahme von mehr als 4 g Heroin ist mit einem erschwerten Entzug zu rechnen. Die Teilnahme an einem therapeutischen Programm ist häufig bereits ab dem ersten Behandlungstag möglich.

Komplikationen

Heroin wird überwiegend injiziert. Abhängig von der Reinheit des Stoffes und besonders der Beimengungen sowie der Sauberkeit des Spritzbestecks, ergeben sich körperliche Begleiterkrankungen.

Abszess

Abgekapselte, mit Eiter gefüllte Gewebshöhlen an Armen, Beinen, dem Hals oder der Leiste. Spontanrückbildung möglich. Bei Überwärmung, Rötung und Schmerzen mit Rivanol®-Umschlägen kühlen oder chirurgisch spalten, Wunde versorgen.

Thrombophlebitis

Salbenverbände, ggf. Antiphlogistika.

Hepatitis

Die Infektion mit Hepatitis A, B und C ist weit verbreitet.

- Hepatitis-Serologie bei jeder Neuaufnahme, Leberwerte allein sind nicht ausreichend. Nur akuter Status.
- Hautfarbe und Skleren beachten (Ikterus, „Gelbsucht").
- Hygienische Maßnahmen einhalten.
- Patienten aufklären und unterrichten.

Opiat-Überdosierung

Gefahr der Atemlähmung mit Herz-Kreislauf-Versagen. Antidot: Naltrexon (Naloxon®); langsam i. v. injizieren. Sofortiger Beginn des akuten Entzugssyndroms möglich.

HIV

Die Anzahl der an HIV-infizierten und AIDS-Erkrankten schwankt regional erheblich. Aufklärung (Safer Use), Spritzentausch (alt gegen neu), Substitutionsprogramme und intensive psychosoziale Begleitung (Streetworker, akzeptierende Drogenarbeit, Anlaufstellen) haben allgemein zu einem Rückgang der Neuerkrankungen geführt.

MERKE

Für einen HIV-Test muss die Einverständniserklärung des Patienten immer schriftlich vorliegen.

Umgang bei Opiatabhängigkeit

Die Patienten verallgemeinern gerne Entzugsbeschwerden („Ich bin affig", „... auf turkey"). Daher sollten genaue Aussagen zur Befindlichkeit erfragt werden: „Woran bemerken Sie, dass Sie sich so fühlen?"

- Auf Medikamenteneinnahme achten. Medikamente werden gerne gesammelt.
- Für Ablenkung sorgen: Spaziergänge, Gesellschaftsspiele, Therapieprogramm
- Patienten vor Reizüberflutungen abschirmen: z. B. laute Musik oder große Gruppen vermeiden.
- Rückzugsmöglichkeiten anbieten.
- Während der ersten 5 Tage dreimal täglich Vitalzeichen kontrollieren.
- Symptomatische Hilfen anbieten, z. B. warme (Kräuter-)Bäder, Tee.

INFO

Heroin enthält üblicherweise Streckmittel (Reinheitsgrad 10–30 %), z. B. Chinin, Strychninhydrochlorid, Koffein, Benzodiazepin. Wenn also Patienten behaupten, keine Benzodiazepine benutzt zu haben, kann die Einnahme von Heroin, das mit Benzodiazepinen gestreckt wurde, zu einem positiven Befund im Drogenscreen führen.
Entzogene Patienten dürfen sich bei einem Rückfall auf keinen Fall die zuletzt konsumierte Dosierung verabreichen. Die Toleranzschwelle befindet sich wieder auf einem niedrigeren Niveau. Sie müssen auf die Gefahr der Überdosierung mit der „Normaldosis" und den tödlichen Folgen infolge einer Atemlähmung hingewiesen werden.

11.6.2 Cannabinoide

Cannabis wird aus der blühenden weiblichen Hanfpflanze gewonnen, der wirksamste Inhaltsstoff ist das Tetrahydrocannabinol (THC). Die Einnahme erfolgt oral (in fester oder flüssiger Form) oder per Inhalation.

Substanzen

Marihuana (getrocknete Blätter, Blüten und Stängel). Synonyme: Gras, Pot, Tea, Shit. Haschisch (getrocknetes und gemahlenes Harz), meist in Platten gepresst. Sortenbezeichnungen sind z. B. gelber Afghane, roter Libanese, grüner Türke.

Wirkung

Cannabinoide bewirken eine euphorische Stimmung, räumliche und zeitliche Desorientierung mit fokussierter Aufmerksamkeit und Wahrnehmung. Angstgefühle, Panikattacken und Bedeutungserleben mit Halluzinationen (Wahnvorstellungen) sind möglich. Es kommt zu Konzentrations- und Koordinationsstörungen sowie Müdigkeit. Der Dauergebrauch führt zu Persönlichkeitsveränderungen.

MERKE

Bei entsprechender Vulnerabilität kann Cannabis eine **schizophrene Psychose** auslösen.

Komplikationen nach Absetzen

Cannabinoide lagern sich im Fettgewebe ab und verbleiben für einen langen Zeitraum im Körper (Kumulation). Eine spezifische körperliche Entzugssymptomatik ist nicht zu erwarten. Es kommt stattdessen zu Reizbarkeit, Dysphorie, Schlafstörung und Angst.

Umgang bei Cannabismissbrauch

Maßnahmen im Umgang orientieren sich im Cannabisentzug an den individuellen Erlebens- und Verarbeitungsweisen des Entzugs im Sinne einer flexiblen Unterstützung und psychischen Stabilisierung.

11.6.3 Halluzinogene

Halluzinogene sind natürlich gewonnene oder chemisch produzierte Substanzen, die in unterschiedlichem Ausmaß psychotische Erlebnisse auslösen.

Substanzen

- LSD (Lysergsäurediethylamid): farb- geruchs- und geschmacklos und in geringsten Dosierungen (0,06–0,2 mg) wirksam
- Psilocybin („Magic Mushrooms"): Inhaltsstoff halluzinogener Pilzarten
- Mescalin (mexikanische Kaktuspflanze)
- DOM, MDMA, PCP
- Synonyme: LSD (Trips, Acid), DOM (STP, Speed), Psilocybin (Psilos), MDMA (Adam & Eve), Ecstasy (XTC), PCP (Angel Dust)

Wirkung

Halluzinogene bewirken Veränderungen der Wahrnehmung, des Denkens und der Stimmungslage. Sie zeigen sich durch visuelle, auditive, taktile Halluzinationen, Veränderungen von Farben, Formen und Tönen, gesteigerter oder verlangsamter Zeitwahrnehmung. Unerwünschte Wirkungen sind Kreislaufanstieg, Übelkeit Stimmungslabilität, Angst- und Panikattacken sowie starke paranoide Wahnvorstellungen mit Todesangst („Horrortrips").

Komplikationen nach Absetzen

Es sind keine spezifischen Entzugsbeschwerden zu erwarten.

Therapie

Neuroleptika bei Intoxikation mit ausgeprägten Halluzinationen.

Umgang bei Halluzinogen-Missbrauch

- Bei der Aufnahme auf Löschpapier, Zuckerwürfel und meist bebilderte Papierschnipsel achten. Sie werden oft als Trägermittel benutzt.
- Auf psychotische Symptome achten: u. a. Realitätsverlust, Sprunghaftigkeit, Versonnenheit.
- Intoxikierte Patienten sind beeinflussbar und können von ihren Erlebnisweisen Abstand gewinnen, wenn sie in ein Gespräch verwickelt werden („Talking down").

11.6.4 Kokain

Kokain verbreitet sich auf dem Drogenmarkt und ist eine beliebte Ergänzung zu anderen Substanzen. Einnahme: Kokain wird meist gesnieft (über die Nase eingeatmet), selten geraucht oder injiziert, Crack wird in speziellen Glaskolben-Pfeifen geraucht.

Substanzen

- Kokain, Crack (mit Wasser, Backpulver und Kokain gebackene Klümpchen)
- Mischungen mit Heroin, LSD
- Synonyme: Koks, Schnee, Charley, Base, Free Base, Rock, Speed Ball, Frisco Speed Ball

Wirkung

Nach Aufnahme der Substanz tritt die Wirkung unmittelbar mit Glücksgefühlen („Flash") ein. Kokain wirkt stimmungsaufhellend, die geistige und körperliche Leistungsfähigkeit nimmt zu, die Wahrnehmungen aller Sinnesbereiche sind gesteigert. Es tritt Bewegungsdrang ein, das sexuelle Verlangen und die Ausdauer nehmen zu, Schlafbedürfnis und Appetit sind verringert. Unerwünschte Wirkungen sind Muskelschmerzen, Magenschmerzen, Krämpfe, Herz-Kreislauf-Symptome, eine degenerierte Nasenscheidewand („Koksnase“) mit Dauerschnupfen, Angstgefühle, Wahnideen. Selten paranoid-psychotische Zustandsbilder.

Komplikationen nach Absetzen

Es sind keine spezifischen körperlichen Entzugssymptome zu erwarten. Die meist starke psychische Entzugssymptomatik ist geprägt von Angstgefühlen, Antriebsstörungen, Stimmungsabfall bis hin zur Depression, Müdigkeit und allgemeiner Dysphorie. Verfolgungswahn mit Halluzinationen ist möglich. Kokainabhängige leiden unter einem ausgeprägten Craving-Syndrom (Verlangen, die Substanz wieder einzunehmen).

Behandlung

Antidepressive Medikation, Sedierung bei Dysphorie, Neuroleptika bei psychotischen Entgleisungen.

Umgang bei Kokainabhängigkeit

Der Umgang gestaltet sich aufgrund der allgemeinen Dysphorie oft problematisch. Der Patient empfindet, bezogen auf das frühere Rauscherleben, starke Defizite.

- Supportive (flexibel unterstützende) Begleitung des Patienten durch den Entzug
- Rückzugsmöglichkeiten bieten.
- Für Ablenkung sorgen
- In der Kommunikation mit dem Patienten immer wieder auf sein körperliches und psychisches Befinden vor dem Beginn der Sucht eingehen. Vergleiche mit dem früheren, normalen Zustand forcieren.

KAPITEL

12 Psychische Störungen im Alter

Michael Waibel, Werner Mayr

Die Gerontopsychiatrie ist ein Teilgebiet der Psychiatrie, das sich mit Problemen des Alterns und seelischen Krankheiten älterer Menschen beschäftigt, d. h. mit Menschen jenseits des 60. Lebensjahrs, in der Regel ab dem 65. Lebensjahr. Aufgrund des zunehmenden Versorgungsbedarfs hat sich die Gerontopsychiatrie zu einem wichtigen Fachbereich mit spezialisiertem Angebot entwickelt. Grundsätzlich behandelt die Gerontopsychiatrie alle psychischen Erkrankungen alter Menschen.

Ein Problem bei gerontopsychiatrischen Patienten ist oft das Vorliegen mehrerer Erkrankungen, die einen erhöhten Pflegebedarf nach sich ziehen. Daher ist neben den Kenntnissen der speziellen psychischen Bedingungen ein solides Wissen über somatische Erkrankungen im Alter sehr wichtig.

Die Abgrenzung zwischen dem regulären Alterungsprozess und den ernsthaften Erkrankungen ist häufig sehr schwierig, da mit dem Älterwerden bis zu einem gewissen Maß die Tatsache verbunden ist, dass der Mensch schwächer, kränker und vergesslicher wird (➤ Tab. 12.1).

MERKE

Vergesslichkeit allein bedeutet noch keine Demenz.

Tab. 12.1 Unterscheidung zwischen dem regulären Alterungsprozess und beginnender Demenz

	Normaler Alterungsprozess	Beginnende Demenz
Vergessen	Vorübergehendes Auftreten; sporadisch	Häufiges Vergessen; die Vergesslichkeit dauert an.
Beginn	Beginn im Alter über 60 Jahren	Beginn im Alter unter 60 Jahren
Verlegen von Dingen	Gelegentlich	Häufiges Verlegen von wichtigen Dingen, z. B. Brille, Geldbörse, Schlüssel
Wiederfinden von Dingen	Meist rasch an gewohnten Orten	Selten, meist an ungewohnten Orten
Vergessen von Inhalten	Details werden vergessen, durch intensives Nachdenken fällt das Vergessene meist wieder ein.	Ganze Erlebnisbereiche und Begebenheiten werden vergessen, auch durch intensives Nachdenken keine Erinnerung möglich.
Merkhilfen, Notizzettel	Sind gleichbleibend hilfreich	Werden zunehmend nutzlos
Auffassung	Mündliche und schriftliche Anweisungen können befolgt werden.	Mündliche und schriftliche Anweisungen können nicht befolgt werden.

12.1 Demenzen

Unter dem Begriff „Demenz“ versteht man eine progrediente (fortschreitende) Hirnschädigung, die den Verlust der geistigen Leistungsfähigkeit, vor allem die Abnahme von Gedächtnisleistung und Denkvermögen, zur Folge hat. Dieser Verfall betrifft zunächst die Aufnahme bzw. das Wiedergeben neuer gedanklicher Inhalte, sodass die Orientierung, die Urteilsfähigkeit, aber auch die Sprach- und Rechenfähigkeit und Teile der Persönlichkeit zerstört werden. Das abstrakte Denken ist eingeschränkt, einfache Handlungen können nicht mehr durchgeführt werden. Die Bewältigung der Aktivitäten des täglichen Lebens wird zunehmend schwieriger bis unmöglich. Eine Bewusstseinsstörung liegt in der Regel nicht vor. Die Veränderungen sind über mindestens 6 Monate zu beobachten.

Die Übersetzung des Begriffs „Demenz“ aus dem Lateinischen lautet „Verlust von Geist“ und verdeutlicht, was mit dem betroffenen Menschen passiert: Verlust der Kontrolle über das Denken und damit letztlich auch über sich selbst. Die Persönlichkeit des Erkrankten löst sich auf. Dadurch ändern sich sein Verhalten und seine Persönlichkeitsmerkmale.

MERKE

„Verlust von Geist" bedeutet nicht den Verlust von Gefühlen.

Insgesamt leiden ca. 8 % der über 65-Jährigen an einer Demenzerkrankung. Die Deutsche Alzheimergesellschaft geht derzeit von 1,7 Mio. Demenzerkrankten aus (Stand 2019). Diese Zahl wird sich nach Schätzungen der Alzheimergesellschaft auf über 3 Millionen im Jahr 2050 erhöhen. Dabei sind die häufigsten Ursachen der Demenzen die Alzheimer-Krankheit. Die höchste Zahl der Neuerkrankungen ist gegenwärtig im Alter zwischen 80–84 Jahren zu beobachten. Dies wird sich aber mit steigender Lebenserwartung in Zukunft weiter nach oben verschieben. Frauen machen aufgrund ihrer im Vergleich zu den Männern höheren Lebenserwartung mehr als 70 % der Patienten aus.

Die Raten der Neuerkrankungen (Inzidenzraten) steigen wie der Krankenstand zu einem bestimmten Zeitpunkt (Punktprävalenz) exponentiell mit dem

Alter an. Die jährliche Inzidenz beläuft sich bei den über 65-Jährigen im Durchschnitt auf 1,5–2 %. In Deutschland ist jährlich mit 200.000 Neuerkrankungen zu rechnen. Bei einem Drittel aller Menschen, die das 65. Lebensjahr vollenden, entwickelt sich im weiteren Altersverlauf eine Demenz.

Schon heute sind Demenzen der häufigste Grund für eine Einweisung ins Pflegeheim.

Eine Demenz tritt nicht nur bei degenerativen Erkrankungen auf, sie kann auch ein Ausdruck von Symptomen einer körperlichen Erkrankung sein.

In der Regel führt nicht die Demenz zum Tod, sondern die damit verbundenen Komplikationen, z. B. eine Pneumonie.

Bei etwa 60–65 % der Demenzen handelt es sich um eine Demenz vom Alzheimer-Typ, bzw. bei 30 % um eine Mischform einer Alzheimererkrankung und einer Gefäßerkrankung. Die Demenz mit Lewy-Körperchen gilt inzwischen nach der Alzheimer-Demenz mit einem Anteil von ca. 15 % als die zweihäufigste Demenzform. Auch hier gibt es Mischformen der Alzheimererkrankung und der Lewy-Körperchen-Erkrankung. Zirka 10 % der Demenzen sind vaskulär bedingt **(Multi-Infarkt-Demenz, vaskuläre Demenz).** Etwa 10 % sind Mischformen.

Stoffwechselstörungen (z. B. Vitamin-B_{12}-Mangel, Schilddrüsenerkrankungen), chronische Vergiftungen (Alkoholismus), raumfordernde Prozesse im Gehirn (z. B. Gehirntumoren) sowie Infektionen des Gehirns (z. B. AIDS, Meningitis, Creutzfeld-Jakob-Erkrankung) können ebenfalls zu einer Demenz führen.

MERKE

Zu unterscheiden sind Demenz bei Alzheimer-Krankheit, vaskuläre Demenz und Demenz bei anderenorts klassifizierten Erkrankungen.

12.1.1 Primäre und sekundäre Demenzen

Primäre Demenzen Bei diesen Demenzen liegt die ursprüngliche Schädigung im Gehirn.

- **Häufige Demenzen**
- **Demenz bei Alzheimer-Krankheit:**
  - Früh beginnend (vor dem 65. Lebensjahr)
  - Spät beginnend (nach dem 65. Lebensjahr)
  - Atypische/gemischte Form
- Vaskuläre Demenz:
  - Akuter Beginn
  - Multiinfarkttyp
  - Subkortikale vaskuläre Demenz
  - Kortikal-subkortikale vaskuläre Demenz
- Mischformen
- **Seltene primäre Demenzen** (Demenz bei anderenorts klassifizierten Erkrankungen)
- Binswanger-Enzephalopathie (Subkortikale arteriosklerotische Enzephalopathie)
- Frontotemporale Demenz
- Demenz bei Creutzfeldt-Jakob-Erkrankung
- Demenz bei Chorea Huntington (Veitstanz)
- Hydrocephalus internus bei Liquorzirkulationsstörungen
- Demenzen im Rahmen von internistischen Erkrankungen oder Mangelerkrankungen

Sekundäre Demenzen Hier liegt die ursprüngliche Schädigung nicht im Gehirn:

- Herz-Kreislauf-Erkrankungen, z. B. Herzinsuffizienz oder Herz-Rhythmusstörungen
- Endokrine Erkrankungen, z. B. Hypothyreose oder Tumoren der Nebennierenrinde
- Schwere Infektionen, besonders wenn sie mit Fieber einhergehen
- Intoxikationen, z. B. Blei, Quecksilber, Psychopharmaka, Alkohol, organische Lösungsmittel
- Vitamin-B_{12}-Mangel, Folsäuremangel
- Elektrolytstörungen

12.1.2 Demenz vom Alzheimer-Typ

Erstmals wurde diese Krankheit 1906 dokumentiert, als der bayerische Nervenarzt Alois Alzheimer über seine Patientin Auguste D. notierte: *„Eine Frau von 51 Jahren zeigte als erste auffällige Krankheitserscheinung Eifersuchtsideen gegen den Mann. Bald machte sich eine rasch zunehmende Gedächtnisschwäche bemerkbar, sie fand sich in ihrer Wohnung nicht mehr zurecht, schleppte Gegenstände hin und her, versteckte sie, zuweilen glaubte sie, man wolle sie umbringen und begann laut zu schreien“.* Als Auguste D. 5 Jahre später starb, untersuchte Alzheimer ihr Gehirn und fand darin steinharte Ablagerungen, die sog. Plaques und Fibrillen.

Die Krankheit beginnt meist schon mehrere Jahrzehnte, bevor die ersten Symptome auftreten. Dabei entstehen im Gehirn Ablagerungen aus Eiweißbruchstücken, sog. **Amyloide.** Unterschieden werden bei den Amyloiden mikroskopisch kleine Fasern, die Fibrillen, und kugelförmige Ablagerungen, die Plaques. Diese Ablagerungen verhindern, dass die Nervenzellen sich untereinander verständigen können. Im Laufe der Zeit sterben die Nervenzellen in den Regionen des Gehirns ab, die an der Entwicklung von Gedächtnis, Sprache und Denkfähigkeit beteiligt sind. Ob sie allerdings die Ursache oder eine Begleiterscheinung des Zelltodes darstellen, ist nicht geklärt. Ebenso ist die eigentliche Ursache des Leidens noch immer unbekannt. Vieles deutet darauf hin, dass es mehrere Auslöser gibt.

Nur in Ausnahmefällen wird die Krankheit durch Genveränderungen ausgelöst und bricht dann schon in jüngerem Alter aus. Dies kann z. B. passieren, wenn die Erbinformation des **Amyloid-Vorläufer-Proteins (APP)** geschädigt ist. Es bilden sich vermehrt schädliche Spaltprodukte von APP, die den wichtigsten Bestandteil der Plaques darstellen. Ähnlich wirken sich Veränderungen anderer Gene aus, der **Präseniline.** Sie erhöhen die Aktivität von Schneidemolekülen, die das APP zerlegen, und beschleunigen deshalb ebenfalls die Klumpenbildung im Gehirn.

Der wichtigste genetische Risikofaktor ist ein Molekül (ApoE), das am Transport von Cholesterin im Blut beteiligt ist. Die Erbinformation für **ApoE** kommt in drei Varianten vor. Eine Variante (ApoE4) erhöht das Krankheitsrisiko im statistischen Durchschnitt um das Vier- bis Fünffache. Eine andere Variante (ApoE2) senkt das Risiko, es stellt einen Schutzfaktor dar.

Die Symptome der Alzheimer-Demenz lassen sich in zwei Gruppen einteilen:

- Kognitive Störungen (Gedächtnisstörungen)
- Nicht-kognitive Symptome (Verhaltensauffälligkeiten mit „Herausforderndem Verhalten")

Kognitive Symptome

- Störungen des Kurzzeit- und Langzeitgedächtnisses
- Störung der Exekutivfunktion: Organisieren, Planen, Einhalten einer Reihenfolge, Abstrahieren
- Aphasie (Störung der Sprache): Verarmung der Sprache, des Wortschatzes, Störung des Sprach- und Begriffsverständnisses
- Apraxie (Unfähigkeit zum zweckmäßigen Handeln trotz intakter Fähigkeit zu Einzelbewegungen): Die Patienten wissen nicht mehr, wie man sich die Hose hochzieht, wie man eine Tür aufmacht, wie man isst.
- Agnosie (Unfähigkeit, Gegenstände wieder zu erkennen): Die Zahnbürste wird als Kamm benutzt, das künstliche Gebiss nicht mehr als solches erkannt.
- Einschränkung der räumlichen Leistung: Die Orientierung ist gestört. Patienten finden sich, sobald sie in einer ungewohnten Umgebung sind, nicht mehr zurecht.
- Gestörtes Zeitgefühl: Für Menschen mit einer Demenz können Vergangenheit, Gegenwart und Zukunft ineinander übergehen.
- Angehörige und Freunde werden nicht mehr erkannt.
- Verlegen von Dingen

Nicht-kognitive Symptome (Verhaltensauffälligkeiten mit „Herausforderndem Verhalten")

- Verminderung der Affektkontrolle
- Veränderung des Antriebs und des Sozialverhaltens
- Unruhe
- Aggressivität
- Misstrauen
- Depression
- Gestörter Tag-Nacht-Rhythmus
- Halluzinationen und Wahnsymptome

Verlauf

Der Verlauf der Alzheimer-Demenz wird in drei Stadien eingeteilt:

Frühes Stadium Im frühen Stadium sind die Patienten kaum auffällig, die Symptome werden meist vom Patienten und seiner Umgebung übersehen oder verdrängt. Gegenstände werden verlegt,

Termine vergessen. Es kommt allmählich zu einem Vitalitäts- und Interessenverlust, die Aktivitäten des täglichen Lebens werden reduziert. Das Denken ist erschwert, es kommt zu Störungen im Kurzzeitgedächtnis. Die zeitliche und örtliche Orientierung bereitet Probleme. Die Patienten stehen mehr und mehr unter einem Leidensdruck.

Mittleres Stadium Zunehmend kommt es im mittleren Stadium zu einer Ausprägung der Symptomatik. Die Gedächtnisbildung und Sprachverarbeitung sind zunehmend betroffen, das Denken und Handeln werden umständlicher. Den Patienten fällt es schwer, die Dinge „auf den Punkt" zu bringen. Sie wissen im Gespräch oft nicht mehr, was sie eigentlich sagen wollten. Das Handeln und Reden werden stereotyp. Damit gelingt es meist noch, eine Fassade aufrechtzuerhalten. Wahrnehmung, Antrieb, zeitliche und örtliche Orientierung sowie die Aufrechterhaltung der Alltagsfunktionen sind stark betroffen. Eine selbstständige Lebensführung ist eingeschränkt, die Patienten benötigen Unterstützung.

Spätes Stadium Im späten Stadium ist die selbstständige Lebensführung nicht mehr möglich, es kommt zu einer vollständigen Abhängigkeit. Die kognitiven Funktionen sind hochgradig gestört. Zusätzlich treten körperliche Symptome hinzu, z.B. Sturzgefahr, schleppender Gang, Inkontinenz. Der körperliche Verfall schreitet voran, es kommt zu Bettlägerigkeit und Infektionen. Die häufigste Todesursache ist eine Pneumonie.

Diagnostik

- **Psychiatrische Untersuchung:** insbesondere Gedächtnis- und Hirnwerkzeugprüfungen. Wichtig sind die differenzialdiagnostische Abgrenzung zu einer depressiven Pseudodemenz, einer schizophrenen Psychose, einer isolierten Wahnerkrankung sowie der Ausschluss einer Bewusstseinsstörung.
- **Neurologische Untersuchung:** Es können diskrete extrapyramidale Zeichen wie Rigor oder Akinese und Primitivreflexe auftreten.
- **Internistische Untersuchung** (einschließlich Labor)
- **EEG** (Elektroenzephalogramm): allgemeine Verlangsamung des Grundrhythmus
- **CCT** (kranielle Computertomografie) oder **Magnetresonanztomografie** (Kernspin): Typisch für die Demenz vom Alzheimer-Typ ist ein Abbau der Zellen im Hippocampus. Der Hippocampus ist besonders für die Gedächtnisbildung zuständig. Je ausgeprägter hier die Atrophie, desto schwerwiegender die Symptomatik der Demenz.
- **Liquorpunktion** (Untersuchung des Hirnwassers): um eine chronische Entzündung im zentralen Nervensystem (ZNS) auszuschließen
- **PET, SPECT:** Die Positronen-Emissions-Tomografie (PET) und die Single-Photon-Emissions-Computertomografie (SPECT) geben Aufschluss über die Funktion des Gehirns. Mit der PET wird der Stoffwechsel von Sauerstoff und Glukose gemessen, mit der SPECT die Durchblutung. Beide Untersuchungen gehören nicht zur Routinediagnostik.

Zum Nachweis und zur Beurteilung des Verlaufs und Schweregrads einer Hirnleistungsstörung können Tests für Gedächtnis und Denkvermögen (psychometrische Tests) eingesetzt werden. Diese Testverfahren sind wissenschaftlich erprobt und standardisiert.

Mini-Mental-Status-Test (MMST)

Der Mini-Mental-Status-Test (MMST) nach Folstein et al. eignet sich zur Schweregradmessung bei Demenzen von mittlerem bis schwerem Ausmaß. Der Test kann leicht von geschultem Pflegepersonal durchgeführt werden. Der MMST kann jedoch nur zur groben Einschätzung kognitiver Defizite und zur Verlaufskontrolle dienen.

Der MMST erfasst mit 30 Punkten kognitive Beeinträchtigungen. Der MMST wurde 1975 als erster Test zur Erfassung von Hirnleistungsstörungen entwickelt. Dadurch erreichte er eine weite Verbreitung. Problematisch sind die geringe Sensitivität zur Erfassung früher Demenzstadien (20 %) und die erheblich unterschiedliche Wertigkeit der Punkte.

Die Durchführungsdauer des Tests beträgt etwa 15 Minuten.

Eine Demenz wird bei 23 Punkten und weniger diagnostiziert. Grenzwerte für die Diagnose einer Demenz werden zwischen 23 und 26 Punkten angegeben. Einteilung der Demenz-Stadien im MMST:

- 18–26: leicht
- 10–17: mittelschwer
- < 10: schweres Stadium

Medikamentöse Therapie

Eine medikamentöse Therapie der kognitiven Defizite bei einer Alzheimer-Demenz ist momentan nicht möglich. **Antidementiva** können leichte positive Wirkungen erzielen, indem sie das Voranschreiten der Erkrankung verlangsamen. Substanzen mit Einfluss auf die **Neurotransmission** haben weniger unerwünschte Nebenwirkungen und zeigen einen positiven Effekt. Ziel der Therapie ist es, die Aktivitäten des täglichen Lebens so lange wie möglich aufrechtzuerhalten.

Indikationen:

- Höhere, zerebrale Funktionen fördern, z. B. Aufmerksamkeit, Konzentration, Merkfähigkeit, Gedächtnis
- Chronisches Psychosyndrom

Nootropika

Uneinheitliche Gruppe von Substanzen mit dem Ziel, Sauerstoff- und Glukoseverwertung der Gehirnzellen zu verbessern.

Medikamente:

- **Nicergolin:** Steigerung der Glukoseutilisation
- **Piracetam:** unklares Wirkprinzip
  Eine Behandlung mit diesen Substanzen wird in der S3-Leitlinie (DGPPN und DGN 2016) wegen unzureichender Evidenz nicht empfohlen.
- **Ginkgo-Präparate:** Radikalenfänger. Eine Behandlung mit Ginkgo-Präparaten kann laut S3-Leitlinie (DGPPN und DGN 2016) erwogen werden.

Medikamente mit Einfluss auf die Neurotransmission

MERKE

Die Kommunikation zwischen den Neuronen findet durch Botenstoffe, sog. Neurotransmitter statt. Die Neurotransmitter werden im synaptischen Spalt abgegeben und binden sich dort an Rezeptoren.

Bei der Alzheimer-Demenz spielen vor allem zwei Botenstoffe eine wichtige Rolle:

- Acetylcholin
- Glutamat

Im Verlauf der Alzheimer-Erkrankung wird immer weniger Acetylcholin produziert. Dies wirkt sich auf die Erinnerungs- und Lernfähigkeit aus. Signale und damit neue Botschaften können nicht mehr übermittelt werden.

Der Neurotransmitter Glutamat steuert ca. 70 % der Nervenzellen und damit die Lern- und Gedächtnisvorgänge. Beim erkrankten Menschen ist das Glutamat im synaptischen Spalt dauerhaft erhöht, es kommt zu einer Dauererregung der Nervenzellen, die deshalb die Signale nicht mehr richtig übermitteln können. Schließlich verliert die Nervenzelle ihre Funktionsfähigkeit und stirbt ab. Je mehr Nervenzellen zugrunde gehen, desto ausgeprägter werden die Ausfälle bei den kognitiven und alltagspraktischen Fähigkeiten.

Im Frühstadium der Erkrankung werden die **Acetylcholinesterase-Hemmer** (ACE) eingesetzt (➤ Tab. 12.2). Sie helfen, den Signalaustausch zwischen den überlebenden Nervenzellen zu verbessern. Sie steigern die Verfügbarkeit des Signalstoffs Acetylcholin, indem sie das Enzym Acetylcholinesterase blockieren, das im normalen Gehirnstoffwechsel das Acetylcholin abbaut.

Für die mittelschweren bis schweren Demenzen werden **NMDA-Antagonisten** (NMDA-Rezeptoren sind Glutamatrezeptoren) eingesetzt (➤ Tab. 12.3). Sie verhindern die Nervenüberreizung durch den Botenstoff Glutamat. Ein Überangebot dieses Botenstoffs schädigt die Nervenzellen und lässt sie zugrunde gehen.

Tab. 12.2 Acetylcholinesterase-Hemmer (ACE-Hemmer)

Wirkstoffe/Handelsnamen	Unerwünschte Wirkungen
Donepezil, z. B. Aricept®	Schlaflosigkeit, Übelkeit, Erbrechen, Durchfall
Galantamin, z. B. Reminyl®	Übelkeit, Erbrechen, Durchfall, Magenschmerzen, Schwindel
Rivastigmin, z. B. Exelon®	Magen-Darm-Beschwerden und Erhöhungen der Leberwerte

Tab. 12.3 NMDA-Antagonisten

Wirkstoff/Handelsnamen	Unerwünschte Wirkungen
Memantin, z. B. Ebixa®, Axura®	Halluzinationen, Verwirrtheit, Schwindel, Kopfschmerz, Müdigkeit

Bei zusätzlichen psychiatrischen Auffälligkeiten kommen auch Antidepressiva und Neuroleptika zum Einsatz.

Nicht-medikamentöse Therapie

Therapie bedeutet in der Gerontopsychiatrie immer ein sog. **mehrdimensionales Konzept.** Nicht nur die seelische Situation des Patienten wird betrachtet, sondern auch seine körperliche und soziale Lage. Diese Behandlung zielt auf eine Aktivierung und auf den Erwerb von Kompetenzen ab. Sie möchte den alten Menschen motivieren und in seinen intellektuellen und sozialen Fähigkeiten stimulieren und fördern. Es stehen verschiedene Therapiemöglichkeiten zur Verfügung, z. B. Ergotherapie, Bewegungstherapie, Hockergymnastik, Musiktherapie, Gestaltungstherapie sowie Logopädie.

Die therapeutischen Möglichkeiten erstrecken sich, je nach Stadium der Demenz-Erkrankung, von Gedächtnistraining, aktivierender Pflege, Milieutherapie, Biografie-Arbeit und Validation bis hin zu Erinnerungsgruppen und Spaziergängen.

12.1.3 Vaskuläre Demenz

Verschiedene Diagnosebegriffe wie der Multi-Infarkt-Demenz oder das vaskuläre milde kognitive Impairment werden einheitlich zusammengefasst zur vaskulären Demenz. Vaskuläre Demenz bedeutet, dass eine Schädigung der Blutgefäße bei der Entstehung dieses Typs die Hauptrolle spielt (vaskulär = die Gefäße betreffend). Dabei kommt es zu Durchblutungsstörungen in den kleinsten Gefäßen des Gehirns, zu Ablagerungen an der Gefäßwand und häufig durch diese Prozesse zum Verschluss des Gefäßes und damit zum Absterben der von ihm versorgten Nervenzellen.

Die Demenz vom Alzheimer-Typ kommt etwa dreimal häufiger vor als die vaskulär bedingte Variante. Die Symptomatik der Demenz vom vaskulären Typ unterscheidet sich kaum von der Symptomatik der Alzheimer-Demenz, allerdings verschlechtert sie sich im Gegensatz zur Alzheimer-Demenz nicht zwangsläufig. Das Risiko, an einer vaskulären Demenz zu erkranken, ist von denselben Faktoren bedingt, die auch zu Schlaganfällen führen:

- Rauchen
- Hypertonie
- Erhöhte Cholesterinwerte
- Diabetes Typ 1 und 2
- Herzrhythmusstörungen
- Stenosen der hirnversorgenden Gefäße

Im Gegensatz zur Alzheimer-Demenz findet sich bei der vaskulären Demenz häufig ein schubförmiger Verlauf. Die Angehörigen berichten oft, dass der Patient bereits früher solche Phasen hatte, in denen er „ganz durcheinander" war. Zwischen den Schüben kann die Symptomatik des letzten Schubes weitgehend rückläufig sein. Oft wird der Patient erst bei gehäuft auftretenden Verwirrtheitszuständen oder deutlichem dementiellem Abbau auffällig.

Symptome

- Schleichender Beginn (kann aber auch plötzlich beginnen)
- Fluktuierender Verlauf
- Zunehmende Vergesslichkeit
- Affektlabilität
- Affektinkontinenz
- Depressive Verstimmung

INFO

Die Fassade, also das nach außen intakte Erscheinungsbild, ist bei der vaskulären Demenz im Gegensatz zur Alzheimer-Demenz meist weniger gut erhalten.

Diagnostik

- EKG
- Internistische Untersuchung (einschließlich Labor)
- Dopplersonografie der Halsgefäße
- CCT, MRT
- Mini-Mental-Status-Test

Die Therapie ist ähnlich wie bei der Alzheimer-Demenz mehrdimensional, es gelten die in ➤ Kap. 12.1.1 genannten Grundsätze.

Es ist bei der vaskulären Demenz wichtig, alle gefäßschädigenden Prozesse (s. oben) zu unterdrücken, also nach Möglichkeit fettarme Diät, Nikotinstopp, Einstellung des Hypertonus und des Diabetes, Behandlung von Herzrhythmusstörungen, Hemmung der Blutgerinnung (z. B. Acetylsalicylsäure als Dauermedikation).

12.1.4 Weitere Demenzformen

= Demenzen bei anderenorts klassifizierten Erkrankungen.

Binswanger-Enzephalopathie (Subkortikale arteriosklerotische Enzephalopathie)

Die Binswanger-Enzephalopathie ist eine Unterform der vaskulären Demenz. Sie wurde 1894 von **Otto Binswanger** beschrieben. Die Ursache ist eine meist langjährig bestehende arterielle Hypertonie. Es kommt zu Durchblutungsstörungen des Hirnmarks mit Entmarkung und multiplen kleinen Hirninfarkten. Es ist die häufigste vaskuläre Demenz, bei der die Demenz auf der Entmarkung, also auf der Unterbrechung von Leitungsbahnen mit Störung der Informationsverarbeitung beruht.

Die Symptomatik ist ähnlich der Alzheimer-Demenz, es kann jedoch zu neurologischen Ausfällen als Folge der multiplen Hirninfarkte kommen.

Lewy-Körper-Demenz

Eine Sonderform, die in etwa einem Viertel der Alzheimer-Fälle auftritt, ist die **Lewy-Körper-Demenz.**

Bei dieser Form hat der Patient zusätzlich zur Demenz folgende Symptome: optische Halluzinationen (meist sehr detailreich), Zeichen der Parkinson-Erkrankung (z. B. Störungen der Aufmerksamkeit und Wachheit), Fluktuation im Verlauf, Stürze und Synkopen.

Ein typisches Frühwarnsymptom ist die Störung des REM(Rapid-Eye-Movement)-Schlafs, die sich in angstvollen und lebhaften Träumen äußert. Meist kommt es dabei zu heftigen Bewegungen und Schreien. Ein stark hinweisendes Merkmal auf eine Lewy-Körper-Demenz ist eine ausgeprägte Überempfindlichkeit gegenüber Neuroleptika. Wenn Parkinson-Symptome allerdings erst im Stadium der schweren Demenz auftreten, ist eine Lewy-Körper-Erkrankung eher weniger wahrscheinlich.

Frontotemporale Demenz

Der frühere Begriff der „Pick-Krankheit" wird heute nicht mehr verwendet.

Sie beginnt langsam im **mittleren Lebensalter** mit Prodromi (Vorläuferstadien), wie Nervosität, leichte Erschöpfbarkeit, Reduktion von Interessen, Verlust von Taktgefühl, häufig zunehmende Triebhaftigkeit bis zur sexuellen Enthemmung und einem fortschreitenden dementiellen Abbauprozess. Im Gegensatz zur Alzheimer-Demenz, bei der zu Beginn die schwindenden Gedächtnisleistungen im Vordergrund stehen, kann die Frontotemporale Demenz mit den oben genannten Persönlichkeitsveränderungen beginnen. Der Verlauf geht über Jahre. Es ist keine wirksame Therapie bekannt. Bei der Untersuchung des Gehirns ist im Vergleich zur Alzheimer-Demenz das Stirnhirn stärker betroffen als die Schläfen- und Scheitellappen.

Demenz bei Creutzfeldt-Jakob-Krankheit

Die Creutzfeldt-Jakob-Krankheit wird in Deutschland in ihrer sporadischen Form (sCJK) ca. 100-mal im Jahr diagnostiziert. Sie wird vermutlich durch Hirnhaut- und Hornhauttransplantationen übertragen oder ist erblich.

1996 ist eine neue Form der Creutzfeldt-Jakob-Krankheit in Großbritannien aufgetreten, die „New Variant Creutzfeldt-Jakob-Disease" (nvCJK). Übertragen wird sie durch Prionen, proteinartige infektiöse Partikel, die wahrscheinlich durch den Verzehr von infizierter Nahrung in den Körper gelangen (Inkubationszeit: 5–50 Jahre).

Merkmale der nvCJK

- Erkrankung bei jungen Patienten (< 30. LJ)
- Verlauf ca. 12–14 Monate länger als bei der sporadischen Form

Die CJK ist eine progrediente Erkrankung des Gehirns, bei der das Hirngewebe durch Zellverluste und Eiweißablagerungen geschädigt wird. Die Erkrankung führt in der Regel nach 6 Monaten zum Tod.

Es wird vermutet, dass die neue Variante der Creutzfeldt-Jakob-Krankheit im Zusammenhang mit dem Auftreten der als Rinderwahn bezeichneten **bovinen spongiformen Enzephalopathie (BSE)** aufgetreten ist. Es handelt sich hierbei um eine übertragbare, nicht entzündliche Erkrankung, in deren Verlauf das Gehirn eine schwammartige Konsistenz annimmt. Vermutlich wird die Erkrankung über infizierte Nahrung übertragen. Andere Formen treten bei Schafen (Skrapie), Nerzen (TME) und bei Katzen (FSE) auf. Die Zusammenhänge zwischen nvCJK und BSE sind nicht geklärt.

Symptome

Dementieller Abbau in Kombination mit affektiven Störungen:

- Persönlichkeitsveränderung
- Gedächtnisstörungen
- Schlafstörungen
- Halluzinationen
- Wahnvorstellungen

Zusätzlich kommt es zu neurologischen Ausfällen:

- Gleichgewichtsstörungen
- Muskelzuckungen an Kopf und Extremitäten
- Epileptische Anfällen
- Lähmungen
- Ataxie, unkontrollierbare Muskelbewegungen

Diagnostik

- EEG: Bei der sporadischen Form lassen sich triphasische Komplexe nachweisen, bei der neuen Variante fehlen diese Zeichen.
- Schwammartige Veränderung im Gehirn (im CCT und MRT sichtbar)
- Liquoruntersuchung (14-3-3 Protein)

INFO

Behandelt wird die Creutzfeldt-Jakob-Krankheit symptomatisch, sie endet nach einem Verlauf von 6 Monaten tödlich.

Demenz bei Chorea Huntington

Hierbei handelt es sich um eine seltene erbliche Erkrankung des Gehirns, die meist um das 40. bis 50. Lebensjahr beginnt. Charakteristische Symptome sind Bewegungsauffälligkeiten und zunehmender geistiger Abbau bis hin zur Demenz.

Symptome

- Vermehrte Reizbarkeit, Enthemmung, Aggressivität
- Verlust an Spontanität
- Angst
- Zunehmender geistiger Abbau
- Choreatische Bewegungsstörungen: regellose, unsymmetrische, plötzlich einschießende Bewegungen von Extremitäten oder Rumpf
- Beteiligung der Zungen- und Schlundmuskulatur: abgehackte, explosionsartig ausgestoßene Laute
- Schluckstörungen: Gefahr der Aspiration

In schweren Fällen kann es zu dem krankheitstypischen tänzelnden Gang kommen (Veitstanz).

Behandelt wird die Demenz bei Chorea Huntington symptomatisch (bei übermäßigen unkontrollierten Bewegungsabläufen Neuroleptika, bei depressiven Verstimmungen Antidepressiva). Die Krankheit führt bei langsamer Progredienz nach 10–15 Jahren zum Tod.

Diagnostik

- CCT
- MRT
- Genetische Untersuchungen

Normaldruckhydrozephalus

Ein Hydrocephalus communicans beruht auf einer Abfluss- bzw. Resorptionsstörung des Liquors im Subarachnoidalraum aufgrund von Blutungen, Infektionen oder mechanischen Beeinträchtigungen.

Neben der Demenz kommt es zu folgenden Leitsymptomen:

- Interesselosigkeit, Verlangsamung und Apathie
- Gangstörung: Der Gang ist meist breitbeinig, kleinschrittig, unsicher.
- Harnblasenstörungen: Die Patienten können das Wasser nicht mehr halten.

Als Therapie sind liquorableitende Maßnahmen (z. B. Shunt-Operation) angezeigt.

12.2 Delir (Akuter Verwirrtheitszustand)

Für das Delir (delirare = „aus der Spur geraten“) gab es in den letzten Jahren verschiedene Bezeichnungen: Akutes (hirnorganisches) Psychosyndrom (HOPS), Durchgangssyndrom, Akute Verwirrtheit, Intensivstationspsychose. Diese Begriffe werden heute nicht mehr verwendet, da sie das Krankheitsbild verharmlosen und der hohen Komplikationsrate nicht gerecht werden.

Die Ursachen eines Delirs können bei älteren Patienten vielfältig sein. Das Delir ist in der Gerontopsychiatrie immer ein Notfall, da es sowohl lebensbedrohliche Ursachen (z. B. dekompensierte Herzinsuffizienz) wie auch schwerwiegende Folgen haben kann (z. B. Stürze). Das Delir ist ein „Hilfeschrei des Körpers“. Schätzungsweise 10–25 % der in einem Akutkrankenhaus aufgenommenen älteren Patienten erleiden ein Delir. Der Verlauf ist gekennzeichnet durch einen meist abrupten Beginn und einem fluktuierenden Verlauf, oft mit einer Verschlechterung in der Nacht.

Mögliche auslösende Ursachen:

- Körperliche Funktionsstörungen, z. B. Hypoglykämie, postoperativer Zustand, Schlaganfall
- Exsikkose
- Medikamenteninduzierte Verwirrtheitszustände, z. B. durch Neuroleptika, Antidepressiva, Parkinson-Medikamente, Digitalis, Antibiotika, Benzodiazepine, H2-Blocker, Analgetika
- Entzugsdelirien, z. B. von Schlafmittel oder Alkohol
- Immobilität
- Obstipation, Harnverhalt
- Anlage eines Blasenverweilkatheters
- Schlafentzug, ungewohnte Umgebung, unruhige Umgebung (Intensivstation)
- Nicht benutzte Seh- und Hörhilfen

INFO

Ältere Patienten werden nicht selten unerwartet in die Klinik eingeliefert und erhalten dort unwissentlich die bisher verabreichte Schlafmedikation nicht mehr. Wenige Tage später können sie ein bisweilen lebensbedrohliches Delir entwickeln.

Aber auch allein die Einweisung und der Aufenthalt in einer Klinik erhöhen das Risiko eines Delirs, vor allem bei Menschen mit bestehender Demenz.

Konsequenzen eines Delirs sind oft Stürze, die einen längeren Klinikaufenthalt mit sich bringen. Zudem steigt die Mortalitätsrate (Sterberate).

Symptome

Die Patienten mit einem Delir können unruhig, agitiert ängstlich oder verunsichert sein. Sie wirken oft sehr fahrig, können aber auch völlig hilflos in der Ecke sitzen. Es kommt zu Orientierungsstörungen, sowohl zur Person als auch zu Zeit, Ort und Situation. Der Patient weiß nicht mehr, dass er in der Klinik ist, wundert sich, warum die Pflegefachpersonen am Morgen in „seine Wohnung“ kommen, fühlt sich eventuell durch das Eindringen bedroht und reagiert aggressiv. Personen werden verkannt, die Auffassungsgabe ist gestört.

Es werden verschiedene Delir-Typen unterschieden:

- **Hyperaktives Delir:** erhöhte Schrecksamkeit, Hypervigilanz, Irritabilität, Rastlosigkeit, Unruhe, Unkooperativität, schnelles oder lautes Sprechen, Fluchen, Lachen, Euphorie, Wut, Umherwandern oder Weglaufen stehen hier im Vordergrund.
- **Hypoaktives Delir:** fehlende Einsicht, vermindertes oder langsames Sprechen, Lethargie, verlangsamte Bewegungen, Starren, Apathie und eine reduzierte Aufmerksamkeit prägen hier das Bild.
- **Gemischter Delir-Typ:** Hier treten sowohl hyperaktive wie hypoaktive Symptome auf.
- **Nicht-motorischer Delir-Typ:** Hyper- und hypoaktive Symptome fehlen.

Insbesondere das hypoaktive Delir wird leicht übersehen, da diese Patienten das Personal weniger beschäftigen. Ein hyperaktives Delir kann auch in ein hypoaktives Delir wechseln. Auch hier wird das hypoaktive Delir leicht übersehen, da der Patient nun vermeintlich ruhiger ist.
Ein Delir hat vier mögliche Verläufe:
- Genesung
- Übergang in eine funktionelle Psychose
- Übergang in eine Demenz
- Tod

Menschen mit einer Demenz, die ein Delir hatten, haben eine größere Wahrscheinlichkeit innerhalb von 30 Tagen erneut nach Entlassung in eine Klinik eingewiesen zu werden, im Vergleich zu Menschen, die vor dem Delir keine Demenz hatten. Ältere Menschen mit einem Delir haben ein hohes Risiko, während des Krankenhausaufenthalts zu sterben. Auch die Überlebenswahrscheinlichkeit sinkt innerhalb der nächsten 2 Monate drastisch, das Sterberisiko ist weiter in den ersten 6 Monaten deutlich erhöht. Patienten, die ein Delir überlebt haben, leiden häufig unter bleibenden kognitiven Schädigungen.

PRAXISTIPP

Wichtiges Unterscheidungsmerkmal zwischen Delir und Demenz ist der abrupte Beginn eines Delirs, während die Demenz allmählich beginnt (➤ Tab. 12.4). Hier sind fremdanamnestische Angaben der Angehörigen sehr hilfreich. Angaben wie, „so war er noch nie" geben deutliche Hinweise auf das Vorliegen eines Delirs.

Tab. 12.4 Abgrenzung Delir/Demenz

	Delir	Demenz
Beginn	Abrupt	Schleichend
Bewusstsein	Verändert	Klar
Aufmerksamkeitsstörungen	Häufig	Anfangs nicht
Orientierung- und Gedächtnisstörungen	Häufig	Je nach Schweregrad
Wahrnehmungsstörung	Häufig	Möglich
Halluzinationen	Häufig	Möglich
Schlafstörungen	Häufig	Möglich
Störung der Psychomotorik	Hypo- oder hyperaktiv	Möglich

Therapie

Therapeutisch ist die Suche nach den Ursachen des Verwirrtheitszustands wichtig, da sie oft zu beheben sind. Insbesondere Flüssigkeitszufuhr (bei trinkunfähigen Patienten Infusionen, z. B. als subkutane Infusion), Medikamentenweglassversuche und Behandlung der Grunderkrankung sollen erfolgen. Nach Möglichkeit keinen Blasenverweilkatheter legen. Wichtig ist eine enge Betreuung, ggf. auch Einzelbetreuung, um Stürze zu vermeiden. Das Fixieren von deliranten Patienten sollte unbedingt vermieden werden, da es Delir-fördernd ist. Die Patienten reagieren darauf oft mit verstärkter Verwirrtheit. Mit einer Sedierung mittels niederpotenter Neuroleptika und Benzodiazepinen sollte eher zurückhaltend umgegangen werden, sie erhöhen sowohl die Dekubitus-Gefahr wie auch die Gefahr von Stürzen. Zudem können diese Medikamente zu einer weiteren Bewusstseinsstörung führen, was die Überprüfung des kognitiven Status erschwert.

Benzodiazepine wie z. B. Lorazepam verschlechtern die delirante Symptomatik eher, sie sind nur bei Patienten im Alkohol- oder Sedativa-Entzug, bei Parkinson-Patienten sowie bei Patienten mit malignem Neuroleptika-Syndrom (MNS) indiziert.

Sollte eine medikamentöse Intervention erwogen werden, so wird empfohlen, jedes Medikament zunächst in seiner niedrigsten Dosierung zu geben.

Bei älteren Patienten wird eine niedrige Haloperidol-Dosierung mit 0,25–0,5 mg alle 4 Stunden empfohlen (APA 1999).

Zur nicht-medikamentösen Behandlung und Prophylaxe bieten sich folgende Strategien an:
- Orientierung/Reorientierung geben (z. B. nach OPs), Vorlesen aus der Tageszeitung, reden, singen
- Angehörige miteinbeziehen, diese möglichst in der Klinik übernachten lassen
- Kalender, Uhr im Zimmer anbringen
- Strukturierter Tagesablauf und ruhige Umgebung, gedämpftes Licht
- Tag-Nacht-Rhythmus fördern
- Ausreichendes Trinkangebot bzw. Erkennen einer Exsikkose
- Schlafhygiene
- Weglassen überflüssiger Medikamente
- Gespräche, zwischenmenschlicher Kontakt
- Massagen, Fußbäder bei agitierten Patienten

- Bilder von Angehörigen im Zimmer aufstellen
- Stimulierende und aktivierende Pflege
- Frühmobilisation
- Funktionierendes Hörgerät, Brille
- Verzicht auf Blasenverweilkatheter
- Verzicht auf Venenverweilkanülen, Nasensonden, wenn möglich
- Reduktion von Lärm, grellem Licht
- Häufigen Personalwechsel vermeiden.
- Wichtig ist, dass ein Delir rasch erkannt wird, damit die Behandlung rasch einsetzen kann!

12.3 Rechtliche Fragen in der Gerontopsychiatrie

Eine 76-jährige Patientin wird mit einem mäßiggradig ausgeprägten dementiellen Syndrom in ein Krankenhaus eingeliefert. In den Abendstunden, als die Verwandten gegangen sind, wird die Patientin, die wegen eines Hirninfarkts vor 2 Jahren noch unsicher auf den Beinen ist, sehr unruhig. Sie will sich durch nichts davon abhalten lassen, auf der Stelle zu ihrem (bereits verstorbenen) Bruder zu gehen, der in ihrer Vorstellung zwei Häuser entfernt wohnt.

Die Reaktion der Pflegefachpersonen sieht in der Regel wohl so aus:

Die diensthabende Pflegefachperson kann die Patientin nicht im Nachthemd allein durch die Nacht laufen lassen. Ihr beharrliches Zureden ändert wahrscheinlich nichts an der Situation. Sie verabreicht mit mehr oder weniger Erfolg eine sedierende Medikation. Zusätzlich wird der diensthabende Arzt über das Problem informiert. In einem solchen Fall kann es notwendig sein, die Patientin (fachgerecht) zu fixieren. Die Anweisung dazu muss in jedem Fall vom Arzt kommen, der sich die Fixation vom zuständigen Amtsgericht genehmigen lassen muss. Während der Fixation darf die Patientin nicht mehr alleine gelassen werden, sie erhält eine 1:1-Betreuung. Ein Fixierprotokoll ist zu führen.

MERKE

Jede Einschränkung der Bewegungsfreiheit von Patienten erfüllt den Tatbestand der Freiheitsberaubung (§239 StGB). Dies gilt nicht nur für das körperliche Festbinden, sondern auch für das Anbringen von Bettgittern, die für manche Patienten ein unüberwindbares Hindernis darstellen. Gleiches kann für erheblich sedierende Medikamente gelten, die den Kranken so müde machen, dass er sich nicht mehr rühren kann, selbst wenn er es wollte.

Ist abzusehen, dass sich der krankhafte seelische Zustand des Patienten auf Dauer nicht bessert, sodass er die Dinge des täglichen Lebens nicht mehr selbstständig regeln kann, besteht die Möglichkeit, beim Amtsgericht eine Betreuung nach dem Betreuungsgesetz vom 1. Januar 1992 (§§1896 ff. BGB) einrichten zu lassen. Dieses Gesetz hat die früher übliche Pflegschaft und Entmündigung abgelöst. Durch das neue Betreuungsgesetz wird die Position des Betroffenen deutlich gestärkt. So soll der Betroffene an Entscheidungen mitwirken, die ihn betreffen. Er hat jederzeit ein Einspruchsrecht gegen die Beschlüsse. Er kann eine Betreuung oder einen bestimmten Betreuer ablehnen. Im Betreuungsgesetz ist eine restriktive Handhabung von freiheitsentziehenden Maßnahmen vorgeschrieben. Ferner sollte die Betreuung beendet werden, sobald die Grundlagen für ihre Einrichtung entfallen. Bei der Behandlung von Patienten, die unter einer Betreuung stehen, ist bei allen wichtigen diagnostischen und therapeutischen Maßnahmen der Betreuer zu informieren und sein Einverständnis einzuholen. Dies gilt von der Aufklärung bei Gabe von Kontrastmitteln bis zur Aufnahme in eine geschlossene Station.

Es ist auch zu bedenken, dass der Betreuer bei wichtigen Entscheidungen das zuständige Amtsgericht unterrichten und um Zustimmung bitten muss. **Er ist verpflichtet, sein Tun zum Schutz des Betreuten vor dem Amtsgericht zu rechtfertigen.**

12.4 Umgang bei psychiatrischen Störungen im Alter

Der Umgang bei verwirrten, verhaltensauffälligen Menschen stellt an das Personal große Anforderungen. Wichtig ist, das Verhalten der Menschen zu verstehen, sich selbst zu fragen, warum tut dieser Mensch das. Warum teilt mir Frau M. zum hundertsten Mal an diesem Morgen mit, dass sie jetzt nach Hause gehen will, da ihr Mann (der vor vielen Jahren gestorben ist) und die Kinder auf sie warten, und sie schließlich für sie kochen muss. Möglicherweise lebt Frau M. im Altgedächtnis der Zeit, als die Kinder von der Schule kamen, sie selbstverständlich zu Hause war und für sie gekocht hat. Vielleicht aber muss Frau M. nur auf die Toilette, da sie eine körperliche Empfindung spürt, dies aber nicht mehr anders mitteilen kann.

Menschen mit einer Demenz reagieren oft nur noch auf Sinnesempfindungen. Vielleicht steckt auch der Wunsch nach einer vertrauten Umgebung dahinter, nach einem Ort, an dem sie sich sicher fühlen kann. Vielleicht hat Frau M. Durst oder Hunger, ist aber nicht mehr in der Lage, dies zu formulieren. Oder sie hat Angst und benötigt Zuwendung. Sie wird es nicht formulieren können und Erklärungsversuche auf der kognitiven Ebene sind zum Scheitern verurteilt, führen zu unsinnigen Diskussionen und verursachen in den meisten Fällen noch mehr Unruhe und Verwirrungen. Oft werden die Patienten zusätzlich mit Fragen oder Ratschlägen überhäuft: „Jetzt sagen Sie halt, was Sie möchten!", „Aber Ihr Mann ist doch schon lange gestorben!". Frau M. wird spüren, dass sie nicht verstanden wird, sie kann ihr Unverständnis eventuell nur noch mit mehr Unruhe und vielleicht sogar mit Aggression äußern.

Von den Angehörigen erfahren die Pflegefachpersonen, dass Frau M. früher sehr viel Handarbeiten machte und vor allem gerne strickte. Um die Patientin zu aktivieren, geben sie ihr Wolle und Stricknadeln. Frau M. reagiert ärgerlich und äußert, dass die Wolle schlecht sei. Als sie eine andere Wolle erhält, wird Frau M. erneut ärgerlich, und bemängelt die schlechte Qualität der Wolle.

PRAXISTIPP

Möglicherweise kann die Patientin nicht mehr mit dem Strickzeug umgehen, die ständige Aufforderung erzeugt bei ihr Insuffizienzgefühle und ruft Ärger hervor.

Flexibilität und Kreativität sind gefragt, vieles muss ausprobiert werden. Patentrezepte wird es nicht geben. Vertrauen muss geschaffen werden, sowohl in die Umgebung wie auch in die betreuenden Personen. Dies gelingt durch die Bezugspflege am besten (➤ Kap. 12.4.2). Der Umgang mit herausforderndem Verhalten bei Menschen mit Demenz erfordert ein hohes Maß an Fachwissen, aber auch die Fähigkeit, eben diesen Menschen auf der emotionalen Ebene zu begegnen, also mit viel Zuwendung, Verständnis und Geduld. Hier bietet sich die Methode der Validation an, um mit desorientierten, alten Menschen zu kommunizieren (➤ Kap. 12.6). Dies baut Stress ab, und fördert die Würde und den respektvollen Umgang mit Menschen mit einer schweren Demenz.

12.4.1 Aufnahmesituation

Die stationäre Aufnahmesituation ist auch für den gerontopsychiatrischen Patienten entscheidend. Sie wirkt prägend für den weiteren Klinikaufenthalt, den aufnehmenden Pflegefachpersonen kommt dabei eine Schlüsselrolle zu.

Entscheidend ist, wie es dem Personal gelingt, eine Beziehung zum Patienten herzustellen, ihn in seinen Belangen, seinen Ängsten und Sorgen, seinen Altersgebrechen und eventuell in seiner Ablehnung gegenüber dem Klinikaufenthalt ernst zu nehmen.

Folgendes Vorgehen hat sich bei der Aufnahme bewährt:

- Das Team klärt bereits vor der Ankunft des Patienten, wer ihn aufnimmt.
- Alle Aufnahmeunterlagen sind standardgemäß vorbereitet.
- Die Zimmerzuteilung ist geklärt.
- Die Aufnahme findet in einer ruhigen Atmosphäre statt.
- Die aufnehmende Pflegefachperson hat keinen Zeitdruck.
- Zuerst wird der Patient begrüßt.
- Der Patient erhält etwas zu trinken.
- Der Patient wird direkt angesprochen, seine Mitteilungen werden bewusst wahrgenommen.
- Rückfragen werden sachlich und deutlich beantwortet.
- Informationen der Angehörigen oder Begleitpersonen werden als wichtig erachtet.
- Es werden detaillierte Informationen zu den ATL eingeholt.
- Unruhigen Patienten wird das Umhergehen im Zimmer ermöglicht.
- Angehörige erhalten die Stationstelefonnummer, den Namen der Pflegefachperson, des behandelnden Arztes und Sozialdienstes.
- Die Pflegefachperson begleitet den Patienten zum ärztlichen Aufnahmegespräch.

12.4.2 Bezugspflege

Die beste Basis stellt die Bezugspflege dar. Dies gilt sowohl für die stationäre als auch die ambulante Betreuung.

Die Bezugspflege umfasst eine gezielte Beziehungsgestaltung mit Beziehungsaufbau, eine konstante Betreuung über den Krankenhausaufenthalt hinweg sowie einen gezielten Ablösungs- und Überleitungsprozess.

Die Bezugspflege schafft Vertrauen in die Beziehung zwischen Patient und Pflegefachpersonen, bietet die Grundlage für maximale Informationsgewinnung, gewährleistet den Pflegeprozess und bestmögliche Behandlungsplanung im Team. Ebenfalls können die Angehörigen in dieser Konzeption am besten in die Behandlung mit einbezogen werden. Verwirrte Menschen, die die Orientierung in Zeit und Raum verloren haben, verlieren auch das Vertrauen in ihre Umgebung. Durch eine konstante Bezugspflege, die auch die Richtlinien und die Pflegemaßnahmen in der Pflegeplanung festlegt, ist es möglich, dem Menschen ein Teil dieses Vertrauens zurückzugeben.

Herr K. ist mit der Diagnose einer mittelschweren Demenz seit 1 Woche in stationärer Behandlung. In dieser Woche hat er von fünf verschiedenen Pflegefachpersonen an 7 Tagen Unterstützung beim morgendlichen Waschen am Waschbecken erhalten. Jeder Mitarbeiter hat „seine eigene Methode bzw. Reihenfolge" verwendet. In den Pflegeberichten war nachzulesen, dass der Patient beim Waschen unkooperativ und zum Teil abweisend war, er verweigerte die Rasur und lief ständig aus dem Zimmer. Informationen durch die Angehörigen ergaben, dass Herr K. sich prinzipiell am Abend rasierte und dass er vor dem Waschen immer frühstückte. Nachdem in der Pflegeplanung das genaue Vorgehen bei der morgendlichen Toilette beschrieben wurde, fand sich Herr K. mehr und mehr zurecht.

PRAXISTIPP

Rituale schaffen Vertrauen. Pflegefachpersonen erarbeiten diese Rituale mit dem Patienten und beschreiben sie in der Pflegeplanung. Angehörige geben dazu wichtige Informationen (oder das Team der Pflegeheime und Sozialstationen). Bei häufig wechselnden Schichten gewährt so die Pflegeplanung durch die Bezugspflege ein hohes Kontinuum in den Arbeitsabläufen. Es empfiehlt sich, die Bezugspflege im Stationskonzept zu verankern.

Die Beziehungsgestaltung ist ein Teil der Pflegeplanung. Hier sind die Faktoren Beziehungsgestaltung, Regelmäßigkeit und Dauer der Kontakte entscheidend.

PRAXISTIPP

Der Bezugspflegende plant in der Pflegeplanung für die Maßnahmen zur Beziehungsgestaltung unter anderem folgende Punkte:

- Vorstellen und Verabschieden des Patienten in jeder Schicht durch den Bezugspflegenden
- Festlegen eines definierten Zeitrahmens in jeder Schicht, um mit dem Patienten zusammen zu sein (z. B. nach der Ergotherapie gemeinsam eine Tasse Tee trinken, vor dem Mittagessen 10 Minuten Spaziergang auf der Station oder dem Klinikgelände)
- Begleiten und Abholen von Therapien/Gruppenaktivitäten/Mahlzeiten
- Gemeinsames Spielen/Singen/Basteln am Mittag, mindestens 30 Minuten
- Gemeinsamer Spaziergang am Abend um 19 Uhr

Achtung: Die Maßnahmen so planen, dass sie durchführbar sind. Unrealistisch sind Angaben wie „jeden Tag eine Stunde Spaziergang", dies wird sich im konzeptionellen Rahmen einer Pflegestation nicht durchführen lassen.

12.4.3 Wochenplan und Tagesstruktur

Der Wochenplan mit den jeweiligen Gruppen bildet die Grundstruktur, um Patienten in eine vertrauensvolle Umgebung zu bringen. Er ist wichtig für die Orientierung, zeigt aber auch die Behandlungsqualität. Die Regelmäßigkeit der Angebote muss gewährleistet sein.

Der Wochenplan ist der strukturelle Rahmen für den organisatorischen Ablauf auf der Station. Menschen mit einer fortgeschrittenen Demenz können diese Informationen nicht mehr verarbeiten, sie benötigen strukturierende Hilfen des Personals.

PRAXISTIPP

Um die Gewohnung an den stationären Alltag zu erleichtern, ist eine stabile Tagesstruktur hilfreich.

In der Praxis zeigt sich, dass die Patienten mit oder ohne pflegerische Unterstützung und Motivation individuelle tagesstrukturierende Maßnahmen durchführen. Je nach persönlicher Situation, Notwendigkeit und Gruppenfähigkeit werden hierbei Angebote aus dem Wochenplan eingebaut. In der praktischen Umsetzung des Pflegeprozesses gehört die Planung einer solchen Tagesstruktur zu den Aufgaben des Pflegepersonals.

12.4.4 Förderung der Selbstständigkeit

Unselbstständiges Verhalten der Patienten wird häufig unbewusst durch die Pflegefachpersonen mit mehr Zuwendung belohnt. Routineaufgaben des Pflegepersonals unterstützen den Patienten unter Umständen in seinem Autonomieverlust.

Bestehende Defizite des alten Menschen werden eher wahrgenommen. Die Unterstützung zum Ausgleich der Defizite ist ein Teil der pflegerischen Arbeit. Wichtig ist das Erkennen der Ressourcen. Diese müssen benannt und genutzt werden. Das bewusste Nutzen der Fähigkeiten dient dem Erhalt der Selbstsicherheit.

Die Förderung der Selbstständigkeit wird durch aktivierende Pflege erreicht.

Aktivierende Pflege

In der Psychiatrie hat ein Paradigmenwechsel stattgefunden: Überspitzt formuliert war früher das Hauptziel der Arbeit „still, satt und sauber". Heute heißt es: „Aktivierend pflegen und den Patienten ressourcenorientiert zur Selbstpflege motivieren."

MERKE

Der Patient wird nicht grundsätzlich von der Pflegefachperson gewaschen, nur weil er alt ist.

So beginnt die Aktivierung schon bei der morgendlichen Körperpflege, wenn der Patient entsprechend seinem individuellen Zustand und seinen Möglichkeiten gewaschen, unterstützt oder angeleitet wird.

PRAXISTIPP

Tipps für das Einbeziehen der Patienten in die Pflege

- Der Patient sucht seine Kleidung zum Anziehen selbst aus.
- Die Kleidung wird der Reihenfolge nach zum Anziehen hingelegt.
- Das Blumengießen auf der Station kann von Patienten übernommen werden, ebenso das Aufschütteln des eigenen Bettes und das Einräumen von Wäsche aus dem Wäschewagen in den Schrank.
- Es können weitere Aufgaben für die Patienten gefunden werden, z. B. das Abwischen des Tisches.

Patienten empfinden die oben beispielhaft genannten Aktivitäten häufig als selbstwertsteigernde Tätigkeiten.

Weitere Beispiele für eine aktivierende Pflege bei Aktivitäten des täglichen Lebens werden in ➤ Tab. 12.5 dargestellt.

Das Ergebnis dieser Handlungen ist trotz aller Anfangsmühen nach einiger Zeit die erhöhte Selbstständigkeit der Patienten oder zumindest eine Verstärkung des Gefühls, etwas geleistet zu haben.

So können manche Patienten vielleicht selbstständiger essen, einige finden ihr Zimmer leichter, andere fühlen sich in ihren Kleidern wohler,

Tab. 12.5 Aktivierende Pflege, geordnet nach ATL

Aktivität des täglichen Lebens (ATL)	Aktivierende Maßnahmen
Kommunikation	Schreiben, (Vor)Lesen, Erinnern, Sprechen
Mobilität	Muskeltraining, Gleichgewicht üben, Spaziergänge
Körperpflege	Selbstständige Körperpflege (auch in Teilbereichen)
Ernährung	Selbstständiges Essen und Trinken (auch in Teilbereichen)
Ausscheiden	Infekte vermeiden, Regelung der Darmtätigkeit, kurze Wege (zum WC), leichte Kleidung
Sich kleiden	Eigene Wahl der Kleidung, selbstständiges Ankleiden (auch in Teilbereichen)
Ruhen und Schlafen	Individuelle Schlafgewohnheiten, Rituale beachten
Sinnvolle Zeitgestaltung	Selbstständige Tagesgestaltung und Wahl von Aktivitäten
Sich als Mann/Frau fühlen	Intimsphäre respektieren
Sicherheit	Kontinuität der räumlichen und personalen Umgebung, Bezugspflege und fachgerechte Pflege
Sinn finden	Würde respektieren; Selbstwertgefühl stärken

während wieder andere sich morgens leichter und selbstständiger auf den Tag vorbereiten.

12.5 Umgang bei herausforderndem Verhalten im Alter

Verhaltensauffälligkeiten in Verbindung mit einer Demenz-Erkrankung sind meist der Grund einer Einweisung in eine psychiatrische Klinik. Diese Verhaltensauffälligkeiten werden heute als **herausforderndes Verhalten** beschrieben. Der erkrankte Mensch zeigt ein Verhalten, das herausfordert – sich selbst und andere Menschen.

Das Verhalten der Patienten kann geprägt sein durch Misstrauen, Unruhe, nächtliches Umherwandern, Agitiertheit, Aggression, Wahn (z. B. dass etwas gestohlen worden ist) und Halluzinationen. Nicht selten kommt es zu Personenverkennungen (die Pflegefachperson wird mit der Tochter verwechselt).

Zur medikamentösen Behandlung von herausforderndem Verhalten sei hier auf die S3-Leitlinie Demenzen von DGPPN und DGN, Stand 2016, hingewiesen:

„Vor dem Einsatz von Psychopharmaka bei Verhaltenssymptomen soll ein psychopathologischer Befund erhoben werden. Die medizinischen, personen- und umgebungsbezogenen Bedingungsfaktoren müssen identifiziert und soweit möglich behandelt bzw. modifiziert werden. Darüber hinaus besteht eine Indikation für eine pharmakologische Intervention, wenn psychosoziale Interventionen nicht effektiv, nicht ausreichend oder nicht verfügbar sind. Bei Eigen- oder Fremdgefährdung, die nicht anders abwendbar ist, kann eine unmittelbare pharmakologische Intervention erforderlich sein." (DGPPN und DGN, 2016)

Weiter spricht die Leitlinie zur generellen Antipsychotika-Behandlung folgende Empfehlung aus:

„Die Gabe von Antipsychotika bei Patienten mit Demenz ist wahrscheinlich mit einem erhöhten Risiko für Mortalität und für zerebrovaskuläre Ereignisse assoziiert. Es besteht wahrscheinlich ein differenzielles Risiko, wobei Haloperidol das höchste und Quetiapin das geringste Risiko hat. Das Risiko ist in den ersten Behandlungswochen am höchsten, besteht aber wahrscheinlich auch in der Langzeitbehandlung. Es besteht ferner wahrscheinlich das Risiko für beschleunigte kognitive Verschlechterung durch die Gabe von Antipsychotika bei Demenz. Patienten und rechtliche Vertreter müssen über dieses Risiko aufgeklärt werden. Die Behandlung soll mit der geringstmöglichen Dosis und über einen möglichst kurzen Zeitraum erfolgen. Der Behandlungsverlauf muss engmaschig kontrolliert werden."

(DGPPN und DGN, 2016)

Dies bedeutet, dass medikamentöse Interventionen nur so kurz wie möglich und in der möglichst niedrigsten Dosierung erfolgen können, da sie die Demenz verschlechtern und das Sterberisiko erhöhen.

12.5.1 Verändertes Trink- und Essverhalten

Trinken

Die ausreichende Flüssigkeitszufuhr bei Menschen mit Demenz ist ein großes Problem.

MERKE

Patienten mit einer Demenz zeigen ein verändertes Trinkverhalten

Gründe dafür können sein:
- Das Gespür für den Durst geht verloren.
- Das empfundene Durstgefühl kann nicht in Worte gefasst werden.
- Angst vor dem Einnässen
- Schluckbeschwerden
- Sparsamkeit
- Vorhandene Getränke können nicht geöffnet oder erreicht werden.
- Das Trinken wird vergessen.

Trinkt ein Patient zu wenig, ist eine ausreichende Flüssigkeitszufuhr (z. B. 1,5–2 l/d) das Ziel. Doch gerade dies ist im Alltag schwierig. Viele verschiedene Möglichkeiten müssen ausprobiert werden, dabei helfen biografische Angaben der Angehörigen über die Lebensgewohnheiten der Patienten.

- Lieblingsgetränk erfragen und organisieren (aber: der Geschmack kann sich verändert haben).
- Getränke zusätzlich süßen (wenn kein Diabetes vorliegt).
- Bei Koordinationsschwierigkeiten unterstützen, wenn der Patient das Getränk nicht selbst an den Mund führen kann.
- Regelmäßig Getränke anbieten, auch zwischendurch.
- Trinkrituale einführen, z. B. nach der Ergotherapie, bei geselligen Runden.
- Bei Schluckbeschwerden: Getränke andicken.
- Gemeinsam mit dem Patienten „eine Tasse Tee trinken" (auch hier: Rituale einführen).
- Keine „Schnabeltassen" verwenden; „Lieblingstasse" von zu Hause mitbringen lassen.

Sollte die orale Zufuhr nicht ausreichend sein, ist eine Infusionstherapie angezeigt.

Hierbei ist natürlich die pflegerische Überwachung des Erkrankten notwendig, da die Gefahr besteht, dass die Venenverweilkanüle gezogen, oder der Infusionsschlauch von der Infusionsflasche entfernt wird. Eine weitere, oft schonendere Möglichkeit ist die subkutane Infusion, z. B. in den Oberschenkel. Eine Einzelbetreuung ist hier unter Umständen notwendig.

Bei Patienten mit gestörtem Trinkverhalten gilt:

- Ein- und Ausfuhr bilanzieren.
- Regelmäßige die Flascheninhalte überprüfen, vor allem in den Sommermonaten.

PRAXISTIPP

Abgestandene und vergorene Getränke nehmen dem Patienten die Lust am Trinken und führen womöglich zu Magen- und Darminfektionen.

Ernährung

Das Hungergefühl und der Appetit lassen im Alter nach. Im Gegenzug steigt unter Umständen der Energiebedarf. Dies gilt besonders für unruhige Menschen. Auch das Geschmacksempfinden lässt nach, da die Geschmackspapillen degenerieren. Daher sollte das Essen gut gewürzt sein. Sollte medizinisch nichts dagegensprechen, darf auch etwas mehr gesalzen werden. Süßspeisen dürfen gerne auch süßer sein als üblich. Hier muss individuell sehr viel ausprobiert werden.

Die Ernährung sollte ausgewogen, abwechslungsreich sowie ballaststoff- und vitaminreich zusammengestellt sein.

Viele Menschen mit einer Demenz sind beim Essen schlichtweg überfordert.

Frau M. wird um 12 Uhr von einer Pflegefachperson in den Speisesaal geführt, sie erhält ihr Essen auf einem Tablett und ist einer Fülle von Angeboten ausgesetzt: Suppe, Hauptspeise, Salat, Nachtisch und ein Getränk. Das Fleisch wird ihr klein geschnitten, der Löffel in die Suppe getaucht. Bevor Frau M. die notwendige Stimulation zum Essen empfindet, wird ihr das Essen eingegeben, da vermutet wird, Frau M. würde sonst nichts essen.

Eine aktivierende Pflege findet Alternativen zu dieser Situation:

- Patient frühzeitig in den Speisesaal setzen, nach Möglichkeit schon „Essensduft" verbreiten (z. B. durch eine aufgedeckte Suppe, vor dem Frühstück: Kaffeeduft).
- Atmosphäre verbreiten: z. B. schön gedeckter Tisch, Blumenschmuck.
- Essen nach und nach servieren.
- Essvorgang demonstrieren, die Bewegungen zum Essen einleiten.
- Auf appetitliches Aussehen achten.
- Fleisch nicht automatisch klein schneiden: Patient kann eventuell nach entsprechender Stimulation Fleisch selber schneiden; eventuell Fleisch passieren.
- Beim Frühstuck oder Abendessen: Brot nicht in kleine Würfel schneiden (das erfordert viel Aufmerksamkeit und Konzentration). Da Menschen mit Demenz das Essen leicht „vergessen", ist es besser, die Scheibe Brot in die Hand zu geben.
- Löffel nicht in die Suppe tauchen, da die Patienten sonst nur noch den Stiel sehen und den Löffel nicht mehr identifizieren können.
- Überflüssige Utensilien (z. B. leere Marmeladedose) wegräumen.
- Bei lockerem Gebiss: für Haftcreme sorgen, ggf. beim Zahnarzt vorstellen.
- Bei Vergiftungsideen oder Vergiftungswahn: z. B. den verschlossenen Joghurt vor den Augen des Patienten öffnen, Wasser aus dem Wasserhahn trinken lassen, ggf. kleine Portionen vom Teller des Patienten von einem Extra-Teller „vorkosten".

Abweichende Verhaltensweisen akzeptieren, z. B. „mit den Fingern essen" oder „kleckern". Patienten beim Säubern des Mundes und der Hände unterstützen, um eventuelle Zurückweisungen durch Mitpatienten zu vermeiden.

Manche Patienten mit einer Demenz sind durch andere Patienten im Speisesaal abgelenkt. Diese Patienten später oder alleine essen lassen. Patienten mit einer ausgeprägten Unruhe können beim Essen nicht sitzen bleiben, sie müssen umherlaufen. Diese Patienten in Etappen essen lassen oder „Finger-Food" für unterwegs anbieten.

PRAXISTIPP

Oft reicht bei Menschen mit einer Demenz-Erkrankung die Gabe von Impulsen, z. B. Messer und Gabel reichen, Löffel in die Hand geben und zum Mund führen.

Immer wieder lehnen die Patienten jedoch das angebotene Essen ab. Die Anlage von Ernährungssonden über die Nase wird von den meisten Patienten als störend empfunden. Sie nehmen den Schlauch an der Nase als Fremdkörper wahr und versuchen, ihn zu entfernen. Zudem ist das Legen einer Ernährungssonde für die Patienten eine Qual. Die Anlage einer PEG (perkutane endoskopische Gastrostomie) zur Ernährung sollte ebenfalls das Mittel der letzten Wahl sein. Sie sollte mit dem Patienten, den Angehörigen und den Behandlern kritisch diskutiert werden. Das Einstellen der Ernährung kann auch ein Zeichen des nahenden Todes sein und müsste somit auch akzeptiert werden. Es empfiehlt sich, dies mit den Patienten frühzeitig, soweit möglich, und mit den Angehörigen zu besprechen, um gemeinsam zu einer Entscheidung zu kommen.

PRAXISTIPP

Pflegefachpersonen denken auch an regelmäßige Gewichtskontrollen:
Orientierung am Body-Mass-Index (BMI, zur Berechnung: ➤ Kap. 9.2.1): Bei BMI < 18,5 besteht der Verdacht auf Unterernährung, bei BMI < 16 liegt eine schwere Unterernährung vor.

12.5.2 Umgang bei unsicherem Gangbild – Sturzprävention

Der Sturzprävention muss in der Praxis große Aufmerksamkeit geschenkt werden, da Patienten neben den krankheitsbedingten körperlichen Beeinträchtigungen oftmals auch unter symptomatischen Veränderungen aufgrund einer Medikamentengabe leiden. Vor allem sedierende oder muskelrelaxierende Medikamente, wie z. B. Benzodiazepine, erhöhen das Sturzrisiko.

Deswegen sollten auf den Stationen für gerontopsychiatrische Patienten auch regelmäßige, von den Pflegefachpersonen geleitete Gruppenangebote mit dem Schwerpunkt „Bewegung" im Wochenplan integriert sein.

Dies geschieht im Rahmen
- des Frühsports,
- einer Hockergymnastik,
- eines Gruppenspaziergangs.

Auch die individuellen Maßnahmen von Pflegefachpersonen am einzelnen Patienten sind von großer Wichtigkeit.

Dies kann geschehen durch:
- Abklärung von Seh- und Hörvermögen
- Ggf. Seh- und Hörhilfen von Verwandten mitbringen lassen
- Sichere Gestaltung des Patientenumfelds („Stolperfallen" entfernen, Matten vor dem Bett ausbreiten, große statt kleine Topfpflanzen aufstellen)
- Ausstattung des Patienten mit geeigneten Hilfsmitteln (Gehwagen)
- Richtige Einstellung der Länge des Gehstocks
- Anziehen von rutschfestem Schuhwerk und zweckmäßiger Kleidung
- Gehtraining
- Einzelspaziergang mit dem Patienten
- Nachtlicht im Zimmer
- Sturzhose
- Niedrigbett

INFO

Das deutsche Netzwerk für Qualitätsentwicklung in der Pflege (DNQP) hat einen Expertenstandard zur Sturzprophylaxe entwickelt. Seine Anwendung ist bindend. Er kann unter folgender Adresse bestellt werden:

Deutsches Netzwerk für Qualitätsentwicklung in der Pflege (DNQP)
Fachhochschule Osnabrück
Caprivistraße 30a
49076 Osnabrück
Tel. (0541) 969-2004, Fax (0541) 969-2971
dnqp@fh-osnabrueck.de
www.dnqp.de

12.5.3 Weitere herausfordernde Verhaltensweisen

Ruhe- und Rastlosigkeit

„Geh doch endlich zur Seite, damit ich weiter laufen kann!" Frau E. läuft den ganzen Tag ohne Pause. Sie hat einen Regenschirm und eine alte Tasche in den Händen und scheint keine Ruhe zu finden.

In diesem Fall ist es wichtig, die Patientin ernst zu nehmen und mit Techniken aus der Validation zu arbeiten. Ablenken, beschwichtigen oder gar die Gabe von Medikamenten sind keine hilfreichen Strategien und auch nicht-validierend. Sie werden die Patientin eher noch unruhiger oder gereizter machen. Sie wird spüren, dass man sie nicht ernst nimmt und wird noch mehr den Drang haben, den Weg nach Hause zu suchen. Hilfreicher wäre hier, „gemeinsam" mit der Patientin zu laufen. Über welchen Sinneskanal ist die Patientin noch erreichbar? Kann sie Berührungen zulassen? Fragen nach dem Extremen geben das Gefühl, ernst genommen zu werden: „Um Himmels Willen, was ist passiert? Wo müssen Sie denn hin?" Vielleicht hilft es der Patientin, „gemeinsam" den Weg nach Hause zu suchen.

Verändertes Schlafverhalten

Es ist 2 Uhr und Herr E. ist schon wieder auf den Füßen, wandert im Zimmer umher und räumt in seinem Schrank herum. Nachdem dies jede Nacht so ist, wird eine Blutzuckerkontrolle durchgeführt und festgestellt, dass der Patient einen BZ-Wert von 58 mg % hat.

Bei Patienten mit Schlafstörungen ist zu beachten:

- Die Patienten tagsüber in Aktivitäten einbinden. Sie sollten sich im Rahmen ihrer Möglichkeiten viel bewegen.
- Schlafphasen am Tage sind zu vermeiden.
- Aufputschende Getränke und Diuretika ab ca. 16 Uhr sollten ebenso vermieden werden wie aufwühlende Ereignisse und angstauslösende Fernsehsendungen.
- Nicht zu früh zu Bett gehen lassen.
- Einschlafrituale sind zu berücksichtigen (in der Pflegeplanung beschreiben).
- Störende Faktoren beseitigen, z. B. Lichteinfall, zu warme oder kalte Raumtemperatur.
- Beim nächtlichen Wachwerden an Toilettengang denken oder Getränk anbieten.
- Nächtliches Herumlaufen ermöglichen, dabei darauf achten, dass der Patient nicht in andere Zimmer geht.
- Patienten sollen sich nur zum Schlafen ins Bett legen, nicht zum Lesen oder Radio hören.
- Auf Schlafmedikation verzichten.
- An mögliche Entzugssymptome denken, wenn Schlafmittel, die zu Hause genommen wurden, in der Klinik abgesetzt sind.
- Gegebenenfalls Blutdruck- und Blutzuckerkontrolle
- An potenziell schlafstörende Medikamente denken. Manchmal genügt es, ein Medikament nur umzusetzen, anstatt ein neues Schlafmittel anzusetzen.
- Wenn der Patient tagsüber zeitweise im Zimmer ist, darf der Rollladen nicht unten sein.
- Düfte gezielt einsetzen, z. B. wirken Lavendel, Melisse oder Kamille beruhigend.

Sollte der Patient biografische Besonderheiten aufweisen, so sind diese zu berücksichtigen.

Medikamentöse Therapie

- Beruhigungstee, z. B. Baldrian-, Kamille-, Melisse-, Fencheltee
- Phytotherapeutika, z. B. Baldrian, Lavendel
- Auf die Gabe von niederpotenten Neuroleptika und Benzodiazepinen sollte prinzipiell verzichtet werden. Insbesondere Benzodiazepine wirken muskelrelaxierend, erhöhen die Sturzgefahr und können abhängig machen. Neuroleptika können ebenfalls die Sturzgefahr erhöhen. Zudem verschlechtern sie das Denken und dämpfen das Gefühlsleben.

Halluzinationen und Wahn

Halluzinationen Halluzinationen (Sinnestäuschungen), illusionäre Verkennungen und Wahnvorstellungen, die nicht zu den Psychosen aus dem schizophrenen Formenkreis gehören, sind bei Patienten mit einer Demenz häufig. Die Patienten sind aufgrund ihrer Verständigungsschwierigkeiten häufig isoliert und können ihre Überzeugungen nur noch schlecht mit anderen Menschen abstimmen. Häufig führen auch äußere Reize zu Sinnestäuschungen. Dazu gehören z. B.:

- Schlechte Beleuchtung, dunkle Gänge und Ecken (Schatten auf dem Fußboden werden als Löcher gesehen): Dunkelheit begünstigt Sinnestäuschungen.
- „Schattenspiele" in der Nacht
- (Portrait-)Bilder
- Stofftiere
- Spiegel (das eigene Gesicht wird nicht mehr erkannt, aus dem Spiegel schaut den Patienten ein fremder alter Mann an)
- Dauernde Berieselung durch Musik

Im Umgang bei Halluzinationen können folgende Ansatzpunkte helfen:

PRAXISTIPP

Nach möglichen Ursachen einer Sinnestäuschung suchen und diese beseitigen.

Für ausreichende Beleuchtung am Tag sorgen, bei Nacht störenden Lichteinfall (Schatten) vermeiden. Eventuell Spiegel in der Waschnische abhängen, irritierende Bilder im Zimmer entfernen.

Wahn Wahnvorstellungen können sich folgendermaßen äußern:

- Fremde Menschen und Besucher werden im Zimmer vermutet.
- Personen werden verkannt, Angehörige als „verkleidete" Besucher angesehen.

Bei **schwerhörigen oder blinden Menschen** ist der Kontakt mit der Umwelt erheblich erschwert. Der Betroffene hört vielfach nur Wortfetzen oder Teile von Satzen, die er oft falsch interpretiert. Er vermutet abfällige Bemerkungen und Ablehnung. Daraus entwickelt sich nicht selten ein Beeinträchtigungswahn, der sich bis zum Verfolgungswahn steigern kann. Häufig tragen äußere Umstände, wie Isolation oder Kränkung, zu einer solchen Entwicklung bei.

Für den Umgang bei Wahnvorstellungen sind folgende Maßnahmen hilfreich:

PRAXISTIPP

Bei Wahnsymptomen nicht mit dem Erkrankten diskutieren. Besser ist es, ihn zu beruhigen und ihn ernst zu nehmen. Es sollte ein möglichst toleranter Umgang mit dem Patienten gepflegt werden, ohne dass man seinen Wahnvorstellungen zustimmt. Sinnvoll ist es ebenfalls, den Betroffenen nicht zu isolieren, sondern ihn aus seiner meist selbstgewählten Isolation zu befreien, sodass er wieder Vertrauen in seine Umwelt fassen kann.

Natürlich wird es in der Praxis nicht immer möglich sein, die oben genannten Interventionen umzusetzen. Bei der Lösung dieses häufig vorkommenden Problems sind viel Fingerspitzengefühl und Kreativität gefragt.

Misstrauen und Feindseligkeit

Misstrauen und Feindseligkeit sind eng verbunden mit Verlegen oder Verstecken von persönlichen Gegenständen. Menschen mit einer Demenz sind manchmal den ganzen Tag auf der Suche nach ihren Gegenständen, andere sind damit beschäftigt, ihr „Hab und Gut" zu verstecken.

Gemeinsames Suchen gibt dem Patienten das Gefühl, dass er ernst genommen wird. Von allen wichtigen Dokumenten, die der Patient besitzt, Duplikate machen. Eine Brille, die mit einer Kette am Hals befestigt ist, wird nicht so schnell verloren. Vielleicht hat der Patient auch Lieblingsverstecke, die er bevorzugt. Papierkörbe vor dem Leeren unbedingt untersuchen (auch die Mitarbeiterin vom Reinigungsdienst informieren).

Frau M. räumt den ganzen Tag ihren Schrank ein und aus, sie zieht sich immer wieder um, und manchmal „verteilt" sie ihre Kleidung auf der Station. Vieles geht verloren. Auf der einen Seite reagiert Frau M. misstrauisch, denn sie vermutet hinter dem Verschwinden der Kleidung Diebstahl. Die Angehörigen sind verärgert und verlangen Haftung und größere Sorgfalt vom Personal. Der Schrank wird verschlossen, Frau M. kann ihre Sachen nicht mehr erreichen. Frau M. reagiert darauf mit großem Misstrauen und Unruhe.

Handlungsoptionen

- Nur eine begrenzte und übersichtliche Anzahl von Kleidung im Schrank lagern. Diese darf Frau M. so oft hin- und herräumen, wie sie will. Alle anderen

Kleidungsstücke separat lagern, z. B. im Hauswirtschaftsraum.
- Nicht in den persönlichen Utensilien der Patienten herumstöbern.
- Regelmäßig die Sinnesfunktionen Sehen und Hören überprüfen.
- Pflegerische Verrichtungen erklären, es darf keine Überrumpelung stattfinden.
- Gute Lichtverhältnisse in den Räumlichkeiten geben Sicherheit.
- Möglichst konstante Bezugspflege
- Beleidigungen und Beschuldigungen nicht persönlich nehmen.
- Patienten durchaus auch mal berühren, sofern sie dieses zulassen.

Oft kommt es im Zusammenhang mit Misstrauen und Feindseligkeit auch zu **aggressivem Verhalten.** Manchmal hilft es schon, den Patienten alleine zu lassen, bis er die auslösende Situation vergessen hat. Ansonsten ist ein ruhiger Umgang wichtig. Eine zugewandte Körperhaltung, ruhige Stimme und eine gelassene Mimik können zur Entspannung führen.

PRAXISTIPP

Herausfinden, welche Situation der Auslöser der Aggression war! Wichtig ist auch, auf die eigene Sicherheit zu achten. Menschen mit einer Demenz können (in ihrer Not) unter Umständen große Kraft aufbringen. Zwangsmaßnahmen wie z. B. Festhalten verschlimmern die Situation nur. Auf eine sedierende Medikation sollte prinzipiell verzichtet werden. Besser ist, die Situation zu verlassen, wenn dies möglich ist, oder sich weitere Hilfe holen. Auch hier sind Techniken aus der Validation äußerst hilfreich.

Anklammern und Nachlaufen

Frau E. sitzt auf einem Stuhl im Eingangsbereich der Station, hat einen weinerlichen und ängstlichen Gesichtsausdruck. Als die Pflegefachperson mit einer anderen Patientin die Station verlassen will, greift Frau E. sofort nach ihr und lässt sie nicht mehr los.

Manche Patienten verlieren jegliche Orientierung und Sicherheit im Raum und zur Realität. Sie benötigen ständigen körperlichen Kontakt zu den Pflegefachpersonen. Eventuell klammern sie sich auch an Mitpatienten oder Bezugspersonen, was zu Unmut führen kann. Grund für das Anklammern kann Angst vor dem Verlassen-werden sein. Hier ist zuallererst wichtig, Verständnis bei den Mitpatienten zu wecken (z. B. im Rahmen des Stations-Forums). Für die betreuende Pflegefachperson kann das anklammernde Verhalten bei allem Verständnis belastend sein. Hier ist die Betreuung auf möglichst „viele Schultern" zu verteilen, d. h., es empfiehlt sich, Absprachen zu treffen:
- „Wer betreut den Patienten wann und wie lange?"
- Andere Berufsgruppen hinzuziehen: Einzelergotherapie, Spaziergang mit dem Seelsorger, Singen mit der Musiktherapeutin.
- Patienten in möglichst viele Tätigkeiten auf der Station einbinden, z. B. Aufräumen, Tische im Speisesaal abputzen.

„Schreiende" und „rufende" Patienten

Der Umgang mit Patienten, die den ganzen Tag schreien oder rufen („Hallo-Schreier"), kann für das Personal sehr belastend sein. Rufen oder Schreien kann ein Ausdruck verschiedener Zustände sein.

Tipps für den Umgang
- Patienten nicht mit Fragen überhäufen („Was ist los?", „Warum schreien Sie denn so?")
- Eventuelle Schmerzursache abklären (z. B. offene Stelle im Mundbereich).
- Versuchen, herauszufinden, was den Patienten bedrückt (z. B. Angst, Durst, Harndrang oder unbequemes Sitzen).
- Vermehrte körperliche Stimulation (z. B. massieren, passive Dehnübungen)
- Belastung der Betreuung auf mehrere Schultern verteilen.
- Nicht über den Patienten lustig machen oder ihn nachahmen.
- Patienten Gesellschaft anbieten, um sie aus ihrer Isolation herauszuholen.

Sexuelle Übergriffe

„Sexualität im Alter" ist nach wie vor ein Tabu-Thema. Gespräche darüber werden vermieden, obwohl auch ältere Menschen Interesse an Sexualität haben. Bei älteren Menschen stehen „psychoerotische und psychosexuelle Faktoren, z. B. Liebkosungen im Vordergrund" (Berger, 1998).

Sexuelle Übergriffe von Menschen mit einer Demenz sind eher selten, kommen aber im stationären Bereich vor.

> Herr W. greift immer wieder dem weiblichen Personal an die Brust oder versucht, das Personal „zu begrapschen". **Tipp:** Ruhe bewahren, dem Patienten erklären, dass seine Annäherungsversuche nicht erwünscht sind. Annäherungsversuche nicht persönlich nehmen.

Ruckartige Bewegungen

Ruckartige Bewegungen sind bei Patienten mit einer Demenz-Erkrankung nicht selten. Sie lösen bei dem Patienten und seiner Umgebung Unverständnis und Hilflosigkeit aus. Diese motorischen Störungen lassen sich auch medikamentös nicht völlig unterbinden.

Medikamentöse Therapie: z. B. Tiaprid (Tiapridex®)

PRAXISTIPP

> Dem Patienten das Trinken aus nicht zerbrechlichen Gefäßen (z. B. Bambus) anbieten, eventuell Hilfestellung beim Essen geben. Mitpatienten (unter Beachtung der Schweigepflicht) aufklären.

Immobilität/Bettlägerigkeit – Standardisierte Bestimmung des Dekubitusrisikos

Da es sich bei gerontopsychiatrischen Patienten oftmals um multimorbide Menschen handelt, ist eine standardisierte Bestimmung des Dekubitusrisikos, z. B. anhand der **Braden-** oder **Norton-Skala,** auch unter dokumentationsrechtlichen Aspekten unerlässlich. Die Einschätzung des Dekubitusrisikos wird z. B. bei Aufnahme, Verlegung auf andere Abteilungen, Veränderungen des Zustands und bei der Entlassung vorgenommen.

Hierbei werden jeweils spezifische Parameter von den Pflegefachpersonen erfasst. Die entsprechenden Ergebnisse liefern die Grundlage für die pflegerischen Interventionen, z. B. Lagerung, Mobilisation.

Modifizierte Norton-Skala

➤ Tab. 12.6: In jeder Spalte ist der Zustand des Patienten einzuschätzen, die Punkte werden anschließend addiert.

Bei einer Summe von 25 Punkten oder weniger besteht ein Dekubitusrisiko. Das Ausmaß ist von der erreichten Punktzahl abhängig:

Tab. 12.6 Modifizierte Norton-Skala zur Einschätzung des Dekubitusrisikos (www.dnqp.de) [E121]

Ressourcen/Risiken	Punktzahl			
	4	3	2	1
Bereitschaft zur Kooperation/ Motivation	Voll	Wenig	Teilweise	Keine
Alter	< 10	< 30	< 60	> 60
Hautzustand	Normal	Schuppig, trocken	Feucht	Wunden, Allergie, Risse
Zusatzerkrankungen	Keine	Abwehrschwäche, Fieber, Diabetes	MS, Adipositas	Arterielle Verschlusskrankheit
Körperlicher Zustand	Gut	Leidlich	Schlecht	Sehr schlecht
Bewusstseinslage	Klar	Apathisch, teilnahmslos	Verwirrt	Stuporös
Aktivität	Geht ohne Hilfe	Geht mit Hilfe	Rollstuhlbedürftig	Bettlägerig
Beweglichkeit	Voll	Kaum eingeschränkt	Sehr eingeschränkt	Voll eingeschränkt
Inkontinenz	Keine	Manchmal	Meistens Urin	Urin und Stuhl

- 25–24 Punkte: niedriges Risiko
- 23–19 Punkte: mittleres Risiko
- 18–14 Punkte: hohes Risiko
- 13–9 Punkte: sehr hohes Risiko

Zur Verhinderung eines Dekubitus sind die entsprechenden pflegerischen Maßnahmen zu planen und durchzuführen, z. B. Lagerung, Mobilisation.

PRAXISTIPP

Das deutsche Netzwerk für Qualitätsentwicklung in der Pflege (DNQP) hat einen Expertenstandard zur Dekubitusprophylaxe entwickelt. Seine Anwendung ist bindend. Er kann unter folgender Adresse bestellt werden:

Deutsches Netzwerk für Qualitätsentwicklung in der Pflege (DNQP)
Fachhochschule Osnabrück
Caprivistraße 30a
49076 Osnabrück
Tel. (0541) 969-2004, Fax (0541) 969-2971
dnqp@fh-osnabrueck.de
www.dnqp.de

Herausforderndes Verhalten und Schmerz

„Serial Trial Intervention©" zum Erkennen einer Verhaltensänderung bei herausforderndem Verhalten Ein Grund für herausforderndes Verhalten bei Menschen mit Demenz können unbehandelte Schmerzen sein. Es ist oft problematisch zu unterscheiden, ob die Demenz oder eine andere Ursache, wie z. B. Schmerz, die beobachtete Verhaltensweise bedingt. Als Hilfsmittel zur systematischen Beurteilung kann die „Serial Trial Intervention© " (Fischer et. al.) herangezogen werden. Dabei werden körperliche und affektive Verhaltensänderungen beobachtet und schrittweise mit nicht-medikamentösen Maßnahmen bis hin zur versuchsweise Gabe von Schmerzmitteln begegnet. Sind alle Schritte geprüft und kein Erfolg erzielt worden, kann versuchsweise ein Psychopharmakon in Absprache mit dem behandelnden Arzt verabreicht werden.

- **Schritt 1 (Körperliches Assessment):** Hier wird nach körperlichen Ursachen gesucht, wie z. B. Durst oder Hunger, Gabe eines Diuretikums, das zu vermehrtem Harndrang führt. Kann die körperliche Ursache für z. B. unruhiges Umherlaufen nicht gefunden werden, so erfolgt:
- **Schritt 2 (Affektives Assessment):** Hier wird geprüft, ob umgebungsbedingte Faktoren vorliegen, welche das Wohlbefinden von Menschen mit einer Demenz beeinflussen. Das kann ein Überangebot an Reizen sein, wie z. B. der Lärm auf Station, aber auch ein Mangel an Sinnesreizen, wie z. B. durch langes Alleinsein im Zimmer, viele Besucher, wechselndes Personal am selben Tag, Hitze, Kälte oder zu viele pflegerische Verrichtungen am Patienten. Für Menschen mit einer Demenz kann das irritierend sein und zu herausforderndem Verhalten führen. Kann das Bedürfnis nicht befriedigt werden, geht es weiter mit:
- **Schritt 3 (Versuch nicht-medikamentöser Maßnahmen):** Das können Spaziergänge sein, Massagen, Berührungen, Erinnerungsarbeit, Singen, Vorlesen, Aromatherapie oder auch hauswirtschaftliche Tätigkeiten, arbeiten im Garten, Bewegung und vieles mehr. Wenn sich durch nicht-medikamentöse Maßnahmen das herausfordernde Verhalten nicht verändert, geht es weiter mit:
- **Schritt 4 (versuchsweise Gabe eines Schmerzmittels):** In Absprache mit dem behandelnden Arzt wird entweder die bereits bestehende Schmerzmedikation erhöht oder versuchsweise ein neues Analgetikum als Bedarfsmedikation gegeben. Wenn durch die Gabe der Bedarfsmedikation eine Besserung des Verhaltens eintritt, dann sollte die Bedarfsmedikation in eine Dauermedikation umgewandelt werden. Stellt sich kein Erfolg ein, sollte über eine Erhöhung der Schmerzmedikation nachgedacht werden, oder es geht weiter mit:
- **Schritt 5: (Beratung mit dem Arzt und den Angehörigen sowie versuchsweise Gabe eines Psychopharmakons):** Erst wenn die Gabe von Schmerzmitteln keine Wirkung zeigt, wird im fünften Schritt mit dem behandelnden Arzt, den Angehörigen und weiteren Beteiligten, wie z. B. Betreuer beraten, ob eine Behandlung mit Psychopharmaka sinnvoll ist.

Besteht das herausfordernde Verhalten auch nach dem fünften Schritt weiter, wird die Serial Trial Intervention© wiederholt und beginnt wieder bei Schritt 1.

12.6 Umgang mit Gedächtnisstörungen

Gedächtnistraining bei Demenz

Leider lässt sich das Gedächtnis eines Menschen, der unter einer Demenz leidet, nicht mehr verbessern. Mechanisches Auswendiglernen oder ein Abfragen sind zu vermeiden. Die Gefahr der Frustration ist sehr groß, die Patienten fühlen sich bloßgestellt.

Das gleiche gilt für **„Gehirnjogging“.** Das Gedächtnis eines Menschen mit Demenz lässt sich nicht trainieren, die Patienten werden damit eher gequält als behandelt.

Spezielle Orientierungshilfe bietet hier eher das **Realitäts-Orientierungstraining** (ROT). Das ROT ist ein verhaltenstherapeutischer Ansatz, der helfen soll, die Selbstständigkeit, auch in Teilbereichen, zu erhalten. Zu unterscheiden ist das 24-Stunden-ROT vom formalen ROT. Das formale ROT wird als Gruppenprogramm durchgeführt. Dabei werden täglich grundlegende Orientierungshilfen in Form von Fragen geübt, z. B. „Welcher Tag ist heute?“, „Wo sind wir hier?“ Das formale ROT ist bei leichten kognitiven Störungen („mild cognitive impairment“ MCI) und zur Reorientierung bei deliranten Zuständen hilfreich. Bei Menschen mit einer Demenz ist das formale ROT nicht mehr zu empfehlen.

Das 24-Stunden-ROT lässt sich dagegen gut während des stationären Aufenthalts einsetzen, Informationen erfolgen ständig, ohne dabei korrigierend einzugreifen:

- Namensschilder an der Zimmertür
- Große, einsehbare Uhren
- Großgedruckte Kalender
- Bei nachlassender Lesefähigkeit Symbole anbringen
- Evtl. akustische oder optische Reize einsetzen, z. B. Klingelton, Fotowand mit Bildern der Mitarbeiter

Beim 24-Stunden-ROT erfolgen Informationen ständig, ohne korrigierend einzugreifen.

PRAXISTIPP

Es ist wichtig, Menschen mit einer Demenz Informationshilfen zu geben. Aber auch das formale ROT kann Patienten überfordern und zur Frustration führen, da sie ständig mit ihren Defiziten konfrontiert werden.

Nicht an den Defiziten orientieren sich die Erinnerungsgruppe und die Validation. Ziel ist es, die Lebensqualität soweit wie möglich zu erhalten.

Validation

Validation heißt im weitesten Sinne Wertschätzung. Zielgruppe sind hierbei desorientierte, alte Menschen.

In diesem Zusammenhang sei auf die Modelle der Validation nach **Naomi Feil** und dem Modell der Integrativen Validation nach **Nicole Richard** hingewiesen.

Im Konzept der Validation nach Feil liegt der Schwerpunkt der Kommunikation auf dem aktiven Anerkennen der Emotionen der Menschen mit Demenz. Hierfür ist ein hohes Maß an Empathie nötig, aber auch Respekt vor der Lebenserfahrung des alten Menschen sowie Ehrlichkeit im Umgang.

Die Sicht des erkrankten alten Menschen stellt bei der Validation den Mittelpunkt dar, der Helfer korrigiert die subjektive Realität des Menschen nicht. Ebenso wird sein Erleben nicht infrage gestellt. Die Lebensumstände des desorientierten Menschen werden akzeptiert. Die Pflegefachpersonen werden im Umgang mit alten, desorientierten Menschen, der seinen Gefühlen freien Lauf lässt, unterstützt. Die Ursachen der Gefühle werden ergründet.

Hilfreiche Techniken der Validation nach Feil sind:

- „Zentrieren“ (frei werden für die Emotionen des anderen); „ruhig werden“
- Beobachten, beschreiben („Was sehe ich?“)
- „Sich die Welt des anderen vorstellen“
- W-Fragen stellen („Wer, was, wann, wie?“) (Nicht nach dem Warum fragen)
- Zusammenfassen, wiederholen
- Fragen nach dem „Extrem“ („Um Himmels Willen …, das ist ja furchtbar, was da passiert ist“)
- Wenden Sie sich an das bevorzugte Sinnesorgan:
  - Visuelle Worte: bemerken, vorstellen, erinnern, sehen
  - Akustische Worte: laut, klar, klingt wie, hören („Ja, ich habe sie ganz genau gehört, das klingt schlecht“)
  - Kinästhetische Worte: fühlt sich an wie, spüren, das trifft mich, schmerzt mich …
- Das Gegenteil vorstellen
- Erinnern

Nicht-validieren ist beruhigen, beschwichtigen, ablenken, „therapeutische Lügen“ oder etwas vorspielen.

Weitere Techniken der Validation sind:

- Mit klarer, sanfter und liebevoller Stimme langsam sprechen
- Spiegeln (Bewegung, Stimme, Haltung, Mimik, Atem)
- Gezieltes Berühren
- Einsatz von Tanz, Gesang und Musik

MERKE

Wichtig ist, dass verbale und nonverbale Signale des alten Menschen mit einer Demenz erkannt, aufgenommen und in Worten wiedergegeben werden.

Validation soll den Betroffenen eine bessere Lebensqualität bieten und dem verantwortlichen Team seine Arbeit erleichtern.

Um Validation sicher anwenden zu können, ist es wichtig, sich mit einem der gängigen Konzepte intensiver zu beschäftigen und es einzuüben. Dabei sollte jeder im Team seine Fähigkeiten und Fertigkeiten, aber auch seine Grenzen sorgfältig hinterfragen.

Beispiele 1:

Patientin, 92 Jahre, will urplötzlich die Station verlassen, sie müsse sofort zu ihrer kleinen Tochter. Alle Versuche sie aufzuhalten, münden in einen Kampf. Die Türe wird verschlossen. Die Patientin rüttelt an der Türe, schimpft, kratzt, tritt mit den Beinen.
Alle Versuche, ihr klar zu machen, dass ihre Tochter schon fast 70 ist, machen keinen Sinn.
Validierung: Frage nach dem Extremen: „Was ist passiert?", „Was hatte sie an?", „Wo könnte sie sein?", „Ist das schon mal passiert?"

Beispiel 2:

Eine alte Frau geht neben Ihnen her und wiederholt immer den gleichen Satz:
„Da kommt die neue Putti, die neue Mutti, die neue Putti"
Sie klammert sich an Sie; beim Versuch das Klammern zu lösen, schreit die Patientin.
Sie signalisiert: Nähe, Angst, Kontaktsuche.
Validierung: Ein Stück mitgehen, spiegeln, auch den „Sing, Sang" mitmachen. In Kontakt bleiben.

Beispiel 3:

Eine Patientin hat ins Bett eingenässt, es ist eventuell der Beginn ihrer Inkontinenz. Sie schämt sich. Sie sucht die Schuld bei jemand anderem, beschimpft Mitbewohner, Personal.

Nicht-validierend: beschwichtigen, besänftigen.
„Nicht so schlimm"
Validierend: „Das ist aber ärgerlich! Was ist Ihnen denn passiert?"
„Wie unangenehm für Sie! Seit wann ist das denn so?"

12.7 Gruppenaktivitäten

Eine Möglichkeit, alten Menschen das Gefühl der Gemeinschaft und Wertschätzung zu vermitteln, sind geplante Aktivitäten in der Gruppe. Die Patienten erleben dabei, dass sie nicht allein gelassen werden, erfahren Abwechslung und Beschäftigung und werden an Tätigkeiten von früher erinnert.

Erinnerungsgruppe

Die „Erinnerungsarbeit“ kann sowohl mit einzelnen Patienten als auch in einer Gruppe durchgeführt werden.

Im stationären Alltag kann eine Beziehung zum alten Menschen hauptsächlich über den Pfad der Vergangenheit entstehen. Dieser Pfad sind die Erinnerungen. Die Erinnerung können mit dem Menschen gepflegt werden: Erinnerungen können in der Erinnerungsgruppe, in einem speziell vorbereiteten Umfeld, durchlebt und ausgedrückt werden.

Vergangenheit bedeutet für den Menschen mit Demenz oftmals Sicherheit, Geborgenheit, „sich auskennen“ und „zu Hause sein“.

Die Erinnerungen können mit Triggern (Schlüsselreize, Utensilien vergangener Tage) ausgelöst werden. Dabei kann es von Vorteil sein, die bevorzugten Sinneskanäle der betroffenen Personen zu kennen.

Solche Treffen im Rahmen der Erinnerungsgruppe können unter ein bestimmtes Motto gestellt werden, z. B. der „Waschtag“, „technische Geräte“, „Feste“.

Erinnerungskoffer mit wichtigen Gegenständen „aus dem Leben“ eines Einzelnen können ebenso ins Gruppengeschehen integriert werden und die Grundlage der Gruppeneinheit bilden.

Damit eine solche Gruppe ansprechend und auf den jeweiligen Patienten eingehend gestaltet werden kann, sind biografisches Wissen und persönliches Interesse notwendig. Hier wird deutlich, dass neben dem Dialog mit den Patienten auch der Dialog mit den Angehörigen sehr wichtig ist. Es empfiehlt sich, biografisch relevante Sachverhalte aufzuschreiben und in die Pflegeplanung zu integrieren. Im Rahmen einer solchen biografischen Erhebung können Schlüsselwörter gesammelt werden, welche beim Patienten eine Assoziation (z. B. bei einem früheren Eisenbahner „Dampflok", „Bahnwärterhaus") auslösen. Es sind frühere Hobbys und Zeitgeistwörter (z. B. „Grammophon" und „Schallplattenspieler" statt „CD-Player") aufzuschreiben.

In der Durchführung der Erinnerungsgruppe ist darauf zu achten, dass der alte Mensch genügend Zeit erhält, um sich zu äußern. Es darf seitens der Pflegefachperson kein ständiges Ausfragen stattfinden, da sich die dementen Menschen sonst zurückziehen und schweigen.

Beispiel: „Waschtag"

Im Hauswirtschaftsraum der Station wurden Gegenstände früherer Zeit ausgelegt und vorbereitet. Diese waren ein Waschbrett, ein hölzerner Rührstab, ein grauer metallener Waschzuber mit Wasser und Kernseifenlauge, Kernseife und Kleidungsstücke der 40er-Jahre.

Zu der Gruppe gehörte die 80-jährige Frau Sch., die sonst motorisch sehr getrieben war, ständig umherlief, in ihrer eigenen vergangenen Welt lebte und die engsten Angehörigen nicht mehr erkannte.

Das Ziel der Pflegefachpersonen war es, eine Situation zu schaffen, in der sich Frau Sch. dazugehörig fühlen konnte. Auch die Frage, ob sie sich erinnerte, stand im Raum.

Als die Utensilien herumgereicht wurden, betastet Frau Sch. die Kernseife, roch an ihr und machte ganz unerwartete Bemerkungen. Zeitweise strahlten ihre Augen. Sie blieb auch die restliche Zeit im Raum und saß hierbei sogar die meiste Zeit auf dem Stuhl.

Sie fühlte sich sichtlich wohl, fühlte sich dazugehörig und erinnerte sich auch.

Koch- und Backgruppe

Eine andere Möglichkeit zur Selbstwertstärkung kann die Koch- und Backgruppe bieten. Sie kann ein praxisorientiertes „Wiedereintauchen in früher gewohnte Tätigkeiten" sein. Neben den noch vorhandenen manuellen Fertigkeiten kann eventuell noch vorhandenes Wissen eingebracht werden.

Es geht nicht um das Lernen von neuen Abläufen und Kochrezepten, sondern um das Teilhaben an Alltäglichem.

Natürlich werden die gemeinsam gebackenen oder gekochten Gerichte auch in der jeweiligen Gemeinschaft gegessen.

Singen

Früher wurde offensichtlich öfter gemeinsam gesungen als heute, z. B. bei Familienfesten, Treffen im Verein oder bei spontanen Zusammenkünften. Singen gehörte zum Alltag.

Im stationären Alltag kann das Singen eingesetzt werden, um Ressourcen von Patienten zu entdecken und zu nutzen. Je nach Jahreszeit können Frühlings-, Sommer-, Herbst- oder Winterlieder gesungen werden.

In der Regel erleben die Patienten eine solche Gruppenaktivität, ebenso wie das Vorlesen, gemeinsame Spielrunden und Spaziergänge als angenehm und schätzen die Atmosphäre.

Milieugestaltung

Neben einem respektvollen, wertschätzenden und geduldigen Umgang ist auch die stationäre Umgebung von Bedeutung.

Helle Räume, weite Flure zum Gehen und eine häusliche Atmosphäre sind sehr wertvoll. Entsprechende Nischen und Sitzecken mit Möbeln und Gegenständen vergangener Tage geben den Patienten ebenfalls ein Gefühl von Geborgenheit und Sicherheit (➤ Abb. 12.1).

Überraschende Veränderungen für den Patienten sind zu vermeiden. Sinnvoll ist hier die Strukturierung des Alltags. Rituale und Gewohnheiten aus der Vergangenheit, z. B. Aufstehzeiten, Essenszeiten, Zeiten für Spaziergänge und ähnliches, sind zu integrieren. Hilfreich ist es, wenn persönliche Gegenstände im Zimmer sind.

Tiergestützte Therapie

Bereits in zahlreichen Kliniken und Pflegeheimen in Deutschland gibt es Tiere, vor allem Hunde, im stationären Einsatz. Eine amerikanische Studie von

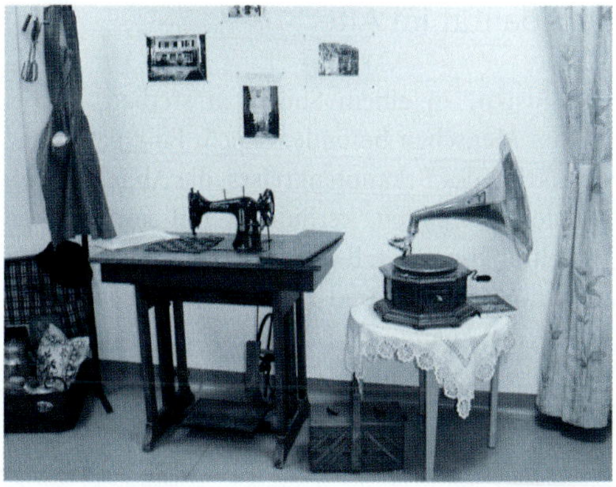

Abb. 12.1 Utensilien früherer Zeiten vermitteln dementen Patienten Sicherheit und Geborgenheit. [P612]

Bardill und Hutchinson (1997) stellte heraus, dass Tiere eine positive Wirkung auf das Milieu einer Station haben.

Hunde bringen zahlreiche positive Eigenschaften mit:

- Der Hund nimmt Menschen an, wie sie sind.
- Der Hund stellt keine Bedingungen, um Zuwendungen zu geben.
- Der Hund ist ehrlich und authentisch in den Äußerungen seiner Emotionen.

Therapiehunde können unter anderem:

- Die Handlungsfähigkeit fördern
- Das Selbstbewusstsein stärken und die Selbständigkeit spürbar machen
- Die Empathie, das Einfühlen in ein anderes Lebewesen wecken und stärken
- Die nonverbale Kommunikation deutlich machen und so die Selbstwahrnehmung verbessern
- Wärme und Nähe geben und dadurch Stress vermindern und Entspannung herbeiführen
- Die Sprachfähigkeit stärken und die Sprechbereitschaft erhöhen
- Humor und Lebendigkeit wecken
- Eine Quelle für Trost und Geborgenheit sein (antidepressive und antisuizidale Wirkung)
- Aggressives Verhalten reduzieren

Religiosität

Nicht selten haben alte Menschen in früheren Jahren und in der Zeit vor dem Krankenhausaufenthalt ganz regelmäßig religiöse Handlungen (z. B. Morgengebet) vollzogen oder sind in religiöse Gemeinschaften eingebunden gewesen.

Fehlen diese gewohnten Rituale im Klinikalltag, entsteht ein Vakuum, das z. B. mit motorischer Unruhe kompensiert wird.

PRAXISTIPP

An den Wochenenden auf den Krankenhausgottesdienst hinweisen und die Patienten begleiten, wenn sie dorthin wollen und nicht alleine gehen können. Eventuell gemeinsames Gebet am Abend.

12.8 Überleitung und Entlassung

Entlassung aus einer Klinik bedeutet für den gerontopsychiatrischen Patienten oftmals ein „Gehen ins Ungewisse" und gleichzeitig das Ende einer „therapeutischen Beziehung". Deshalb ist dem Entlassungsgeschehen schon lange vorher Augenmerk zu schenken.

Neben der vermehrten Thematisierung der Entlassung im Alltagsgespräch nehmen Pflegefachpersonen auch Kontakt zu den Angehörigen auf. Dies ist wichtig, wenn der Patient nach Hause kommt, aber auch, wenn er in eine nachsorgende Einrichtung geht.

Bewährte Umgangsregeln und neue Erkenntnisse werden weitergegeben. Waren zu Beginn des stationären Aufenthalts die Pflegefachpersonen die Informationsempfänger, so sind sie nun in gewisser Weise Informationsgeber.

Dies sind sie auch, wenn der Patient in ein Alten-, Senioren- oder Pflegeheim verlegt wird.

Ein sorgfältig ausgefüllter Überleitungsbogen hilft dem Patienten, dort leichter Fuß zu fassen.

Die beste Möglichkeit bei der Verlegung ist sicher, den Patienten von der Bezugspflegeperson begleiten und die professionelle, detaillierte Übergabe vor Ort stattfinden zu lassen. Dies empfiehlt sich vor allem bei Patienten, bei denen größere Probleme während der Hinfahrt und Aufnahme am zukünftigen Ort zu erwarten sind.

Diese Maßnahme ist bei entsprechender innerstationärer Organisation gut durchführbar, sie rundet den Pflegeprozess auch in der praktischen Umsetzung ideal ab.

Umgang mit Angehörigen

In der Arbeit mit gerontopsychiatrischen Patienten ist auch der Umgang mit den Angehörigen sehr wichtig. Sie sind einerseits, wie oben angeführt, eine Informationsquelle für die Pflegefachpersonen, haben ihrerseits jedoch ebenfalls Informationsbedarf.

Neben dem alltäglichen Austausch kann hierbei im Sinne einer Beratung auf die speziellen Angehörigengruppen verwiesen werden, wo sich die Angehörigen mit anderen Menschen in ähnlicher Situation austauschen und dadurch Entlastung finden können.

Angehörigengruppen finden sich im Internet, z. B. in den Info-Portalen der Alzheimergesellschaft Deutschland.

12.9 Depressive Syndrome

Depression im Alter

Depressive Erkrankungen treten im Alter (65 Jahre und älter) gehäuft auf. Im Alter können alle Arten von Depressionen vorkommen, ohne dass der Patient früher manische oder depressive Episoden durchlitten hat. Sie verlaufen oft längerfristig als andere Depressionen und sind besonders oft mit depressiven Wahninhalten verbunden. So kommt es häufig zu Verarmungs-, Verschuldungs- und nihilistischem Wahn. Die Suizidalitätsrate bei Depressionen im Alter ist hoch, vor allem bei älteren Männern.

Es bestehen Zusammenhänge zwischen Hirnalterungsprozessen und der Bereitschaft, an einer Depression zu erkranken. Eine beginnende Demenz kann von einer Depression begleitet sein.

Das Erleben von Hilflosigkeit und Ausgeliefertsein, Verlusterlebnisse, Vereinsamung und Isolation, verbunden mit körperlichen Erkrankungen, kann zu einer depressiven Erkrankung im Alter führen. Die Therapie besteht aus der Gabe von Antidepressiva (wegen der anticholinergen Nebenwirkung wird auf die Gabe trizyklischer Antidepressiva verzichtet), Aktivitätenaufbau und Gesprächstherapie.

Suizidalität im Alter

Das Risiko, an einem Suizid zu sterben, ist bei älteren Menschen besonders hoch. Eine natürliche Reduktion des Bekanntenkreises, die Abnahme von sozialen Kontakten, verbunden mit körperlichen Einschränkungen, z. B. verminderte Mobilität, eingeschränktes Seh- und Hörvermögen sowie Einbußen der kognitiven Leistungsfähigkeit, erhöhen das Suizidrisiko außerdem. In diesem Zusammenhang steht, dass Depressionen bei alten Menschen zu selten erkannt und behandelt werden.

Trauer

Im Alter kommt es häufig zum Verlust eines geliebten Menschen. Geschwister, Freunde oder Ehepartner sterben. Als Reaktion auf solche Verluste entsteht **Trauer.** Der Trauernde ist still, seine Mimik ist oft versteinert oder leidend, die Sprache ist leise, er weint häufig, klagt über Appetit- und Schlaflosigkeit. Dieses Erscheinungsbild lässt sich oft nicht von einer depressiven Erkrankung unterscheiden. Umgekehrt ist es aber auch nicht selten, dass der Verlust eines Menschen und die damit entstehende Trauer quasi der erste Schritt in eine Depression sind. Bei der normalen, „gesunden Trauerreaktion", unterscheidet man folgende Phasen:

Schockphase Ausgelöst durch den unmittelbaren Verlust. Der Trauernde ist wie **versteinert,** zeigt eine allgemeine Starre. Dieser Zustand dauert einige Stunden.

Kontrollierte Phase Der Trauernde gewinnt Kontrolle über sich und **wirkt gefasst.** Dies dauert meist einige Tage.

Regressive Phase **Zusammenbruch** der (bisherigen) Daseinswelt. Der Trauernde zieht sich in sich selbst zurück und wird apathisch, empfindlich, verletzbar und misstrauisch gegenüber der Umwelt. Dieser Zustand dauert einige Wochen bis Monate.

Adaptive Phase Der Trauernde baut den Verstorbenen in sich auf **(„Inkorporation"),** er rekonstruiert seine Daseinswelt und überprüft seine psychische Organisation. Er wendet sich wieder der Umwelt zu und beginnt, seine Trauerreaktion abzuschließen. Die Dauer dieser Phase ist individuell unterschiedlich, kann aber bis zu einem Jahr betragen.

Mit Abschluss der Trauerarbeit ordnet der Trauernde seine Erlebniswelt neu und es gelingt ihm, nach Trennung und Ablösung, eine neue Daseinswelt aufzubauen.

Unter **pathologischer Trauerreaktion** versteht man Fehlreaktionen, wie Fremd- und Selbstaggression, abnorm lange Trauerarbeit, ausgeprägter sozialer Rückzug oder hysterisch überlagerte Reaktionen. Begünstigt werden solche Fehlentwicklungen durch Entbehren eines Gesprächspartners und dadurch, dass Traueräußerungen in unserem Kulturkreis häufig als nicht angemessen, als störend oder peinlich gelten. Auch das Verhältnis, das der Trauernde zum Verstorbenen hatte, spielt eine große Rolle. Der Betroffene glaubt häufig, dem Toten gegenüber etwas versäumt zu haben oder er gesteht sich sein ambivalentes Verhältnis zu ihm, auch Aggressionen, nicht ein. Im Rahmen einer solchen pathologischen Trauerreaktion kann es zu einer **Idealisierung des Verstorbenen** kommen. Es versteht sich von selbst, dass eine normale Trauerreaktion keiner Therapie bedarf. Jeder sollte sich bemühen, den Trauernden in seinen Empfindungen zu akzeptieren und zu unterstützen. Bei pathologischen Trauerreaktionen ist eine **fokale psychotherapeutische Kurzintervention** angezeigt. Inhalt der Gespräche sollte die Beziehung zum Verstorbenen und die Bedeutung des Verlusts sein.

INFO

Trauerreaktionen kommen keinesfalls nur durch den Tod eines geliebten Menschen zustande. Auch nach einer Scheidung oder Trennung von einem Partner oder Freund sind pathologische Reaktionen zu beobachten.

Pseudodemenz

Bei schweren depressiven Syndromen können Patienten ähnliche Symptome wie bei einer Demenz entwickeln. Eine diagnostische Unterscheidung der Symptomatik ist wichtig, da bei der Pseudodemenz der Patient eine Erkrankung hat, die gut zu behandeln ist.

Tab. 12.7 Unterschiedliche Symptome bei Depression und Demenz

Depression	Demenz
Konzentrationsstörungen	Vergesslichkeit
Teilnahmslosigkeit	Persönlichkeitsveränderungen
Psychomotorische Störungen	Agitiertheit
Schlafstörungen	Störung des Tag-Nacht-Rhythmus

MERKE

Der Patient mit einer Pseudodemenz ist nicht wirklich dement, sondern depressiv.

Die Symptome der Alzheimer-Demenz und der Depression im Alter sind häufig ähnlich und werden oft verwechselt.

Hilfe bei der Unterscheidung der beiden Phänomene bietet ➤ Tab. 12.7.

Umgang bei alten depressiven Menschen

Den Angehörigen des Patienten fällt die Erkrankung anfänglich oft gar nicht auf. Oftmals tritt sie erst deutlich zutage, weil der Betroffene sich ständig abwertet, alles nur negativ sieht und in den Gesprächen immer wieder bei den Themen Schuld und Verarmung kleben bleibt. Diese Themen werden zuweilen sogar wahnhaft verarbeitet.

So gibt sich eine alte Frau die Schuld am Tod einer Nachbarin oder ist der Meinung, kein Geld mehr für ihr weiteres Leben zu haben, obwohl nachweislich ausreichend Geld auf dem Konto liegt.

PRAXISTIPP

Suizidalität abklären und entsprechende Äußerungen nicht bagatellisieren.

Gruppen für depressive alte Patienten

Solche Gruppen können mit unterschiedlichen Inhalten in unterschiedlicher Weise auch von den Pflegefachpersonen initiiert und durchgeführt werden.

Die Gruppen können spontan, d. h. ungeplant, aber auch regelmäßig und somit fest im Wochenplan verankert, stattfinden.

Depressionsgruppe

Diese regelmäßig stattfindende, diagnosespezifische Gruppe ist ein Teil des gesamten Behandlungsangebots und deshalb mit dem Team abzustimmen. Die ärztliche Anordnung und Information über den jeweiligen Patienten sind für die Teilnahme an der Gruppe eine Voraussetzung.

Die Themen der Gruppe können auf den „speziellen Umgang mit der Depression" bezogen sein. In einer solchen Gruppe können u. a. Themen wie „Loslassen", „Umgang mit Wut und Aggression", „Welche Erwartungen habe ich an die Angehörigen?", „Wiederaufnehmen von Hobbys", „Aktivitätenaufbau", „Umgang mit Angst", „Umgang mit dem Alter" sein.

Bei regelmäßig stattfindenden Gruppen können die Inhalte aus der vorherigen Sitzung aufgegriffen und weiterbearbeitet werden. Dies ist für die prozesshafte Entwicklung im Umgang mit der selbsterlebten Depression für die Patienten oftmals günstig.

Die Ziele einer solchen Gruppe können ganz unterschiedlich sein. Beispielsweise kann die depressionsspezifische soziale Isolierung durch Interaktion in der Gruppe überwunden sowie durch die offene Gruppenstruktur vieles über den Krankheitsverlauf gelernt werden. Ebenso können Lebens- und Denkalternativen, die den Krankheitsverlauf günstig beeinflussen, gelernt werden. Nicht zu unterschätzen ist der Aspekt der verbesserten Eigenakzeptanz durch Erfahrungen von Akzeptanz in der Gruppe.

Gesprächsgruppe

In einer im Wochenplan verankerten **Gesprächsgruppe** können in pflegerischer Eigenregie oder unter ärztlicher Leitung ganz alltägliche Themen angesprochen und diskutiert werden. Ziele dieser Gruppe sind die gezielte Hervorhebung und Thematisierung der gesunden Anteile in der Gemeinschaft.

Manchmal hat der Inhalt einer solchen Gruppe auf den ersten Blick nichts mit der Erkrankung zu tun. So sind Themen wie „Urlaubserlebnisse", „anstehende Feierlichkeiten" ebenso möglich wie „Was mache ich am Wochenende, wenn ich mich alleine fühle?" oder „Schlafstörungen".

Bei solchen Themen werden oftmals die Ressourcen der Patienten sichtbar. Im gegenseitigen Austausch erhalten sie Ideen von Mitpatienten und Anregungen für den eigenen Alltag. Ebenso geben sie eigene Erfahrungen in der Gruppe weiter und fühlen sich dadurch aufgewertet.

Lebenspraktische Gruppen

Natürlich finden auch die von Pflegefachpersonen geleitete „Koch- und Backgruppe" sowie die „Einkaufsgruppe" ihren Platz im Behandlungsangebot von depressiven gerontopsychiatrischen Patienten. Diese lebenspraktischen Gruppenangebote sind hierbei oftmals Trainingsfelder für die Zeit nach dem stationären Aufenthalt.

MERKE

Eine regelmäßige Außenaktivität, die an einem festen Wochentag für etwa 2–3 Stunden eingeplant ist, sollte im Wochenplan verankert sein.

Im Rahmen einer gemeinsamen Planung können die Patienten Wertschätzung erfahren. Die Außenaktivität ist eine Bereicherung ihres stationären Alltags, über die sie auch anschließend reden können. Gleichzeitig erweitern die Patienten ihre Möglichkeiten beim Thema „Freizeitgestaltung", was auch nach dem stationären Aufenthalt von Bedeutung sein kann.

Ein Ausflug zu lokalen Sehenswürdigkeiten, ein Museums- oder Cafébesuch, eine Wanderung in der Natur oder ein Stadtbummel können durchgeführt werden.

Wichtig ist hierbei, dass die betreuenden Kräfte in ausreichender Anzahl zur Verfügung stehen.

Genusstraining

Dieses von den Psychologen Rainer Lutz und Eva Koppenhöfer entwickelte Training kann auch bei gerontopsychiatrischen, depressiven Menschen angewendet werden.

In regelmäßig stattfindenden Sitzungen werden die Sinne Tasten/Fühlen, Riechen, Schmecken, Hören und Sehen trainiert.

Nach dem Erfragen der aktuellen Befindlichkeit zum Gruppenbeginn und dem Hinweisen auf die Genussregeln folgt eine Genussdemonstration, ehe die Patienten eigene Erfahrungen machen.

KAPITEL

13 Aggressionen und Gewalt

Markus Jensen[†], Yvonne Brachtendorf

Der Begriff **Aggression** beschreibt das zielstrebige, tatkräftige, oftmals angriffslustige Herangehen an Menschen oder Dinge.

Die Bereitschaft zu dieser Form des Fühlens und Handelns ist bei jedem Menschen zu finden. Sie ist oft in einem gewissen Maße hilfreich, um sich im Leben durchzusetzen, Probleme und Widerstände zu bewältigen. Sie liefert häufig die Energie, um sich aus unangenehmen Lebenssituationen zu befreien.

Angriffsverhalten zeigen Menschen auch, um auf eine bedrohlich empfundene Situation zu reagieren. Aggression kann sich gegen fremde Personen, Gegenstände oder Institutionen (Fremdaggression) oder gegen die eigene Person richten.

Man spricht auch von Autoaggression oder Selbstschädigung. Dies kann in suizidales Verhalten (Selbsttötung) oder parasuizidale Handlungen (Selbstschädigung) münden.

Im Alltag werden aggressive Impulse zum größten Teil unterdrückt oder in andere Bahnen gelenkt (beispielsweise durch vermehrtes Arbeiten oder Sport). Viele Menschen verdrängen ihre aggressiven Impulse, da sie gelernt haben, dass die Gesellschaft diese meist nicht akzeptiert. Dieses Nicht-abreagieren-Können kann sich dann teilweise in psychosomatischen Krankheiten manifestieren.

Die genaue Einschätzung des Aggressionsrisikos und der vorhandenen Bereitschaft zu Gewalt/Aggressivität ist häufig schwierig. Folgende Hinweise können nützlich sein:

- Gereizte Stimmung
- Affektlabilität, Affektinkontinenz
- Ärgerlich, dysphorische Gespanntheit
- Misstrauisch, argwöhnische Haltung
- Ängstlich-erregte Haltung
- Gehetztheit
- Wahnzustände mit Halluzinationen
- Hinweise in Wort, Mimik und Gestik
- Verbale und/oder tätliche Aggressionen in der Vorgeschichte
- Gewaltphantasien
- Herabgesetzte Impulskontrolle und Frustrationstoleranz
- Fehlen von Selbstreflexion
- Leichte Kränkbarkeit
- Narzisstische Verwundbarkeit
- Defizit an Empathie
- Bedrohungen

MERKE

Aggressionen treten in allen zwischenmenschlichen Beziehungen auf und werden daher auch im psychiatrischen Klinikalltag von Patienten und vom Personal empfunden. Pflegende sind aufgrund ihrer Nähe zum Patienten die Berufsgruppe, die am meisten von aggressiven Handlungen betroffen ist.

13.1 Ursachen der Aggressionen

Der Umgang mit aggressiven Menschen ist für das Personal schwierig und häufig von Unbehagen und Angst begleitet. Eine eigene starke Gefühlsbeteiligung kann das ruhige und sachliche Handeln erschweren. Um negative Empfindungen gegenüber dem Patienten aufzufangen, ist es hilfreich, mögliche Ursachen zu analysieren.

Häufig lösen ganz bestimmte Situationen wiederholt aggressives Verhalten aus.

Herr H., als aggressiv und massiv gewalttätig angekündigt, kommt zur Aufnahme auf die geschlossene Männerstation. Er lebt alleine und fühlt sich seit längerer Zeit von verschiedenen Personen, unter anderem seinen Nachbarn, verfolgt. Da er deshalb auch unter Angstzuständen leidet, hat er seit 2 Wochen das Haus nicht mehr verlassen. Nachbarn, die an Herrn H. eine zunehmende Verwahrlosung beobachtet hatten, versuchten ihn vergeblich von der Notwendigkeit einer psychiatrischen Behandlung zu überzeugen.

Als sich sein Zustand weiter verschlechterte, wurde eine Zwangseinweisung notwendig. Herr H. griff mehrere Polizisten, die ihn aus seiner Wohnung holten, tätlich an.

In der Klinik setzt sich dieses Verhalten zunächst fort, sodass er die erste Zeit fixiert und medikamentös behandelt werden muss.

Nach dem Abklingen der Akutphase schildert er seine Aufnahme wie folgt:

„Ich habe die ganze Zeit große Angst gehabt und den Grund der Einweisung nicht verstanden. Psychiatrie verband ich nur mit Begriffen wie Zwang, Eingesperrt-sein und Nicht-mehr-Herauskommen. Ich habe auch geglaubt, dass man dort Medikamentenversuche an mir vornimmt. Deshalb habe ich mich auch gewehrt, ich wollte lediglich meine Haut retten, um nicht abgeschoben und ausgegrenzt zu werden. Auch auf der Station habe ich mich anfangs nicht ernst genommen und bevormundet gefühlt."

An diesem Beispiel wird deutlich, dass Aggression, ohne Kenntnis der sozialen und psychischen Bedingungen ihres Auftretens, oft nur unzureichend beurteilt werden kann. Für Herrn H. war sein aggressives Verhalten begründet, er versuchte sich aus einer ausweglosen Situation zu retten. Somit ist die Reaktion auch nachvollziehbar.

Aggressivem Verhalten liegen verschiedene Motive zugrunde. Häufig sind sie Ausdruck einer **verborgenen Störung.** Ebenso können äußere Bedingungen, wie die Institution Psychiatrie, das dortige soziale Umfeld (Mitpatienten, Personal) oder der Umgang mit der eigenen Krankheit, der Grund für aggressives Verhalten sein. Nur selten ist das aggressive Verhalten auf einzelne Ursachen zurückzuführen, es entsteht meist im Zusammenwirken von Situation, Persönlichkeit und Krankheit.

13.1.1 Aggression als Folge äußerer Faktoren

Eine häufige Aggressionsquelle ist die Frustration, die beispielsweise durch Verzicht oder die Unlösbarkeit einer bestimmten Situation hervorgerufen wird. Aggressives Verhalten kann aber auch dadurch entstehen, wenn Menschen gelernt haben, dass sie durch Gewalt ihren Willen durchsetzen oder damit ihr Selbstwertgefühl aufwerten können.

Beispiele:

- Zorn über den Freiheitsentzug und die damit oftmals verbundene Gabe von Medikamenten (Injektionen, Infusionen) oder Fixierung
- Ärger über Minderwertigkeitsgefühle, bedingt durch die eigene Erkrankung, die Behinderung, das Schicksal
- Rache an der Gesellschaft wegen fehlender Akzeptanz
- Mangel an Zuwendung, Aufmerksamkeit und Liebe
- Reaktion auf die Aggression anderer
- (Begründete oder unbegründete) Angst
- Reaktion auf eine extreme Lebenssituation. Beispiel dafür ist der „Zuchthausknall". Wut, Angst und Verbitterung wandeln sich in Gewalt.

13.1.2 Aggression als Symptom psychischer Störungen

Erhöhte Aggressivität, die zu **unerwarteten Angriffen, Zerstörungswut** oder **Gewalttätigkeit** führen kann, ist bei einigen psychischen Störungen gehäuft zu finden:

- Bei manischen Menschen
- Bei der Schizophrenie in der katatonen Erregung. Bei der paranoiden Form kann es zu Verteidigungs- oder Racheangriffen kommen, besonders beim Verfolgungswahn.
- Bei organischen Psychosen, beispielsweise im Alkoholrausch, bei Demenz, im epileptischen Dämmerzustand oder nach einem Schädel-Hirn-Trauma
- Bei neurotischer Unausgeglichenheit, wie bei narzisstischen Persönlichkeitsstörungen in schwierigen Beziehungen, insbesondere nach Kränkungen
- Bei einer verhaltensgestörten Persönlichkeit (sog. dissoziale Persönlichkeitsstörung). Alkohol kann die Aggressionsbereitschaft dabei noch erhöhen.
- Bei emotional-instabilen Persönlichkeiten

Bei folgenden Krankheitsbildern ist ein autoaggressives, gegen die eigene Person gerichtetes Verhalten, zu beobachten:

- Schizophrenien (Stimmen befehlen eine Selbstverletzung)
- Oligophrenien (Haare ausreißen oder sich selbst ins Gesicht schlagen)
- „Raptus melancholicus" (eventuell unkontrollierte, selbsttötende Handlungen)
- Depressiver Schmerz
- Personen, die sich körperlich selbst schädigen (artifizielle Störungen), oder um einen längeren oder erneuten Krankenhausaufenthalt zu erreichen (Münchhausen-Syndrom)
- Bei Borderline-Persönlichkeitsstörungen

13.1.3 Gehemmte Aggressionen

Wie zu Anfang dieses Kapitels schon beschrieben, ist ein gewisses Maß an Aggressivität nötig, um unangenehme Lebenssituationen zu verändern.

Genauso wie es eine erhöhte Bereitschaft gibt, treten auch Fälle mit **verminderter bzw. gehemmter Aggressivität** auf. Betroffene Menschen erscheinen träge, passiv, energielos und hilflos. Oftmals ist es schwer, diese Aggressionshemmung zu verändern. Man hat oft den Eindruck, dass diese Menschen die Aggression eher auf sich lenken.

Wenn sich beispielsweise eine Ehefrau zum x-ten Mal von ihren Mann verprügeln lässt und keinerlei Aggression empfindet, fehlt oft die Energie – man könnte auch sagen die Kraft – zur Veränderung. Ähnliche Beispiele finden wir bei:

- Depressionen
- Schwächende, körperliche Leiden, Sorgen und seelischer Schmerz
- Neurotische Persönlichkeiten
- Chronische Schizophrenien

13.2 Umgang mit aggressiven Patienten

Der Umgang mit aggressiven Patienten gestaltet sich oft schwierig. Nicht nur „Psychiatrie-Neulinge" müssen der Angst vor einem Angriff durch einen Patienten begegnen.

Aggressives Verhalten lässt sich medikamentös nur unbefriedigend beeinflussen. Disziplinarische oder einfache verhaltenstherapeutische Maßnahmen greifen ebenfalls schwer und bergen die Gefahr, dass sie neue Aggressionen auslösen.

Ein weiteres Problem ist die Unberechenbarkeit mancher Patienten. Diese Menschen scheinen freundlich, können jedoch im nächsten Moment gewalttätig werden. Plötzliche Gefühlsausbrüche folgen scheinbarer Gelassenheit. Ihre Stimmungen lassen sich nicht von ihrer Mimik oder Gestik ableiten. Der Gesichtsausdruck kann maskenhaft erstarrt, angespannt sein, und den Augen fehlt jeglicher Ausdruck oder sie schauen durchdringend. Es bedarf einiger Erfahrung, die momentane Stimmung eines Patienten zu erkennen.

MERKE

Wichtig ist es, die Ursachen für den aggressiven Ausbruch zu analysieren.

Auf dieser erfahrungsgeleiteten Basis kann das Team aus Pflegefachpersonen, Ärzten, Therapeuten und Psychologen ein gemeinsames, patientenorientiertes Behandlungskonzept entwickeln.

Der psychisch gestörte Mensch ist nicht grundsätzlich unverantwortlich für sein Handeln, nur weil er krank ist. Im Interesse dieser Personen sollte man ihm diese **Selbstverantwortung** nicht abnehmen, ihn nicht bevormunden.

Herr M. zerschmettert im Zorn mehrere Gläser. Nach einigen Stunden ist er einsichtig und reumütig. Er bietet der Station an, den Schaden zu ersetzen.
Herr M. fühlt sich für sein Verhalten verantwortlich. Wird er gleichwertig behandelt und sein Angebot akzeptiert, stärkt dies seine Persönlichkeit mehr als die Beruhigung, dass die Klinik die Kosten für den Schaden übernimmt.

Die Wahrscheinlichkeit, dass sich aggressives Verhalten wiederholt, ist hoch. War Aggression für den Patienten schon einmal ein Notausgang oder ein Mittel aus einer persönlichen Krise, wird er diesen vielleicht wieder benutzen. Je öfter dies geschieht, desto leichter überwindet er seine Hemmschwelle.

MERKE

Werden Aggressionen vermutet oder erkannt, müssen diese offen angesprochen werden. Im Team ebenso wie mit dem Patienten.

Die meisten psychisch Erkrankten waren vor ihrer Behandlung in der Psychiatrie völlig selbstständig, haben Eigenheiten entwickelt und ihren Tagesablauf strukturiert. Diese Autonomie wird durch einen Klinikaufenthalt stark eingeschränkt. Deshalb ist es wichtig, dem Patienten zu zeigen, dass seine „Eigenheiten" so weit wie möglich angenommen werden. Dazu gehörten persönliche Wünsche wie beispielsweise die Häufigkeit der Körperpflege oder der Wechsel der Kleidung.

Alle therapeutischen Maßnahmen müssen dem Patienten und den behandelnden Personen bekannt sein. Informationen über den Patienten sind im Behandlungsteam gewissenhaft weiterzugeben. Diese Absprachen sind angebracht, um zu verhindern, dass der Patient seine Aggression als Instrument benutzt, um seinen Willen durchzusetzen.

Aggressive Ausbrüche sollten im Team und mit dem Patienten besprochen und reflektiert werden. Eine anschließende Aufarbeitung der Problematik in einer Team-Supervision ist sehr empfehlenswert.

Die Struktur einer Station kann Aggressionen fördern oder hemmen. Auf einer kleinen, personell gut besetzten Abteilung treten meist weniger gewalttätige Zwischenfälle auf als auf einer großen, unruhigen Stationen mit wenig Personal.

Auch bauliche Maßnahmen können die Atmosphäre auf der Station positiv beeinflussen. Auf einer sauberen, gut ausgestatteten, gepflegten Behandlungseinheit ist die Gefahr von Zerstörungen oft niedriger als auf einer Station, auf der z. B. die Handtuchhalter abgerissen sind oder 30 % der Stühle sowieso schon wackeln.

13.3 Angst bei Patienten und Personal

Angst löst Beklemmung, Unsicherheit und unruhige Spannung aus, wird manchmal von körperlichen Symptomen wie Zittern, Schwitzen oder Blässe begleitet.

Angst im Umgang mit aggressiven Patienten ist in den meisten Fällen begründet. Daher nehmen erfahrene Ärzte die Angst des Personals meist als Maß für die Gefährlichkeit eines Patienten. Diese Angst ist ein wichtiges Symptom, das die spätere Handlung beeinflusst. Das erlebte Angstgefühl kann zu einem vorsichtigen Vorgehen veranlassen, hemmend wirken oder auch zu falschen Situationseinschätzungen führen. Erfahrungen und Ängste können emotional und gedanklich einengen, sodass in Krisensituationen freies Handeln kaum mehr möglich ist. Um eine solche Ohnmacht und Hoffnungslosigkeit auszuschließen, gilt es, die Ursachen und Umstände für die Angstentstehung zu analysieren.

Die Auffassung, Patienten dürften diese Angst nicht spüren und sie müsse durch Autorität überspielt werden, ist aller Erfahrung nach falsch. Bei einer **Krisenintervention** kann eine Falscheinschätzung dazu führen, dass der Patient nebensächlich wird. Bei ihm löst das Verhalten der Stationsmitarbeiter wiederum Angst aus, weil er sich bedroht fühlt. Um sich zu verteidigen, reagiert er noch aggressiver.

Soweit möglich, sollten alle notwendigen Maßnahmen in einer solchen Krise schon vorab mit allen Beteiligten einschließlich mit dem Patienten klar besprochen werden.

13.4 Krisenintervention

Die nachfolgend aufgeführten Maßnahmen stellen immer eine bedeutende **Einschränkung der Persönlichkeit** des Patienten dar (➤ Kap. 2.5). **Zwangsmaßnahmen** sollten immer das letzte Mittel sein, sie werden von den meisten Patienten als traumatisch erlebt, da sie sich ohnmächtig und hilflos fühlen. Solche Behandlungsmaßnahmen sind nur im Interesse des Patienten und seiner Umwelt zu vertreten, wenn er ernsthaft fremd- oder eigengefährdend ist. Aus disziplinarischen Gründen oder aus Rachegelüsten sind Zwangsmaßnahmen grundsätzlich abzulehnen.

MERKE

Sind Zwangsmaßnahmen nicht zu umgehen, muss ausreichend Personal vorhanden und der Ablauf klar besprochen und gut vorbereitet sein, um die Krisensituation entschärfen zu können.

Der betroffene Patient muss, wie schon erwähnt, über Sinn und Zweck des Ganzen informiert sein. Eine **intensive Betreuung** während und nach den Zwangsmaßnahmen ist notwendig, denn sie sind extrem belastend und sollten so schnell wie möglich beendet werden.

PRAXISTIPP

Während einer intensiven Betreuung können Ablauf, Sinn und Zweck der Maßnahme noch einmal mit dem Patienten erörtert werden. Nicht selten bestehen hier erste Möglichkeiten, Commitment-Strategien anzuwenden (verbindliche Absprachen für das weitere Verhalten). So könnte beispielsweise der Patient kurz nach der Vollfixierung bereits eine Hand entfixiert bekommen.

Cave: Das Verweilen am Bett eines Fixierten in der ersten Stunde ist nicht Aufgabe für Schüler/Praktikant, sondern sollte zur „Chefsache" erklärt werden. Dies zeigt dem Patienten, wie wichtig uns ein erneuter Versuch ist, partnerschaftlich miteinander umzugehen.

Die Fixierung

Die Fixierung, aber auch die Defixierung, muss im Team möglichst genau besprochen und vom Arzt angeordnet werden. Beim Fixieren gilt die Regel, „lieber zu viele Helfer als zu wenige". Der aggressive Patient lässt sich in vielen Fällen angesichts einer „Übermacht" fixieren, ohne dass es zu Handgreiflichkeiten kommt.

Die Fixiergurte sollten vorher am Bett befestigt sein, um die Fixierung ruhig und schnell vornehmen zu können.

MERKE

Die Durchführung der Fixierung sollte in regelmäßigen Abständen geübt werden.

Der betroffene Patient legt sich selbstständig auf das Bett oder wird von mehreren Helfern hineingelegt. Dann wird zunächst der Bauchgurt geschlossen und anschließend werden Hände und Beine fixiert.

Von einer **Vollfixierung** spricht man, wenn der Patient an allen Extremitäten und am Bauch fixiert ist. Je nach Schwere des Unruhezustands ist eine **Teilfixierung** angebracht. Dabei ist zu beachten, dass der Patient sich nicht verletzen kann (aus dem Bett fallen, Autoaggression). Eine **diagonale Fixation,** entweder linkes Bein und rechter Arm oder umgekehrt, hilft Unfälle zu vermeiden. Gleichzeitig müssen **Bettseitenteile** angebracht werden.

Ein fixierter Patient ist nicht mehr in der Lage, sich zu wehren und zu schützen. Er muss engmaschig überwacht und seine Fixierungen regelmäßig kontrolliert und dokumentiert (Fixierprotokoll) werden. Das Fixierprotokoll muss regelmäßig vom Arzt abgezeichnet werden. Fixierungen, die länger als 6 Stunden dauern, müssen vom Arzt immer wieder überprüft und genehmigt werden. Fixierungen müssen gemeldet werden (Betreuer, Amtsgericht).

Bei längeren Fixierungen müssen Prophylaxen durchgeführt werden, z. B. Thrombose, Dekubitus.

Die Isolierung

Eine Isolierung ist therapeutisch nur sinnvoll, wenn vom Patienten keine autoaggressiven Impulse oder andere tätliche Aktionen zu erwarten sind. Zu seinem eigenen Schutz wird der Patient in ein Zimmer isoliert, wenn sein Verhalten in der Gemeinschaft zu aggressivem Verhalten anderer führt oder er selber tätlich wird.

Die Isolierung scheint humaner als die Fixierung, weil der Betroffene sich im abgeschlossenen Raum frei bewegen kann. Eine engmaschige Überwachung und zeitliche Begrenzung ist auch hier nötig. Der Patient sollte Möglichkeiten einer Beschäftigung erhalten, wie beispielsweise Zeitschriften, Einsiedlerspiele oder ähnliches.

Isolierung mit Videoüberwachung

Videoüberwachte Räume sind recht häufig zu finden. Einerseits geben sie eine gewisse Sicherheit, auch wenn wenig Personal zur Verfügung steht. Andererseits besteht die Gefahr, den Moment zu verpassen, an dem ein Patient bereit ist, sich wieder in die Stationsgemeinschaft zu integrieren.

Die Zwangsmedikation

Auch die Gabe von Injektionen oder Infusionen gegen den Willen des Patienten zählt zu den Zwangsmaßnahmen. Hier ist sehr genau darauf zu achten, dass der Patient sich nicht verletzt (beispielsweise durch die Kanüle bei motorischer Unruhe).

INFO

Die Autorin Lili Feldman drückte ihre Gedanken über Angst und Aggression einmal wie folgt aus: *„Zorn und Widerstand des Kranken werden von uns auch zu leichtfertig zu dem Bild eines unangepassten, uneinsichtigen, sogar undankbaren und bösen Menschen zusammengefügt. Dies geschieht besonders schnell, wenn wir auf ein wohlwollendes Echo für unsere Bemühungen warten. Selten wird dieses Aufbäumen als Leistung des Intellekts gewertet, als verständlicher, berechtigter Ausdruck der Persönlichkeit, die leidet, die sich gegen Misshandlung wehrt und Angst vor dem Ausgeliefertsein hat."*
Andererseits sind Aggression und Gewalt nur selten durch eine psychiatrische Erkrankung zu entschuldigen. Bei Menschen mit einer erhöhten Gewaltbereitschaft findet sich diese Bereitschaft häufig in ihrer Primärpersönlichkeit. Es gibt daher einige psychiatrische Einrichtungen, die den Umgang mit gewaltbereiten Menschen prinzipiell ablehnen und bei aggressivem Verhalten immer die Polizei hinzuziehen.

KAPITEL

14 Kinder- und Jugendpsychiatrie

Susanne Lieb, Beate Reinders

14.1 Geschichte der Kinder- und Jugendpsychiatrie

14.1.1 Historische Entwicklung

Das Fachgebiet der Kinder- und Jugendpsychiatrie entwickelte sich ab Mitte des 19. Jahrhunderts einerseits aus der Erwachsenenpsychiatrie, -neurologie und Kinderheilkunde, andererseits aus (Heil-)Pädagogik, Psychologie, Psychoanalyse und Jugend- und Sozialhilfe. 1887 erschien das erste Lehrbuch „Psychische Störungen im Kindesalter" des Freiburger Psychiaters Paul Emminghaus. Kinderpsychiatrische Krankheitsbilder wurden erstmals durch den Frankfurter Psychiater Heinrich Hoffmann in dem berühmten Bilderbuch „Der Struwwelpeter" dargestellt: Das hyperkinetische Syndrom findet sich im

„Zappelphilipp“, die Perspektive von Kindern und Jugendlichen mit Störungen des Sozialverhaltens wird in den Geschichten vom „bitterbösen Friedrich“ und „Paulinchen mit dem Feuerzeug“ drastisch aufgezeigt und ist auch Ausdruck der damals vorherrschenden moralisierenden pädagogischen Haltung. „Hans-Guck-in-die-Luft“ könnte auf eine Absencen-Epilepsie hinweisen, wird aber heute eher als Beispiel einer Aufmerksamkeitsstörung ohne Hyperaktivität gesehen.

Während der Zeit des Nationalsozialismus spielte die Kinder- und Jugendpsychiatrie eine hoch problematische Rolle. Sie kann nicht von der Beteiligung an Leiden und Tod Tausender jüdischer, geisteskranker und schwachsinniger Kinder und Jugendlicher freigesprochen werden.

In der Nachkriegszeit wurde 1954 der erste Lehrstuhl für Kinder- und Jugendpsychiatrie an der Universität Marburg eingerichtet. 1968 wurde die Kinder- und Jugendpsychiatrie zum eigenen Fachgebiet.

Seit dem Psychotherapeutengesetz (1999) ist „Kinder- und Jugendlichenpsychotherapeut“ eine gesetzlich geschützte Berufsbezeichnung. Die Weiterbildung an staatlich anerkannten privaten oder Universitäten angeschlossenen Ausbildungsinstituten endet nach 3 bzw. 5 Jahren mit einer Staatsprüfung und der Approbation.

Die Kinder- und Jugendpsychiatrie, die klinische Psychologie und Psychotherapie des Kindes- und Jugendalters sowie die Entwicklungspsychologie erforschen frühe Interaktionsstörungen zwischen Bezugsperson (nach wie vor überwiegend die Mutter) und Kind im ersten Lebensjahr, alle psychischen Auffälligkeiten des Kleinkind-, Kindergarten- und Schulalters sowie der frühen (12–14 Jahre, auch Pubertät genannt), mittleren (15–17 Jahre) und späten Adoleszenz (Heranwachsendenalter, 18–21 Jahre).

14.1.2 Aktuelle Situation

Die Versorgung von psychisch kranken Kindern und Jugendlichen in der Bundesrepublik Deutschland gliedert sich in einen ambulanten (niedergelassene Kinder- und Jugendpsychiater, niedergelassene Kinder- und Jugendlichenpsychotherapeuten, sozialpädiatrische Zentren zur Frühförderung und Früherkennung und Institutsambulanzen), teilstationären (Tageskliniken) und stationären Bereich. Im ambulanten Bereich hat sich die Zahl der an der Versorgung teilnehmenden Fachärzte (2017: 1062, Quelle Statistische Informationen der KBV aus dem Bundesarztregister) in den vergangenen Jahrzehnten kontinuierlich erhöht, ist jedoch regional sehr unterschiedlich und deckt den aktuellen und zukünftigen Bedarf nicht. Trotz insgesamt niedrigerer Geburtenraten ist von einer Zunahme von psychischen Auffälligkeiten im Kindes- und Jugendalter auszugehen. Nach verschiedenen Basiserhebungen (KiGGS und BELLA-Studien) zeigen 15–22 % der Kinder und Jugendlichen bis zum 21. Lebensjahr psychische Auffälligkeiten und ca. 10 % aller Kinder sind zu allen Messzeitpunkten erkrankt.

2016 gab es bundesweit 145 Fachabteilungen für Kinder- und Jugendpsychiatrie und 6.175 klinische Behandlungsplätze. Die meisten Kliniken haben ein im Landesbettenhausplan ausgewiesenes Einzugsgebiet mit Pflichtversorgung mit steigenden Fallzahlen.

Die Regionalisierung in der Kinder- und Jugendpsychiatrie im teilstationären und stationären Bereich ist zwar fortgeschritten, die Versorgungsgebiete der Abteilungen und Kliniken für Kinder- und Jugendpsychiatrie sind im Schnitt aber immer noch dreimal so groß wie die Versorgungsgebiete der Erwachsenenpsychiatrie. Es bestehen somit viel zu lange Anfahrtswege für die Familien und häufig viel zu lange Wartezeiten, die der Umsetzung wirkungsvoller, familienorientierter Ansätze entgegenstehen.

Die Versorgung entwickelte sich in den letzten Jahren rasant. Viele neue ambulante und teilstationäre Angebote sind entstanden, um dem Leitgedanken „ambulant vor stationär“ und eine Versorgung im Lebensraum zu ermöglichen (Hometreatment und stationsäquivalente Angebote). Die Verweildauer in den Kliniken ist dadurch kontinuierlich auf 35,5 Tage im Durchschnitt gesunken. Für die Zukunft sind individualisierte, auf die psychischen Bedürfnisse des einzelnen Kindes oder des einzelnen Jugendlichen abgestimmte, flexible und vor allem intensive Behandlungskonzepte notwendig. Diese müssen sektorenübergreifend, d. h. stationär, teilstationär und ambulant zugänglich sein.

14.2 Mögliche Zugangswege in die kinder- und jugendpsychiatrische Versorgung

14.2.1 Ambulante und stationäre Kriseninterventionen

In den letzten Jahren haben notfallmäßige Vorstellungen und Aufnahmen in Krisensituationen deutlich zugenommen und erforderten Anpassungen der Strukturen in vielen Kliniken. Ambulante und stationäre Kriseninterventionen haben sich in allen Zentren in den letzten 15 Jahren sicherlich verdoppelt. Die Gründe für diese Entwicklung sind leider unklar.

Wie in der Erwachsenenpsychiatrie besteht eine absolute Indikation für eine notfallmäßige Vorstellung und eventuelle Aufnahme, wenn eine **akute Selbst- oder Fremdgefährdung** vorliegt. Beispiele für Fremdaggressivität sind Eskalationen bei Kindern und Jugendlichen mit hyperkinetischen Störungen und/oder Störungen des Sozialverhaltens im häuslichen Rahmen oder in einer Wohngruppe. Selbstverletzendes Verhalten, Suizidversuche, Suiziddrohungen oder drängende Suizidgedanken sind Beispiele für Vorstellungsgründe wegen akuter Selbstgefährdung. Akute Drogen- oder Alkoholintoxikationen können sowohl zu fremdaggressivem Verhalten als auch zu suizidalem Verhalten führen. Nicht-suizidales selbstverletzendes Verhalten (Ritzen ist die häufigste Form) ist von suizidalem Verhalten abzugrenzen. Ersteres hat vielfältige Funktionen (Spannungsreduktion, Selbstbestrafung, einen Zustand der „inneren Leere" oder der Dissoziation zu beenden oder sich wieder zu spüren), bei letzterem hat der Jugendliche die Absicht, aus dem Leben zu scheiden. Jugendliche setzen oft sog. „Risikoverhalten" ein, bei dem sie den Tod zwar nicht aktiv herbeiführen, aber ihn „billigend in Kauf" nehmen bzw. „das Schicksal" entscheiden lassen. Auch in diesen Fällen können notfallmäßige Aufnahmen indiziert sein.

Im Kindesalter ist die Frage **„akute Suizidalität"** entwicklungsbedingt selten, sie steigt aber ab dem Alter von 12–13 Jahren steil an. In Deutschland gab es 2015 in der Altersgruppe von 10–15 Jahren 19 Suizide, 6 männliche und 13 weibliche Jugendliche, in der Altersgruppe 15–20 Jahre 196 Suizide (133 männlich, 63 weiblich). Suiziddrohungen setzen Kinder und Jugendliche mit der Absicht ein, ihre Wünsche und Bedürfnisse „im Leben", d. h. im familiären oder sozialen Umfeld durchzusetzen, oft in Zusammenhang mit erlebter Grenzsetzung. Sie sind häufiger Vorstellungsanlass, ambulante Kriseninterventionen und Beratungsangebote sind notwendig und oft ausreichend.

Das Jugendalter ist die Lebensphase mit den häufigsten Suizidversuchen, diese sind bei weiblichen Jugendlichen ungefähr dreimal so häufig anzutreffen wie bei männlichen Jugendlichen. Vollendete Suizide sind bei männlichen Jugendlichen häufiger. Die Abklärung von Suizidalität erfordert ein strukturiertes Vorgehen mit der Erfassung aller Belastungs- und Risikofaktoren, der Erfassung protektiver Faktoren, der eigentlichen Abklärung der Distanzierungsfähigkeit, der daraus folgenden Risikoeinschätzung und Dokumentation (➤ Kap. 7.4.1). Das Thema Suizidalität unterliegt einem gesellschaftlichen Tabu, daher berichten viele Kinder und Jugendliche nur auf gezielte, einfühlsame, aber präzise Fragen darüber. Beispiele für mögliche Fragen sind: „Du hast mir erzählt, dass du sehr belastet und traurig bist, hast du dir schon überlegt, dass du so nicht weiterleben möchtest? Dass du am liebsten tot sein möchtest? Hast du dir schon überlegt, wie du es tun würdest? Willst du nicht mehr leben und tot sein, oder willst du so – mit all dem Stress – nicht mehr weiterleben und eigentlich Hilfe, die dein Leben besser macht? Hast du dir schon überlegt, wie du es tun würdest? Hast du es schon einmal gemacht?" Und ganz wichtig: „Was ist dann, wenn man tot ist? Wie stellst du dir das Totsein vor?"

Selbstgefährdendes Verhalten kann relativ plötzlich, für die Umwelt überraschend, impulsiv und situationsbedingt nach einem Beziehungskonflikt in der Familie, mit Freund oder Freundin, nach einer gerade erlebten Kränkung, z. B. in den sozialen Netzwerken entstehen, oft in Zusammenhang mit Alkohol- und Drogenkonsum. Selbstgefährdendes Verhalten ist häufig aber auch Ausdruck chronischer Belastungen (psychische Erkrankungen der Bezugspersonen, Traumatisierungen) in Peergroup und Familie oder einer psychischen Störung.

Der Facharzt oder approbierte Kinder- und Jugendlichenpsychotherapeut muss rasch entscheiden, ob die akuten Probleme durch ein einmaliges Gesprächsangebot mit gezielten Interventionen gemeinsam mit den nächsten Angehörigen zu lösen sind und wenn nicht, welche weiteren diagnostischen und therapeutischen Schritte notwendig sind.

Oft werden chronifizierte, länger bestehende Probleme in mehreren Lebensbereichen (z. B. Leistungsprobleme in der Schule, wenig Anschluss an die Gruppe Gleichaltriger, ständige Streitigkeiten) deutlich, die eine Aufnahme zu einer mehrtägigen stationären Krisenintervention notwendig machen. Das Management einer Krisensituation erfordert **Multidisziplinarität** und somit die rasche Bereitstellung („je früher, desto besser") hoher fachlicher Kompetenz sowohl im ärztlich-therapeutischen als auch im pädagogisch-pflegerischen Bereich und im Sozialdienst. Eine **Krisenintervention** konzentriert sich auf die aktuellen Problemlagen und ist zeitlich begrenzt. Eine aktive therapeutische Haltung unterstützt eine rasche, haltgebende Beziehungsaufnahme. Ziel ist es, Ressourcen und Kompetenzen des Kindes bzw. des Jugendlichen und des Bezugssystems zu nutzen, damit diese wieder handlungsfähig werden und die Krise wieder eigenständig durch wenige, gezielte Strategien und Interventionen meistern. Nach Exploration möglichst aller Beteiligten (sorgeberechtigte Elternteile, Freund[in], Lehrer, betreuender [Haus-]Arzt, Psychotherapeut, Betreuer aus Einrichtungen, Jugendamt oder Polizei) folgen therapeutische Einzel- und Familiengespräche, eine intensive Beratung sowie die Anbahnung weiterer ambulanter Therapieangebote und komplementärer Hilfen, z. B. Erziehungsberatung, Jugendhilfe, Arbeitsamt oder die weitere stationäre Abklärung oder Therapie.

INFO

Was bedeutet eigentlich NSSV?

NSSV steht für „nicht-suizidales selbstverletzendes Verhalten", darunter versteht man eine *„freiwillige, direkte Zerstörung oder Veränderung des Körpergewebes ohne suizidale Absicht, die sozial nicht akzeptiert (aus diesem Grund sind Tätowierungen oder Piercings keine nicht-suizidalen Selbstverletzungen), direkt und repetitiv ist"* (S2k-Leitlinie NSSV 2/2015; Plener, 2015). Die häufigsten Formen sind Ritzen mit scharfen Gegenständen, Kratzen, Beißen, Verbrennen. Jugendliche beginnen mit NSSV zwischen dem 12. und 14. Lebensjahr. 4 % der 15-jährigen Schüler und Schülerinnen verletzten sich zumindest fünfmal innerhalb des letzten Jahres (Plener et al., 2012). NSSV ist ein negativer prognostischer Faktor für Symptome von Angst, Depression und ein Risikofaktor für Suizidalität. NSSV wird u. a. zur Regulation unangenehmer Spannungszustände und Emotionen genutzt, zur Wiedererlangung von Kontrolle oder zur Unterdrückung traumatischer Erinnerungen. In der Gruppe der Gleichaltrigen muss mit Imitationseffekten gerechnet werden.

Eine kinder- und jugendpsychiatrische oder kinder- und jugendlichenpsychotherapeutische Abklärung sollte bei mehrfachen Selbstverletzungen in jedem Fall erfolgen. Internet und soziale Medien haben einen großen Einfluss, viele Jugendliche identifizieren sich online mit einer Gruppe über ihre Selbstverletzungen, tauschen Bilder und Tipps untereinander aus und gestalten so soziale Beziehungen. Psychotherapeutische Interventionen der kognitiven Verhaltenstherapie oder auch der dialektisch-behavioralen Therapie für Adoleszente (DBT-A; s. auch Fallbeispiel „Nina", ➤ Kap. 14.3.1) sind hilfreich.

14.2.2 Geplante (teil-)stationäre Aufnahme

Im Gegensatz zur Arbeit in der Erwachsenenpsychiatrie erlauben die spezifischen Krankheitsbilder in der Kinder- und Jugendpsychiatrie häufig ein geplantes Vorgehen. Die Symptomatik ist meistens sehr komplex. Neben der kinder- und jugendpsychiatrischen Diagnose im eigentlichen Sinne müssen umschriebene Entwicklungsstörungen (Lese-Rechtschreib-Störung, Rechenstörung, Störungen der Grob- und Feinmotorik), Intelligenz, körperliche Faktoren, die Lebens- und Erziehungsbedingungen und das Funktionsniveau in wesentlichen Lebensbereichen (Schule, Peergroup) Berücksichtigung finden. Sie werden in einem multiachsialen Klassifikationssystem erfasst und beschrieben (MAS nach ICD-10, s. u.). Die Therapie erfordert daher neben der Arbeit mit dem Kind oder dem Jugendlichen den **Einbezug der Familie und des Lebensumfelds**. Die Abstimmung mit allen Beteiligten (Familie, Jugendamt oder -hilfe, Schule etc.) und der notwendige multiprofessionale Ansatz benötigt häufig eine zeitaufwändige Koordination durch einen sog. Fall- oder Casemanager.

Steht eine (teil-)stationäre Aufnahme in einer Klinik für Kinder- und Jugendpsychiatrie im Raum, löst dies bei den betroffenen Kindern, Jugendlichen, Eltern und auch bei professionellen Helfern

(Lehrern, Erziehern, Pädagogen) immer noch große Ängste und Vorurteile aus. Es besteht nach wie vor die Gefahr, dass aus diesen Gründen eine hilfreiche, frühzeitige Diagnostik und Therapie („so schlimm ist es noch nicht", „das macht er/sie nur, um Aufmerksamkeit zu bekommen") aufgeschoben wird, die Symptomatik chronifiziert und sekundäre Krankheitsfolgen und sekundäre familiäre Probleme hinzukommen („Wir können so nicht mehr zusammenleben.").

Die meisten Kliniken bieten im Vorfeld ein geplantes ambulantes Gespräch mit allen Beteiligten an, zum Kennenlernen, Besichtigen der Räumlichkeiten und Informieren. Eine wohlwollende, entspannte, positive, freundliche Atmosphäre in diesem Gespräch, das aktive Ansprechen von Vorbehalten ist von großer Bedeutung und kann Ängste reduzieren.

Häufig regen nicht Kinder- oder Hausärzte eine Vorstellung an, sondern Kindertagesstätte/Kindergarten (das Kind kann sich nicht in die Gruppe integrieren, zeigt Entwicklungsdefizite), Schule (Lern-, Leistungs- und Verhaltensprobleme führen zu Klassenwiederholung, Umschulung, Schulausschluss) oder Jugendamt. Die Sorgeberechtigten selbst sehen vielleicht noch keine Notwendigkeit. Für sie stehen weniger die Chancen einer Behandlung, sondern vielmehr das Drängen der Institutionen im Vordergrund. Die Kinder und Jugendlichen haben in der Regel eine eher ablehnende Haltung, lassen sich aber durch ein transparentes Vorgehen und Aufklärung motivieren.

In einem ersten Gespräch werden somit notwendigerweise neben der Vorgeschichte die Aufträge an den Aufenthalt (Was muss im Vorfeld noch geklärt werden? Was soll sich verändern?) und die Auftraggeber benannt (➤ Tab. 14.1). Mit den Kindern und Jugendlichen werden zur Stärkung einer eigenen Motivation persönliche Vorteile (Was kann mir ein Aufenthalt bringen?) erarbeitet. Die Vorstellung der „Klinik als Strafe" erschwert den Einstieg. Immer sollte auch die berechtigte Angst vor Stigmatisierung durch einen stationären Aufenthalt und ein hilfreicher Umgang damit angesprochen werden („Erkläre am besten, dass es ein Krankenhaus für Jugendliche mit psychischen Problemen ist. Damit haben die Anderen gute Erfahrungen gemacht.").

Sind ambulante, weniger eingreifende therapeutische Maßnahmen noch nicht ausgeschöpft, gibt es erhebliche Vorbehalte innerhalb der Familie, widersprüchliche oder nicht erfüllbare Aufträge an die Institution und unklare juristische Zuständigkeiten, sollte zunächst keine stationäre Aufnahme stattfinden und diese erst nach einer Klärung oder weiteren Bedenkzeit erfolgen.

Jede Behandlung beginnt mit einer diagnostischen Phase. Eine körperliche und neurologische Untersuchung, eine Blutuntersuchung, EKG und EEG gehören häufig zur Aufnahmeroutine. Sind zur

Tab. 14.1 Mögliche Inhalte von Aufnahmegesprächen in der Kinder- und Jugendpsychiatrie

Themen eines ärztlich-therapeutischen Aufnahmegesprächs	Themen eines pflegerisch-pädagogischen Aufnahmegesprächs
• Wie kommt es zur Vorstellung? (Auftragsklärung) • Aktuelle Symptomatik • Entwicklung der Symptomatik • Vorbehandlungen und bisherige Bewältigungsversuche • Aktuelle schulische und Lebenssituation • Familiensituation, Erkrankungen in der Familie, belastende Ereignisse • Entwicklung des Kindes/Jugendlichen von Schwangerschaft und Geburt an, Erkrankungen, Allergien • Kontakte und Integration in die Gruppe Gleichaltriger • Fähigkeiten und Stärken • Bei Jugendlichen: Medikamente, Genuss- und Suchtmittel, Sexualanamnese, Fragen zu Suizidalität und Selbstverletzungen, Essstörungen • Freizeitgestaltung, Medien, Hobbys	• Personalien, wichtige Telefonnummern • Kontaktregelungen (Besuche, Telefonate) • Umgang mit Taschengeld • Fähigkeiten des Kindes/Jugendlichen (Schwimmen, Radfahren, welche Sportarten sind bekannt?) • Besonderheiten im Alltag: Gibt es Speisen, die nicht gegessen, vertragen werden? Gibt es Besonderheiten beim Schlafen? Einschlafrituale? • Selbstständigkeit beim Anziehen, Waschen, Zimmeraufräumen • Ausscheidungsstörungen? • Beziehungsgestaltung • Umgang im Straßenverkehr, Erkennen von Gefahren • Womit beschäftigt sich das Kind/der Jugendliche?

Diagnosesicherung weiterführende Untersuchungen notwendig, werden testpsychologische Verfahren eingesetzt, z. B. Intelligenz- oder Entwicklungstests, Fragebogenverfahren oder Interviews. Eine somatische Ursache oder Beteiligung muss durch konsiliarische kinderärztliche, augen- oder HNO-ärztliche Untersuchungen ausgeschlossen bzw. gesichert und dann im Behandlungsplan berücksichtigt werden.

14.2.3 Rechtliche Grundlagen

Die Vertragspartner für eine ambulante und (teil-) stationäre Behandlung sind die Sorgeberechtigten, überwiegend die Eltern. Sie entscheiden letztlich durch ihre Unterschrift über Beginn und Ende. Ärzte und Therapeuten sind an dieser Stelle nur beratend tätig.

Mit geschiedenen Eltern ist die Sorgerechtsfrage zu klären, denn bei dem heute üblichen, gemeinsam ausgeübten Sorgerecht, ist das Einverständnis beider Elternteile notwendig. Eine kinder- und jugendpsychiatrische Behandlung oder eine Klinikaufnahme ist nach neuem Kindschaftsrecht eine **„Angelegenheit, deren Regelung für das Kind von erheblicher Bedeutung ist“** und somit **„gegenseitiges Einvernehmen“** erfordert (§1687 BGB). Kann kein Einvernehmen zwischen den Eltern erzielt werden, ist eine Entscheidung über das Familiengericht zu erreichen.

In der Kinder- und Jugendpsychiatrie erklären somit bis zum vollendeten 18. Lebensjahr auch nicht die Patienten selbst ihr Einverständnis mit einer stationären Behandlung, sondern ihre gesetzlichen Vertreter. Trotzdem sollten alle Gespräche und Maßnahmen auf ein eigenständiges Interesse zielen und den Willen zur Kooperation bei den betroffenen Kindern und Jugendlichen fördern. Leider gelingt dies nicht immer oder es gelingt erst, wenn die wichtigsten Bezugspersonen eine eindeutige Haltung für einen stationären Aufenthalt gegenüber den Kindern und Jugendlichen einnehmen und eine tragfähige, vertrauensvolle Allianz mit den Vertretern der Klinik eingehen.

Diese Klarheit ermöglicht es gerade Kindern und jüngeren Jugendlichen, während des Aufenthalts zu kooperieren.

Kinder und Jugendliche, die einem stationären Aufenthalt nicht zustimmen oder aufgrund der psychischen Erkrankung nicht zustimmen können oder weglaufgefährdete Kinder und Jugendliche, bei denen alle ambulanten Therapieangebote nicht erfolgreich waren, benötigen manchmal vorübergehend ein geschlossenes Setting, bis tragfähige Beziehungen zu Therapeuten und dem Betreuungspersonal entstanden sind. In diesen Fällen müssen die Sorgeberechtigten eine geschlossene Unterbringung nach §1631b BGB beim zuständigen Familiengericht beantragen. Dem Kind bzw. Jugendlichen wird für dieses Verfahren ein Verfahrenspfleger zur Seite gestellt, der es/ihn bei der Wahrnehmung seiner Rechte unterstützt. Auch wenn ein Beschluss ergangen ist, können die Sorgeberechtigten die stationäre Therapie jederzeit beenden. Dies ist auch gegen den ärztlichen Rat bei bestehender Selbst- und Fremdgefährdung möglich und steht im Gegensatz zum Vorgehen bei einer Unterbringung nach dem jeweiligen Landesunterbringungsgesetz (PsychKG ➤ Kap. 2.5.1), das grundsätzlich auch bei Minderjährigen gilt, aber nur in Ausnahmefällen zur Anwendung kommt. Freiheitsentziehende Maßnahmen (Fixierung) werden im Genehmigungsverfahren der geschlossenen Unterbringung entschieden. Freiheitsentziehung und Zwang ist auch bei Kindern und Jugendlichen ohne richterliche Genehmigung ein Straftatbestand.

14.3 Behandlung in der Kinder- und Jugendpsychiatrie

14.3.1 Das multiprofessionelle Team

Im Vergleich zur Erwachsenenpsychiatrie ergeben sich deutliche Unterschiede bezüglich Personalaufwand und Personalstruktur, da Kinder nach der UN-Kinderrechtskonvention ein Recht auf Pflege **und** pädagogische Betreuung haben. Schon die Psychiatrie-Personalverordnung (Psych-PV), die 1991 in Kraft getreten ist, sah einen gemischten Pflege- und Erziehungsdienst (PED) vor, hier auch Pädagogisch-Pflegerischer Dienst (PPD) genannt. Im (teil-)stationären Bereich besteht schon lange ein Konsens darüber, dass eine Therapie immer „multimodal“ ist, d. h., sie besteht aus mehreren Behandlungskomponenten. Diese Behandlungskomponenten werden durch verschiedene Professionen erbracht, das bedeutet, die Behandlungsteams sind multiprofessionell. Die Gruppe der Pflegefachpersonen und Erzieher – oft mit spezifischen Zusatzweiterbildungen – bildet die Mehrheit in den Teams.

Leider konnte die wissenschaftliche Begleitforschung (Therapieevaluation) für viele anerkannte und in Leitlinien empfohlene Therapiemodule gerade im pädagogisch-pflegerischen und kreativen Bereich noch keine sichere Wirksamkeit nachweisen.

Das multimodale therapeutische Vorgehen soll an einem Beispiel dargestellt werden.

Behandlungsplan des 14-jährigen „Sven“ mit **hyperkinetischer Störung des Sozialverhaltens (ICD10: F90.1):**

Das **multiprofessionelle Team** sichert durch eine von allen Teammitgliedern getragene, wertschätzende Haltung und ein strukturiertes Vorgehen mit transparenten Regeln das „therapeutische Milieu“. Alle beteiligten Berufsgruppen konkretisieren in Besprechungen (Behandlungsplanung mit Therapiezielen und individuellen Maßnahmen, 1-bis 2-wöchentlicher Evaluation und Anpassung) das gemeinsame diagnostische und therapeutische Vorgehen ab, verteilen und koordinieren die Aufgaben.

Ein **Facharzt für Kinder- und Jugendpsychiatrie** trägt meist in der Funktion des Oberarztes die Gesamtverantwortung. Der **Therapeut (Arzt, Psychologe oder Kinder- und Jugendlichenpsychotherapeut)** übernimmt die „Fallverantwortung“ für Sven. Er führt therapeutische Gespräche mit ihm und seinen Eltern. Mit Sven wird an seinen Zielen gearbeitet („Ich will meine Aggressionen kontrollieren, um Freunde zu haben und einen Schulabschluss zu erreichen.“). An mehreren Nachmittagen findet für die Eltern begleitend ein Elterntraining in einer Gruppe statt. Der **Arzt** verordnet Sven nach intensiver Beratung Methylphenidat, ein nachgewiesen wirksames Medikament aus der Gruppe der Psychostimulanzien. Die immer notwendige testpsychologische Diagnostik bewertet der **Psychologe oder Kinder- und Jugendlichenpsychotherapeut.**

Pflegefachperson und Erzieher arbeiten gleichberechtigt im Pädagogisch-Pflegerischen Dienst, auch Pflege- und Erziehungsdienst genannt und begleiten Sven durch den Tag. Sie planen Pflichten (z. B. Tischdienst, gemeinsames Einkaufen und Kochen), führen Spiele, Freizeitangebote, Ausflüge, sportliche und erlebnispädagogische Aktivitäten, Gruppengespräche und Projekte zu vielfältigen Themen durch (z. B. Theateraufführungen, unser Garten, wir malen ein gemeinsames Bild, wir trainieren unsere Sinne).

Als **Bezugsbetreuer** ist eine Person aus dem Pädagogisch-Pflegerischen Dienst der besondere Ansprechpartner für Sven und seine Eltern, aber auch für den fallführenden Therapeuten. Bezugsbetreuer und Sven haben wöchentliche Termine und arbeiten z. B. gemeinsam einen Verstärkerplan.

Der **Musiktherapeut** bietet Sven pro Woche zwei Einzelstunden und Therapiestunden mit einem weiteren Jugendlichen an. Die Inhalte: genaues Zuhören beim gemeinsamen Musikmachen, Wahrnehmen des Anderen, Umgang mit „schwierigen“ Gefühlen (z. B. Wut, Ärger, Traurigkeit), Erarbeiten eines eigenen Songs.

Erlebnispädagogische Angebote (z. B. Klettern, Floß fahren, Bogen schießen) des **Motologen/Motopäden** fordern Sven heraus, ermöglichen neue Körpererfahrungen, Erfolgserlebnisse und die Erfahrung eigener Grenzen. Zusätzlich bietet der Therapeut Sport in der Gruppe an.

Ein Therapeut bietet zusammen mit einem **Cotherapeuten** (Sozial- und Pflegeberufe mit Fort- und Weiterbildung in therapeutischen Basisfertigkeiten) ein soziales Kompetenztraining in der Kleingruppe und eine Problemlösegruppe an, an denen auch Sven teilnimmt.

Im Krankenhausunterricht oder der klinikinternen Schule, das ist von Bundesland zu Bundesland unterschiedlich, unterrichten **Lehrer** und ermöglichen Sven, neu gelernte Fertigkeiten in einer realen Schulsituation zu erproben. Auch die Lehrer gehören zum multiprofessionellen Team.

Der **Sozialdienst** koordiniert Kontakte mit dem Jugendamt und plant in enger Zusammenarbeit mit dem zuständigen Therapeuten, Eltern und Jugendamt eine ambulante Jugendhilfemaßnahme, z. B. eine Erziehungsbeistandschaft. Diese Unterstützung ist wichtig, damit Sven neu erlernte, positive Verhaltensweisen langfristig unter pädagogischer Begleitung festigen kann.

Werden Auffälligkeiten in der Sprache festgestellt, ergänzen Angebote des **Logopäden** die multimodale Therapie. Im Bereich der **Kunsttherapie** gibt es Malen und Plastizieren.

Zur Qualifizierung, zusätzlichen Spezialisierung und Profilierung wird für Erzieher und Mitarbeiter im Pflege- und Erziehungsdienst in mehreren Bundesländern die Weiterbildung **„Fachkraft für Kinder- und Jugendpsychiatrie“** angeboten.

Die Arbeit in einem multiprofessionellen Team mit vielen Berufsgruppen, unterschiedlichen Therapieschulen und vielen Schnittstellen (Schule, Jugendhilfe) ist nicht immer konfliktfrei.

INFO

DBT-A – eine Möglichkeit zur Teamentwicklung

Die dialektisch-behaviorale Therapie wurde in den 1980er-Jahren von Marsha Linehan entwickelt. Das ursprünglich ambulante Programm aus Einzeltherapie, Skills- oder Fertigkeitentraining, Telefoncoaching und Super-/Intervision für chronisch suizidale Patienten und Borderline-Patienten wurde von Martin Bohus auf die stationäre Arbeit adaptiert und von Alec Miller und Jill Rathus für Jugendliche und Adoleszente etwas vereinfacht. Die dialektisch-behaviorale Therapie für Adoleszente (DBT-A) bietet vielen kinder- und jugendpsychiatrischen Teams Struktur und Sicherheit für die Arbeit mit „schwierigen" Jugendlichen mit Emotionsregulationsproblemen und Borderline-Symptomen **und** ausreichend Flexibilität, sie auf individuelle Bedürfnisse anzupassen. Insbesondere die Mitglieder des Pädagogisch-Pflegerischen Dienstes haben konkrete, zusätzliche cotherapeutische Aufgaben im Rahmen dieses Therapieprogramms: Bezugspersonengespräche, die sie einmal wöchentlich führen, Skillsvermittlung, die abendliche Besprechung der Diary-Card, Skills- und Telefoncoaching bei Belastungserprobungen.

Für die Jugendlichen erfolgt nach der Informations-, Motivations- und Commitmentphase das Einverständnis zur Therapie mit einem Anti-Suizid- und Therapievertrag. Sie verpflichten sich, an Einzeltherapie, Skillsgruppe, Bezugspersonengesprächen des Pädagogisch-Pflegerischen Dienstes und definierten weiteren Bausteinen (z.B. Körperwahrnehmungstherapie, Kunsttherapie etc.) teilzunehmen, Dairy-Cards und Verhaltensanalysen auszufüllen.

Die Mitglieder der therapeutischen Teams verpflichten sich, sich die einzelnen Fertigkeiten des Skillstrainings (Achtsamkeits-, Emotionsregulations- und Stresstoleranzskills, zwischenmenschliche Fertigkeiten, Skills für Selbstwert und Mittelweg) anzueignen, diese bei sich selbst, im Team und in der Arbeit mit den Kindern und Jugendlichen anzuwenden. Für die Jugendlichen, ihre Bezugspersonen und die Teams gelten die Grundannahmen der DBT (Auszüge: *Jugendliche geben sich wirklich Mühe; wollen sich verändern; haben ihre Schwierigkeiten nicht alle selbst verursacht, müssen sie aber selber lösen; können in der Therapie nicht versagen. Teams und die einzelnen Mitglieder, die Jugendliche mit Emotionsregulationsproblemen behandeln, brauchen Unterstützung*). In der Behandlung wird von allen Teammitgliedern eine Balance zwischen veränderungsorientierten **und** akzeptanzbasierten Strategien gefordert, zwischen wohlwollendem Sorgen **und** Fordern, zwischen engagiertem Miteinander und Einsatz für die Kinder und Jugendlichen **und** dem Beachten individueller Grenzen. Auch Teambesprechungen folgen diesen „dialektischen Prinzipien" (darunter versteht man das Berücksichtigen von Widersprüchen: Meinung und Gegenmeinung führen zur Synthese), das Miteinander ist achtsam und nicht bewertend.

Nina, eine 15-jährige Jugendliche mit Emotionsregulationsproblemen

Nina wird nach ständigen Konflikten mit ihrer alleinerziehenden Mutter mit 12 Jahren in einer Wohngruppe untergebracht. Ihren leiblichen Vater kennt sie nicht. Sie bekommt nur schwer Anschluss, leidet anfangs unter großer Einsamkeit und unter den ständigen Streitigkeiten zwischen den Jugendlichen. Aus Angst vor Ablehnung zeigt sie sich in Schule und Wohngruppe zunächst angepasst, zieht sich viel zurück. Ist sie allein, erlebt sie hohe Anspannung und heftige, aversive Gefühle, die sie zunächst durch oberflächliche, im Verlauf durch tiefere Selbstverletzungen zu regulieren versucht. Ihre Mutter reagiert schockiert, reduziert Kontakte, was ihre Einsamkeit verstärkt, die Wohngruppe übt verstärkt Kontrolle aus.

Zu einem neu aufgenommenen Mädchen fühlt sie sich unmittelbar hingezogen, erlebt erstmals Verständnis. Beide sind „unzertrennlich", erzählen sich gegenseitig ihre Lebensgeschichte und all ihre Probleme. Sie verlassen die Wohngruppe nur gemeinsam. Durch sie bekommt Nina Kontakt zu Alkohol und Cannabis, schließt sich einer problematischen Gruppe an, zeigt zunehmend Regelverstöße, kommt zum vereinbarten Zeitpunkt nicht zurück in die Wohngruppe, verbringt viel Zeit auf dem Bahnhof. Sie geht mit 14 Jahren ihre erste sexuelle Beziehung ein, erlebt Übergriffe und Gewalt und völlige Hilflosigkeit. In der Folge wertet sie sich ab, hasst sich und ihren Körper, versucht Erinnerungen und Wiedererleben der Ereignisse und die damit verbundenen, schwierigen Gefühle wechselnd durch Fasten, Erbrechen, Selbstverletzungen, verstärktem Alkoholkonsum, oft mit sexuellem Risikoverhalten, zu kontrollieren. Sie beschäftigt sich vermehrt damit, so nicht mehr weiterleben zu wollen,

keiner würde sie vermissen. Als eine Beziehung zu einem Jungen scheitert, verletzt sie sich in suizidaler Absicht selbst und kommt in eine Kinder- und Jugendpsychiatrie zur stationären Krisenintervention. In diesem Rahmen erfährt sie von der DBT-A, informiert sich, wägt Vor- und Nachteile der Therapie ab und kann sich dann einen ca. 3-monatigen stationären Aufenthalt vorstellen.
Auch das DBT-A-Programm erfolgt durch ein spezifisch geschultes multiprofessionelles Behandlungsteam, in dem jedes Mitglied seine Rolle hat. Nina lernt in der Skillsgruppe viele Fertigkeiten, die der Einzeltherapeut mit ihr zusammen auf ihre Probleme und Therapieziele abstimmt und schon praktisch einübt, der Bezugsbetreuer aus dem Pflege- und Erziehungsdienst (PED) unterstützt diesen Prozess, ebenso auch der Kreativtherapeut. Im Stationsalltag und bei den Alltags- und Gruppenaktivitäten setzt sie die neuen Fertigkeiten ein. Natürlich fehlt ihr an manchen Tagen die Lust und Motivation, Skills anzuwenden. Alte Gewohnheiten, die sie kurzfristig als hilfreich erlebt hat, aufzugeben, ist sehr schwer. Einzeltherapeut und alle aus dem Team ermutigen sie mit besonderen Strategien und einer dialektischen Haltung („es ist schwer **und** du schaffst es"). Die **Grundannahmen und die dialektische Haltung** wendet das Team auch in den Teambesprechungen an. Da Nina von ihrem Einzeltherapeuten („sie arbeitet gut mit, macht ihre Hausaufgaben") und vom PED im Alltag („sie verhält sich bei Gruppenaktivitäten passiv und macht nicht mit") zeitweise sehr unterschiedlich erlebt wird, drohen hier Konflikte im Team. Beide Wahrnehmungen (gute Mitarbeit **und** Passivität und Vermeidung) werden in der Behandlungsplanung nach DBT-Prinzipien so berücksichtigt, dass die **Synthese** daraus ein positiveres Therapieergebnis für Nina ermöglicht.

14.3.2 Schnittstelle Kinder- und Jugendpsychiatrie und Jugendhilfe

Jugendhilfe soll Kinder (unter 14 Jahren), Jugendliche (14–18 Jahre) und junge Menschen (18–27 Jahre) in ihrer Entwicklung fördern, Eltern und Erziehungsberechtigte beraten und unterstützen, Kinder und Jugendliche schützen, positive Lebensbedingungen erhalten und schaffen. Psychisch kranke, d. h. seelisch behinderte oder von seelischer Behinderung bedrohte Kinder und Jugendliche haben sogar einen Rechtsanspruch auf Eingliederungshilfe, der von der zuständigen Stelle mit zeitlichen Vorgaben geprüft wird. Die enge und gute Kooperation mit den zuständigen Ämtern, Betreuungs- und Bezugspersonen ist sowohl in Krisensituationen als auch zur Entwicklung langfristiger Perspektiven unerlässlich. Das Spektrum der Hilfen reicht von Erziehungsberatung, sozialer Gruppenarbeit über Erziehungsbeistandschaft, sozialpädagogische Familienhilfe, Erziehung in einer Tagesgruppe, Vollzeitpflege bis zur Heimerziehung, betreuten Wohnformen und intensiver sozialpädagogischer Einzelbetreuung.

14.4 Entstehung psychischer Störungen und Entwicklung

Zur Beurteilung eines auffälligen oder abweichenden Verhaltens sind Kenntnisse über eine normale und gesunde Entwicklung vom Säuglingsalter bis zum Jugendalter unabdingbar.

Kenntnisse sind notwendig im Bereich der sensorischen, motorischen, sprachlichen und sexuellen Entwicklung, wichtig sind aber auch Kenntnisse über das Bindungs- und Beziehungsverhalten, über die Entwicklung von Denken, Gedächtnis, Emotionsregulation, Spiel und Persönlichkeit. Diese vielfältigen, eng verknüpften Entwicklungsprozesse spielen in der Entstehung psychischer Störungen eine große Rolle und finden in der Therapie Berücksichtigung.

Psychische Störungen treten häufig auf, wenn Reifungsprozesse neue Fähigkeiten erfordern oder bestimmte Entwicklungsaufgaben nicht bewältigt werden können.

INFO

Ängste gehören zu einer normalen Entwicklung. Die Inhalte sind altersabhängig. Das „Fremdeln" (8-Monats-Angst) tritt auf, wenn der Säugling zwischen primärer Bezugsperson (meist der Mutter) und fremden Personen unterscheiden kann. Trennungsreaktionen (Weinen, Schreien, Wut) sind in dieser Zeit zu beobachten, wenn die Mutter den Raum verlässt. Bei stabilen, sicheren Bindungen und haltgebender Umwelt verlieren sich diese Verhaltensweisen wieder. Auch andere Trennungssituationen (abends allein im Bett ein- und durchschlafen, in fremder Umgebung übernachten) lernt das Kind mit Unterstützung seiner Bezugspersonen zu bewältigen. Treten Trennungsreaktionen im Kindergartenalter (4.–6. Lebensjahr) nicht nur vorübergehend in der Anfangszeit oder später in der Schule auf, muss man von einer Störung sprechen. Sie beeinträchtigt die Bewältigung anstehender Entwicklungsaufgaben (z. B.

Autonomieentwicklung, Beziehung zu Gleichaltrigen, Kindergarten- oder Schulbesuch). Trennungsreaktionen können als Störung bis ins Jugendalter hinein auftreten. Kognitive Reifungsprozesse und neu erworbene Möglichkeiten zur Selbstreflexion bedingen im späten Grundschulalter und Jugendalter „normale" Ängste, z. B. vor dem Versagen und in sozialen Situationen. Hier befürchten die älteren Kinder und Jugendlichen körperliche Symptome wie Erröten oder auch die Bewertungen durch Gleichaltrige („ich werde ausgelacht", „sie mögen mich nicht, alle schauen auf mich"). Diese Ängste können durch ihre Schwere und Dauer die Anforderungen des Alltags behindern und bedürfen dann therapeutischer Interventionen (➤ Kap. 14.7, Fallbeispiel Felix).

In der Kinder- und Jugendpsychiatrie steht die Entwicklung und Aufrechterhaltung psychischer Auffälligkeiten in engem Zusammenhang mit belastenden Kindheitserlebnissen und den sog. **Entwicklungsaufgaben.** Dies sind voraussehbare, reguläre (d. h. normale) Anforderungen, die sich dem Individuum zu einer bestimmten Zeit seiner Biografie stellen und deren erfolgreiche Bewältigung für die weitere Entwicklung von hoher Bedeutung ist. Im Jugendalter sind die **körperlichen Veränderungen, Gefühlsregulation, Identitätsbildung, Identifikation, Intimität, Auseinandersetzung mit moralischen Prinzipien und Autonomie** Entwicklungsaufgaben.

Der Entstehung psychischer Erkrankungen liegen bio-psycho-soziale Modelle zugrunde. Eine genetische und biologische Disposition wird meist durch ungünstige soziale Faktoren verstärkt. So kann ein Kind mit einem schwierigen Temperament, das biologisch bedingt ist, und zusätzlich eine unzureichende äußere Regulation durch Bezugspersonen (fehlende familiäre Strukturen) erfährt, eine schwere Hyperaktivität entwickeln (➤ Kap. 14.5).

Kinder von psychisch kranken Eltern werden als Risikogruppe für die Entwicklung einer kinder- und jugendpsychiatrischen Erkrankung eingestuft. Bei schwer erkrankten Kindern und Jugendlichen zeigen sehr häufig auch die Eltern psychische Auffälligkeiten. Die Eltern-Kind-Beziehung ist bereits früh im Säuglings- und Kleinkindalter durch die psychische Erkrankung von Mutter oder Vater als primäre Bezugspersonen belastet. So reagieren depressive Mütter oder Väter auf Lächeln oder verbale Äußerungen der Säuglinge weniger, sind eher passiv und haben weniger Blick- und Körperkontakt mit ihrem Kind. Dadurch kann das Bindungsverhalten als enge, überdauernde emotionale Beziehung von Kindern zu ihren Eltern und später zu anderen Personen langfristig gestört sein.

In der Angehörigenarbeit wird die Belastung der Kinder durch die erkrankten Elternteile immer noch viel zu wenig berücksichtigt. Es finden kaum Kontakte zwischen den Ärzten und Therapeuten der Eltern und den Kindern statt. Die betroffenen Kinder und Jugendlichen sind viel zu wenig über die Erkrankung der Eltern informiert und aufgeklärt. Für sie sind dadurch die psychischen Auffälligkeiten der Eltern nicht erklärbar, sie neigen dazu, sie in Bezug zu sich selbst zu setzen und mit Schuldgefühlen zu reagieren *(„Die Mutter ist so gereizt, weil ich so schlimm bin." „Der Vater redet nicht mit mir, weil ich nicht liebenswert bin.")*. Die Erkrankung wird tabuisiert, häufig mit einem Schweigegebot belegt. Da die Eltern ihre Elternfunktion wegen der Erkrankung nicht wahrnehmen können, müssen die Kinder mehr Verantwortung (Parentifizierung genannt) übernehmen, haben weniger Freizeit. Eigene Entwicklungsaufgaben (Integration in die Peer-Gruppe, Autonomieentwicklung) werden nicht verfolgt. Die neue Rollenverteilung kann sogar dazu führen, dass sie zum Partnerersatz werden.

Die Folgen der Erkrankung des Elternteils sind für die Kinder umso schwerwiegender, je stärker sie in die Symptomatik eingebunden sind, je jünger sie zum Zeitpunkt des Beginns der elterliche Erkrankung sind, je mehr gravierende, ungelöste elterliche Konflikte bestehen, die Familie isoliert ist, die Kinder parentifiziert sind und die Erkrankung zum Auseinanderbrechen der Familie führt.

Viel Aufmerksamkeit durch die Umwelt, kompensatorische außerfamiliäre Beziehungen und kindgerechte Informationen über die elterliche Erkrankung sind protektive Faktoren, d. h., sie schützen diese Kinder und Jugendlichen vor einer eigenen psychischen Erkrankung.

Psychiater und psychologische Psychotherapeuten in Kliniken und Niederlassung, Pflegefachpersonen und Sozialarbeiter haben die Chance und gleichzeitig die große Verantwortung hier sekundär präventiv zu werden, d. h. die betroffenen Kinder und Jugendlichen im Umgang mit ihren Fragen und Ängsten zu unterstützen, sie zu informieren und zu beteiligen.

In Angehörigengruppen müssen die erkrankten Eltern für die Auswirkungen der eigenen Erkrankung auf die Entwicklung der Kinder sensibilisiert werden. Die Eltern benötigen intensive Beratung, wie sie selbst das Gespräch mit ihren Kindern am besten führen. Die Mitglieder des Pflegeteams können z. B. Besuche von Kindern und Jugendlichen auch auf einer Akutstation der Erwachsenenpsychiatrie fördern, für eine entspannte Situation und entsprechende Räumlichkeiten sorgen und auf die besonderen Bedürfnisse der Kinder eingehen (Spielmaterialien vorrätig halten, Eltern zum Spiel anleiten).

14.5 Klassifikation kinder- und jugendpsychiatrischer Erkrankungen

In der Kinder- und Jugendpsychiatrie hat sich das **multiaxiale Klassifikationsschema MAS nach ICD-10** (Remschmidt, Schmidt, Poustka) durchgesetzt. Es spiegelt am besten die aktuelle Vorstellung des Zusammenwirkens unterschiedlicher Einflüsse bei der Entstehung psychischer Krankheiten. Das **bio-psycho-soziale Modell** besagt, dass sich **biologische** (genetische Anlagen, Geschlecht, Alter, körperliche Faktoren, zerebrale Voraussetzungen wie Intelligenz), **psychische** (Selbstwert, Selbststeuerungsfähigkeiten, soziale und emotionale Kompetenzen) und **soziale Faktoren** (Familie, sichere Bindungen, sozialer Status, finanzielle Situation, Lebensereignisse wie Verlust oder Trennung von einer engen Bezugsperson) gegenseitig beeinflussen. Sie können sich protektiv (schützend, vorteilhaft) auswirken oder als Belastungsfaktoren wirksam werden.

Auf **Achse I** findet sich **die psychiatrische Diagnose** ICD-10 Kapitel F0-F99.

Auf **Achse II** werden **umschriebene Entwicklungsstörungen** dokumentiert (ICD-10 F80-F83).

Die **Achse III** beschreibt das **Intelligenzniveau,** das durch Intelligenztests festgestellt wurde.

Achse IV erfasst die körperlichen Erkrankungen.

Achse V erfasst die begleitenden **aktuellen abnormen psychosozialen Umstände.**

Auf **Achse VI** wird eine **globale Beurteilung des psychosozialen Funktionsniveaus** getroffen: Wie stark ist das Kind/der Jugendliche in den sozialen Bereichen Familie, Gleichaltrige, Schule, Freizeitaktivitäten, Selbständigkeit beeinträchtigt?

Die Beeinträchtigung des Funktionsniveaus entscheidet unter anderem auch über die Behandlungsform der Kinder und Jugendlichen: Zeigen diese wenig Einschränkungen, ist eine ambulante Therapie oft ausreichend, bei mäßigen Beeinträchtigungen oder Beeinträchtigungen in nur ein oder zwei Bereichen ist bei guter Erreichbarkeit eine tagesklinische Behandlung, bei ernsthaften Beeinträchtigungen des sozialen Funktionsniveaus ist meist das stationäre Behandlungssetting notwendig.

In der Forschung wird auch das **DSM-5** (➤ Kap. 5.2.1) eingesetzt. Das Nebeneinander beider Klassifikationssysteme führt im klinischen Alltag leider oft zu Unklarheiten in der Bezeichnung psychischer Störungen.

14.6 Auswahl wichtiger Krankheitsbilder in der Kinder- und Jugendpsychiatrie

14.6.1 Aufmerksamkeitsstörungen

Die bekanntesten Begriffe ADS (Aufmerksamkeitsdefizitstörung) und ADHS (Aufmerksamkeitsdefizit-Hyperaktivitätsstörung) entstammen dem DSM (Diagnostic and Statistical Manual of Mental Disorders), das Aufmerksamkeitsstörungen mit und ohne Hyperaktivität sowie einen kombinierten Typ unterscheidet. Das aktuelle DSM-5 macht auch eine Schweregradeinteilung (leicht-mittel-schwer) je nach dem Grad der Beeinträchtigungen in sozialen, schulischen oder beruflichen Funktionsbereichen. Die ICD-10 verwendet nach wie vor den Begriff „Hyperkinetische Störung“ und unterscheidet eine einfache Aktivitäts- und Aufmerksamkeitsstörung (F90.0 mit Hyperaktivität) und eine Aufmerksamkeitsstörung ohne Hyperaktivität (F98.8). In der aktuellen S3-Leitlinie (Erstveröffentlichung 05/-2017) werden beide Klassifikationssysteme berücksichtigt.

Tab. 14.2 Charakteristika der Kardinalsymptome von Aufmerksamkeitsstörungen

Unaufmerksamkeit	Überaktivität	Impulsivität
Die Kinder • halten die Aufmerksamkeit nicht aufrecht. • hören scheinbar nicht hin. • können Erklärungen nicht folgen, Pflichten nicht erfüllen. • sind beeinträchtigt, Aufgaben und Aktivitäten zu organisieren. • vermeiden Arbeiten, die geistige Anstrengung erfordern. • verlieren häufig Gegenstände, sind vergesslich. • beachten Details nicht, machen Sorgfaltsfehler.	Die Kinder • fuchteln häufig mit Händen und Füßen. • verlassen ihren Platz, wenn Sitzen bleiben erwartet wird. • laufen herum, klettern in unpassenden Situationen. • sind laut. • zeigen ein anhaltendes Muster von exzessiver motorischer Unruhe.	Die Kinder • platzen mit der Antwort heraus. • können in einer Reihe nicht abwarten. • unterbrechen und stören andere häufig. • reden häufig exzessiv, ohne angemessen auf soziale Beschränkungen zu reagieren.

Symptomatik

Die **Kardinalsymptome** sind Unaufmerksamkeit, Überaktivität und Impulsivität (➤ Tab. 14.2).

Die Störung muss „abnormes Ausmaß" und vor dem 7. Lebensjahr begonnen haben. Sie muss situationsübergreifend auftreten, d. h. in verschiedenen Lebensbereichen (Familie, Schule, Sportverein) bestehen. Es sind Informationen aus unterschiedlichen Quellen (Elternberichte, Beobachtungen aus dem Kindergarten, Tagesstätten und Schulen) erforderlich.

Die Symptomatik muss zu Beeinträchtigungen im sozialen Umfeld (keine Freunde, ständige Streitigkeiten) in Schule und Beruf führen.

In Deutschland haben ca. 5 % aller Kinder und Jugendlichen zwischen 6–18 Jahren eine Aufmerksamkeitsstörung mit und ohne Hyperaktivität. Die Häufigkeit von ADHS ist jedoch altersabhängig (im Erwachsenenalter sind ungefähr 2,5 % betroffen) und hängt auch davon ab, welches Klassifikationssystem in den Erhebungen angewandt wird, die „strengere" ICD-10 oder das DSM. Jungen sind insbesondere bei der hyperkinetischen Form häufiger betroffen (Jungen : Mädchen = 3–9 : 1). Heute geht man davon aus, dass es sich um eine chronische Erkrankung auf neurobiologischem Hintergrund handelt (beteiligt sind die Botenstoffe Dopamin und Noradrenalin), die sich auf alle Phasen der Informationsverarbeitung auswirkt.

Genetische Studien konnten die klinische Beobachtung bestätigen, dass häufig andere Familienmitglieder betroffen sind (z. B. Vater und Sohn). Man geht heute von sehr komplexen Gen-Umwelt-Interaktionen aus.

65 % aller Kinder und Jugendlichen mit ADHS entwickeln eine oder mehrere zusätzliche (komorbide) Störungen, was sich ungünstig auf die Prognose auswirkt. 10–25 % haben eine umschriebene Lernstörung, ca. 30 % eine Lese-, Rechtschreib- oder Rechenstörung. 30–50 % erfüllen die Kriterien für eine Aufmerksamkeitsstörung und für eine Störung des Sozialverhaltens (➤ Kap. 14.6.2) mit besonders ungünstigem Verlauf und der großen Gefahr der Verletzung sozialer Normen oder der Entwicklung einer Abhängigkeitserkrankung. Schulversagen, Schwierigkeiten in der Gruppe der Gleichaltrigen und infolgedessen ein geringer Selbstwert führen zu depressiven Symptomen (15–25 %) und Angststörungen (bis zu 20 %). Tic-Erkrankungen, Schlafstörungen oder auch selbstverletzendes Verhalten sind gleichfalls begleitend sehr häufig.

Ungefähr die Hälfte der betroffenen Kinder und Jugendlichen leidet noch im Erwachsenenalter an Symptomen dieser Störung, sie erreichen ein geringeres Bildungsniveau, sind in Beruf (häufigere Arbeitsplatzwechsel, Probleme in der Organisation von Arbeitsabläufen und unter Zeitdruck), Partnerschaft (höhere Trennungs- und Scheidungsrate) und Straßenverkehr (höhere Unfallgefahr) beeinträchtigt.

Therapie

Die Therapie ist immer multimodal, sie besteht aus mehreren Komponenten, wie im Beispiel (➤ Kap. 14.3.1) aufgezeigt. Zu Beginn sind die Psychoedukation, die Erklärung des Krankheitsbildes, der Ursachen und Behandlungsmöglichkeiten, die Schwierigkeiten durch ADHS, aber auch die Ressourcen (Kreativität, Spontaneität, Hilfsbereitschaft) wichtig. **Psychosoziale und pädagogische Interventionen** erfolgen im direkteren (Familie) oder weiteren (Kindergarten, -tagesstätte, Schule, Ausbildungsplatz) Lebensumfeld des Kindes oder des Jugendlichen. Strukturierungshilfen für Eltern, Elterntrainings, „Eltern als Coach", Lehrerberatungen können die familiäre und schulische Situation für die betroffenen Kinder und Jugendlichen beruhigen und wurden in ihrer Wirksamkeit vielfach bestätigt.

Diese Maßnahmen werden durch **psychologische,** meist **verhaltenstherapeutische Interventionen ergänzt.** Damit sind Selbstinstruktionstechniken (Erlernen von hilfreichen „Selbstgesprächen") und Selbstmanagementstrategien (Verwendung von Checklisten, strukturierte Selbstbeobachtung) gemeint. Die Verbesserung von sozialen Kompetenzen im Kontakt mit Gleichaltrigen, von Problemlösefähigkeit, von Impuls- und Selbstkontrolle, von Fähigkeiten, Emotionen zu regulieren und sie adäquat auszudrücken sind weitere Therapieziele.

Der Einsatz von **Psychostimulanzien** (zugelassen sind in Deutschland Methylphenidat, Amfetamin und Lisdexamfetamin), der hochselektive Noradrenalin-Wiederaufnahmehemmer Atomoxetin und Guanfacin unterstützt pädagogische und psychotherapeutische Verfahren.

Die positive Wirkung der Psychostimulanzien auf motorische Unruhe, Aufmerksamkeit, Impulskontrolle, Selbststeuerung und Schrift im Kindes- und Jugendalter ist wissenschaftlich gut belegt. Im Vorschulalter werden Medikamente eher zurückhaltend eingesetzt und sollten nur von Ärzten mit qualifizierten Kenntnissen und Erfahrungen zu dieser Störung verordnet werden. Die Wirkung zeigt sich nur, solange das Medikament eingenommen wird. Die Nebenwirkungen sind gut bekannt, im Vergleich zu anderen Psychopharmaka gering und lassen sich zum größten Teil durch vorsichtige Dosierung beherrschen. Die aktuelle Datenlage zeigt, dass durch Gabe von Methylphenidat kein erhöhtes Suchtrisiko entsteht, sondern dass Methylphenidat langfristig eher ein protektiver (schützender) Faktor im Hinblick auf eine Suchtentwicklung darstellt.

Methylphenidat wirkt etwa 4 Stunden. Retardierte Präparate mit einer Wirkdauer von 6–12 Stunden sichern die medikamentöse Unterstützung in der Schule, bei den Hausaufgaben und – wenn notwendig – in Freizeit und Familie am späteren Nachmittag. Es ist für Kinder ab 6 Jahren, Jugendliche und inzwischen auch für Erwachsene zugelassen. Auch die Amfetamin-Präparate haben eine längere Wirkdauer, Atomoxetin und Guanfacin wirken über den ganzen Tag.

14.6.2 Störungen des Sozialverhaltens

Kinder und Jugendliche mit Störungen des Sozialverhaltens kommen häufig aufgrund von aggressiven Zuständen zur Abklärung einer akuten Fremdgefährdung zur Vorstellung in die Kinder- und Jugendpsychiatrie. Störungen des Sozialverhaltens haben eine Häufigkeit (Prävalenz) von 2–4 % bei den Kindern und Jugendlichen in der Allgemeinbevölkerung. Eine Störung des Sozialverhaltens entwickelt sich häufig über oppositionelles Verhalten im Vorschul- und Grundschulalter und aggressives Verhalten zu dissozialem Verhalten. Aggressiv-dissoziale Störungen zeigen sich (ICD-10) u. a. in häufigen, schweren Wutausbrüchen, häufigen Streitereien mit Erwachsenen, Missachten von Regeln und Verboten, im wohlüberlegten Ärgern anderer, Verantwortlichmachen anderer für eigenes Fehlverhalten, „Sich-belästigt-fühlen" durch andere, häufigem Ärger, Gehässigkeit, Lügen für Vergünstigungen, körperlichen Auseinandersetzungen, im Gebrauch von gefährlichen Waffen, Wegbleiben am Abend oder über Nacht, körperlicher Grausamkeit, Tierquälerei, Sachbeschädigung, absichtlichem Feuerlegen, Stehlen und häufigem Schule-Schwänzen.

Diese Verhaltensweisen zeigen umso höhere Stabilität,

- je früher sie in der Kindheit beginnen,
- je häufiger sie auftreten,
- je mehr Verhaltens- und Lebensbereiche sie betreffen.

Wieder sind biologische, psychische und soziale Einflüsse in der Entstehung bedeutsam. Strafendes, emotional wenig unterstützendes Erziehungsverhalten mit mangelnder Aufsicht durch die Eltern, familiärer Stress (alleinerziehendes Elternteil, geringes Familieneinkommen, beengte Wohnverhältnisse) sind einige wichtige Faktoren. Betroffene Kinder und Jugendliche erleben, dass sie aufgrund ihrer Störung sozial ausgeschlossen werden. Sie entwickeln daher häufig depressive Symptome (ICD-10 F92.0: Störung des Sozialverhaltens mit depressiver Störung), haben massive Selbstwertprobleme, reagieren mit Suizidalität nach akuten Frustrationen oder Kränkungen oder entwickeln eine Alkohol- oder Drogenproblematik.

Wirksam sind frühe Interventionen in und mit den Bezugspersonen im familiären Umfeld. Das elterliche Erziehungsverhalten sollte durch spezielle Trainings verbessert werden. Bei hoher Impulsivität im Verhalten können Medikamente hilfreich sein.

Verhaltenstherapeutische Strategien und Ansätze müssen meist durch längerfristige pädagogische Hilfen im Rahmen der Jugendhilfe ergänzt werden. Im Jugendalter ermöglicht manchmal erst eine gerichtliche Auflage nach einem Delikt die Umsetzung von Maßnahmen der Jugendhilfe.

14.6.3 Essstörungen

Essstörungen (Anorexia nervosa, Bulimia nervosa) gehören nicht zu den häufigsten psychischen Erkrankungen im Kindes- und Jugendalter, aufgrund der gravierenden körperlichen, psychischen und sozialen Folgen jedoch zu den Erkrankungen, deren Behandlung eine besondere Herausforderung darstellt und in deren Verlauf es oft zu Rückfällen kommt. Die Anorexia nervosa ist die psychische Erkrankung mit der höchsten Sterblichkeitsrate. Die Erstmanifestation der Anorexia nervosa findet bei 70 % der Betroffenen vor dem 18. Lebensjahr statt. Bei der Bulimia nervosa sieht es ähnlich aus. Die Prävalenzraten liegen bei 0,3–1 %. Das Verhältnis von Mädchen zu Jungen beträgt 11:1. Die geschlechtsspezifischen Unterschiede lassen sich durch biologische und soziokulturelle Bedingungen erklären.

Ursachen

Unterschiedliche Modelle zur Genese von Essstörungen betonen das Zusammenwirken mehrerer Faktoren. **Prädisponierende Faktoren** (Vulnerabilitätsfaktoren) bereiten den Boden für die Entwicklung einer Essstörung. Hierzu zählen biologische, soziokulturelle, familienbezogene sowie individuelle Faktoren. Die Untersuchung genetischer Aspekte steht noch am Anfang. Zum jetzigen Zeitpunkt ist jedoch noch unklar, was genau vererbt wird.

Diäten oder eine ständige Kontrolle des Essverhaltens können der Einstieg in eine Essstörung sein. Adoleszente Mädchen unterliegen einem stärkeren Gruppendruck. Für die Genese von Essstörungen spielt neben dem angestrebten Schönheits- und Schlankheitsideal auch der Einfluss der Peergroup eine wichtige Rolle, weil diese Normen für Figur und Gewicht vorgegeben werden. Mädchen mit einem niedrigen Selbstwertgefühl, die zu einer starken Internalisierung dieses Ideals neigen, sind besonders gefährdet. Es liegt der Versuch nahe, vermeintliche persönliche Defizite mit der Gewichtsabnahme zu kompensieren.

„Die Essstörungsfamilie" gibt es nicht. Pathologische Beziehungsmuster (z. B. Überbehütung, Konfliktvermeidung, Verstrickung) haben jedoch eine große Bedeutung. Allerdings weiß man oft nicht sicher, ob diese erst als Folge der Essstörung entstanden sind.

Auch Persönlichkeitseigenschaften sind ein wesentliches „Puzzleteil". Bei einem Großteil der essgestörten Mädchen ist ein ausgeprägter Perfektionismus zu beobachten, der den eher geringen oder instabilen Selbstwert stabilisiert. Dieser hohe Anspruch an sich und die eigenen Leistungen bei gleichzeitig niedrigem Selbstwert schürt Versagensängste und führt zu kontinuierlicher Selbstkritik und Selbstzweifeln. Weitere persönliche Eigenschaften sind eine geringe Fähigkeit, die eigenen Wünsche und Bedürfnisse wahrzunehmen sowie sozial überangepasste Verhaltensweisen.

Auslösende Faktoren bestimmen über den Zeitpunkt der Manifestation der Essstörung. Sie beinhalten zumeist kritische Lebensereignisse (wie etwa eine Trennung, ein Umzug oder der Eintritt in einen neuen Lebensabschnitt). Allgemein kann man sagen, dass Bewältigungsanforderungen gestellt werden, denen sich die Betroffene nicht gewachsen fühlt.

Aufrechterhaltende Faktoren erklären, warum eine Essstörung dauerhaft aufrechterhalten wird, auch wenn die Bedingungen, die zu ihrer Entstehung geführt haben, nicht mehr gegeben sein müssen. Neben dem körperlichen Hungerzustand und dem restriktiven Essverhalten spielen Defizite im Bewältigen von Stress- und Belastungssituationen sowie dysfunktionale Denkmuster eine große Rolle. Auch die Funktionalität der Essstörungssymptomatik (positive Seiten der Erkrankung) spielt eine entscheidende Rolle.

Zusammenfassend kann festgehalten werden, dass die Entstehungs- und Entwicklungszusammenhänge einer Essstörung multifaktoriell bedingt sind. Im Hintergrund der Störung steht meist eine tiefe Unzufriedenheit, die sich auf das gegenwärtige Körpergewicht sowie die gegenwärtige Figur bezieht. In der Regel geht einer Essstörung ein für die Betroffenen gravierender intrapsychischer (innerseelischer) oder interpersonaler (zwischenmenschlicher) Konflikt voraus (z. B. soziale Probleme, familiäre Probleme, hohe Leistungsansprüche, kritische Lebensereignisse). Die Entscheidung zur Gewichtsreduktion ist in der Regel ein individueller Lösungsversuch in einer subjektiv anders nicht lösbaren Konfliktsituation.

Symptomatik

Anorexia nervosa

Die Diagnosekriterien der Anorexia nervosa nach ICD-10 sind ein bedeutsamer Gewichtsverlust (< BMI 17,5 bzw. < 10. Altersperzentile) oder eine unzureichende altersentsprechende Gewichtszunahme. Darüber hinaus besteht eine große Angst, dick zu werden oder zu dick zu sein (Gewichtsphobie) sowie eine verzerrte Wahrnehmung von Gewicht und Figur **(Körperschemastörung).** Weiteres Leitsymptom ist ein pathologisches Essverhalten (u. a. Vermeiden hochkalorischer Lebensmittel oder ein fast vollständiger Verzicht auf Nahrung, Kategorisieren in „erlaubte" bzw. „verbotene" Lebensmittel, Einhalten bestimmter „Essensregeln" oder Rituale, ein extrem langsames Essverhalten, übermäßiges Kauen, Zählen von Kalorien, Abwiegen von Nahrungsmitteln), häufig verbunden mit einen exzessiven Bewegungsdrang. Es wird eine restriktive (ICD-10: F50.00) von einer aktiven Form (ICD-10: F50.01) der Anorexia nervosa unterschieden, bei der es auch zu aktiven Maßnahmen zur Gewichtsreduktion (meist Erbrechen) kommt.

Auch wenn zu Beginn der Erkrankung häufig Gewichts- oder Figurziele definiert werden (in Kleidergröße 36 passen oder unter 45 kg wiegen), verlieren sie nach und nach an Bedeutung und die Gewichtsreduktion ist das einzige Ziel.

Der BMI ist nicht auf das Kindes- und Jugendalter und beide Geschlechter anwendbar, ohne dass es zu Fehlern kommen kann. Um genaue Aussagen machen zu können, wird die Nutzung der BMI-Altersperzentile empfohlen. Bei einer normalen körperlichen Entwicklung kann ab 14 Jahren ein BMI um 18 als Mindestgewicht festgelegt werden. Die Unterscheidung von Mindestgewicht und gesundem Gewicht sollte möglichst früh thematisiert werden, damit eine regelmäßige Menstruation möglich wird.

Die körperlichen Folgen einer Anorexia nervosa sind erheblich (u. a. niedriger Blutdruck, niedrige Herzfrequenz, Herzrhythmusstörungen, verlangsamte Atmung, abgesenkte Körpertemperatur, Bewegungsdrang, Müdigkeit, Verstopfung, Ausbleiben der Menstruation, Frieren, Haarausfall, Abnahme der Knochendichte). Veränderungen der Stimmungslage (depressive Verstimmungen, erhöhte Verletzbarkeit und Störbarkeit) sowie kognitive und soziale Veränderungen (sozialer Rückzug, soziale Ängstlichkeit) werden in der Regel beobachtet. Das anorektische Verhalten der Patientinnen sowie die Bedrohlichkeit von körperlichen und psychischen Veränderungen führen in der Regel zu Veränderungen in der familiären Kommunikation und können familiäre Strukturen stabilisieren oder destabilisieren.

Bulimia nervosa

Es zeigen sich viele symptomspezifische Übereinstimmungen der **Bulimia** mit der Anorexia nervosa: Gewichtsphobie, Körperbildstörung, extremes Schlankheitsideal, pathologisches Essverhalten sowie Vermeidungs- und Kontrollstrategien. Die Diagnosekriterien nach ICD-10 (F50.2) beschreiben häufige Episoden von Essattacken (in einem Zeitraum von 3 Monaten mindestens zweimal pro Woche). Bei der **Bulimia nervosa** finden sich in der Regel normalgewichtige, nur leicht unter- oder übergewichtige Mädchen und Frauen. Sie nehmen die gesellschaftlichen Erwartungen bezüglich Figur- und Selbstkontrolle beim Essen besonders ernst. Sie versuchen, ihre sehr strengen Gewichtsvorstellungen ohne Rücksicht auf ihre körperlichen Gegebenheiten (Setpoint) umzusetzen. Auch diese Störung beginnt in der Regel auf der Basis einer Figurunzufriedenheit mit einer Diät. Die Diät erweist sich aber nur kurzfristig als erfolgreich. Über die zeitweise Mangelernährung installieren sich eine erhöhte Nahrungsattraktivität und eine erhöhte Nahrungssensibilität, die von der Patientin immer weniger zu kontrollieren sind. Bei zunehmendem Verlust der Kontrolle über die Essmengen und Heißhungerattacken wird die Gefahr einer unkontrollierbaren Gewichtszunahme immer größer und ist schließlich nur noch über anschließendes Erbrechen in Schach zu halten. Die Möglichkeit des Erbrechens erlaubt eine ungezügelte Nahrungsaufnahme hochkalorischer Speisen. Dem schnellen Essen großer Nahrungsmengen („Schlingen") schreiben die Betroffenen eine erleichternde, stressreduzierende Wirkung zu. So kann ein Ess- und Brechanfall in Situationen psychischer Anspannung oder Belastung emotionsregulierend eingesetzt werden. Durch das Erbrechen kommt es zu Reizungen und Entzündungen im Bereich von Speiseröhre, Rachen- und Mundraum. Durch die zeitweise Mangelernährung kann ein endokrinologisch-metabolisches Syndrom wie bei der Anorexia nervosa entstehen. Kardiovaskuläre Beeinträchtigungen können durch Elektrolytverluste beim Erbrechen oder durch die Einnahme von Laxanzien und Diuretika ein bedrohliches Ausmaß annehmen.

Binge-Eating-Störung

Von der Bulimia nervosa abzugrenzen ist die Binge-Eating-Störung, die erst mit Erscheinen des ICD-11 Eingang in die Diagnosekriterien finden wird. Eine Binge-Eating-Störung liegt vor, wenn mindestens zweimal pro Woche Essanfälle auftreten. Diese Essanfälle sind durch ein Gefühl der Unkontrollierbarkeit gekennzeichnet. Eine große Menge an Lebensmitteln wird schnell und durcheinander gegessen, auch wenn kein Hungergefühl mehr besteht. Es werden nach den Essanfällen keine gegenregulierenden Maßnahmen ergriffen.

Differenzialdiagnostisch sind bei Essstörungen gastrointestinale und endokrinologische Erkrankungen auszuschließen. Begleitend treten bei Essstörungen gehäuft depressive Erkrankungen, Angst- und Zwangsstörungen auf. Mit zunehmendem Alter sind auch Persönlichkeitsstörungen zu beobachten.

Therapie

Viele der minderjährigen essgestörten Patientinnen sehen keine Behandlungsnotwendigkeit für sich und empfinden die Sorgen von Ärzten und Eltern bezüglich ihres Gesundheitszustands als unangemessen. Veränderungsmotivierende und die Compliance-fördernde Strategien haben deshalb einen sehr hohen Stellenwert. Gelassenheit und Geduld im Umgang mit den Betroffenen ist unverzichtbar.

Die beschriebene spezifische Psychopathologie sowie die häufig geringe Krankheits- und Problemeinsicht erklären die eher ungünstige Prognose und das hohe Rückfallrisiko bei Essstörungen. In vielen Fällen ist eine stationäre kinder- und jugendpsychiatrische Behandlung indiziert, die in einer Einrichtung mit einem spezialisierten, multimodalen Behandlungsprogramm erfolgen sollte. Ohne eine hohe Fachkompetenz und enge Kooperation aller beteiligten Berufsgruppen sind Essstörungen kaum zu behandeln.

Folgende **Behandlungsziele** sind zu nennen: Gewichtsnormalisierung und -stabilisierung (Mindestgewicht BMI 18 bzw. 25. Altersperzentile), Psychoedukation und Vermittlung eines individuellen Störungsmodells, Wiedererlernen eines angemessenen Essverhaltens, Reduktion irrationaler Einstellungen zu Nahrung, Gewicht und Aussehen, Aufbau von Körperakzeptanz, Interventionen zur Affektregulation (Wahrnehmen von Gefühlen, Bewältigen negativer Gefühle), Behandlung zusätzlicher Problembereiche und Komorbiditäten (z. B. Selbstsicherheit, soziale Ängstlichkeit, Zwänge, Depressionen), Rückfallprophylaxe sowie eine engmaschige Elternarbeit. Studien haben für die Behandlung von Jugendlichen die Wirksamkeit von Familientherapie nachgewiesen. Neben einer Wissensvermittlung werden Eltern in Psychoedukationsgruppen ermutigt, sich aktiv mit der Erkrankung ihres Kindes auseinanderzusetzen. Sehr hilfreich werden Angehörigengruppen erlebt, in denen sich die betroffenen Eltern austauschen und gegenseitig unterstützen können.

Die Gewichtszunahme sollte über im Lebensalltag zu integrierende Ernährungsgewohnheiten erreicht werden. Eine parenterale Ernährung sollte vital bedrohlichen Situationen vorbehalten bleiben. Die Patientinnen profitieren von einem engen Coaching durch die Anwesenheit von Mitarbeitern des therapeutischen oder Pädagogisch-Pflegerischen Dienstes in Essenssituationen. Für bulimische Patientinnen ist die Normalisierung der Ernährungssituation (regelmäßige Mahlzeiten, ausreichende Nahrungsmengen) besonders wichtig, um den Teufelskreis aus partieller Unterernährung, Appetitsteigerung und Heißhungerattacke mit anschließendem Erbrechen zu unterbrechen. Für Situationen und Stressoren, die im Sinne einer hyperphagen Reaktion (Stress steigert das Essbedürfnis und kann ebenfalls durch das Essen reduziert werden) zu Ess- und Brechanfällen führen, müssen alternative Bewältigungsstrategien entwickelt werden.

Katharina, eine 16-jährige Jugendliche mit Anorexia nervosa

Katharina ist mit ihrer Figur und ihrem Aussehen schon länger unzufrieden. Sie findet ihren Bauch und ihre Oberschenkel zu dick. Gemeinsam mit einer Freundin beschließt sie, „gesünder" zu essen und ihr Gewicht ein paar Kilo zu reduzieren. Sie würde gerne weniger als 50 kg wiegen und Kleidergröße 36 tragen. Nachdem sie anfangs auf Süßes und Fettes verzichtet, schränkt Katharina im Verlauf ihr Nahrungsspektrum immer weiter ein, lässt Mahlzeiten ausfallen, isst nur sehr kleine Mengen Obst und Gemüse, trinkt nur noch Wasser und Tee. Während die Freundin wieder ausgewogener isst, fühlt sich Katharina durch Komplimente von Gleichaltrigen bestärkt und setzt ihr Wunschgewicht schrittweise nach unten.

Die Jugendliche ist eine sehr gute Schülerin und sehr ehrgeizig. In ihrer Freizeit betreibt sie Leistungsturnen. Sowohl in der Schule als auch beim Turnen stellt Katharina sehr hohe Anforderungen an sich und ist selten mit sich zufrieden. Durch die Gewichtsabnahme erhofft sie sich auch bessere sportliche Leistungen. Im Kontakt mit Gleichaltrigen erlebt sich Katharina als „nicht gut genug" und möchte es Anderen recht machen.

Katharinas Eltern müssen zusehen, wie ihre Tochter die Nahrungsaufnahme drastisch reduziert, mehr und mehr abnimmt, sich im kachektischem Körperzustand immer noch zu dick fühlt, mehrfach zu Hause und in der Schule kollabiert. Sie versuchen alles, um ihre Tochter zum Essen zu bewegen, sie ändern eigene Ernährungs- und Kochgewohnheiten und stellen Belohnungen in Aussicht. Auf dem Fundament verzweifelt hilfloser Sorge ihrer Eltern um die Gesundheit der Tochter kann diese eine ungeahnte Macht und soziale Wirksamkeit in der Familie aufbauen. So sind unter dem Eindruck einer bedrohlichen Symptomatik familiäre Hierarchien und Interaktionen durcheinander geraten.

Bei der Anorexia nervosa wurde die Wirkung von Antidepressiva und Neuroleptika untersucht. Selektive Serotonin-Wiederaufnahmehemmer (SSRI) sind dann sinnvoll, wenn depressive Symptome oder Zwangssymptome trotz einer ausreichenden Gewichtszunahme weiter bestehen. Die Gewichtszunahme stellt bei der Anorexia nervosa das wirksamste „Antidepressivum" dar. Darüber hinaus liegen erste Studien mit atypischen Neuroleptika vor. Olanzapin kann positive Effekte bei der Reduktion der Kernsymptomatik zeigen, hat aber keinen direkten Effekt auf die Gewichtszunahme (vergleichsweise geringe Dosierung). Bei Bulimie-Erkrankungen ist eine graduelle Wirksamkeit von selektiven Serotonin-Wiederaufnahmehemmern (z. B. Fluoxetin) nachgewiesen. Eine Medikation ersetzt nicht die notwendigen psychotherapeutischen Interventionen.

14.6.4 Depressive Störungen

Für Kinder und Jugendliche gelten die diagnostischen Kriterien (➤ Kap. 7.4.1) der Erwachsenen (ICD-10 F32, F33, F34.1 [Dysthymia], F43.2 – Anpassungsstörung mit depressiven Symptomen und in Kombination mit einer Störung des Sozialverhaltens, F92.0). Die Symptomatik ist vielfältiger und leider weniger eindeutig, ändert sich mit dem Lebensalter, sodass depressive Störungen im Kindes- und Jugendalter häufig sehr spät diagnostiziert oder leichtere Formen gar übersehen werden. Bei Kindern finden sich eine erhöhte Reizbarkeit, Rückzug und körperliche Symptome. Die geforderte depressive Stimmungslage kann sich bei Jugendlichen in starken Stimmungsschwankungen ausdrücken. Sorgen und Ängste, ein Gefühl hoher Belastung, ein Gefühl der Leere oder des „Nicht-Fühlens", innere Unruhe, Konzentrations- und Leistungsprobleme oder auch Lust- und Interessenlosigkeit können Hinweise sein. Einer unerklärlichen Reizbarkeit oder exzessivem Alkoholgenuss liegt möglicherweise eine depressive Episode zugrunde. Manchmal hat der Jugendliche kein Selbstvertrauen, keinerlei Zutrauen in die Zukunft und findet aus dem Teufelskreis negativer Gedanken und Bewertungen nicht heraus. Die körperlichen Symptome Früherwachen, Morgentief, Appetit-, Gewichts- und Libidoverlust werden viel seltener als von Erwachsenen beschrieben.

Die Störung ist im Kindesalter selten (1–2 %) mit einer deutlichen Zunahme im Jugendalter. Der Verlauf ist bei Erstmanifestation einer depressiven Phase nicht sicher vorhersagbar. Depressive Kinder und Jugendliche haben aber ein höheres Risiko, im Verlauf andere psychische Erkrankungen zu entwickeln.

Positive Aktivitäten, (achtsamkeitsbasierte) Stressreduktionstrainings, Entspannungsverfahren und sportliche Aktivitäten und vor allem die kognitive Verhaltenstherapie sind wirksam, bei schwereren Formen die Kombination mit Antidepressiva. Die Therapie wird solange ambulant erfolgen, solange das Kind oder der Jugendliche den alltäglichen Anforderungen und Belastungen nachkommen kann und keine Suizidalität besteht.

Selektive Serotonin-Wiederaufnahmehemmer (SSRI) werden bei älteren Kindern und Jugendlichen erfolgreich eingesetzt, Fluoxetin ist als einziger Wirkstoff zugelassen. Über mögliche Zusammenhänge zwischen SSRI-Einnahme und suizidalem Verhalten müssen Kinder, Jugendliche und Sorgeberechtigte ausführlich aufgeklärt und beraten werden. Eine engmaschige Begleitung und Überwachung der Medikation ist in den ersten Wochen notwendig.

Wissen muss man, dass die im Erwachsenenalter wirksamen trizyklischen Antidepressiva zwar für das Jugendalter zugelassen sind, es aber keine Studien mit Wirksamkeitsnachweisen für das Jugendalter gibt. Auch aufgrund ihres ungünstigen Nebenwirkungsspektrums sollten sie daher bei Kindern und Jugendlichen nicht eingesetzt werden.

14.6.5 Schizophrene Psychosen

Psychopathologie, Symptomatik und Behandlung ➤ Kap. 8.

Tritt eine Schizophrenie vor dem 18. Lebensjahr auf, spricht man von Early Onset Schizophrenia (EOS), vor dem 13. Lebensjahr von Very Early Onset Schizophrenia (VEOS).

Bei Psychosen im Kindes- und Jugendalter scheint im Vergleich zum Erwachsenenalter

- das prämorbide Funktionsniveau schlechter und
- die Dauer der unbehandelten Psychose (DUP) länger.
- Es gibt mehr Suizidversuche vor Behandlungsbeginn und
- die Negativsymptomatik ist bei Behandlungsbeginn stärker ausgeprägt.

Die Daten zu den Verläufen sind widersprüchlich und noch nicht abschließend zu beurteilen, da auch die Zahlen in allen Untersuchungen sehr klein sind.

Unspezifische Veränderungen im Vorfeld lassen sich im Rückblick oft über Jahre feststellen. Es finden sich Konzentrations- und Aufmerksamkeitsstörungen, Störungen von Motivation und Antrieb, affektive und vegetative Symptome (Ängste, Schlafstörungen), ein Leistungsknick im schulischen, beruflichen und sozialen Bereich, unerklärliches Rückzugsverhalten, Misstrauen oder eine erhöhte Irritabilität.

Auch bei Kindern und Jugendlichen finden sich attenuierte Wahnsymptome, Wahrnehmungsstörungen, Derealisation oder kognitiven Phänomene wie Gedankeninterferenz oder -blockaden, die die Konzentration beeinträchtigen als mögliche Frühsymptome einer schizophrenen Erkrankung. Diese Symptome sollten diagnostiziert werden und in einer Kinder- und Jugendlichenpsychotherapie behandelt werden, **ohne dass** ein „erhöhtes Psychoserisiko" kommuniziert wird. Da man nach den aktuellen wissenschaftlichen Erkenntnissen noch nicht vorhersagen kann, wie viele Kinder und Jugendliche tatsächlich eine Psychose entwickeln, ist der Schaden für die Betroffenen und ihre Familien höher einzuschätzen als der Nutzen einer Früherkennung.

Für einen günstigen mittel- und langfristigen Verlauf sprechen eine kurze Dauer der unbehandelten Psychose, ein gutes prämorbides Funktionsniveau, eine gute prämorbide kognitive Leistungsfähigkeit (prämorbider IQ), ein gutes „höchstes psychosoziales Funktionsniveau" im letzten Jahr vor Erstbehandlung und bei Beginn der Erstbehandlung, ein Alter bei Ersterkrankung von unter oder gleich 14 Jahren, eine frühe Verbesserung der Psychopathologie oder des Funktionsniveaus, eine gute Medikamentenadhärenz und Adhärenz mit der Gesamtbehandlung.

Die erste paranoid-halluzinatorische Manifestation der Erkrankung führt häufig zu akuter stationärer Aufnahme. Die Familie ist durch die Symptomatik im Vorfeld und durch die Aufnahme in einer oft geschlossenen Station der Jugendpsychiatrie sehr belastet.

Sie hat keinerlei Erfahrung im Umgang mit der Krankheit und weiß nicht, wie sie mit einer solchen Situation umgehen kann. Ängste und Schuldgefühle werden im Kontakt deutlich. Die Eltern haben ein großes Informationsbedürfnis. Die Mitglieder des Pädagogisch-Pflegerischen Dienstes können durch verständnisvolles Begleiten und geduldiges Zuhören wesentlich zu einem langfristig tragfähigen Bündnis zwischen Klinik und Familie beitragen.

Trotz all dieser Belastungen müssen die Eltern bei Aufnahme und in den folgenden Tagen wichtige Entscheidungen treffen: Sie müssen die Genehmigung zur geschlossenen Unterbringung beim zuständigen Familiengericht beantragen (➤ Kap. 14.2.3). Sie müssen sich mit der medikamentösen Behandlung mit atypischen Neuroleptika auseinandersetzen. Diese sind bis auf Aripiprazol (Zulassung ab 15 Jahren) in Deutschland unter 18 Jahren nicht zugelassen. Die Verordnung ist jedoch als Off-Label-Use im Rahmen eines **„individuellen Heilversuchs"** mit Zustimmung der Sorgeberechtigten und wenn möglich auch der/des Jugendlichen selbst erlaubt. Jugendliche und Eltern sind dann über die fehlende Zulassung aufzuklären, über alternative und erprobte zugelassene Medikamente sowie über deren Wirkungen und Nebenwirkungen. Vorteile und Risiken sind genau „auszuloten". Die Einwilligung ist schriftlich zu dokumentieren. Weiß man um die besondere, emotional belastende Situation der Angehörigen eines ersterkrankten Jugendlichen, so wird deutlich, dass gerade ihnen durch diese juristischen Hürden besonders viel zugemutet wird.

Bei schizophrenen Erkrankungen mit Beginn im Jugendalter kommt der psychosozialen Therapie und Rehabilitation – nach der symptomorientierten Akuttherapie, nach Remission/Stabilisierung – aufgrund der oft massiven Einbrüche in der Schul- und Berufslaufbahn und den vielfältigen anstehenden Entwicklungsaufgaben eine besondere Bedeutung zu. Leider gibt es in Deutschland nur sehr wenige Plätze und die Programme für das Kindes- und Jugendalter sind noch wenig untersucht.

Es gibt leider auch nur sehr wenig empirisches Wissen zu den schizoaffektiven Psychosen oder bipolaren Störungen mit psychotischen Symptomen im Jugendalter. Bezüglich ihres Erscheinungsbildes, der Behandlung und des Verlaufs finden sich jedoch Parallelen, Vieles kann übertragen werden.

14.7 Einbeziehung des sozialen Umfelds in Diagnostik und Behandlung

Kinder brauchen bei ihrer Entwicklung die Unterstützung vieler Personen! An erster Stelle stehen die Eltern (auch Stiefeltern, Pflegeeltern, Personen, die in der institutionellen Erziehung die elterliche Sorge ausüben), dazu kommen Erzieher oder Sozialpädagogen in den Kindertagesstätten und Kindergärten, die ebenfalls betreuende, erzieherische und entwicklungsfördernde Aufgaben wahrnehmen und Lehrer der Schule, die das Kind vor der Behandlung besucht und in die es in der Regel nach erfolgter (teil-)stationärer Behandlung zurückkehren wird.

Bei einer ganzen Reihe von Störungen, vorweg die expansiven (Störungen des Sozialverhaltens, hyperkinetische Störungen) sowie andere Störungen, die das Sozialverhalten oder die Kommunikationsfähigkeit betreffen (z. B. soziale Ängstlichkeit, Trennungsängstlichkeit, Mutismus), bei Teilleistungsstörungen und sonstigen Störungen der schulischen Leistungsfähigkeit, ist es notwendig, die Personen, die mit der Betreuung und Erziehung befasst sind, in die Diagnostik (weil sie viel über das Verhalten des Kindes in seinen natürlichen Lebensumständen berichten können) und in die Behandlung (weil sie vieles, was während der Therapie exemplarisch mit dem Kind eingeübt wurde, in die natürliche Lebenssituation übertragen helfen) einzubeziehen.

Nur **Eltern** und die **nächsten Bezugspersonen** können Auskünfte über die Entwicklung des Kindes und seiner Erkrankung geben, verfügen über die notwendigen Informationsquellen, z. B. Untersuchungshefte, Zeugnisse. Sie können über angeleitete Verhaltensbeobachtungen, evtl. auch mit kurzen Filmen mit dem Handy, in der natürlichen Lebenssituation zur genaueren Einschätzung der Symptomatik beitragen. Manchmal sind Eltern durch erzieherisches Verhalten auch an der Entstehung, Ausprägung oder Chronifizierung der Symptomatik beteiligt.

Wie oben dargestellt, geht die Initiative eine kinder- und jugendpsychiatrische/-psychotherapeutische Behandlung aufzusuchen meist von den Sorgeberechtigten aus.

Immer wieder stehen Eltern einer Behandlung zunächst ambivalent gegenüber, haben Vorbehalte oder Sorgen. Für eine erfolgreiche Behandlung ist jedoch die Mitarbeitsbereitschaft sowohl der Eltern als auch der Kinder entscheidend. Da es im Behandlungsprozess zu ganz unterschiedlichen Motivationslagen und Zielen kommen kann, ist ein für die Eltern transparentes und nachvollziehbares Vorgehen in der Behandlung wichtig.

Die Behandlung bedarf also sowohl der **Compliance des Kindes** als auch der **Compliance der Eltern.** Mit allen Beteiligten müssen gemeinsame Ziele erarbeitet und abgestimmt werden. Kompliziert wird die Situation, wenn Eltern und Kinder unterschiedliche Ziele verfolgen. Beispiel: Das therapeutische Team fördert während der Behandlung Selbstständigkeit und Durchsetzungsfähigkeit des Kindes und das bisher erzieherisch „pflegeleichte" Kind beginnt nun, auch gegenüber den Eltern seine eigenen Interessen durchzusetzen und die gestellten Anforderungen zu hinterfragen oder am Ende gar zu verweigern. In diesem Fall wird den Eltern eine Unterstützung der Behandlung schwer fallen. Auch bei einzelnen therapeutischen Interventionen (z.B. empfohlene Medikation, Verstärkerplan) kann es vorkommen, dass die Eltern von der Notwendigkeit nicht überzeugt sind und ihre Zustimmung zunächst nicht geben wollen.

Erwachsene Patienten können, sofern keine akute Selbst- oder Fremdgefährdung vorliegt, den Behandlungsauftrag zurückgeben und auf eine Therapie verzichten, wenn sie mit den vorgeschlagenen Behandlungsmaßnahmen nicht einverstanden sind. In diesem Punkt unterscheidet sich die Behandlung von Kindern und Jugendlichen erheblich und stellt in der therapeutischen Arbeit eine besondere Herausforderung dar.

Felix, ein 13-jähriger Jugendlicher mit Ängsten

Die Mutter von Felix hat ihm durch ihre eigene Ängstlichkeit und extreme Sorge um seine Gesundheit und Unversehrtheit kaum Gelegenheit gegeben, eigene Erfahrungen zu machen, soziale Kompetenzen zu entwickeln oder Schwierigkeiten durchzustehen. Sie hat ihn in die Schule gefahren, dort abgeholt, soziale Kontakte persönlich überwacht und bei allen Konflikten mit ihrer Erwachsenenautorität steuernd eingegriffen.

So hat Felix nie gelernt, soziale Konfliktsituationen selbst zu lösen. Vor „abenteuerlichen" Spielsituationen hat sie ihn erfolgreich geschützt, sodass Felix an beziehungsstiftenden Peer-Situationen nicht teilnehmen konnte. Natürlich blieb der Mutter die zunehmende soziale Isolation des 13-jährigen Sohnes nicht verborgen, aber die angebotene Hilfe (durch Einfluss auf die anderen Kinder und deren Eltern häufigere Kontakte herzustellen) führte zu weiterer Isolation. Felix wurde vermehrt gehänselt und als „Mamakind" ausgeschlossen.

Der Beitrag der Mutter, der für die Gesundung des Kindes nötig war, hatte für sie heroische Qualität: den Sohn schmerzhafte Erfahrungen machen zu lassen, zusehen zu müssen, wie Felix unter therapeutischer Anleitung um die Anerkennung und die Sympathie der anderen Kinder kämpft. Die Mutter lernte in der Behandlung ihres Sohnes ihre mütterliche Aufmerksamkeit von der Hilfsbedürftigkeit ihres Sohnes abzuwenden und auf sein erfolgreiches soziales Verhalten zu konzentrieren, Zufriedenheit oder gar Stolz zu entwickeln und zu zeigen, wenn Felix eine kritische Situation alleine erfolgreich bewältigt hatte, den Felix zu akzeptieren, der selbstständiger wird und ohne sie auskommt.

Auf der einen Seite haben Eltern entscheidenden Einfluss auf die Entwicklung und Stabilisierung von Störungen. Sie selbst unterliegen umgekehrt auch dem Einfluss der Erkrankungen ihrer Kinder.

Gelegentlich brauchen Eltern also Unterstützung, um zu angemessener Betreuung und Erziehung der Kinder zurückzufinden, ihre elterliche Autorität und Handlungsfähigkeit wiederherzustellen.

Überlegungen und Hilfen zur Erziehung können ein wichtiger Baustein der therapeutischen Intervention sein. Kinder mit speziellen Störungen (z.B. Aufmerksamkeitsdefizitstörungen mit Impulsivität und Hyperaktivität) brauchen mehr Klarheit, Eindeutigkeit und Berechenbarkeit (überschaubare Konsequenzen) als Kinder ohne ein solches Handicap.

Da die (Tages-)Klinik stellvertretend für die Eltern die ihr anvertrauten Kinder und Jugendlichen nicht nur behandelt, sondern auch im Alltag betreut, kommen insbesondere auf den **Pädagogisch-Pflegerischen Dienst** auch **Erziehungsaufgaben** zu. Abläufe wie in der Familie müssen bewältigt werden: z.B. zur rechten Zeit aufstehen, mit Hygiene, Frühstück und Richten der Schulsachen rechtzeitig fertig werden, Hausaufgabenbetreuung, Freizeitorganisation, Regeln im Zusammenleben mit den Gleichaltrigen, der Umgang mit Medien. Ein professioneller erzieherischer Einsatz ist notwendig, um „normales" Verhalten von „auffälligem" Verhalten zu unterscheiden und beispielsweise bei Jugendlichen mit Störungen des Sozialverhaltens, geringer Selbststeuerung, hoher Impulsivität und fehlender Regelbeachtung in Konfliktsituationen Lösungen zu vermitteln, die von den Patienten erprobt werden können. Kinder- und jugendpsychiatrische Kliniken bieten viele Trainingsmöglichkeiten und -gruppen (Zimmer- und Stationskonferenzen, Trainings zur soziales Kompetenz, Problemlösegruppen) mit diesem Ziel an.

So bleibt den betreuenden und behandelnden Personen und vor allem den Mitarbeitern des Pädagogisch-Pflegerischen Dienstes die **erzieherische Kontrolle und Auseinandersetzung** mit den Patienten nicht erspart.

Neben den Kindern und Jugendlichen brauchen auch die Eltern regelmäßige Termine – alleine, zusammen mit ihrer Tochter oder ihrem Sohn, in einer spezifischen Elterngruppe oder Eltern-Jugendlichen-Gruppen. Für bestimmte Störungen (z. B. Störungen des Sozialverhaltens, soziale Ängstlichkeit, hyperkinetische Störungen) gibt es differenziert ausgearbeitete Programme zur Unterstützung der Eltern in der Erziehung dieser Kinder.

In diesen Gesprächen oder Gruppen werden sinnvolle Strategien im Umgang mit den Kindern und für den Transfer erarbeitet und auf die jeweilige familiäre Situation angepasst. Diese können dann im Behandlungsverlauf bei Besuchen oder an Wochenenden zu Hause erprobt werden.

Sabrina, eine 12-jährige Jugendliche mit Somatisierungsstörung

Sabrina (12 Jahre) leidet unter einer Somatisierungsstörung. Stetig wechselnde Beschwerden führten in den vergangenen 2 Jahren zu vielfältigen ärztlichen Untersuchungen. Ein somatischer Befund konnte nicht erhoben werden. Die Beschwerden hinderten die Patientin zunehmend an der Teilnahme am altersgemäßen sozialen Leben. Die Patientin verlor ihre Freundinnen und Freunde, gab Musikschule, Sportverein und Jugendgruppe auf. Sie konnte die Schule nicht mehr regelmäßig besuchen (72 Fehltage im Schuljahr).

Die Gespräche zwischen Eltern und Tochter hatten fast ausschließlich die Beschwerden der Tochter zum Thema. Alle elterliche Aufmerksamkeit galt der aktuellen Befindlichkeit von Sabrina. Akribisch beobachteten die Eltern das Aussehen, Essverhalten, die Ausscheidungsfunktionen und den Schlaf der Tochter. Sie verstärkten so unbewusst die Störung Ihrer Tochter. Genauso aufmerksam wie die Eltern beobachtete Sabrina jedes Körpersignal als möglichen Hinweis auf eine Erkrankung. Nachdem die Eltern vor Beginn der Erkrankung der Tochter massive Beziehungsprobleme hatten, die Mutter schon eine Trennung vom Ehemann erwogen hatte, trat diese Beziehungskrise angesichts der ständigen Beschwerden der Tochter in den Hintergrund.

Die Erkrankung der Tochter wirkte sich auf die Beziehung der Eltern aus: Konflikte zwischen den Partnern wurden in den Hintergrund gedrängt oder nicht mehr wahrgenommen. In Phasen, in denen es Sabrina ein bisschen besser ging, verschlechterte sich die Beziehungslage der Eltern.

In diesem Beispiel ist auch von einer familiären Funktionalität der Somatisierungsstörung auszugehen. Natürlich führten die Beschwerdeäußerungen auch zu einer Entlastung der Patientin selbst. Kurzfristig konnte sie über diese Beschwerden speziellen schulischen Anforderungen aus dem Weg gehen. Im familiären Umfeld wurde auf alle Anforderungen verzichtet und der Tagesablauf orientierte sich gänzlich an den Beschwerden der Tochter.

Wenn die Gesundheit des Kindes Konsequenzen in der Beziehungsgestaltung der Eltern hat, reicht es nicht aus, sich in der Behandlung auf die Symptomatik der Tochter zu konzentrieren. Nachdem die Eltern die Funktionalität der Störung ihrer Tochter für ihre eigene Beziehung wahrgenommen hatten, thematisierten sie ihre Beziehungsprobleme in einer Paartherapie.

Der Einstieg in die Somatisierungsstörung war die erhöhte Ängstlichkeit gegenüber Erkrankungen und eine hohe psychosomatische Reaktionsbereitschaft. Sabrina hat ihre Symptomatik nicht entwickelt, damit die Eltern zusammenbleiben. Die Funktionalität ergab sich aus der Gleichzeitigkeit der Problemsituationen.

Kommen die Kinder und Jugendlichen aus Einrichtungen und Wohngruppen, erhalten die dort tätigen Fachkräfte sinnvollerweise eine ähnliche Unterstützung durch die kinder- und jugendpsychiatrische Klinik wie die Familien.

Es gibt leider auch Situationen, in denen keine ausreichende Kooperation der Bezugspersonen erreicht werden kann, die Ressourcen des familiären Systems nicht ausreichen oder **das Kindeswohl in der Familie und im aktuellen Lebensumfeld gefährdet ist.** Dann ist eine Rückkehr des Kindes oder der Jugendlichen dorthin kontraindiziert. Es muss eine **Unterbringung in einer Wohngruppe** im Einverständnis mit den Sorgeberechtigten oder eine **Unterbringung im Rahmen einer Inobhutnahme** durch das Jugendamt (in Notsituationen, bei akuter Gefährdung von Kindern und Jugendlichen) erfolgen. In diesen Fällen haben Fachärzte und Kinder- und Jugendlichenpsychotherapeuten eine wichtige diagnostische und beratende Funktion.

Während der (teil-) stationären Zeit in der Kinder- und Jugendpsychiatrie nehmen die schulpflichtigen Patienten am Krankenhausunterricht teil. Zum einen sollen die Kinder und Jugendlichen hinreichend schulisch gefördert werden, um keine Nachteile zu erleiden. Darüber hinaus kann der Krankenhausunterricht z. B. bei allen Lern- und Leistungsstörungen wichtige Hinweise geben. In enger Kooperation zwischen Schule und Klinik kann auf das Lern- und Leistungsverhalten und teilweise auch auf die Motivation Einfluss genommen werden. Mit Einverständnis der sorgeberechtigten Eltern können die schulischen Erfahrungen an die Heimatschule weitergegeben werden.

Von besonderer Bedeutung ist der Krankenhausunterricht für Patienten, bei denen fehlender Schulbesuch, der sog. **Schulabsentismus** das zentrale Problem des stationären Aufenthalts darstellt. Bei diesen Kindern und Jugendlichen gilt es, die Ursache von Angst und Unlust abzuklären und sie durch Selbststeuerungs-, Expositionsstrategien oder Angstkontrolltechniken (die Angst aushalten und in der Situation bleiben) zu befähigen, die Schule wieder zu besuchen.

Fazit: Nur wenn das manchmal sehr komplexe **soziale Umfeld** in die Behandlung einbezogen wird, sind bei Kinder und Jugendlichen mit psychischen Störungen nachhaltige Veränderungen erreichbar.

KAPITEL

15 Therapiemöglichkeiten

Frank Lücke, Frank Bopp, Frithjof Niegot, Siegfried Traxler, Hans Neufeld, Markus Jensen† und Holger Thiel

15.1 Medikamentöse Therapie

Frank Lücke, Frank Bopp

Erstmals beschrieb 1952 der französische Psychiater **Jean Delay** (1907–1957) den Einsatz des **Antipsychotikums** Megaphen® (Chlorpromazin) als Therapieform bei Psychosen. Durch die Einführung dieses Medikaments in der psychiatrischen Behandlung hat sich eine stille Revolution in Bezug auf die Behandlung psychisch Erkrankter vollzogen.

Während früher in der Psychiatrie viele Patienten gewaltsam fixiert, in Zwangsjacken oder Dauerbädern ruhig gestellt wurden, sind Zwangsmaßnahmen heute lediglich in Ausnahmefällen und meist nur für einen kurzen Zeitraum erforderlich (➤ Kap. 13 und ➤ Kap. 2.5).

Die Zahlen der stationären und ambulanten Behandlungen haben sich durch die Einführung der Antipsychotika verschoben. In der ersten Hälfte des 20. Jahrhunderts befanden sich 75 % der Kranken in stationärer und 25 % in ambulanter Behandlung. Heute, zu Beginn des neuen Jahrhunderts, verhält es sich genau umgekehrt. Auch die Verweildauer in der Klinik verkürzte sich von durchschnittlich 3 Jahren auf rund 24 Tage in psychiatrischen Fachkrankenhäusern und psychiatrischen Abteilungen an Allgemeinkrankenhäusern. Das ist neben den medizinischen Fortschritten mit der gemeindenahen

Versorgung und der besseren Anbindung an die weiter betreuenden Einrichtungen zu erklären. Hier sind z. B. Tageskliniken, Tagesstätten oder betreute Wohnformen zu nennen.

Die Behandlung mit Psychopharmaka stellt eine der **Haupttherapieformen** für psychisch Erkrankte dar. Dies hat seine Berechtigung, dennoch sind Medikamente nicht als Allheilmittel anzusehen. In der modernen Psychiatrie gibt es Ansätze, die Medikamentengabe auf das Nötigste zu beschränken oder auch ganz darauf zu verzichten. Nicht zuletzt die an anderer Stelle erwähnte Hamburger Initiative „Bundesverband Psychose-Erfahrener" (➤ Kap. 8.6) plädiert dafür, dem Patienten die Möglichkeit zu geben, seine Psychose ohne unterdrückende Wirkungen von Medikamenten auszuleben.

INFO

Psychopharmaka sind Substanzen, die wegen ihrer Wirkung zur Behandlung psychischer Erkrankungen eingesetzt werden. Nach ihren Hauptwirkungen lassen sich Psychopharmaka einteilen in:
- Antipsychotika (bei Psychosen)
- Antidepressiva (bei Depressionen)
- Phasenprophylaktika (Stimmungsstabilisatoren)
- Sedativa (zur Beruhigung und bei Schlafstörungen)
- Antidementiva / Nootropika (bei Demenzen)

Auch wenn wir heutzutage in der Lage sind, mit einem Medikament psychische Erkrankungen zu behandeln und Wahrnehmungen zu verändern, muss jedoch immer das individuelle Erleben und die Entstehung der Beschwerden bei der betroffenen Person berücksichtigt werden. Es ist ein Trugschluss davon auszugehen, dass psychische Veränderungen nur die Folge einer einzelnen biologischen Störung und die Gefühle eines Menschen ausschließlich als gestörte Transmitter-Funktionen oder Rezeptoren-Anomalien zu interpretieren sind. Psychische Erkrankungen sind ein multifaktorielles und multidimensionales Geschehen, welches allein mit Psychopharmaka nicht zu behandeln ist. Begleitend braucht der Patient **therapeutische Gespräche, Verständnis** und **Unterstützung** in seinen sozialen Lebensbereichen (u. a. Arbeit, Alltagsbewältigung, Wohnung).

Vor einer Behandlung mit Psychopharmaka sind in jedem Fall eine eingehende Erhebung der Anamnese sowie allgemein-körperliche und neurologische Untersuchungen erforderlich, um organische Ursachen weitgehend auszuschließen (z. B. eine Schilddrüsenerkrankung). Laboruntersuchungen, apparative Verfahren und psychologische Tests komplettieren diese Vorgehensweise. Eine erfolgreiche Behandlung mit Psychopharmaka setzt immer eine **ausführliche Information und Aufklärung** über die (auch nicht medikamentösen) Therapieoptionen voraus. Dies sollte mit dem Patienten und bestenfalls den beteiligten Angehörigen besprochen werden. Eine wertschätzende, transparente Kommunikation bildet hierbei die Grundlage der gemeinsamen Therapiezielfindung.

15.1.1 Antipsychotika

Antipsychotika (Syn. **Neuroleptika**) sind Medikamente zur Behandlung psychotischer Symptome, die chemisch unterschiedlichen Substanzgruppen entstammen und sämtlich eine antipsychotische Wirkung haben. Antipsychotisch bedeutet, dass sie wahnbefreiend (-reduzierend/-mindernd), halluzinationsbefreiend und gedankenordnend wirken. Da alle Antipsychotika diese Funktion besitzen, sollte in der Therapie das bestverträgliche Arzneimittel gewählt werden.

Nieder- und hochpotente Antipsychotika

Die Einteilung der Antipsychotika erfolgt nach **Wirkungsart** und **Wirkungsstärke,** z. B. nach dem „typischen" (auch „klassischen") bzw. „atypischen" Wirkprofil. Die **niederpotenten Antipsychotika** zeigen eine stark sedierende, aber schwache antipsychotische Wirkung. Die **hochpotenten** Substanzen hingegen sind schwach sedierend und stark antipsychotisch wirksam (➤ Tab. 15.1). Antipsychotische und sedierende Wirkung verhalten sich bei den klassischen Antipsychotika nahezu umgekehrt proportional zueinander.

Als **antipsychotische Potenz** bezeichnet man die antipsychotische Wirksamkeit.

Als erstes Antipsychotikum wurde 1952 das Chlorpromazin (Megaphen®), welches heute nicht mehr im Handel ist, in die psychiatrische Therapie eingeführt. Die klassischen Antipsychotika werden

Tab. 15.1 Einteilung in schwache und starke Antipsychotika

	Schwache (niederpotente) Antipsychotika	Starke (hochpotente) Antipsychotika
Eigenschaften	• Stark sedierend • Wenig antipsychotisch • Antriebshemmend • Geringere extrapyramidal-motorische Nebenwirkung • Eine schwach antidepressive Wirkung wird bei einzelnen Neuroleptika dieser Klasse diskutiert.	• Kaum sedierend • Stark antipsychotisch (wirken gegen den Wahn, aber auch ordnend auf den formalen Gedankengang) • Nur leicht antriebshemmend • Starke extrapyramidal-motorische Nebenwirkung (Hierbei muss zwischen „typischen" und „atypischen" Neuroleptika unterschieden werden, da die atypischen Neuroleptika die Nebenwirkung der extrapyramidal motorischen Störung in deutlich geringerem Maße aufweisen.)
Vorteile	• Dämpfung bzw. Lösung innerer Erregung • Förderung des Nachtschlafs	• Affektive Dämpfung und Ausgleich affektiver Spannungen ohne müde machenden Effekt (mit zunehmender antipsychotischer Potenz) • Relativ wenig störende vegetative Nebensymptome • Weniger Müdigkeit und damit geringere Beeinträchtigung der Arbeitsfähigkeit
Nachteile	• Beeinträchtigung der Straßenverkehrstauglichkeit und Arbeitsfähigkeit • Eventuell starke Müdigkeit • Subjektiv störende vegetative Wirkungen, wie Mundtrockenheit, Schwitzen, Obstipation	• Extrapyramidale, dyskinetische Störungen (EPS) • Depressionen (bei langfristiger Einnahme)

nach ihrer Stärke in drei Gruppen eingeteilt (➤ Tab. 15.2):

- Gruppe I: Antipsychotika mit schwacher antipsychotischer Potenz
- Gruppe II: Antipsychotika mit mittelstarker antipsychotischer Potenz
- Gruppe III: Antipsychotika mit starker antipsychotischer Potenz

Die Gruppe der **atypischen Antipsychotika** wird aufgrund ihrer antipsychotischen Potenz am ehesten den hochpotenten Antipsychotika zugerechnet, ist aber in Bezug auf die Hauptnebenwirkung der extrapyramidalen, dyskinetischen Störung (EPS) besser verträglich (➤ Tab. 15.3). Aus diesem Grund stellen sie heutzutage i. d. R. die erste Wahl bei der medikamentösen Behandlung dar.

MERKE

Je höher die antipsychotische Potenz, desto größer ist die antipsychotische und umso geringer die sedierende Wirkung.

Es gibt bisher nur wenige Studien über die minimal wirksame Dosis von Antipsychotika. Die erforderliche Dosis ist unter anderem abhängig

Tab. 15.2 Klassische Antipsychotika, geordnet nach der Stärke ihrer antipsychotischen Wirkung

Gruppe	Handelsname (als Beispiel)	Wirkstoffname
Niedrigpotente Antipsychotika (vor allem sedierend wirksam) Gruppe I	Eunerpan® Melleril® Truxal® Neurocil® Dominal® Dipiperon® Adasuve® (Inhal. Antipsych.) Atosil®	Melperon Thioridazin Chlorprothixen Levomepromazin Prothipendyl Pipamperon Loxapin Promethazin
Mittelpotente Antipsychotika Gruppe II	Psyquil® Dogmatil® Taxilan®	Triflupromazin Sulpirid Perazin
Hochpotente Antipsychotika (vor allem antipsychotisch wirksam) Gruppe III	Glianimon® Impromen® Lyogen® Haldol® Fluanxol® Orap® Decentan® Ciatyl®	Benperidol Bromperidol Fluphenazin Haloperidol Flupentixol Pimozid Perphenazin Clopenthixol

15

Tab. 15.3 Atypische Antipsychotika (vor allem antipsychotisch wirksam)

Handelsname (als Beispiel)	Wirkstoffname	Besonderheiten (Auswahl)
Seroquel®	Quetiapin	Auch als Antipsychotikum bei Morbus Parkinson, zur Phasenprophylaxe, auch bei Manie
Abilify®	Aripiprazol	Auch bei Manie, zur Phasenprophylaxe
Zeldox®	Ziprasidon	Auch bei Manie
Risperdal®	Risperidon	Auch als Antipsychotikum bei Demenz, bei Impulskontrollstörung, bei Intelligenzminderung, auch bei Manie
Zyprexa®	Olanzapin	Auch als Phasenprophylaxe, auch bei Manie
Solian®	Amisulprid	Wenig kardiotoxisch
Leponex®	Clozapin	Kaum EPS, auch als Antipsychotikum bei Morbus Parkinson
Invega®	Paliperidon	Weniger Interaktionen als Risperidon, Weiterentwicklung von Risperidon
Reagila®	Cariprazin	Insbesondere bei Negativsymptomatik
Serdolect®	Sertindol	Zweitlinienpräparat wegen kardialer Interaktionen
Sycrest®	Asenapin	Nur bei Manie, nicht bei Psychosen

von Körpergröße, Gewicht, Geschlecht, Alter und individueller Metabolisierung (Verstoffwechselung durch Enzymsysteme, insbesondere in der Leber).

Jeder Patient benötigt also eine **individuelle Dosis.** Diese wird in enger Zusammenarbeit des betreuenden Arztes mit dem Patienten gefunden. Mit dem Begriff „antipsychotische Schwellendosis" wird die „ideale Dosis" bezeichnet, die der Patient braucht, um relativ symptomarm und ohne störende, unerwünschte Wirkungen zu leben.

Die erste beruhigende Wirkung macht sich bei ausreichender Dosierung, je nach Verabreichungsart, innerhalb von Minuten bis Stunden bemerkbar. Es kann länger (ggf. Wochen) dauern, bis der antipsychotische Effekt eintritt. In der Regel erzielt man bei etwa zwei Drittel der mit Antipsychotika behandelten Patienten innerhalb der ersten Wochen eine befriedigende Wirkung.

Bei einer ausbleibenden Wirkung ist versuchsweise dieselbe Substanz parenteral (intramuskulär) zu verabreichen. Hierdurch wird eine übermäßig hohe Abbaurate im Magen-Darm-Trakt durch die orale Darreichungsform vermieden. Sollte auch dies nicht den gewünschten Erfolg erzielen, ist in der Regel die Umstellung auf eine andere Wirkstoffgruppe angezeigt oder eine Kombination verschiedener Antipsychotika sinnvoll.

Durch eine Behandlung mit den zur Verfügung stehenden **„atypischen" Antipsychotika** hat man die Möglichkeit, sowohl Patienten in frühen Krankheitsphasen zu behandeln, in denen die Krankheitssymptome noch nicht komplett ausgebildet sind (Prodromalsymptome, sog. Frühsymptome), wie auch Patienten im akuten psychotischen Schub. Das Nebenwirkungsprofil ist deutlich günstiger, insbesondere was die extrapyramidale Symptomatik angeht. Dies führt oftmals zu einer höheren Akzeptanz der Medikation durch die Patienten, was letztlich chronische Verläufe und Rezidive reduziert. Die wichtigsten Vertreter dieser Klasse sind in ➤ Tab. 15.3 zusammengefasst. Sowohl parenterale atypische Antipsychotika wie auch atypische Depot-Antipsychotika komplettieren die unterschiedlichen Applikationsmöglichkeiten.

Vorteile der atypischen Antipsychotika

- Deutlich weniger Parkinsonoid, Akathisie und Frühdyskinesien (s. u.)
- Die Prolaktinspiegel steigen weniger stark bzw. gar nicht.
- Bessere Wirkung bei Negativsymptomatik (z. B. Antriebsprobleme)

Nachteile der atypischen Antipsychotika:

- Sind in der Regel erheblich teurer als klassische Antipsychotika.

- Teils stärkere metabolische Nebenwirkungen (z. B. Gewichtszunahme)
- Teils stärkere Müdigkeit als bei klassischen Antipsychotika

Langzeitantipsychotika

Bei einem hohen Prozentsatz der schizophrenen Erkrankungen kommt es zu mehr als einem Krankheitsschub (➤ Kap. 8). Um dies zu verhindern, ist bei allen Psychosen aus dem schizophrenen Formenkreis eine Langzeitbehandlung – zunächst für mindestens 2 Jahre – angezeigt, die sowohl Psycho- und Soziotherapie als auch eine antipsychotische Pharmakotherapie enthalten sollte.

Hierzu eignen sich besonders die **Depot-Antipsychotika,** die als intramuskuläre Injektion verabreicht werden und je nach Präparat zwischen 1–12 Wochen wirksam sind.

Vorteile der Langzeitantipsychotika

- Im Allgemeinen gut verträglich
- Möglichkeit einer minimalen Erhaltungsdosis
- Unerwünschte Wirkungen treten manchmal nach längerer Anwendung infolge Adaption in den Hintergrund.
- Der soziale Kontakt wird gefördert und somit die Rehabilitation erleichtert.
- Die Rezidivgefahr wird herabgesetzt, da die Kontinuität der Medikamenteneinnahme eher gewährleistet ist.
- Die Therapiebereitschaft (Adhärenz) ist durch die Medikamentenverabreichung in größeren Zeitabständen oftmals höher.

Nachteile der Langzeitantipsychotika

- Überdosierungen und unerwünschte Wirkungen können nicht unterbrochen werden.
- Eine optimale, dem Krankheitsbild entsprechende und individuelle Dosierung ist insbesondere bei Einstellung auf ein parenterales Langzeitantipsychotikum teils schwerer möglich.
- Der Arzt-Patienten-Kontakt wird reduziert.

Grundsätzlich kann die Langzeitbehandlung mit der Depotform des Antipsychotikums (➤ Tab. 15.4) erfolgen, das zur Akutbehandlung verwendet wurde. Bei der Entscheidung für ein bestimmtes Medikament richtet sich der Arzt häufig nach der Frage, welche Symptome bestehen, d. h., ob eher Positiv- oder Negativsymptome vorherrschen. Entscheidend sind jedoch immer die individuelle Verträglichkeit des Präparats und die Akzeptanz desselben. Durch die Entwicklung atypischer antipsychotischer Langzeitpräparate in den vergangenen Jahren stehen unterschiedliche Substanzen zur Verfügung, die eine Alternative zu einer oralen Langzeitmedikation darstellen.

Indikationen und Kontraindikationen

Antipsychotika werden beispielsweise auch in der Neurologie zur Behandlung von hyperkinetischen

Tab. 15.4 Depotformen (Langzeitpräparate) der Antipsychotika

Handelsname (Beispiele)	Wirkstoffname	Verabreichungszeitraum in Wochen
Typische Depot-Antipsychotika		
Ciatyl Z-Depot®	Zuclopenthixol-Decanoat	2–3
Decentan-Depot®	Perphenazin-Enantat	2–3
Haldol-Decanoat®	Haloperidol-Decanoat	3–4
Fluanxol-Depot®	Flupentixol-Decanoat	2–3
Imap®	Fluspirilen	1
Atypische Depot-Antipsychotika		
Risperdal-Consta®	Risperidon	2
Xeplion®	Paliperidon	4
Trevicta®	Paliperidon	12
Abilify Maintena®	Aripiprazol	4
Zypadhera®	Olanzapin	2–4

Syndromen (Chorea), in der Anästhesie als Analgetika, zur Prämedikation, als Antihistaminika sowie gegen Erbrechen eingesetzt. Die Hauptindikationen liegen aber in der Psychiatrie zur Behandlung psychischer Erkrankungen wie:

- Schizophrene und schizoaffektive Psychosen
- Manien
- Erregungszustände jeglicher Genese
- Organische Psychosyndrome
- Delirien
- Chronische Schmerzzustände
- Schlafstörungen
- Rückfallprophylaxe und Erhaltungstherapie bei chronisch verlaufenden Psychosen

Antipsychotika dürfen bei den folgenden Erkrankungen nur sehr vorsichtig gegeben werden, sind unter Umständen sogar kontraindiziert. Bei Verdacht auf eines dieser Leiden ist vor einer Behandlung mit Neuroleptika eine genaue Untersuchung durch einen Facharzt angezeigt:

- Glaukom
- Prostatahypertrophie
- Harnverhalt
- Pylorusstenose
- Hirnorganische Vorschädigung
- Morbus Parkinson
- Zerebrale Krampfanfälle
- Leberfunktionsstörungen
- Allergische Diathese
- Bestehende Schäden des hämatopoetischen (blutbildenden) Systems
- Kardiovaskulären Erkrankungen, Herzrhythmusstörungen
- Einnahme von Barbituraten, Alkohol, Opiaten, Analgetika

MERKE

Bei hirnorganischen Schäden ist hinsichtlich der Dosierung der Antipsychotika besondere Vorsicht geboten.

Unerwünschte Wirkungen der Antipsychotika-Therapie

Antipsychotika sind immer wieder in der öffentlichen Diskussion. Sie können erhebliche unerwünschte Wirkungen mit zum Teil nicht reversiblen Schäden hinterlassen (s. u.). Andererseits verkürzen sie aber nachweislich oft die akute Erkrankungsphase und verlängern die gesunden Intervalle. Da die Zahl der durchlebten psychotischen Schübe einen Einfluss auf die Prognose hat (je mehr Phasen, desto schlechter die Langzeitprognose), kommt der Verhinderung von psychotischen Schüben eine besondere Bedeutung zu.

Ein Beispiel für eine typische – wenn auch nicht sehr häufig auftretende – unerwünschte Wirkung ist die **Agranulozytose** bei Clozapin (Leponex®). Diese Gefahr kann durch regelmäßige Differenzialblutbildkontrollen, insbesondere während der anfänglichen Therapie, minimiert werden. Aus diesem Grund ist vor einer Behandlung mit Antipsychotika genau abzuwägen, ob das Risiko, eine unerwünschte Wirkung zu erzielen, größer ist als die Gefahr, die die psychotische Erkrankung birgt.

Extrapyramidalmotorische Nebenwirkungen

Frühdyskinesien Zu Beginn einer Antipsychotikabehandlung treten manchmal **Frühdyskinesien** mit unwillkürlichen Bewegungen, Zungen-, Schlund- und Blickkrämpfen, Verkrampfungen der Kiefermuskulatur (Trismus), Schiefhals und andere Störungen, wie ein starker Bewegungsdrang mit Unfähigkeit, dauerhaft zu sitzen oder zu stehen (Akathisie), auf. Dadurch fühlt sich der Patient möglicherweise so irritiert und beunruhigt, dass der erwünschte dämpfende antipsychotische Effekt, psychoreaktiv bedingt, aufgehoben werden kann. Hier stehen die Beruhigung und Aufklärung des Patienten an erster Stelle. Probatorisch können zur Behandlung der Akathisie auch Benzodiazepine oder Betablocker eingesetzt werden.

Medikamentös induziertes Parkinson-Syndrom Bei der Therapie mit hochpotenten Antipsychotika tritt häufig ein durch die Antipsychotika bedingtes Parkinson-Syndrom auf. Gekennzeichnet ist dieses **Parkinsonoid** vor allem durch Hypokinesie (Bewegungsarmut), Rigor (Muskelstarre) und Tremor (Muskelzittern). Häufig finden sich eine Amimie (Verlust an Mimik) und verstärkter Speichelfluss. Ähnlich dem Morbus Parkinson wird der Gang kleinschrittig und das Mitbewegen der Arme beim Gehen versiegt (Robotergang). Der Patient ist „motorisch eingebunden".

Die Behandlung der frühen motorischen Nebenwirkungen, also der Frühdyskinesien und des medikamentös bedingten Parkinson-Syndroms, erfolgt mit Antiparkinsonmitteln. Das heute am häufigsten verwendete Medikament ist das anticholinerg wirkende Biperiden (Akineton®). Durch die Verabreichung von Akineton® wird ein medikamentös bedingtes Parkinson-Syndrom häufig gelindert, wenn nicht sogar ganz beseitigt. Die leicht euphorisierende Nebenwirkung beinhaltet allerdings auch eine Suchtgefahr. Deshalb ist eine Dauermedikation mit Biperiden zu vermeiden. Es soll insbesondere nicht als Prophylaxe gegeben werden, sondern erst dann, wenn der Patient Symptome zeigt. Manchmal hilft es, die Dosis des Antipsychotikums zu senken, zu erhöhen oder auf ein anderes Präparat umzustellen.

Spätdyskinesie (tardive oder terminale Dyskinesie) Nach Monaten oder Jahren andauernder Antipsychotikatherapie können **Spätdyskinesien** auftreten. Die Patienten leiden unter spontanen und unkontrollierten Bewegungen der Mund- und Gesichtsmuskulatur (Schmatzbewegungen, Herausstrecken der Zunge). Die Erscheinungen sind bei etwa 10 % der Betroffenen therapieresistent (bilden sich also trotz Gabe von Gegenmedikamenten nicht zurück) und führen zu Dauerschäden.

Vegetative Nebenwirkungen

- Blutdrucksenkung
- Tachykardie
- Mundtrockenheit
- Speichelfluss
- Obstipation oder Diarrhö
- Harnsperre oder Harninkontinenz
- Hitzewallungen oder Frösteln

Endokrine Nebenwirkungen

- Amenorrhö
- Herabsetzung der Libido und Potenz
- Gynäkomastie und Galaktorrhö

Weitere unerwünschte Wirkungen

- Blutbildveränderungen
- EKG-Veränderungen und Arrhythmien
- Medikamentenexantheme
- Pigmentablagerungen in der Haut und damit verbunden eine Sensibilisierung der Haut für Sonnenstrahlen
- Störungen des Leber-Galle-Systems
- Thrombosen
- Krampfanfälle
- Delirante Syndrome
- Depressive Syndrome
- Gewichtszunahme

Einige unerwünschte Wirkungen bessern sich nach Dosisreduktion oder Wechsel des Antipsychotikums. Andere müssen toleriert werden. Inwieweit der Patient dem zustimmt, hängt stark von seinem Informationsstand ab. Ausführliche Gespräche und klare Aussagen sind unabdingbar, um die Therapiebereitschaft zu erhalten.

Malignes neuroleptisches Syndrom

Eine seltene, jedoch akut lebensbedrohliche Komplikation bei der Behandlung mit Antipsychotika ist das maligne neuroleptische Syndrom. Die Symptome sind denen eines stuporösen (erstarrten) Patienten mit einer perniziösen Katatonie sehr ähnlich:

- Fieber, Akinesie (starke Bewegungsarmut), Rigor
- Schnell wechselnde Bewusstseinslage bis hin zu komatösen Zuständen
- Vegetative Fehlfunktionen (Hypo- oder Hypertonie)
- Tachypnoe
- Starkes Schwitzen

Im Labor finden sich typische Veränderungen, wie Erhöhung der Creatininkinase (CK), der Transaminasen, der Leukozyten und der Alkalischen Phospatase (AP).

MERKE

Bei Auftreten des malignen neuroleptischen Syndroms sind das sofortige Absetzen der antipsychotischen Medikation sowie die Kontrolle und Stabilisierung der Vitalfunktionen auf einer **Überwachungsstation** erforderlich.

Regeln für die Antipsychotika-Therapie

MERKE

Bei der Dosierung gilt grundsätzlich die Richtlinie: so viel wie nötig, so wenig wie möglich.

Die individuell richtige Dosierung zu finden, ist häufig nicht einfach. Wenn möglich, sollte bei akut Erkrankten eine einschleichende Dosierung bevorzugt werden. Dies ist erfahrungsgemäß oft nur dann realisierbar, wenn die Erkrankung nicht mit erheblichem Leidensdruck des Patienten oder Erregungszuständen und Aggressionen einhergeht. In einem Notfall ist es daher sinnvoller, sofort höher zu dosieren. Auch nach Eintritt des erwünschten therapeutischen Effekts ist die antipsychotische Behandlung fortzuführen. Eine Reduzierung des Medikaments hat unter Beobachtung der zielführenden Symptome zu erfolgen. Vorsicht ist vor einem zu schnellen Absetzen der Medikamente geboten.

Nur in den seltensten Fällen werden Antipsychotika ganz abgesetzt. Bei einer Erstmanifestation sollte eine medikamentöse antipsychotische Behandlung über mindestens 12 Monate erfolgen. Die Gabe für mindestens 2 Jahre ist bei schweren schizophrenen Psychosen empfehlenswert. Bei einem ersten Rezidiv sollte eine medikamentöse antipsychotische Behandlung kontinuierlich für 2–5 Jahre, nach multiplen Rezidiven ggf. lebenslang erfolgen.

Da die Behandlung mit Antipsychotika mit den oben beschriebenen unerwünschten Wirkungen einhergehen kann, sind in regelmäßigen Abständen folgende **Routineuntersuchungen** unter ärztlicher Überwachung sinnvoll:

- Laboruntersuchungen (Blutbild, GOT, γ-GT; Kreatinin, Harnstoff, Elektrolyte)
- EKG
- EEG
- Vitalwerte (Blutdruck, Puls, Temperatur)

Erweisen sich die modernen atypischen Antipsychotika als unwirksam oder zeigen die üblichen typischen Antipsychotika zu starke und beeinträchtigende motorische Nebenwirkungen, ist das Mittel der Wahl oftmals Clozapin (Leponex®). Es ist ein mittel- bis hochpotentes atypisches Neuroleptikum, das sich von allen anderen Antipsychotika dadurch unterscheidet, dass es keine extrapyramidalen Nebenwirkungen verursacht. Allerdings sind bei diesem Medikament einige Besonderheiten zu beachten. Ende der 70er-Jahre gab es in Finnland unter Einnahme von Leponex® gehäuft Blutbildveränderungen mit Todesfällen, sodass heute die Anwendung sehr strengen Auflagen unterworfen ist. In den ersten 18 Behandlungswochen müssen beispielsweise wöchentliche Blutbildkontrollen erfolgen, danach mindestens einmal monatlich. Clozapin dürfen nur Ärzte einsetzen, die beim Hersteller registriert sind und von diesem über die besonderen Anwendungsvorschriften unterrichtet wurden. Der verabreichende Arzt muss dies durch seine Unterschrift dokumentieren.

15.1.2 Antidepressiva

Antidepressiva, auch Thymoleptika genannt, sind Medikamente, die zur Behandlung von Depressionen eingesetzt werden. Seit 1957 das erste Antidepressivum Imipramin (Tofranil®) eingeführt wurde, hat die Anzahl an Substanzen auf dem Markt sehr stark zugenommen.

Zu den zu beeinflussenden Symptomen gehören:

- Depressive Verstimmung
- Antriebsarmut
- Angstzustände/Zwangsgedanken
- Gelegentlich: Schlafstörungen und chronische Schmerzsyndrome

Alle in Deutschland aktuell zugelassenen Antidepressiva sind wirksame Medikamente zur Behandlung von Depressionen. Trotzdem sollten Depressionen nicht ausschließlich mit Antidepressiva behandelt werden. So empfehlen die Behandlungsleitlinien bei einer leichten Depression anstelle einer medikamentösen eine Psychotherapie. Mit zunehmendem Schweregrad gewinnt jedoch die medikamentöse antidepressive Behandlung an Bedeutung, eine schwergradige Depression sollte bestenfalls mit einer Kombination aus Medikation und Psychotherapie behandelt werden. Alle Antidepressiva wirken stimmungsaufhellend. Bei der Beeinflussung von Angst und Antrieb zeigen die verschiedenen Präparate unterschiedliche Wirkungen.

Antidepressiva werden auch nach ihrer **chemischen Zusammensetzung** und ihrem **Wirkprinzip** eingeteilt (➤ Tab. 15.5).

Tab. 15.5 Antidepressiva, eingeteilt nach Wirkprinzipien und chemischer Struktur	
Gruppen	**Wirkprinzip**
Gruppe I	Trizyklische Antidepressiva
Gruppe II	Tetrazyklische Antidepressiva
Gruppe III	MAO-Hemmer
Gruppe IV	Selektive Serotonin-Wiederaufnahmehemmer (SSRI)
Gruppe V	Noradrenerg und spezifisch serotonerg wirkende Antidepressiva (NaSSA)
Gruppe VI	Selektive Serotonin-Noradrenalin-Wiederaufnahmehemmer (SSNRI)
Gruppe VII	Selektive Noradrenalin-Wiederaufnahmehemmer
Gruppe VIII	Unterschiedliche Substanzen

Mitunter kommen auch niederpotente Antipsychotika bei der Behandlung von Depressionen zum Einsatz. Sie eignen sich besonders bei starker Unruhe und großem Suizidrisiko zur Dämpfung (z. B. Melleril®, Truxal®, Neurocil®,).

Machte die Gruppe der tri- und tetrazyklischen Antidepressiva noch bis vor Jahren den größten Anteil aus, ist diese aufgrund der guten Wirksamkeit und Verträglichkeit der Medikamente aus den Gruppen IV – VIII in der Verschreibungshäufigkeit überholt worden. Insbesondere die Gruppe der **Serotonin-Wiederaufnahmehemmer (SSRI)** stellt aktuell eine häufig verordnete Klasse von Antidepressiva dar, die zusätzlich auch bei Angst- und Zwangserkrankungen wirksam ist.

Antidepressiva wirken in Abhängigkeit von Präparat und Dosierung (➤ Tab. 15.6):

- Vornehmlich antriebssteigernd
- Stimmungsaufhellend
- Dämpfend/beruhigend

Eine Gruppe mit besonderem chemischen Wirkungsprinzip stellen die **Monoaminooxidase-Hemmer** (MAO-Hemmer) dar. Sie wirken:

- Stark antriebssteigernd
- Stimmungsaufhellend

Sie haben keine sedierende, dämpfende Wirkung. Die Behandlung mit MAO-Hemmern der ersten Generation (irreversible Hemmer, Jatrosom®) ist noch mit der Einhaltung einer speziellen thyraminarmen Diät

Tab. 15.6 Antidepressiva, gegliedert nach Wirkungsschwerpunkten

Handelsname (Beispiele)	Wirkstoffname	Stoffklasse und Besonderheiten (Beispiele)
Antidepressiva, vornehmlich antriebssteigernd		
Cipramil®	Citalopram	SSRI, zusätzlich Zulassung Panikstörung
Cipralex®	Escitalopram	SSRI, Enantiomer von Citalopram, zusätzlich Zulassung Panikstörung, generalisierte und soziale Angststörung, Zwangsstörung
Zoloft®, Gladem®	Sertralin	SSRI, Zulassung wie Escitalopram und zusätzlich PTBS (Posttraumatische Belastungsstörung)
Pertofran®	Desipramin	Trizyklikum
Fluctin®	Fluoxetin	SSRI, lange Halbwertszeit, Zulassung auch bei Zwangsstörung, Bulimie
Seroxat®	Paroxetin	SSRI
Fevarin®	Fluvoxamin	SSRI (hohes Interaktionspotenzial, heute wenig gebräuchlich)
Trevilor®	Venlaflaxin	SNRI (selektiver Serotonin- und Noradrenalin-Wiederaufnahmehemmer), auch bei generalisierter Angststörung zugelassen
Cymbalta®	Duloxetin	SNRI, auch Zulassung bei diabetischer Polyneuropathie und Belastungsinkontinenz
Milnaneurax®	Milnacipran	SNRI, kein Abbau über das Cytochrom-System
Edronax®, Solvex®	Reboxetin	SNRI, selektiver Noradrenalin-Wiederaufnahmehemmer
Aurorix®	Moclobemid	Reversibler MAO-Hemmer
Jatrosom®	Tranylcypromin	Irreversibler MAO-Hemmer, tyraminarme Diät erforderlich
Elontril®	Bupropion	Dopamin-Noradrenalin-Wiederaufnahmehemmer(NDRI), auch Behandlung von Nikotinabhängigkeit

15

Tab. 15.6 Antidepressiva, gegliedert nach Wirkungsschwerpunkten *(Forts.)*

Handelsname (Beispiele)	Wirkstoffname	Stoffklasse und Besonderheiten (Beispiele)
Antidepressiva, vornehmlich stimmungsaufhellend		
Tofranil®	Imipramin,	TZA (trizyklisches Antidepressivum), auch nicht-organische Enuresis ab 5. Lebensjahr., Pavor nocturnus
Anafranil®	Clomipramin	Auch Behandlung von Zwangsstörung, Panikstörung, Phobien, Kataplexie, Schlaflähmung
Tolvin®	Mianserin	Tetrazyklische Struktur, Noradrenalin-Wiederaufnahmehemmer mit zusätzlich H1-,5-HT2-sowie Alpha 1- und -2-antagonistischen Effekten
Ludiomil®	Maprotilin	Tetrazyklische Struktur, relativer selektiver Noradrenalin-Wiederaufnahmehemmer, antihistaminerg, Alpha-1-Antagonismus
Antidepressiva, vornehmlich dämpfend, beruhigend		
Remergil®	Mirtazapin	NaSSA (noradrenerg / spezifisch serotonerges Antidepressivum) mit Alpha 2-Adrenorezeptor-Antagonismus, oftmals auch bei Angstsymptomen und Schlafstörungen
Saroten®, Amineurin®	Amitriptylin	TZA, gleichstarke Hemmung Noradrenalin und Serotonin-Wiederaufnahme. Vorsicht: Kardiotoxizität / delirante Syndrome bei älteren Menschen.
Equilibrin®	Amitriptylinoxid	TZA, geringer anticholinerg und sedierend
Aponal®	Doxepin	TZA, auch Behandlung von Entzugssymptomen
Stangyl®	Trimipramin	TZA, oft bei begleitenden Schlafstörungen eingesetzt
Thombran®	Trazodon	Serotonin-Wiederaufnahmehemmung und 5-HT-2a Rezeptorantagonist
Antidepressiva, spezielle Wirkmechanismen		
Valdoxan®	Agomelatin	Melatoninagonist, 5-HT-2c-Antagonist, verbessert zirkadiane Rhythmik. Leberwertkontrollen indiziert.
Brintellix®	Vortioxetin	Serotonin-Wiederaufnahmehemmer, direkte Modulation an 5-HT-Rezeptoren, durch G-BA nicht mehr anerkannt
Tianeurax®	Tianeptin	TZA, Serotonin-Reuptake-Enhancement
Dogmatil®	Sulpirid	Benzamid-Antipsychotikum, D2 Blocker, Alpha 1-Rezeptorblocker Zweitlinienpräparat, wenn andere Antidepressiva erfolglos waren

verbunden, weil das Risiko, hypertensive Krisen zu erleiden, erhöht ist. Neuere MAO-Hemmer, wie Aurorix® (reversibler MAO-B-Hemmer), haben diese Nebenwirkung nicht mehr.

MERKE

Bedingt durch die Antriebssteigerung kann bei MAO-Hemmern ein erhöhtes Suizidrisiko bestehen. Vor allem dann, wenn der Antrieb schneller steigt als sich die Stimmung bessert. Daher ist die Kombination mit Benzodiazepinen oder niederpotenten Neuroleptika sinnvoll.

Indikationen und Kontraindikationen

Antidepressiva werden meist oral verabreicht. Bei akuten depressiven Syndromen mit starkem Leidensdruck kann auch eine parenterale Gabe erwogen werden.

Welches Präparat verwendet wird, hängt auch davon ab, ob der Patient eher agitiert (unruhig) oder gehemmt ist. Erfolgreiche Vorbehandlungen spielen bei der Wahl des Präparates eine große Rolle, auch persönliche Präferenzen des Patienten.

Grundsätzlich kommen Antidepressiva, oft parallel zu einer Psychotherapie, bei allen depressiven Syndromen infrage. Dauer und Dosierung sind je nach Schweregrad unterschiedlich. Bei einer schwer gehemmten chronischen Verlaufsform kann der Einsatz eines MAO-Hemmers erwogen werden.

Bei Vorliegen einer oder mehrerer der folgenden Erkrankungen sind trizyklische und teilweise tetrazyklische Antidepressiva **kontraindiziert,** oder es ist zumindest Vorsicht geboten:

- Bewusstseinsstörung unklarer Genese
- Engwinkelglaukom

- Harnverhalt, Schädigung der Nierenfunktion
- Hirnorganische Schädigung (z. B. Tumor, Infarkt)
- Kardiopulmonale Vorschädigung (z. B. koronare Herzkrankheit, Arrhythmien, etc.)
- Leberfunktionsstörungen
- Intoxikationen
- Kombination mit Barbituraten, Alkohol, Opiaten, Analgetika
- Gleichzeitige Behandlung mit Medikamenten, die das QT-Intervall im EKG verlängern

MERKE

Bei einer Therapie mit stark antriebssteigernden Präparaten, besonders MAO-Hemmern, kann es bei Suizidalität zu einer Selbsttötung kommen, da die antriebssteigernde Wirkung oft vor der Stimmungsaufhellung eintritt. Bei noch bestehender depressiver Verstimmung ist also die Möglichkeit des Suizids erhöht. Grundsätzlich muss bei jeder Gabe eines Antidepressivums mit Suizidalität oder suizidalem Verhalten gerechnet werden. Ein gezieltes, einfühlsames Ansprechen dieser Thematik hilft, Suizidalität zu reduzieren.

Unerwünschte Wirkungen der Antidepressiva-Therapie

Unter der Behandlung mit **Antidepressiva** kann es zu unerwünschten Wirkungen kommen, über die der Patient vorher aufgeklärt werden muss. Am häufigsten ist zu rechnen mit:

- Kreislaufstörungen (Blutdruckabfall)
- Kollapsneigung
- Mundtrockenheit
- Obstipation
- Starkem Schwitzen
- Tachykardie
- EKG-Veränderungen
- Sehstörungen
- Miktionsstörungen
- Müdigkeit
- Unruhe, Schlafstörungen
- Kopfschmerzen
- Übelkeit

Das Ausmaß und die Stärke der unerwünschten Wirkungen hängen mit der Höhe der Dosis eng zusammen. Einige Symptome verschwinden nach kurzer Zeit. Mundtrockenheit kann mit Bonbons oder zur Anregung der Salivation durch die Gabe von Mucinol® gelindert werden. Bei Obstipation sind eventuell Laxantien erforderlich. Antihypotonika (Etilefrin®) stabilisieren den Blutdruck. Verschwinden diese Nebenwirkungen nicht, ist eine Dosisreduktion oder die Umstellung auf ein anderes Präparat zu erwägen.

Die Mehrzahl der unerwünschten Wirkungen lässt sich positiv beeinflussen, ein Absetzen des Medikaments ist selten erforderlich.

Bei der neueren **Klasse der SSRI** sind insbesondere Übelkeit, vermehrtes Schwitzen und Kopfschmerzen als unerwünschte Wirkungen zu nennen. Diese treten besonders in den ersten Wochen der Behandlung auf, sind jedoch im Regelfall nach einiger Zeit rückläufig. Hervorzuheben sind mögliche Veränderungen im EKG in Form von QT-Zeit-Verlängerungen. Diesbezüglich ist Vorsicht geboten, und insbesondere bei Kombinationen mit anderen Medikamenten sind regelmäßige EKG-Kontrollen indiziert.

Regeln bei der Antidepressiva-Therapie

Grundsätzlich sollte auch die antidepressive Behandlung mit einschleichender Dosierung beginnen. Berücksichtigt werden müssen aber auch hier die individuellen Bedürfnisse des Patienten. Besonderer Aufmerksamkeit bedürfen ältere und körperlich kranke Menschen. Bei diesen Patienten bieten sich aufgrund der geringeren kardiovaskulären (auf Herz und Kreislauf bezogenen) Nebenwirkungen die Antidepressiva aus der Gruppe der SSRI, der NaSSA oder der SNRI an. Zudem empfiehlt es sich hier, mit der Hälfte der regulären Startdosis zu beginnen und langsamer aufzutitrieren (start low, go slow).

Zur Besserung des depressiven Syndroms ist die Einnahme des jeweiligen Antidepressivums über einige Wochen bis Monate notwendig, da die volle Wirkung, je nach Präparat, oftmals erst in der zweiten bis dritten Behandlungswoche, teilweise noch später, einsetzt. Auch nach Abklingen der depressiven Symptomatik sollte die medikamentöse Behandlung eventuell in reduzierter Dosierung fortgeführt werden, um Rückfälle zu vermeiden.

PRAXISTIPP
Zur Vermeidung von Schlafstörungen sollten antriebssteigernde Thymoleptika nicht am Abend verabreicht werden.

Auch Antidepressiva stellen, wie die meisten Medikamente, eine Belastung für den gesamten Organismus dar. Deshalb sind neben der **Blutdruck- und Pulskontrolle,** besonders bei längerer Anwendung, regelmäßige Überprüfungen des **Blutbildes, des EKGs** sowie der **Nieren- und Leberwerte** erforderlich.

MERKE
Antidepressiva können beim psychisch Gesunden paradox wirken oder nur unerwünschte Wirkungen hervorrufen.

15.1.3 Phasenprophylaxe

Zeichnet sich ein Krankheitsverlauf durch wiederholte depressive und/oder manische Phasen aus, kommt eine Langzeitprophylaxe mit einem stimmungsstabilisierenden Medikament in Betracht. Hier kann eine Behandlung mit Lithium, Carbamazepin, Valproinsäure oder Lamotrigin die Krankheitssymptomatik bedeutend verbessern, verzögern und abschwächen.

Lithium

Indikationen und Kontraindikationen

Die Lithiumprophylaxe stellt seit Mitte des 20. Jahrhunderts eine etablierte und vielfach erforschte Behandlungsform dar. Die Behandlung erstreckt sich über Jahre oder sogar Jahrzehnte und erfordert deshalb, aber auch wegen einer geringen therapeutischen Breite, eine gute Adhärenz des Patienten. Lithium kann die Häufigkeit und den Schweregrad manischer, depressiver und schizoaffektiver Krankheitsphasen verringern. Zusätzlich wird Lithium in der Augmentation (Verstärkung) einer antidepressiven Behandlung genutzt, wenn Antidepressiva alleine nicht den erwünschten therapeutischen Effekt erbringen. Als Alleinstellungsmerkmal besitzt Lithium eine antisuizidale, d. h. suizidverhindernde Wirkung.

Lithiumsalze werden oral in Form von Tabletten verabreicht. Die tägliche Dosis richtet sich nach dem **Serum-Lithiumspiegel,** der wenige Tage nach Beginn der Behandlung bestimmt wird (möglichst immer zur gleichen Zeit, etwa 12 Stunden nach der letzten Lithiumeinnahme).

Wirksam ist Lithium, individuell verschieden, bei einem Serum-Lithiumspiegel von etwa 0,6–1,0 mmol/l. Treten während der Behandlung keine Komplikationen auf, ist später eine Serumspiegelkontrolle in Abständen von 4 bis maximal 12 Wochen ausreichend.

Außer der Serumspiegel- und Blutbildkontrolle sind regelmäßig auch die Herz-, Schilddrüsen-, Nieren- und Leberfunktion zu überprüfen.

Kontraindiziert ist Lithium besonders bei Nieren- und Schilddrüsenfunktionsstörungen. Deshalb ist vor der Behandlung eine sorgfältige körperliche Untersuchung notwendig.

Unerwünschte Wirkungen

MERKE
Die Lithiumtherapie senkt die Krampfschwelle und erhöht die Krampfneigung.

- Feinschlägiger Tremor
- Störungen des Magen-Darm-Trakts (z. B. Übelkeit, Durchfall, Magenschmerzen)
- Verlangsamung, Antriebsmangel, Irritierbarkeit
- Müdigkeit, Schwindel
- Ödeme und dadurch bedingte Gewichtszunahme
- Zerebrale Krampfanfälle
- Schilddrüsenfunktionsstörungen

Sämtliche Veränderungen des Mineralhaushalts (Fieber oder Durchfall) beeinflussen den Lithiumspiegel, der dann eventuell durch Dosisänderung angepasst werden muss. Hierbei ist die Gefahr einer Lithiumintoxikation groß, die je nach Konstitution des Patienten schon ab einem Wert von 1,5–2,0 mmol/l eintreten kann.

MERKE
Anzeichen einer Lithiumintoxikation
- Oligurie (verminderte Harnausscheidung)
- Erbrechen, Durchfall
- Grobschlägiger Tremor, später Rigor und Ataxie
- Bewusstseinsstörung bis zum Koma

Cave: Bei einem Verdacht auf Lithiumintoxikation muss sofort ein Arzt gerufen werden, im ambulanten Bereich ein Notarzt. Eine Lithiumintoxikation kann lebensbedrohlich sein, daher ist unter Umständen eine sofortige Verlegung auf die **Intensivstation** erforderlich!

Carbamazepin

Indikationen und Kontraindikationen

Alternativ zur Lithiumprophylaxe kann die vorbeugende Langzeittherapie mit dem originären Antikonvulsivum **Carbamazepin** erwogen werden. Hierbei ist die Vorgehensweise ähnlich der Lithiumtherapie. Der therapeutische Spiegel liegt bei 6–12 mg/l. Neben der Prophylaxe von bipolaren affektiven Erkrankungen ist Carbamazepin bei schnellen Phasenwechseln (sog. rapid cycling) einsetzbar. Da Carbamazepin ein starker Enzyminduktor ist und den eigenen Abbau fördern kann, muss in den ersten Wochen der Therapie regelmäßig der Spiegel kontrolliert und die Dosis angepasst werden. Die Enzyminduktion kann ebenfalls zu Veränderungen von Wirkspiegeln anderer Medikamente (z. B. Antipsychotika und Antidepressiva) führen, was wiederum Dosisanpassungen nach sich zieht. Aufgrund von Teratogenität und Fruchtschädigung sollte keine Behandlung in einer Schwangerschaft erfolgen. Schwere Leber-und Nierenerkrankungen, bekannte Knochenmarksschäden oder ein AV- Block stellen ebenfalls Kontraindikationen dar.

Unerwünschte Wirkungen

- Gerinnungsstörungen, Blutbildungsstörungen
- Arrhythmien, Tachykardien
- Leberenzymerhöhungen, Hepatitis
- Exanthem, Dermatitis
- ADH-Stimulation
- Fruchtschädigung (teratogen)
- Müdigkeit, Kopfschmerzen
- Schwindel, Nystagmus, Ataxie
- Störungen des Magen-Darm-Trakts (Übelkeit, Erbrechen, Durchfall)
- Tremor

Valproinsäure

Indikationen und Kontraindikationen

In den vergangenen Jahren hat als dritte Substanz die **Valproinsäure** – wie Carbamazepin ein Medikament aus der Klasse der Antikonvulsiva – neben Lithium und Carbamazepin zunehmendes Gewicht als Phasen- und Rezidivprophylaxe erhalten. Aus klinischen Aspekten wird es dem Carbamazepin oftmals vorgezogen. Seit August 2005 ist Valproinsäure in verschiedenen galenischen Zubereitungen für die Behandlung der bipolaren Störung zugelassen, insbesondere bei besonders schweren Verläufen und häufigen Phasenwechseln. Auch findet es bei Mischzuständen Anwendung (wenn sowohl manische als auch depressive Symptome parallel auftreten). Aufgrund der starken hepatischen Aktivität stellen Blutgerinnungsstörungen, Leber- und Pankreasfunktionsstörungen Kontraindikationen für die Behandlung dar. Mädchen und Frauen im gebärfähigen Alter dürfen Valproinsäure nur einnehmen, wenn keine andere Behandlungsmöglichkeit besteht. In der Schwangerschaft darf Valproinsäure nicht eingenommen werden.

Unerwünschte Wirkungen

- Fruchtschädigung möglich (teratogen)
- Gerinnungsstörungen, Blutbildungsstörungen
- Störungen des Magen-Darm-Trakts
- Gewichtszunahme
- Müdigkeit (initial stärker, dann nachlassend)
- Leberenzymerhöhungen
- Effluvium (gesteigerter Haarausfall)
- Tremor

Lamotrigin

Indikationen und Kontraindikationen

Zunehmend gewinnt die ebenfalls antiepileptisch wirkende Substanz **Lamotrigin** als Phasenprophylaktikum an Bedeutung. Lamotrigin zeigt bei Patienten mit überwiegend depressiven Phasen innerhalb einer bipolaren Störung eine gute Wirkung. Die Wirkung bei manischen Phasen ist nicht ausreichend belegt. Schwere Leber- und Nierenfunktionsstörungen bilden relative Kontraindikationen.

Unerwünschte Wirkungen

Die Ein- und Aufdosierung von Lamotrigin muss vorsichtig und kleinschrittig erfolgen. So kann es vor allem zu Beginn der Behandlung zu Hautreaktionen kommen, in Korrelation mit einer erhöhten Startdosis und zu kurzen Steigerungsintervallen. Den Hautreaktionen gehen teilweise systemische Überempfindlichkeitsreaktionen voraus, die in schwere, lebensbedrohliche Haut- und Schleimhautreaktionen münden können (Lyell-, Steven-Johnson-Syndrom, exfoliative Dermatitis). Entsprechend vorsichtig eindosiert und durch Aufklärung der Patienten kann dieses Risiko jedoch minimiert werden.

Atypische Antipsychotika

Neben den o.g. Substanzen sind auch **atypische Antipsychotika** in unterschiedlichen Indikationen der Phasenprophylaxe zugelassen. Hierzu zählen **Olanzapin, Quetiapin** und **Aripiprazol,** die neben der Phasenprophylaxe und Rezidivprävention als Akut-Antimanika eingesetzt werden.

Risperidon, Ziprasidon und **Asenapin** haben die solitäre Zulassung als Akut-Antimanika. Die ➤ Tab. 15.7 gibt eine Übersicht einiger im Handel erhältlicher Präparate.

Tab. 15.7 Übersicht über einige im Handel erhältliche Phasenprophylaktika / Antimanika

Handelsname (Beispiele)	Wirkstoffname
Quilonum®	Lithiumacetat
Hypnorex retard®, Quilonum retard®	Lithiumcarbonat
Tegretal®, Timonil®	Carbamazepin
Orfiril®, Ergenyl®	Valproinsäure
Lamictal®, Elmendos®	Lamotrigin
Zyprexa®	Olanzapin
Seroquel®	Quetiapin
Risperdal®	Risperidon
Sycrest®	Asenapin
Abilify®	Aripiprazol
Zeldox®	Ziprasidon

15.1.4 Sedativa

Unter dem Begriff „Sedativa" sind alle Medikamente zusammengefasst, die allgemein beruhigend auf das Nervensystem wirken.

Den größten Anteil unter den Sedativa machen die **Tranquilizer** aus. Es sind Beruhigungsmittel, die vorwiegend zur Gruppe der Benzodiazepine gehören. Zur Lösung von Angst- und Spannungszuständen kamen bis in die 50er-Jahre vorwiegend Opium, Bromide und Barbiturate zum Einsatz. Der erste Tranquilizer (Meprobomat) wurde 1950 entdeckt. Er ist zwar noch im Handel, hat aber ein noch höheres Abhängigkeitsrisiko als die neueren Benzodiazepine.

1960 kam als erster Benzodiazepin-Tranquilizer Librium® auf den Markt, seitdem spielen diese bei der Behandlung psychischer Beschwerden eine immer größere Rolle. Zeitweilig als Allheilmittel gepriesen, wurden sie zu oft unreflektiert verordnet und neben dem Alkohol zu einer weiteren potenziellen Droge. Heute versucht man, sie so selten und so kurz wie möglich einzusetzen, da die **Suchtgefahr** sehr hoch ist.

Die verschiedenen Wirkstoffe der Tranquilizer wirken je nach Präparat wie folgt:
- Anxiolytisch (angstreduzierend)
- Muskelrelaxierend
- Antikonvulsiv (gegen epileptische Anfälle)
- Hypnotisch (Schlaf herbeiführend)
- Entspannend
- Sedierend (müde machend, beruhigend)

Unter einem Tranquilizer-Effekt versteht man die angstlösenden, beruhigenden und emotional entspannenden Wirkungen.

MERKE

Ob Sedativa nur allgemein beruhigend, schlafanstoßend oder in den Schlaf versetzend wirken, ist abhängig von der Art des Präparats und der Dosierung.

Die wichtigste und größte Gruppe der Sedativa sind die **Benzodiazepine** (➤ Tab. 15.8). Sie sind hochwirksam, wirken emotional ausgleichend, angstlösend und „angenehm dämpfend". Diese Eigenschaften machen sie jedoch auch gefährlich, denn manche Anwender entwickeln den Wunsch, diese angenehmen Gefühle immer wieder auch ohne seelische Not zu erleben, woraus eine **körperliche und seelische Abhängigkeit** entstehen kann.

Auch lässt sich mit einigen niederpotenten Antipsychotika (beispielsweise Melleril®) und mit Antidepressiva eine Reduzierung der Angst und eine Dämpfung bewirken. Ein Vorteil der Medikamente der Gruppe III ist, dass sie **keine**

Tab. 15.8 Häufig eingesetzte Sedativa, eingeteilt nach ihrer chemischen Zusammensetzung

Gruppen	Handelsname (Beispiele)	Wirkstoffname
Gruppe I (Benzodiazepin-Tranquilizer)	Adumbran®, Praxiten® Librium® Valium® Demetrin® Lexotanil®, Normoc® Tavor® Frisium® Tranxilium® Tafil®	Oxazepam Chlordiazepoxid Diazepam Prazepam Bromazepam Lorazepam Clobazam Dikaliumclorazepat Alprazolam
Gruppe Ia (Benzodiazepin-Hypnotika)	Mogadan®, Imeson® Rohypnol® Halcion® Dalmadorm® Noctamid®	Nitrazepam Flunitrazepam Triazolam Flurazepam Lormetazepam
Gruppe II (Benzodiazepin-ähnliche-Hypnotika)	Ximovan® Bikalm®, Stilnox® Sonata®	Zopiclon Zolpidem Zaleplon
Gruppe III (Antipsychotika)	Melleril® Atosil® Neurocil® Truxal®	Thioridazin Promethazin Levomepromazin Chlorprothixen

Suchtgefahr bergen. Das Abhängigkeitspotenzial der Medikamente der Gruppe II ist reduziert gegenüber den Medikamenten der Gruppe I, bei länger währendem Gebrauch aber trotzdem vorhanden.

Es gibt viele weitere Medikamente, die als Sedativa eingesetzt werden können, deshalb erhebt die ➤ Tab. 15.8 keinen Anspruch auf Vollständigkeit. Einige wichtige andere Präparate werden nachfolgend kurz beschrieben.

Das wohl älteste, seit mehr als hundert Jahren eingesetzte Schlafmittel, ist das **Chloralhydrat** (Chloraldurat®). Es birgt wegen der geringen therapeutischen Breite die Gefahr der Überdosierung und damit der Intoxikation.

Seit Anfang der 90er-Jahre sind zur Behandlung von Schlafstörungen zunehmend Substanzen wie **Zopiclon** (Ximovan®), **Zolpidem** (z. B. Stilnox®) und **Zaleplon** (Sonata®) im Gebrauch. Der Vorteil dieser Substanzen liegt in der guten Steuerbarkeit und dem geringeren Abhängigkeitspotenzial.

Barbiturate und Bromide werden heute wegen der hohen Suchtgefahr und des Intoxikationsrisikos weniger als Beruhigungs- oder Schlafmittel eingesetzt. Ihr Anwendungsbereich liegt vorwiegend in der Behandlung von Epilepsien und bei der Narkoseeinleitung.

Zu erwähnen ist außerdem das **Clomethiazol** (Distraneurin®). Hauptindikationen sind das Delir aus verschiedenen Ursachen (besonders das Alkoholentzugsdelir), andere nicht-delirante Erregungszustände und Schlafstörungen im höheren Lebensalter. Clomethiazol kann lebensbedrohliche unerwünschte Wirkungen haben, dazu gehören Atemdepression, Blutdruckabfall sowie erhebliche Suchtgefahr bereits nach kurzer Therapie. Deshalb sollte es nur mit strenger Indikation und genauer Verlaufskontrolle ausschließlich stationär eingesetzt werden.

Sedierende Antipsychotika können auch zur Behandlung von Schlafstörungen eingesetzt werden. Ebenso gilt dies für **sedierende Antidepressiva** (z. B. Amitriptylin, Mirtazapin, Trimipramin). Die Gefahr einer Abhängigkeitsentwicklung besteht hierbei nicht.

Bei leichter ausgeprägten Symptomen kommt eine Behandlung mit **pflanzlichen Sedativa,** wie Baldrian, Hopfen, Lavendel, Passionsblume oder Melisse, in Betracht. Dabei ist aber zu bedenken, dass diese Präparate, zumindest als Tropfen verabreicht, oft Alkohol enthalten.

Indikationen und Kontraindikationen

Die Einsatzgebiete von Sedativa sind vielfältig. Bei allen Erkrankungen, bei denen eine oder mehrere der oben genannten Wirkungen erwünscht sind, finden sie Anwendung. Sie eignen sich zur Behandlung von Angst und Spannungszuständen, oftmals zusätzlich zu einer antipsychotischen oder antidepressiven Medikation bei innerer Unruhe. Durch die Lösung der inneren Spannungen können sie das Suizidrisiko senken.

In höherer Dosierung wirken Sedativa **hypnotisch.** Einige haben hauptsächlich schlaffördernde Wirkung und werden deshalb vorwiegend bei Schlafstörungen eingesetzt.

Auch zum Anheben der Krampfschwelle bei Epilepsien (z. B. Rivotril® = Clonazepam)

oder als Prämedikation vor Narkosen (z.B. Dormicum® = Midazolam) werden sie verwendet.

Die meisten Sedativa sind bei richtiger Anwendung gut verträglich. Kontraindikationen ergeben sich aus den unerwünschten Wirkungen.

Unerwünschte Wirkungen der Sedativa

MERKE
Benzodiazepine bergen ein großes Abhängigkeitsrisiko.

Für den Umgang mit Benzodiazepinen ist es wichtig zu wissen, dass sie eine relativ große therapeutische Breite haben. Lebensbedrohliche Nebenwirkungen treten erst bei Einnahme von großen Mengen auf. Hier sei die Atemdepression erwähnt.

Verglichen mit anderen Psychopharmaka sind die Nebenwirkungen bei den meisten der heute üblichen Sedativa relativ gering. Sie werden größtenteils als wenig störend empfunden. Dazu gehören unter anderem:

- Verlangsamte Reaktion
- Müdigkeit
- Schwindel
- Obstipation

Paradoxe Reaktionen mit Erregung und Schlaflosigkeit (treten relativ selten auf).

Verwirrtheit (paradoxe Reaktion) kommt hauptsächlich bei geriatrischen Patienten vor.

Zu Depressionen und Apathie kommt es bei längerer Einnahme.

Regeln bei der Sedativa-Therapie

MERKE
Beim Einsatz von Sedativa gilt die Regel: so wenig wie möglich und so viel wie nötig – über einen möglichst kurzen Zeitraum.

Schon während der Behandlung mit Tranquilizern sollte, falls nötig, mit anderen Therapieformen, beispielsweise Psychotherapie, begonnen werden. Wichtig sind der gezielte Einsatz und die zeitliche Begrenzung der Einnahme des Medikaments. Eine langfristige Einnahme bei älteren Patienten kann die Entwicklung einer Demenz begünstigen.

Wegen des Missbrauchsrisikos ist die **Beurteilung der Suchtgefährdung** des Patienten sehr bedeutend. Neigt er zur Entwicklung von Abhängigkeiten? Hat er vorher schon einmal Tranquilizer genommen? Trinkt er zusätzlich Alkohol?

Benzodiazepine dürfen nicht abrupt abgesetzt werden, besonders bei einer Therapie über einen längeren Zeitraum. Sie müssen langsam ausgeschlichen werden, da dem Patient andernfalls zerebrale Anfälle und Delir drohen.

MERKE
Besonders zu warnen ist vor der Kombination von mehreren Tranquilizern und vor der Kombination mit Alkohol. Hier addieren sich die Wirkungen nicht, sondern sie potenzieren sich und sind kaum noch berechenbar.

15.1.5 Antidementiva

Antidementiva sind Medikamente, die zur Behandlung von dementiellen Symptomen im Rahmen einer dementiellen Erkrankung eingesetzt werden. Da die meisten Formen der Demenzen nicht ursächlich behandelt, d.h. geheilt werden können, beschränkt sich die aktuelle Behandlung darauf, die Zunahme dementieller Symptome zu verzögern und die Alltagsfähigkeit der Patienten zu erhalten. Die medikamentöse Therapie der Alzheimer Demenz, welche mit 60–70% die häufigste aller Demenzen darstellt, richtet sich nach dem Krankheitsstadium (leichte, mittelschwere und schwere Demenz). Analog zu den übrigen Psychopharmaka gilt, dass diese immer mit psychosozialen Maßnahmen für die Patienten kombiniert werden sollten.

Indikationen und Kontraindikationen

Das Einsatzgebiet der Antidementiva ist eng gefasst. Für die leichte bis mittelschwere Form der Alzheimer Demenz stehen drei Acetylcholinesterase-Hemmer (Donepezil, Galantamin und Rivastigmin) zur Verfügung. Begründet wird deren Einsatz durch die Hypothese, dass ein Mangel an Acetylcholin als ursächlich für die Erkrankung anzusehen ist. Für die mittelschwere bis schwere Demenz vom Alzheimer-Typ kommt der nicht kompetitive NMDA (Glutamat)-Antagonist Memantine zum Einsatz; dieser verhindert ein für das Gehirn

Tab. 15.9 Antidementiva

Substanz	Handelsname (Beispiele)	Besonderheiten Darreichungsform
Donepezil	Aricept®, Ebixa®	Tabletten
Galantamin	Reminyl®	Lösung / Kapseln
Rivastigmin	Exelon®	Neben oraler Applikation (Lösung / Kapseln) auch als Pflaster zur transdermalen Anwendung
Memantine	Axura®	Tabletten / Tropfen

schädliches Überangebot von Glutamat. Die meisten Antidementiva sind bei richtiger Anwendung gut verträglich, eine schwere Leberinsuffizienz stellt eine Kontraindikation dar.

➤ Tab. 15.9 gibt eine Übersicht über die in Deutschland zugelassenen Präparate.

Unerwünschte Wirkungen der Antidementiva

Verglichen mit anderen Psychopharmaka sind die Nebenwirkungen der Antidementiva relativ gering. Sie werden meist als wenig störend empfunden. Dazu gehören unter anderem:

- Appetitlosigkeit, Übelkeit, Erbrechen
- Müdigkeit, Schlafstörungen, teils leichte Unruhe
- Schwindel, Kopfschmerzen
- Bradykardie, Synkopen

Regeln für die Antidementiva-Therapie

Die Behandlung mit Antidementiva sollte immer einschleichend erfolgen, dann jedoch bei guter Verträglichkeit maximal ausdosiert werden. Zur Besserung der Hauptsymptome der kognitiven Beeinträchtigung, Desorientierung und verminderten Alltagsfähigkeit ist die Einnahme des jeweiligen Antidementivums über einige Wochen bis Monate notwendig, da die volle Wirkung, je nach Präparat, oftmals erst in dem 2.–3. Behandlungsmonat, teilweise noch später, einsetzt. Bei besonders schweren dementiellen Verläufen ist die Kombination eines Acetylcholinesterase-Hemmers mit Memantine möglich.

15.1.6 Nootropika

Die heterogene Gruppe der Nootropika wird von einigen Autoren ebenfalls zu der Gruppe der Antidementiva gezählt, weil ihnen eine Verbesserung der mentalen Leistungsfähigkeit zugesprochen wird. Im Zuge der Zunahme dementieller Erkrankungen und deren Thematisierung hat dies zu einer vermehrten Einnahme dieser Präparate geführt. Bekannte Vertreter sind **Ginkgo biloba** und **Piracetam.** Diese und weitere Präparate werden allerdings auch ohne Vorhandensein krankheitsbedingter Einschränkungen als Anti-Aging-Medikamente oder Hirnleistungsverbesserer eingesetzt.

Indikationen und Kontraindikationen

Der Einsatz von Nootropika dient der Verbesserung der Gedächtnis-, Konzentrations-, Lern- und Denkfunktion, vornehmlich bei einer leichten kognitiven Störung (MCI, mild cognitive impairment) und dementiellen Syndromen. Durch Steigerung des Hirnstoffwechsels wird die Hirndurchblutung verbessert und die allgemeine mentale Leistungsfähigkeit gesteigert.

Unerwünschte Wirkungen der Nootropika

Verglichen mit anderen Psychopharmaka sind die Nebenwirkungen bei den meisten der heute eingesetzten Nootropika relativ gering. Da die Patienten oftmals somatische Begleiterkrankungen haben, sollten diese vor der Behandlung mit Nootropika stabil eingestellt sein. Hier sind insbesondere kardiale Vorerkrankungen hervorzuheben. Die häufigsten Nebenwirkungen sind:

- Sexuelle Enthemmung
- Antriebssteigerung
- Aggressive Verhaltensänderungen
- Gastrointestinale Nebenwirkungen

15.2 Psychotherapie

Siegfried Traxler

Die Psychotherapie trägt einen wesentlichen Anteil an der psychiatrischen Gesamttherapie. Sie ist mehr als die übrigen medizinisch klinischen Fächer an Gesprächen, Beziehungsgestaltung, psychotherapeutischen Interventionen und vielfältigen therapeutischen Maßnahmen ausgerichtet.

Kommunikation, Gesprächsführung, Erfahrung im Leiten von Gruppen sind auf der Grundlage der psychosozialen Basiskompetenz erforderliche „Handwerkszeuge" vieler therapeutischer Mitarbeiter in der Psychiatrie.

Selbstredend bilden Medikamente meist eine wichtige Grundlage der stationären, oft auch der ambulanten Therapie. Deshalb sind umfassende Kenntnisse in diesem Bereich auch für alle an der Therapie Beteiligten von großer Bedeutung.

Bei psychischen Erkrankungen haben sich die nachfolgend beschriebenen Behandlungsmöglichkeiten bewährt:

- Psychopharmakologische und medikamentöse Behandlung
- Psychotherapeutische Behandlungsverfahren (Psychoedukation, Gesprächstherapie, Verhaltenstherapie, tiefenpsychologisch fundierte Psychotherapie, systemische Therapie, weitere gruppentherapeutische Verfahren)
- Soziotherapeutische Maßnahmen (Beeinflussung der Alltagssituation durch lebenspraktische Maßnahmen unter anderem aus den Bereichen Arbeit, Wohnen, Freizeitgestaltung)
- Ergotherapie
- Sporttherapie sowie körper- und bewegungstherapeutische Verfahren
- Kunsttherapie, Musiktherapie
- Weitere bewährte therapeutische Angebote und Interventionen (➤ Kap. 15.2.5)

In vielen Fällen wird – besonders im stationären Bereich – eine Kombination dieser Therapiemöglichkeiten die Effektivität der Gesamtbehandlung erhöhen.

MERKE

Der zentrale Begriff der **„Authentizität"** charakterisiert sämtliche Therapieformen.
Authentizität, das heißt die Echtheit aller an der Therapie beteiligten Personen, ist neben der fachlichen Kompetenz eine der wichtigsten Eigenschaften und Haltungen bei der Behandlung psychisch Kranker.

In Abhängigkeit von der Erkrankung und dem Krankheitsverlauf wird der Schwerpunkt der Therapie verschieden sein. So hat sich beispielsweise in zahlreichen Studien weltweit gezeigt, dass bei Psychosen aus dem schizophrenen Formenkreis die Kombinationsbehandlung mittels Neuroleptika, Psychoedukation und Familientherapie allen anderen Strategien überlegen ist.

Da sich im Therapieverlauf Symptome und Bedürfnisse des Patienten ändern können, sollte auch die Behandlung flexibel und der jeweiligen Situation angemessen sein.

Die **Dauer der Therapie** ist **individuell verschieden.** Es ist beispielsweise oft nicht abzusehen, ob der Krankheitszustand eines Patienten nach Ablauf einer bestimmten Frist eine Entlassung aus dem stationären Setting zulässt. Feste Aussagen zu einem Entlassungszeitpunkt sollten deshalb im floriden Stadium der Erkrankung nicht gemacht werden, da dies bei einer Nichteinhaltung unter Umständen einen Vertrauensbruch bewirkt, der die **Compliance** (Mitarbeit) des Patienten erheblich stören kann.

Psychotherapie ist die Behandlung psychisch Erkrankter mit spezifischen psychologischen Methoden. Sie ist ein bewusster und geplanter interaktioneller (zwischenmenschlicher) Prozess, um Symptome und gestörtes Verhalten zu beeinflussen. Dabei ist eine genaue Vereinbarung von **Therapiezielen** zwischen Patient und Behandlern – sofern möglich – zentral für einen Therapieerfolg. Alle anerkannten Therapieverfahren basieren auf der Grundlage einer Theorie normalen und pathologischen Verhaltens und sind um Nachweise ihrer Wirksamkeit bemüht.

In den vergangenen Jahrzehnten zeichneten sich in der Psychotherapie starke Umbrüche und Entwicklungen ab. Einerseits gibt es störungsspezifische Entwicklungen, die eine „schulengebundene" Psychotherapie fördern (spezifische Psychotherapielehre), andererseits ist man in der Psychotherapieforschung bemüht, allgemeine Wirkfaktoren zu finden (allgemeine Psychotherapielehre), die sich in vielen psychotherapeutischen Verfahren als gemeinsame Wirkfaktoren nachweisen lassen.

In stationären, halbstationären und ambulanten psychiatrischen Einrichtungen haben die nachfolgend genannten Verfahren eine – wenn auch unterschiedlich – hohe und nachgewiesene Effektivität:

- **Verhaltenstherapie:** hat im klinischen Alltag zunehmend an Bedeutung gewonnen. Diese

Therapieform ist in weiterer Entwicklung. Die sog. dritte Welle der Verhaltenstherapie bezieht zunehmend Elemente unter anderem der Beziehungsgestaltung ein. Verfahren der **Dialektisch-behavioralen Therapie** (Linehan), der **Schematherapie** (Young), der **Cognitive Behavioral Analysis System of Psychotherapy, CBASP** (Mc Coullough) seien stellvertretend dafür genannt.

- **Psychoanalyse, tiefenpsychologische Psychotherapie, psychodynamische Kurztherapien:** Die Psychoanalyse hat großen Einfluss auf die Entwicklung der psychotherapeutischen Modelle ausgeübt. Die aus der Psychoanalyse abgeleiteten Verfahren der Tiefenpsychologie und Kurztherapien haben klinische Wirksamkeit.
- **Gesprächstherapie, Humanistische Verfahren:** Basiselemente der Gesprächstherapie und die Erforschung der therapeutischen Funktion von Gesprächen hatten Einfluss auf viele andere psychotherapeutische Methoden. **Klärungsorientierte Psychotherapie** (Sachse) ist hilfreich bei der Arbeit mit beziehungs-persönlichkeitsgestörten Patienten.
- **Gruppentherapeutische Methoden, Paar- und Familientherapie, systemische Therapien:** ergänzen und bereichern die eingesetzten Therapieformen.
- **Psychoedukative Verfahren:** basieren auf zielgerichteten Informationen Betroffener und deren Angehöriger zu bestimmten Erkrankungen. Im Sinne einer psychotherapeutischen Mitarbeit gerade der Pflege gewinnen diese Verfahren zunehmende Bedeutung.

Die hohe Anzahl (20–30 %) psychischer Erkrankungen in der Bevölkerung erfordert eine entsprechende Bereitstellung von Psychotherapiemöglichkeiten. Bei vielen häufig vorkommenden Störungen – wie bei Ängsten, depressiven Störungen oder Zwangserkrankungen – hat die psychopharmakologische Behandlung eher unterstützenden Charakter, da bei ausschließlich medikamentöser Behandlung die Symptome nach Absetzen häufig wieder auftreten.

Die Zukunft einer effektiven psychiatrischen Gesamtbehandlung liegt in der gelungenen Kombination von Psychotherapie, Soziotherapie und Psychopharmakologie.

15.2.1 Grundlagen

Siegfried Traxler

Die **Gesprächstherapie (GT),** auch klientenzentrierte oder personenzentrierte Psychotherapie genannt, hat neben der tiefenpsychologisch fundierten Psychotherapie, die sich von der Psychoanalyse ableitet, während der vergangenen Jahrzehnte eine weite Verbreitung erfahren und zur Etablierung von Psychotherapie als anerkanntes Behandlungsangebot erheblich beigetragen. Sie kann als eine wichtige Grundlage auch für andere Therapieformen betrachtet werden.

Sie ist in ihrer Entstehung und Entwicklung ganz eng mit **Carl R. Rogers** verbunden. Carl Rogers hat die psychologischen Vorgänge erforscht, bei denen Gespräche therapeutische Funktion und Wirkung zeigen. Seine Erfahrungen zeigten, dass die klassischen psychotherapeutischen Techniken für die Bewältigung von aktuellen Krisen in Beratungssituationen für den Klienten oftmals nicht optimal sind. Dabei spielten die Gedanken des Tiefenpsychologen **Otto Rank** eine wesentliche Rolle. Rank hat die psychotherapeutische Entwicklung besonders in den USA stark beeinflusst. Er war überzeugt, dass die Bearbeitung der aktuellen Situation des Patienten (Klienten) entscheidend sei und weniger die fokussierte Hinwendung zur Vergangenheit.

In Deutschland hat sich insbesondere **Reinhard Tausch** um die Einführung dieser therapeutischen Richtung und der damit verbundenen Haltung verdient gemacht. Er hat den Namen „Gesprächstherapie" eingeführt.

In der Theorie der **Gesprächstherapie** gehen die Therapeuten von einigen Grundannahmen über die Persönlichkeit des Klienten aus:

- Jeder Mensch hat ein **Bedürfnis nach positiver Auseinandersetzung** mit sich und seiner Umwelt. Häufig ist aber gerade dieses Bedürfnis nach einer liebevollen und fürsorglichen Beziehung verdrängt oder verschüttet. Durch geeignete therapeutische Maßnahmen sollen diese Bedürfnisse wieder erlebbar werden.
- Jeder psychisch beeinträchtigte Mensch trägt die **Kräfte der Heilung in sich,** jeder Mensch hat eine natürliche Tendenz zur Entfaltung seines eigentlichen Wesens. Diese **Verwirklichungstendenz** entspricht der Heilung. Aufgabe des

Therapeuten ist es daher, die Entwicklung dieser Tendenz zu unterstützen.
- In der Gesprächstherapie stehen die **emotionalen (gefühlsmäßig erlebten) Aspekte im Vordergrund.** Verleugnete Gefühle und verzerrte Wahrnehmung sollen durch die Therapie bewusst werden.
- Die **gegenwärtige Lebenssituation** hat größere Bedeutung als die Vergangenheit, denn nur das gegenwärtige Erleben ist unmittelbar zu bearbeiten.
- Die **gegenwärtige Beziehung zwischen Klient und Therapeut** vermittelt die änderungssensitiven therapeutischen Erfahrungen. Das reale Zusammentreffen von Therapeut und Klient ermöglicht korrigierende Erfahrungen und damit auch Wahrnehmungsänderungen beim Patienten.

In dieser Theorie der Gesprächstherapie sind Kernpunkte der **humanistischen Psychologie** zu sehen, die das Primat des augenblicklichen Erlebens, das Streben nach Lebenssinn und ein ganzheitliches Menschenbild, enthalten.

Fehlhaltungen und Neurosen entstehen durch das Ausblenden bestimmter Erfahrungen, die nicht zum Selbstbild passen. Dieses Selbstbild entsteht aus der Übernahme bestimmter Normen. Aus Angst werden problematische Lebensinhalte vermieden, dies führt zu einer Reduktion der Selbstakzeptanz, da die verzerrte Wahrnehmung eine Änderung des Selbstbildes nicht möglich macht. Die Gespräche mit dem Therapeuten sollen zu einer Korrektur des Selbstbildes beitragen.

Phasen des Therapieprozesses

In effektiven Therapien werden die nachfolgend genannten Phasen gefunden:
- **Indikationsphase:** diagnostische Abklärung, Wahl der geeigneten Therapiemethode
- **Aufbau der therapeutischen Beziehung:** Psychoedukation (Vermittlung eines Krankheitskonzept-Modells, Aufbau von Therapiemotivation, Klärung der Therapieziele und des Therapieauftrags)
- **Therapeutische Hauptphase:** Einsatz der indizierten Methoden, Abbau dysfunktionalen und Aufbau gewünschten Verhaltens
- **Abschluss und Evaluation:** Überprüfung der erreichten Therapieziele, Rückfallprävention, Transfer in den Alltag, Beendigung der therapeutischen Beziehung, Abschiednehmen

Die therapeutische Funktion von Gesprächen

Aus vielen Untersuchungen ist bekannt, dass therapeutische Gespräche vor allem dann effektiv sind, wenn Therapeuten die nachfolgenden Haltungen in einem förderlichen Ausmaß verwirklichen (die drei wesentlichen **Wirkvariablen** von therapeutischen Gesprächen).

Einfühlung, Empathie, Verstehen, Verbalisierung emotionaler Erlebnisinhalte

Der Therapeut ist gehalten, die gefühlsmäßige, innere Erlebniswelt des Klienten möglichst genau nachzuempfinden und ihm dies zurückzumelden. Einfühlung (Empathie) zeigt sich in der Fähigkeit des Therapeuten, die von ihm verstandenen emotionalen Erlebnisse des Klienten in geeigneter Form zu verbalisieren (Verbalisierung emotionaler Erlebnisinhalte). Dadurch wird es möglich, dass der Betroffene mit seinen Problemen in Kontakt kommt und sie nicht weiter verzerrt wahrnimmt.

Der Klient fühlt sich durch die adäquate Rückmeldung tief verstanden, er wird sich dann mit weniger Angst aktiv mit seinen Problemen auseinandersetzen und kann sich dadurch selbst besser verstehen. Diese Erfahrung fördert die Selbsterkundung und trägt so zu einer konstruktiven Persönlichkeitsänderung bei.

Wärme, Akzeptanz, Wertschätzung, Achtung

Da Probleme, Konflikte und schwierige Aufgaben unter belastenden Bedingungen nur schlecht oder gar nicht gelöst werden können, muss der Therapeut bemüht sein, eine möglichst angstfreie Gesprächssituation zu arrangieren. Das Risiko einer Veränderung geht ein Klient nur dann ein, wenn er die Gewissheit hat, dass er als Mensch vom Therapeuten akzeptiert wird. Therapeuten verschiedener Therapierichtungen machen immer wieder die Erfahrung, dass sich bei ihrer intensiven Bemühung um einen Menschen fast immer Sympathie entwickelt. Der Therapeut zeigt durch sein Verhalten, dass er seinen Klienten achtet. Sollte ihm dies schwer fallen, soll er dieses Problem mit dem Klienten bearbeiten oder in der Supervision klären.

Die Realisierung dieser Haltung ermöglicht es dem Klienten, angstbesetzte Inhalte besser zu bearbeiten. In der entspannten Gesprächssituation können dadurch Annäherungen an bedrohliche Inhalte gewagt werden.

Echtheit, Kongruenz, reales Zugegensein, Authentizität

Die Fähigkeit des Therapeuten, dem Patienten ehrlich gegenüberzutreten, ist grundlegend für die Therapie. Der Therapeut soll in der professionellen Situation als der Mensch, der er ist, mit all seinen persönlichen Schwächen und Fehlern, in Erscheinung treten und auf eine professionelle Fassade verzichten.

Diese Fähigkeit gilt als wichtige Moderatorvariable. Damit ist gemeint, dass Wärme und Einfühlung erst dann effektiv werden, wenn der Therapeut echt ist. Dann kann der Klient Vertrauen fassen und in seiner Selbstexploration weiterkommen. So wichtig das Einfühlen, das Verbalisieren emotionaler Erlebnisinhalte auch ist, diese therapeutischen Aktivitäten wirken erst effektiv, wenn Wärme und Echtheit des Therapeuten eine angenehme und angstfreie Therapiesituation möglich machen. Dann erst ist die Bedingung für das Erforschen und Verstehen der problembesetzten Inhalte möglich.

PRAXISTIPP

Das einfühlende Verständnis kann zu einem gewissen Grad trainiert werden. Wärme und Echtheit sind nicht zu lernen. Diese Haltungen kann der Therapeut während der Aus- und Weiterbildung zum (Gesprächs-)Therapeuten in der Selbsterfahrung und in Gruppensituationen allenfalls beispielhaft erfahren.

Über dieses Basisverhalten hinaus sind weitere Interventionen des Therapeuten für den Fortgang des Therapieprozesses von Belang: Selbsteinbringung, Konfrontation, Interpretationen und Zentrieren auf aktuelle Gefühle. Patient und Psychotherapeut sitzen sich gegenüber.

Wenn die drei oben genannten Wirkvariablen in einem ausreichenden Ausmaß vom Therapeuten angeboten und gelebt werden, kommt es zu einem charakteristischen persönlichen Veränderungsprozess. Dadurch werden die Selbstexploration (besseres Sich-selbst-Kennenlernen) und die Erlebnisaktivierung (Mut zum Kontakt zu schwierigen Gefühlslagen auch durch nonverbales Bearbeiten) höher.

Wirkfaktoren der Psychotherapie

Nicht alle psychotherapeutischen Verfahren sind wissenschaftlich anerkannt. Der „Wissenschaftliche Beirat Psychotherapie" prüft, ob ein Verfahren seine Wirksamkeit bei der Behandlung einzelner psychischer Erkrankungen wissenschaftlich belegen kann. Die nachfolgend genannten Verfahren sind von diesem Beirat anerkannt:

- Verhaltenstherapie
- Psychodynamische Psychotherapie (analytische und tiefenpsychologisch fundierte Psychotherapie)
- Gesprächspsychotherapie
- Systemische Psychotherapie
- Neuropsychologische Therapie (bei organisch bedingten psychischen Störungen)
- Interpersonelle Therapie (bei affektiven Störungen und Essstörungen)
- EMDR-Methode (zur Behandlung Posttraumatischer Störungen)
- Hypnotherapie (Raucherentwöhnung und Mitbehandlung bei somatischen Erkrankungen)

Der „Gemeinsame Bundesausschuss" ist ein Gremium der Krankenkassen, das die Kostenübernahme für die nachfolgend genannten Psychotherapeutischen Verfahren (Richtlinienverfahren) festgelegt hat:

- Analytische Psychotherapie
- Tiefenpsychologisch fundierte Psychotherapie
- Verhaltenstherapie
- Neuropsychologische Therapie bei organisch bedingten psychischen Störungen

Die nachfolgend aufgeführten **Wirkprinzipien** wurden von der empirischen Psychotherapieforschung (besonders GRAWE) gefunden und als allgemeine Wirkprinzipien beschrieben:

- Problembewältigung: Therapie bietet Hilfen zur Bewältigung von beklagten Problemen an. Beispiele sind Selbstsicherheitstrainings, Kompetenztrainings, Entspannungsverfahren.
- Problemklärung: In der Therapie wird ein individuell zutreffendes Modell für die Symptome und Probleme erarbeitet. Dadurch wird das beeinträchtigte Erleben und Verhalten verstehbar.

- Problemaktualisierung: In der Therapie werden die Erfahrungen der Patienten realistisch erleb- und erfahrbar und damit veränderbar.
- Ressourcenaktivierung: Im Rahmen der verlässlichen therapeutischen Beziehung werden die vorhandenen Fähigkeiten (Stärken) berücksichtigt. Die Indikationsdiagnostik soll daher verstärkt die Ressourcen der Patienten berücksichtigen.

Versucht man **allgemeine Rahmenbedingungen** der Psychotherapie – unabhängig von der Ausrichtung der spezifischen Therapiemethode – zu finden, so kann man folgende beschreiben:

- **Vertrauensvolle Beziehung zwischen Patient und Psychotherapeut:** Dies ist eine generell wirksame und notwendige Dimension für jede Form von Psychotherapie. Eine gute therapeutische Beziehung trägt bei zur Etablierung eines positiven Arbeitsbündnisses, Entlastung und Entängstigung sowie Aktivierung von Ressourcen. Die notwendige Überprüfung der Übereinstimmung der Ziele, der eingesetzten Techniken werden bei stimmiger Arbeitsbeziehung möglich sein.
- **Heilendes Setting:** Insignien der Kompetenz (Praxis-, Klinikschild, Titel, professionelles Auftreten) fördern positive Erwartungen und Änderungsbereitschaft, wirken „heilsam".
- **Bereitstellen und Begleiten bei neuen Erfahrungsmöglichkeiten:** Im geschützten und vertrauensvollen Rahmen können Patienten ermutigt werden, neue Erfahrungen zu wagen und sich bisher vermiedenen Erlebnisreichen anzunähern. Die dabei erlebte Erfahrung von Selbstwirksamkeit scheint ein mächtiger therapeutischer Faktor zu sein.

Betrachtet man die Entwicklung der Psychotherapie, so sind einige **Entwicklungsrichtungen** erkennbar:

- Allgemeine Psychotherapie: Es gibt (noch) keine einheitliche Theorie der Psychotherapie, wohl aber einige empirisch gesicherte Wirkfaktoren. Diese wurden oben dargestellt. Das bedeutet aber nicht, dass es nur eine allgemein gültige therapeutische Monokultur geben soll, denn die Verschiedenheit der Menschen und ihrer Leiden bedarf auch einer spezifischen Auswahl der Therapieschwerpunkte. Dennoch sollten die oben genannten Wirkprinzipien möglichst verwirklicht werden.
- Hohe Flexibilität der Therapeuten, die sich an den Bedürfnissen ihrer Patienten orientieren und weniger an ihrer therapeutischen Schule
- Integrative Therapie, die neben einem Schwerpunkt auch andere therapeutische Schulen eklektisch einbezieht
- Trend zu Kurzzeittherapien. Dabei ist jedoch aus therapeutischer Alltagserfahrung anzumerken, dass Veränderungen auch Zeit brauchen.

Da sich (gestörtes/beeinträchtigtes) Verhalten und Erfahrung auf verschiedenen psychischen Ebenen manifestieren kann, wird die Verwendung verschiedener Therapieformen weiterführend sein, da ja die unterschiedlichen Therapieformen auch auf unterschiedlichen Ebenen wirken. So gesehen widersprechen sich einzelne Therapieformen nicht, die Zukunft der Psychotherapie wird daher nicht mehr schulenspezifisch sein. Von daher ist es weiterführend und wünschenswert, dass die Therapeuten künftig mehr und mehr **therapieschulenübergreifend** denken und handeln.

Effektive Therapeuten weisen die nachfolgend genannten **Therapeuten-Variablen** in hohem Ausmaß auf:

- Hohes Ausmaß von Akzeptanz, Empathie und Kongruenz
- Erkennen und Gebrauch des spezifischen Wahrnehmungsstils der Patienten
- Ermöglichen von und Einlassen auf eine persönliche Beziehung
- Bereitstellen von hilfreichen, korrigierenden und veränderungsfördernden Verfahren
- Vermittlung von Erlebniskorrekturen durch Erregungsbewältigung
- Vermittlung von Hoffnung und Besserungsmöglichkeiten
- Vermittlung von Erfolgserlebnissen besonders durch das Erleben von Selbstwertsteigerung

15.2.2 Verhaltenstherapie

Frithjof Niegot, Siegfried Traxler

Die mit dem Begriff „Verhaltenstherapie" bezeichneten Methoden haben sich in den vergangenen Jahrzehnten von einfachen Konditionierungsmodellen zu umfassenden Psychotherapieverfahren entwickelt. Heute gibt es eine reichhaltige Palette von Behandlungstechniken, die auf allgemeinpsychologischen sowie lern- und störungsspezifischen Modellen basieren. Die heutigen Vertreter der Verhaltenstherapie sehen in diesem Methodeninventar eine psychotherapeutische Grundorientierung, die sich aus der empirischen (erfahrungs- und forschungsgeleiteten) Wissenschaft, insbesondere der Psychologie herleitet. Sowohl in der stationären als auch in der ambulanten Psychotherapie ist die Verhaltenstherapie breit vertreten. Die Nähe der Verhaltenstherapeuten zur empirischen Forschung hat es ermöglicht, Wirksamkeitsnachweise zu erbringen, die die Akzeptanz und Verbreitung dieser Methoden stark erhöht hat.

Allgemeine Grundorientierung der Verhaltenstherapie

Als Gemeinsamkeit der verhaltenstherapeutischen Schule und Methoden können die folgenden Prinzipien gelten (aus Margraf, 2018):

- „*Verhaltenstherapie orientiert sich an der empirischen Psychologie.*" Die einzelnen Therapiemethoden und die zugrunde liegenden Annahmen sollen einer wissenschaftlichen Prüfung unterzogen werden.
- „*Verhaltenstherapie ist problemorientiert.*" Es werden ein oder mehrere aktuelle Probleme des Patienten ausgewählt und bearbeitet. Dazu gehört auch:
- „*Verhaltenstherapie ist zielorientiert.*" Die Therapieziele werden vom Therapeuten und Patienten gemeinsam formuliert.
- „*Verhaltenstherapie setzt an den prädisponierenden, auslösenden und aufrechterhaltenden Problembedingungen an.*" Ursachen werden in der Vergangenheit gesucht, aber auch gegenwärtige Bedingungen und Verhaltensweisen werden berücksichtigt.
- „*Verhaltenstherapie ist handlungsorientiert.*" Es geht nicht nur um das reine Erleben oder Erkennen, viel wichtiger ist meist das aktive Üben neuer Verhaltensweisen und auch das Ändern von Gefühlen durch Verhaltensänderungen.
- „*Verhaltenstherapie ist nicht auf das therapeutische Setting begrenzt.*" Eine Änderung des Verhaltens nur während der Therapie nützt dem Patienten nach Abschluss der Therapie wenig. Stattdessen sollten die neuen Verhaltensweisen im üblichen Umfeld des Patienten eingeübt werden. Daher werden oft therapeutische „Hausaufgaben" gegeben.
- „*Verhaltenstherapie ist transparent.*" Aufklärung über die Störung und das Vorgehen in der Therapie führt zu mehr Akzeptanz und hilft dem Patienten, später auch ohne therapeutische Hilfe das Erlernte anzuwenden.
- „*Verhaltenstherapie soll ‚Hilfe zur Selbsthilfe' sein.*" Auch dies stärkt die Rolle des Patienten, der im Laufe der Therapie seine Probleme möglichst immer selbstständiger lösen kann.
- „*Verhaltenstherapie bemüht sich um ständige Weiterentwicklung.*" Durch immer weitere wissenschaftliche Untersuchungen, aber auch häufige praktische Anwendung werden bewährte Techniken verbessert und neue Techniken entwickelt.

Die lerntheoretischen Wurzeln der Verhaltenstherapie

Die Verhaltenstherapie begann mit der Lerntheorie, also der Frage, wie Menschen Neues lernen und wie dies in der Therapie genutzt werden kann. Lernprozesse sind maßgeblich auch an der Entstehung und Aufrechterhaltung sowie der Veränderung psychischer Störungen beteiligt.

Heute sind die Lernprinzipien, die in den nächsten Unterabschnitten beschrieben werden, immer noch eine wichtige Grundlage der Verhaltenstherapie. Es sind jedoch noch zahlreiche andere Verfahren hinzugekommen, die im Unterkapitel „Die wichtigsten verhaltenstherapeutischen Methoden" erläutert werden.

Die Lerntheorien wurden aus Gesetzmäßigkeiten von Beobachtungen und Experimenten namhafter Wissenschaftler abgeleitet. Nachfolgend werden die wichtigsten Lernprinzipien skizziert.

Das „klassische" Konditionieren

Dieses Lernprinzip beobachtete der russische Physiologe **Iwan Pawlow** erstmals bei Hunden im Laboratorium.

Ein hungriger Hund sondert Speichel ab, wenn ihm Fleisch angeboten wird. Der Speichel ist eine **unbedingte (unkonditionierte) Reaktion** auf das Futter.

Die Speichelbildung auf ein Futterangebot wird als **unbedingter Reflex** bezeichnet. Ertönt unmittelbar vor dem Darbieten des Futters ein neutrales Signal (Glocke) und wiederholt man diesen Vorgang (Futter und Glocke) mehrmals, so bildet sich ein **bedingter (konditionierter) Reflex** aus. Die Speichelsekretion wird dann durch das Signal allein ausgelöst. Der zunächst neutrale Reiz (Ton) wird durch wiederholte gemeinsame Darbietung mit dem Futter zu einem bedingten Reiz. Es ist eine **konditionierte Reaktion** entstanden, der Hund hat etwas gelernt, nämlich die Verknüpfung von Glocke und Speichelfluss.

Das operante Konditionieren

Bald nach Pawlows ersten Versuchen zeigte sich, dass beim Lernen weitere Vorgänge ineinander greifen, die nicht allein durch das einfache Modell der klassischen Konditionierung erklärbar waren. Unter dem Begriff **„operante Konditionierung"** (auch instrumentelle Konditionierung) wurden dann verschiedene Lernprinzipien gefasst, die vereinfacht als „**Lernen durch Erfolg oder Misserfolg**" bezeichnet werden können.

Hier kommt die Belohnung bzw. Bestrafung erst nach dem gezeigten Verhalten. Nach einem oder mehreren Durchgängen wird das Verhalten auch dann gezeigt, wenn keine Belohnung oder Bestrafung mehr erfolgt.

Sobald ein Lebewesen mit seiner Umwelt in Verbindung tritt, erlebt oder beobachtet es Konsequenzen auf sein Verhalten. Die Konsequenzen beeinflussen wiederum das weitere Verhalten. Die Folgen können angenehm oder unangenehm sein, entsprechend werden sie als **positiver oder negativer Verstärker** des weiteren Handelns bezeichnet. Das **Erfolgsgesetz** gibt die Beziehung zwischen Verhalten und Konsequenz wieder. Zufriedenstellende Folgen führen zur Bekräftigung eines Verhaltens, während unangenehme Folgen die Häufigkeit herabsetzen.

Folgt auf eine Reaktion ein negativer Verstärker (aversiver Reiz), kann daraus **Vermeidungsverhalten** resultieren. Mit dieser Theorie können beispielsweise phobische Verhaltensweisen erklärt werden: Erlebt ein Mensch wiederholt Angst, sobald er einen bestimmten Ort betritt, meidet er künftig diese Situation: Auf diese Weise kann sich eine **Phobie** entwickeln.

Zwanghafte Symptome können durch die Annahme erklärt werden, dass ein bestimmtes Verhalten (wie Waschen) angstreduzierend wirkt (Angst vor Ansteckung). Das zwanghafte Verhalten wird dann verstärkt gegen die Angst eingesetzt.

MERKE

Das Modell der **klassischen Konditionierung** erklärt unwillkürlich (dem Bewusstsein nicht zugängliche) ablaufende Reaktionen.
Die Prinzipien des **operanten Konditionierens** können das willkürliche Verhalten erklären, mit dem ein Individuum aktiv mit der Umwelt in Beziehung tritt.

Kognitive Verhaltenstherapie

Die genannten Lernprinzipien gelten im Wesentlichen für alle Tiere. Beim Menschen sind jedoch zusätzlich noch weitere Vorgänge bedeutsam – auch **Kognitionen,** also Wahrnehmungs- und Denkprozesse, beeinflussen das Erleben und Verhalten des Menschen. Der Begriff „**kognitive Verhaltenstherapie**" verdeutlicht, dass im Rahmen der Therapie sowohl Lernprinzipien als auch Kognitionen berücksichtigt werden.

Zum Beispiel können hartnäckige Denkmuster wie „ich muss bei allen beliebt sein" oder „ich darf keine Fehler machen" zur Entstehung oder Aufrechterhaltung von Depressionen beitragen. Im Rahmen der kognitiven Verhaltenstherapie werden solche ungünstigen Denkmuster identifiziert und verändert.

Durch jahrzehntelange, weltweite Forschung gibt es mittlerweile zahllose Verfahren im Rahmen der kognitiven Verhaltenstherapie, die sich als sehr erfolgreich erwiesen haben. So gibt es einzelne Techniken, aber auch ganze Behandlungsroutinen für verschiedene psychische Störungen. Die kognitive Verhaltenstherapie hat die mit großem Abstand meisten Wirksamkeitsnachweise und wird in den wissenschaftlichen Leitlinien (www.awmf.de) für die meisten psychischen Erkrankungen, aber auch ergänzend für einige somatische Erkrankungen empfohlen.

Neuere Entwicklungen der kognitiven Verhaltenstherapie

Durch die stete Weiterentwicklung und Weitererforschung der kognitiven Verhaltenstherapie kommen auch immer wieder neue Verfahren hinzu. Die nach den Lerntheorien und der Kognitiven Therapie als „Dritte Welle der Verhaltenstherapie" bezeichneten Verfahren berücksichtigen zum Teil die Beziehungsmuster der Patienten ähnlich wie in der systemischen Therapie (➤ Kap. 15.2.4), aber auch Akzeptanz, Spiritualität und Achtsamkeit.

INFO

Als **Achtsamkeit** wird eine spezielle Form der Aufmerksamkeitslenkung bezeichnet:
„Den aktuellen Erlebnisinhalten wird bewusst, im augenblicklichen Moment und nicht wertend Aufmerksamkeit geschenkt" (Heidenreich & Michalak, 2003). Das heißt, dass die aktuellen Sinneswahrnehmungen und eigenen Denkprozesse bewusst wahrgenommen werden, Gedanken an die Vergangenheit oder Zukunft losgelassen werden und auch die Einstufung der aktuellen Empfindungen in „gut oder schlecht" unterlassen wird.
Achtsamkeit kann dabei eine gezielte Achtsamkeitsmeditation bezeichnen, wie z. B. eine Sitzmeditation wie im buddhistischen Zazen. Daneben kann Achtsamkeit aber auch bedeuten, dass eine Tätigkeit achtsam und konzentriert ausgeführt wird, z. B. Treppen steigen oder Geschirr spülen.

Die wichtigsten verhaltenstherapeutischen Methoden

Es gibt zahllose verhaltenstherapeutische Methoden und Verfahren, oft noch zugeschnitten auf einzelne psychische Störungen. Hier soll eine Auswahl der wichtigsten Methoden kurz dargestellt werden. Einen Überblick geben z. B. Margraf und Schneider (2018).

Reizkonfrontation

Der Patient wird der Situation ausgesetzt, die die starken negativen Emotionen wie Angst, Ekel oder Scham hervorruft, z. B. Konfrontation mit einer Spinne bei Spinnenphobie. Im Verlauf der Konfrontation nimmt das negative Gefühl ab. Es werden unterschieden:

- **Systematische Desensibilisierung:** schrittweise Konfrontation mit den negativ empfundenen Situationen, beginnend mit einfacheren Situationen. Erst später erfolgt die Konfrontation mit den schwierigsten Situationen.
- **Flooding:** direkte Konfrontation mit der am stärksten angstauslösenden Situation. Wird seltener angewandt, da die Anfangsbelastung für den Patienten deutlich höher ist als bei der systematischen Desensibilisierung.
- **In sensu:** Die Konfrontation erfolgt zunächst nur in der Vorstellung.
- **In vivo:** Die Konfrontation erfolgt in einer echten Situation.
- **Gedankenkonfrontation:** Bei quälenden Gedanken, z. B. Zwangsgedanken (➤ Kap. 9.1.2) oder Grübeln werden die Gedanken bewusst und wiederholt ausgesprochen, aufgeschrieben oder als Sprachdatei aufgenommen und wiedergegeben.

Operante Methoden

Die Veränderung wird über Konsequenzen eines Verhaltens erreicht. Zum Einsatz kommen:

- **Verhaltensaufbau:** durch z. B. Lob, Belohnung oder Wegfall negativer Konsequenzen
- **Verhaltensabbau:** durch z. B. Wegfall positiver Konsequenzen. Hilfreich kann z. B. sein, wenn unerwünschtes Verhalten keine Beachtung mehr findet („Löschung").
- **Komplexes Kontingenzmanagement:** Einsatz von Verstärkern (z. B. Token economy, Selbstbelohnungen), Kontingenzverträge (vertragliche Vereinbarung zwischen Patient und Therapeut)

Zu beachten ist, dass Verhalten oft nur schwer über negative Konsequenzen verändert werden kann, meist sind Verhaltensänderungen, die durch Belohnungen erreicht wurden, ausgeprägter und länger anhaltend.

Modell-Lernen

Vermittlung erwünschter Verhaltensweisen durch andere, die das erwünschte Verhalten bereits zeigen. Dies können – speziell im Einzelkontakt – die Therapeuten sein, aber auch von Mitpatienten, Freunden oder anderen Vorbildern kann Verhalten gelernt werden.

Kompetenzaufbau

Oft parallel zu oder im Anschluss an symptomorientierte Therapien:

- **Training sozialer Kompetenz:** auch mit standardisierten Behandlungsmanualen

- **Problemlösetraining:** zur Verbesserung des Umgangs mit Problemen, Vermittlung einer hilfreichen Struktur (Problemanalyse, Erarbeiten, Durchführen und Bewerten von Lösungsmöglichkeiten)
- **Kommunikationstraining:** Verbesserung der Kommunikationsfertigkeiten, besonders der Sprecher- und Zuhörerfertigkeiten
- **Üben anderen Verhaltens,** z. B. angemessenes Freizeitverhalten, Selbstfürsorge

Kognitive Verfahren

Veränderung krankheitsauslösender und -aufrechterhaltender Kognitionen durch z. B.:
- **Sokratischer Dialog:** Durch geschicktes Fragen wird der Patient dazu gebracht, seine Überzeugungen selbst zu überdenken und zu hinterfragen.
- **Kognitive Umstrukturierung:** Herausarbeiten und Verändern irrationaler, verzerrter Wahrnehmungen und Interpretationen von Ereignissen
- Methoden der **Selbstverbalisierung**: positive Selbstgespräche
- **Stressimpfungstraining:** Erarbeiten von konstruktiven inneren Dialogen zur Bewältigung von Belastungen
- **Metakognitive Therapie:** Verschiedene Verfahren, die mit dem Ziel eingesetzt werden, die Bedeutung ungünstiger Gedanken zu verringern

Psychoedukation

Vermittlung von Wissen und ausführliche Aufklärung über die psychische Erkrankung.

Euthyme Verfahren

Euthym („positive Gefühle schaffend").
- Genusstraining
- Aufbau angenehmer Beschäftigungen

Entspannungsverfahren

Aufbau von körperlicher und/oder psychischer Entspannungsfähigkeiten. Eines der am weitesten verbreiteten Verfahren ist die moderne Variante der Progressiven Muskelrelaxation nach Jacobson (➢ Kap. 15.2.5).

Selbstmanagement

Während, aber vor allem nach der Therapie ist es wichtig, dass sich der Patient selbst hilft. Dazu lernt er die für ihn hilfreichen verhaltenstherapeutischen Methoden, die hier jedoch nicht alle erneut aufgeführt werden sollen. Ergänzend sind dennoch zu nennen:
- Selbstbeobachtungsverfahren wie Symptomtagebücher oder Gedankenprotokolle
- Vergleich des eigenen Verhaltens mit eigenen Standards
- Veränderung des eigenen Verhaltens vor allem mit Belohnungen, aber teilweise auch mit Bestrafungen
- Therapeutische Hausaufgaben: In der Therapie Erarbeitetes wird vom Patienten außerhalb der Therapiesitzungen beobachtet, nachgearbeitet oder geübt.

Beziehungsgestaltung

- Aktive Beziehungsgestaltung durch den Therapeuten, z. B. kontingente Beziehungsgestaltung bei Persönlichkeitsstörungen (➢ Kap. 10)
- Beziehungsmuster des Patienten werden im Gespräch reflektiert oder mit spezifischen Methoden herausgearbeitet.

Das Phasen-Modell der Verhaltenstherapie

Die Behandlungstechniken sind Teil eines umfassenden psychotherapeutischen Prozesses. Er kann als ein allgemeines Modell nicht nur für den verhaltenstherapeutischen Prozess angesehen werden. Das Prozessmodell besteht aus sieben Phasen, die mehrheitlich fließend ineinander übergehen:
1. Aufbau einer therapeutischen Beziehung: Organisationsabklärung, Erwartungen des Patienten, Diagnostik
2. Aufbau von Änderungsmotivation und Erarbeiten von gemeinsamen Zielen: Lohnt sich das Leben ohne Erkrankung, wie wird es aussehen? Auf welche Ziele können sich Patient und Therapeut einigen?
3. Verhaltensanalyse: Erarbeitung eines Funktions- und Bedingungsmodells der Krankheit, auslösende und aufrechterhaltende Faktoren, Lerngeschichte

4. Zielanalyse: Konkretisierung und Präzisierung der Ziele
5. Durchführung der speziellen therapeutischen Interventionen: Phase der eigentlichen Symptomtherapie durch Auswahl der störungsspezifischen Methoden
6. Überprüfung und Bewertung der Fortschritte: zur Steuerung der Therapie und Überprüfung der Angemessenheit der Therapieziele
7. Erfolgsoptimierung/Generalisierung: Überprüfung der Stabilisierung, Maßnahmen der Rückfallprophylaxe

15.2.3 Analytische und tiefenpsychologische Psychotherapie

Siegfried Traxler

Die klassische Psychoanalyse nach **Sigmund Freud** ist durch die Frage nach dem **psychodynamischen Geschehen,** aus dem das Symptom erwächst, gekennzeichnet. Konflikthafte unbewusste Lebenserfahrungen können psychische Erkrankungen verursachen und aufrechterhalten. Die Erfahrungen besonders der ersten Lebensjahre formen das Selbstbild und die Art der Beziehungen zu anderen Menschen. Die Grundeinstellungen sind demnach eine unbewusste und recht stabile Struktur.

Bei wöchentlich 3–5 Behandlungsstunden kann eine klassische psychoanalytische Behandlung mehrere Jahre dauern. Ziel dieser Behandlungsform ist es, unbewusste, verdrängte Erlebnisse ins Bewusstsein zu bringen. Ungelöste Konflikte sollen durch die Introspektion (Selbstbeobachtung) und Deutung unbewusster Vorgänge aufgedeckt, bearbeitet und gelöst werden, um die Struktur der Persönlichkeit zu verändern. Das Wiederbewusstmachen von verdrängten Konflikten kann über freies Assoziieren („Was geht Ihnen durch den Kopf?"), Bearbeiten von Fehlleistungen, Deutung von Träumen und durch Herstellen von unbewussten Bedeutungszusammenhängen erfolgen.

Das psychoanalytische-tiefenpsychologische Modell

Die tiefenpsychologischen Schulen befassen sich mit dem Einfluss von unbewussten, dem Bewusstsein nicht zugänglichen (tiefen) Schichten auf das momentane seelische Erleben und Verhalten. Es wird von **dynamischen Wechselwirkungen** zwischen verschiedenen Persönlichkeitsanteilen eines Menschen ausgegangen. Zwischen diesen Anteilen einer Person kann es zu inneren Konflikten kommen.

Nach **Sigmund Freud** wird der Sexualität eine dominierende dynamische Funktion zugeschrieben. Unlustgefühle beispielsweise würden durch unerfüllte sexuelle Wünsche und Verlangen ausgelöst. Diese Annahme der dynamischen Wirkung der Sexualität wird heute infrage gestellt. Ebenso steht infrage, dass die sog. **Abwehrmechanismen** immer Ausdruck einer gestörten Entwicklung seien und dass die entscheidenden Ursachen seelischer Störungen ausschließlich durch Beeinträchtigungen in den ersten Lebensjahren hervorgerufen werden. Abwehrmechanismen dienen nach heutiger Meinung der Reduktion von Unlustgefühlen. Sie werden heute auch als **Anpassungsmechanismen** interpretiert, die in Kindheit und Jugend erlernt und lebenslang für die Aufrechterhaltung des seelischen Gleichgewichts zur Verfügung stehen.

Die folgenden drei Grundannahmen sind für das Verständnis der psychoanalytischen-tiefenpsychologischen Theorie wichtig.

Libidoentwicklung

Unter Libido versteht man die **sexuelle Energie,** die als Lustgewinn aus **erogenen Zonen** stammt. Als erogene Zone kann der ganze Körper dienen, insbesondere aber die Regionen um Mund, After und Geschlechtsorgane. Ein Kind erfährt einen ersten Lustgewinn durch Reizung dieser Zonen. Im Laufe seiner Entwicklung erlebt es Lust in und durch die Beziehung zu Bezugspersonen oder wichtigen Objekten. Es kommt zu einer **Objektbindung.** Personen und Gegenstände werden lusthaft (libidinös) besetzt. Das individuelle Quantum libidinöser Energie wird im Laufe der Zeit wechselnd auf bestimmte Körperregionen gerichtet, die je nach Entwicklungsphase im Vordergrund des Erlebens stehen. Dabei werden die nachfolgend beschriebenen Entwicklungsphasen unterschieden.

Orale Phase (Erstes Lebensjahr) Der Mund (*lat.* oris = Mund) ist in der ersten frühkindlichen

Entwicklungsphase die Quelle des Lusterlebens. Die Libido richtet sich auf **Nahrung und Nahrungsquelle.** Im späten oralen Stadium kann das Kind durch die Entwicklung der Zähne die Tendenz zeigen, sich die Nahrung aggressiv zu holen, um die Trennung vom Spenderobjekt zu verhindern. Um die Nahrungsquelle, die mütterliche Brust, nicht zu verlieren, wird der erste Verzicht gelernt. Es ist ein erster Schritt der Umstellung vom **Lust- auf das Realitätsprinzip.**

Anal-sadistische Phase (Zweites bis Drittes Lebensjahr) In der zweiten Phase gewinnt die Kontrolle über die Stuhl- und Urinausscheidung zunehmend an Bedeutung. Die Libido wird daher auf die **anale Region** gerichtet. Im Zusammenhang mit der Reinlichkeitserziehung macht das Kind in dieser Phase die Erfahrung, dass Leistung mit **Zuwendung** belohnt wird. Bei nicht erbrachter Leistung kann erstmals Selbstständigkeit erlebt werden. Die Einstellung zu Reinlichkeit und Besitz bildet sich in dieser Phase aus. Die Kontrolle der Harnentleerung wird meist erst gegen Ende der analen Phase wichtiger, dabei steigt das Interesse an der Genitalregion.

Phallische Phase, phallisch-narzisstisch-ödipale Phase (Drittes bis Sechstes Lebensjahr) Das Interesse wendet sich immer mehr dem **Genitalbereich** zu, der als Lustquelle entdeckt und dessen Zurschaustellung auch lustvoll erlebt wird. Gegen Ende der phallischen Phase vermutet das Kind erstmals die Zusammenhänge zwischen diesem Körperbereich und sexuellen Vorgängen, die sog. **Ödipus-Problematik** tritt auf. Das Kind bemerkt die anatomischen Unterschiede seiner Eltern und setzt sich mit seiner eigenen Geschlechterrolle auseinander. Es wird von einigen Psychoanalytikern vermutet, dass Mädchen ihre Penislosigkeit als **Penisneid** erleben. Jungen befürchten in dieser Phase, gleichsam als Strafe, ihren Penis zu verlieren. Diese **Kastrationsängste** werden häufiger beobachtet, wenn Masturbation von den Erziehungsberechtigten unbemerkt beachtet wird.

In der **phallischen Phase** bemerken die Kinder die verschiedengeschlechtliche elterliche Gemeinschaft. Es werden erste, noch unspezifische sexuelle Wünsche von Mädchen auf den Vater und von Jungen auf die Mutter gerichtet. Nach der griechischen Ödipus-Sage, in der Ödipus seine Mutter liebt und begehrt, werden diese Gefühle als **Ödipus-Situation** bezeichnet. Der Junge, der die Mutter als Liebesobjekt begehrt, geht in Opposition zu seinem Vater, seine Wünsche an die Mutter werden zurückgewiesen und steigern damit die Kastrationsangst. Mädchen erleben diese Situation meist nicht so intensiv.

MERKE
Im vierten und fünften Lebensjahr werden grundlegende Einstellungen zur späteren Sexualität und Partnerwahl festgelegt.

Durchläuft ein Mensch in der Kindheit diese Entwicklungsphasen ohne Schaden, dann wird er als Erwachsener eine **reife Sexualität** entwickeln. Dabei ist es üblich, dass die Körperregionen (Oral-, Anal- und Genitalbereich), auf die das Lusterleben in den einzelnen Phasen gerichtet war, zu einem gewissen Teil weiter libidinös besetzt bleiben. Bei einer gereiften Sexualität sind libidinöse Fixierungen auf andere Körperregionen den Genitalien untergeordnet. Diese libidinös besetzten Bereiche können das individuelle Verhalten beim Liebesspiel beeinflussen oder bestimmte Charakterzüge betonen.

Bleiben größere Libidoanteile in einzelnen Entwicklungsphasen gebunden, kann dies die Grundlage für Verhaltensstörungen sein. Begründet durch frühkindliche Traumatisierung in einer bestimmten Phase kann das Libidoverhalten dort verharren. Ausgeprägte Versagensgefühle oder Verwöhnung können späte Störungen zur Folge haben. Fixierungen als Folge von Traumata in einer der beschriebenen Phasen ziehen Energie ab, der erwachsene Mensch hat dann bei Schwierigkeiten nicht mehr die ausreichende Menge an erforderlicher Energie zur Verfügung. Abhängig von der Phase, in der die Fixierung erfolgte, tritt ein **typisches Störungsbild** auf. Da eine adäquate Bewältigung der Schwierigkeiten nun nicht mehr möglich ist, greift der Betroffene unbewusst auf die früheren **prägenitalen Fixierungen** zurück, er regrediert („fällt zurück").
Spätere Entwicklungsphasen sind:
- **Latenzphase** (bis zur Pubertät): Einübung und Stabilisierung der bisherigen Entwicklungserfahrungen. In der Schulzeit kommt es zu Erfahrungserweiterung durch Außenkontakte (Peergroups).
- **Pubertät:** zunehmender Einfluss der Sexualhormone, Finden neuer Rollen

INFO

Nach Abschluss der Pubertät sollte sich bei ungestörter Entwicklung eine klare Geschlechtsidentität mit einem reifen, überwiegend genital geprägten Befriedigungserleben ausgebildet haben.

Theorie der Persönlichkeitsstruktur

Die tiefenpsychologischen Schulen unterscheiden drei Persönlichkeitsinstanzen:

- ES
- ICH
- ÜBER-ICH

Das **ES, das Unbewusste,** ist auf die Befriedigung der Triebe ausgerichtet. In dieser Schicht dominiert das **Lustprinzip.**

Das **ÜBER-ICH** enthält die moralischen und ethischen Forderungen, die im Laufe der Erziehung an den Menschen herangebracht werden. Die Wertnormen der Bezugspersonen werden angenommen, sie wirken als übergeordnete Instanzen. Bei deren Verletzung regt sich das „schlechte" Gewissen. Die Wertvorstellungen im ÜBER-ICH einer Person können bewusst oder auch unbewusst sein.

Das **ICH** steht zwischen den Polen ES und ÜBER-ICH. Das ICH muss die Triebansprüche des ES der Realität anpassen und nach den Werten des ÜBER-ICH ausrichten. Die Arbeitsweise des ICH bedeutet Anpassung nach dem **Realitätsprinzip.** Das ICH zensiert die aus dem unbewussten (dem ES) drängenden Triebregungen, die das ÜBER-ICH ablehnt. Im ICH sind die Vorgänge der Realitätsbeurteilung bewusst, die zur Bewältigung von Konflikten nötigen Abwehrmechanismen laufen unbewusst ab.

Das ICH kann oftmals den Forderungen von ES, ÜBER-ICH und der Umwelt einer Person nicht gleichmäßig gerecht werden. Es entstehen Konflikte zwischen triebhaften Impulsen und den entgegenstehenden Forderungen des ÜBER-ICH. Als Signal dieses Konflikts entsteht **Angst.** Diese Angst zeigt eine Gefährdung des Gleichgewichts zwischen den Forderungen aus dem ES und dem ÜBER-ICH an. Bleiben die Ansprüche unvereinbar, so werden die Situationen durch **Abwehrmechanismen** bewältigt, die sich Menschen in ihrer Kindheit angeeignet haben.

Abwehrmechanismen

Abwehrprozesse ermöglichen dem Individuum **seelische Stabilität,** sie dienen der Abwehr von Angst, die aus innerseelischen Konflikten zwischen ES und ÜBER-ICH resultiert. Im Laufe der individuellen Entwicklung können Menschen immer reifere realitätsgerechtere Abwehrformen und Anpassungshilfen erreichen.

MERKE

Abwehrmechanismen laufen unbewusst ab.

Die Abwehrmechanismen werden nach entwicklungspsychologischen Aspekten eingeteilt. Zusammengefasst und vereinfacht können verschiedene Stufen von Abwehrmechanismen beschrieben werden:

Erste Stufe: Psychotische Mechanismen

- Verleugnung der äußeren Realität
- Entstellung
- Wahnhafte Projektion

Diese Mechanismen sind typisch bei Kindern unter fünf Jahren und zeigen sich in Träumen und Phantasien Erwachsener. Psychotisch Erkrankte, Träumer oder zornige Zweijährige fühlen sich allmächtig. Bei Erwachsenen wirkt dies auf die Umwelt „verrückt". Die Anpassung wird erreicht, indem die äußere Realität verkannt, verdreht oder entstellt wird.

Verleugnung der Realität, Entstellung und wahnhafte Projektion sind unentwickelte Formen der Abwehr oder Anpassung, die durch Psychotherapie oder Vernunftargumente nicht abgelegt werden können. Nur durch äußere Veränderungen, beispielsweise der realen Umwelt, persönliche Reifung oder antipsychotische Substanzen gelingt es, diese Mechanismen zu durchbrechen.

Zweite Stufe: Unreife Mechanismen

Häufig bei schweren Depressionen, Persönlichkeitsstörungen und in der Adoleszenz. Dazu zählen:

- Phantasie (Verleugnung durch Phantasie)
- Projektion
- Hypochondrie
- Passiv-aggressives Verhalten (Wendung gegen die eigene Person)
- Ausagieren (dissoziales Verhalten, Perversion)

Dies sind typische Abwehrformen in Kindheit und Jugend. Erwachsene, die unter Depressionen, einer Charakterstörung oder Sucht leiden, benutzen unreife Abwehrmechanismen. Ebenso kann es bei körperlichen Erkrankungen oder bei Beeinträchtigung der Sinne (Taub- oder Blindheit) zum Rückgriff auf diese Abwehrformen kommen. Taube reagieren oft paranoid, Erblindete und Suchtkranke ziehen sich in ihre Phantasien zurück. Durch Klagen über Schmerzen stellen die Betroffenen Forderungen, die sie direkt nicht äußern können. Die Aufmerksamkeit der anderen wird durch albernes oder provozierendes Verhalten herbeigeführt. Kriminelles oder impulsives Ausagieren hilft, Spannungen zu vermeiden. Auf den Betrachter wirken diese Bewältigungsversuche störend, oft sind sie sozial unerwünscht.

MERKE

Unreife Mechanismen dienen zum Abbau von Spannungen und dem Vermeiden von Ängsten.

Dritte Stufe: Neurotische Mechanismen

Kommen sehr häufig und bei fast allen Menschen vor:

- **Intellektualisierung** (Isolierung, zwanghaftes Verhalten, Ungeschehen-machen, Rationalisieren): Der Gegenstandswelt wird viel Beachtung geschenkt, um einer befürchteten Intimität zu entgehen oder Gefühlsäußerungen zu vermeiden.
- **Verdrängung:** zeigt sich in Naivität oder Vergessen. Das bewusste Wahrnehmen triebhafter Impulse wird blockiert.
- **Reaktionsbildung:** ambivalente, nicht akzeptierte Triebregung. Beispiele sind Sorgen um einen eigentlich ungeliebten Menschen oder Hassgefühle gegen einen geliebten Menschen.
- **Verschiebung (Konversion, Phobien, Witz):** bezeichnet die Wendung von Emotionen auf Objekte, die gefühlsmäßig neutraler besetzt sind als die Personen, denen das intensive Gefühl oder die triebhaften Wünsche entgegengebracht werden. Witze, Vorurteile oder Phobien sind dabei Lösungsmöglichkeiten.
- **Dissoziation (Neurotische Leugnung):** meint die Bewältigung von emotionalen Schmerzen durch **hysterische Konversion** (Umwandlung). Diese Abwehrform zeigt sich in Bewusstseinslücken, übersteigerter Aktivität, theatralischem Verhalten oder Kompensation von Ängsten durch Überlegenheitsverhalten.

Derartige neurotische Mechanismen gebrauchen viele Menschen in seelischen Konfliktsituationen. Im Unterschied zu den vorhergenannten unreifen Abwehrformen, die der Anpassung an zwischenmenschliche Schwierigkeiten dienen, helfen diese neurotischen Mechanismen, aktuelle Konflikte oder akuten Stress zu meistern. Sie helfen bei der Bewältigung von intrapersonellen (in der eigenen Person liegenden) Schwierigkeiten und Konflikten.

Vierte Stufe: Reife Mechanismen

Meist bei „gesunden" Erwachsenen:

- **Sublimierung:** Aggressive Impulse könne in ungefährliche Handlungen umgewandelt werden. Triebregungen werden nicht wie bei den neurotischen Mechanismen zurückgedrängt, sondern in akzeptierte Bahnen wie Spielen, Sport, Hobbys oder künstlerische Tätigkeiten gelenkt.
- **Altruismus:** selbstloser Dienst an anderen Menschen. Im Gegensatz zur Projektion oder dem Ausagieren entsteht hierbei dem Gegenüber ein Nutzen.
- **Antizipation:** meint die realitätsgerechte Vorbereitung auf künftiges Unbehagen, d. h., es besteht schon eine Vorbereitung auf ein Geschehen, ohne dass der Betroffene es jemals vorher erlebt hat.
- **Humor**
- **Unterdrückung:** Die Ausführung eines triebhaft erlebten Impulses wird bewusst aufgeschoben, ohne ihn später durch einen anderen Abwehrmechanismus auszugleichen oder ihn zu vergessen.

Reife Mechanismen ermöglichen die Integration von Realität, zwischenmenschlichen Beziehungen, persönlichen Wünschen und Trieben.

Diese Einteilung macht deutlich, dass viele psychische Störungen auch als missglückte oder unreife Anpassungsreaktion eines Menschen gesehen werden können.

Im Verlauf der Entwicklung entfalten sich die Abwehr- und Anpassungsmechanismen immer stärker. Ihre Differenzierung zeigt Parallelen zur biologischen und sozialen Entwicklung.

MERKE

Je reifer die Abwehrform ist, desto arbeits-, leidens- und liebesfähiger, desto gesünder (seelisch und körperlich) ist der Benutzer.

Psychoanalytische–tiefenpsychologische Behandlungsverfahren

- **Klassische Psychoanalyse:** Langzeittherapie, Couchlage des Patienten, freies Assoziieren, Traumdeutungen, Bearbeitung der Übertragungen in der Therapiesituation und Deutung/Arbeit an der Störungsentstehung
- **Tiefenpsychologisch fundierte Psychotherapie** (dynamische Psychotherapie): Bearbeitung der aktuellen Symptomatik, Behandlung in Sitzposition, Bearbeitung und Vermittlung von Einsichten in aktuelle und frühere Konflikte, Vermittlung von emotional korrigierenden Erfahrungen
- **Fokalpsychotherapie:** Kurzbehandlung, Bearbeitung innerer und äußerer Konflikte, die mit der aktuellen Erkrankung in Zusammenhang stehen.

Gemeinsamkeiten der Strukturmodelle

Die beiden Hauptstrukturmodelle (Psychoanalyse, lerntheoretisches Modell) der Psyche haben nach heutiger Sicht durchaus Gemeinsamkeiten. Die **Tiefenpsychologie** bietet Erklärungen für die Entstehung vieler **psychischer Störungen** an. Durch die **Lerntheorie** können nicht alle **abnormen Verhaltensweisen** erklärt werden, diese Theorie eignet sich aber besonders dafür, bereits bestehende Störungen (Aufrechterhaltung) darzustellen. Die Lerntheorien sind im Experiment zuverlässig nachweisbar, während zur Überprüfung der tiefenpsychologischen Annahmen empirische Methoden weniger geeignet sind. Daher bevorzugt die (Schul-)Psychiatrie die Lerntheorien. Die gemeinsame Anwendung beider Theorien kann dazu beitragen, Phänomene besser und systematischer zu beschreiben, mit denen sich die Tiefenpsychologen durch Deutungen und Einzelfallbeobachtungen bisher meist kasuistisch (einzelfallmäßig) befasst haben.

Verschiedene Therapieformen behandeln dasselbe Problem auf unterschiedlichen Ebenen. Es macht ja einen Unterschied, ob man auf Ebenen der Informationsverarbeitung oder auf eher somatischen oder sozialen Ebenen arbeitet. Für die einzelnen Ebenen liegen je nach Therapieschule Interventionsformen vor. Akzeptiert man diese Mehrschichtigkeit, dann widersprechen sich einzelne Therapieformen nicht.

15.2.4 Systemische Therapie

Hans Neufeld

Entwicklungsgeschichte

Die Systemische Therapie kam in den 80er-Jahren des letzten Jahrhunderts nach Deutschland. Maßgeblich für die Verbreitung im deutschen Raum war Helm Stierlin und mit ihm die Heidelberger Schule.

Die Systemische Therapie ist mittlerweile neben der Tiefenpsychologie, der Psychoanalyse und der kognitiv-behavioralen Therapie die vierte wissenschaftlich anerkannte Säule der Psychotherapie in Deutschland. Sie entwickelte sich aus der Betrachtung des Individuums hin zur Ausbreitung auf das nähere Umfeld der Betroffenen.

Da die Systemische Therapie sich schon seit ihren Anfängen aus einer Vielzahl von Professionen nährte, hat sie dementsprechend auch ein großes Einsatzgebiet. Dies kann im Bereich der Organisationsberatung, des Coachings, der kollegialen Beratung, der Pädagogik, der Seelsorge, der Sozialen Arbeit und auch im sonstigen Bereich des Gesundheitswesens liegen.

Einige Strömungen

Aus der Psychoanalyse entwickelte sich die **Mehrgenerationentherapie** mit Ideen wie Führung von Beziehungskonten, Bindung und Ausstoßung sowie narzisstischen Projektionen.

Aus der Verhaltenstherapie entwickelte sich die **kognitiv-behaviorale Paar- und Familientherapie.** Ein Beispiel dafür ist das Elterntraining, bei dem unerwünschte Verhaltensweisen der Kinder mittels Verstärkungsprinzipien durch erwünschte Verhaltensweisen ersetzt werden. Die Paartherapie kann beispielsweise Rollenspiele oder Sexualtherapie beinhalten.

Die humanistische Psychologie entwickelte die **wachstumsorientierte Familientherapie** mit dem Schwerpunkt des Erlebens einer Person im Hier und Jetzt, stimmige versus inkongruente Kommunikation, Familienskulptur und ähnliches.

15

Verschiedene Einflüsse und daraus entwickelte Techniken

Aufgrund der Vielfalt der Einflüsse und ihrer Auswirkungen kann hier nur punktuell auf die einzelnen Bereiche eingegangen werden. In den 60er-Jahren entwickelten sich aus diesen Strömungen einzelne Gruppen, die sich vermehrt mit dem für den Betroffenen wichtigen Umfeld (System) beschäftigten.

INFO

Virginia Satir, die häufig auch als Mutter der Familientherapie bezeichnet wird, hat eindrucksvoll beschrieben, wie sie zuerst nur mit einer Klientin in Einzeltherapie gearbeitet hat und wie sie auf die damals unübliche Idee kam, die Mutter, später den Vater und danach den Bruder der Patientin mit in die Therapie zu holen und sie erstaunt feststellen musste, jedes Mal eine neue Klientin (eine andere Facette ihrer Problematik) bei sich in Behandlung zu haben. War die Behandlung anfänglich noch durch die problemorientierte Sichtweise und die Suche nach einer Ursache geprägt, fand im Laufe der Zeit eine Veränderung des Blickwinkels statt.
Das Reden über Probleme, kann das Problem erhärten und zu einer „Problemtrance" führen, in der sich die Kommunikation dann hauptsächlich um das Problem dreht und sich die Aufmerksamkeit weiter auf diesen Bereich einengt. Daher ging die Entwicklung weg von dem Blick auf das Problem hin zu einer lösungs- und ressourcenorientierten Sichtweise.

Durch den engen Austausch von Paul Watzlawick, Ernst von Glaserfeld, Heinz von Foerster, Gregory Bateson und Humberto Maturana flossen verschiedene Richtungen in die Systemische Therapie mit ein. Dadurch, dass diese genannten Personen verschiedenen Professionen angehörten, wurden teilweise Begriffe aus diesem Fachgebiet verwendet, die aber durchaus in die jetzige Strömung übersetzt werden können.

Heinz von Foerster prägte als Physiker z. B. die Begriffe „triviale Maschinen" und „nichttriviale Maschinen". Bei manchen ruft dies den Anstoß einer Abneigung hervor, da diese sich nicht mit einer Maschine vergleichen lassen wollen. Dadurch zeigt sich aber vereinfacht, dass der Mensch nicht nur ein Schalter ist (triviale Maschine), der an- und ausgeschaltet wird, sondern ein komplexes Wesen (nichttriviale Maschine), und dass der Anstoß erst durch die Rückmeldung oder durch Zeigen der Veränderung deutlich wird.

Kybernetik erster Ordnung

Die Idee der Kybernetik wurde von Norbert Wiener geprägt und durch Heinz von Foerster weiterentwickelt. Es ging in erster Linie um einen Rückkopplungsmechanismus, Homöostase also Systemgleichgewicht, Interaktionszirkel und die Steuerung von Systemen. Ein zirkulärer Regelkreis mit einer Soll-Ist-Differenz:

- Wo will der Patient hin, was ist sein Anliegen/Ziel (Soll), wie ist der Zustand jetzt (Ist)?
- Wie reagiert eine andere Person auf den Ist-Zustand? Wie versucht eine andere Person Einfluss auf den Soll-Zustand zu nehmen?
- Lösungsversuche können das eigentliche Problem sein. Dies zeigt sich recht häufig in symmetrischen und komplementären Beziehungsformen, die sich wechselseitig verstärken und stabilisieren.

Kybernetik zweiter Ordnung

Jede Beobachtung wird von einem Beobachter gemacht. Der Beobachter verändert durch sein Beobachten die Welt. Seine Sicht fließt in die Beobachtung mit ein und ist nicht objektiv. Daraus folgt die Beobachtung der Beobachtung. Der Beobachter selbst wird als Teil des beobachteten Systems betrachtet und wird in die eigene Beobachtung mit einbezogen.

Autopoiesis

Autopoiesis ist der Prozess der Selbsterhaltung und Selbsterschaffung eines Systems. Ich kann nichts in das System hereinbringen, was die Person nicht annehmen will. Ich kann also nicht wissen, was für die Person das Richtige ist, sondern nur Angebote machen oder das System anregen bzw. verstören.

Fragen stellen regt den inneren Prozess der betreffenden Person an, er kommt auf eigene Ideen und Vorstellungen. Anders verhält es sich bei vorgeschriebenen Sichtweisen, die vielleicht nicht zu seinen Sichtweisen passen und daher nicht angenommen werden. So kommt es teilweise zu Äußerungen wie: „Der Patient ist im Widerstand", „Der Patient hört nicht und macht schon wieder, was er will".

Radikaler Konstruktivismus

Der radikale Konstruktivismus vertritt die Ansicht, dass es keine objektive Wirklichkeit gibt. Ich erschaffe mir eine Welt, die ich für die Wirklichkeit halte. Nur durch das Weglassen einiger Erlebnisse erschaffe ich mir meine Wirklichkeit.

Palo-Alto-Gruppe (Mental-Research-Institut)

Inspiriert durch die vorherige Zusammenarbeit mit Gregory Bateson, einem Anthropologen, gründete Don Jackson, ein Psychiater, 1959 in Palo Alto im Bundesstaat Kalifornien das Mental Research Institute. Dort arbeitete anfänglich auch Virginia Satir mit und später auch unter anderem Paul Watzlawick. Einige entwickelte Ansätze sind:

- Kurzzeittherapie
- Bisherige Lösungsversuche (Was wurde bisher probiert und mit welchem Ergebnis?)
- Interaktionsprozesse (Welche Verhaltensweise löst welche Verhaltensweise aus?)
- Warnung vor zu schnellen Veränderungen (um Rückfälle früher zu erahnen)
- Musterunterbrechungen

Systemtheorie von Niklas Luhmann

Niklas Luhmann war der Meinung, dass soziale Systeme sich überhaupt erst durch Kommunikation bilden. Operationell geschlossene Systeme operieren unabhängig voneinander, können sich aber trotzdem gegenseitig beeinflussen. Luhmann teilt die geschlossenen Systeme in drei Bereiche ein:

- Leben/Körper (biologische Systeme)
- Bewusstsein (psychische Systeme)
- Kommunikation (soziale Systeme)

Mailänder Modell

In den 70er-Jahren trafen sich unter der Leitung von Mara Selvini Palazzoli einige Mailänder Psychiater. Trotz der wenigen gemeinsamen Jahre hatte diese Zusammenkunft einen erheblichen Einfluss auf die Verbreitung und Weiterentwicklung der Systemischen Therapie in Europa. Hier entstanden Ideen wie:

- Zirkuläres Fragen:
  - Was denkt die eine Person, wie die andere Person denkt und umgekehrt?
  - Sammeln von möglichst vielen Ideen, um die enge Sichtweise zu erweitern
  - Was ist meine Vermutung, warum der Patient sich so verhält und in welchem Zusammenhang von welchen Personen hängt dies ab?
- Neutralität:
  - Soziale Neutralität
  - Konstruktneutralität
  - Veränderungsneutralität
  - Methodenneutralität
  - Familienskulptur

Lösungsorientierte Kurzzeittherapie von Steve de Shazer

Steve de Shazer stellte die These auf, dass zum Lösen des Problems die Kenntnis des Problems nicht notwendig wäre, sondern nur die Lösung zielführend wäre. Um ein Schloss zu öffnen muss ich nicht die Konstruktion und das Material des Schlosses kennen, sondern den richtigen Schlüssel haben. Statt zurück in die Vergangenheit (Was war die Ursache?) ist der Weg von der Gegenwart in die Zukunft. Bekannt wurde er unter anderem durch seine Wunderfrage, die Skalierungsfrage und die Frage nach Ausnahmen. Beispiele dafür werden weiter unten bei den Fragetechniken aufgeführt.

Einige ausgewählte systemische Fragetechniken

Die systemische Beratung bedient sich überwiegend einer fragenden Grundhaltung. Damit wird die Aufmerksamkeit in Bereiche gelenkt, die bisher vielleicht zu wenig Beachtung erhalten haben.

Verflüssigungsfragen (ist – zeigt)

- Eigenschaftsbeschreibung, z. B. „Meine Frau **ist** depressiv." (Adjektiv)
- Eigenschaften haben die Eigenschaft, an einem zu haften auch ohne Kontext.
- Ziel ist, statt von Eigenschaften („ist") von Verhalten („zeigt") zu sprechen. Beispiel: „Meine Frau ist depressiv" – „Wie **zeigt** ihre Frau, dass sie depressiv ist?"

15

Wunderfrage
- „Angenommen, während Sie schlafen (Person kann nichts dafür), passiert ein Wunder und all das, was Sie als Problem sehen, wäre verschwunden. Woran würden andere (Außenperspektive), ohne dass Sie etwas sagen, sehen, dass das Wunder passiert wäre?"

Fragen nach der Ausnahme
- „Wann hatten Sie das Problem nicht? (Unterschiede wahrnehmen)"

Fragen nach Quantifizierungen und Qualifizierungen Rangreihen, Prozente, Gewichte, Skalen, Klassifizierungen:
- Skalen, z. B.: „Angenommen 0 ist der Beginn der Therapie und 10 das Ende, wo stehen Sie jetzt?" Die Antwort wäre z. B. 5.
- Bei einer „5" als Antwort, könnte unter anderem weiter gefragt werden: „Was sind die Merkmale von 0 bis 5, was sind die Unterschiede zwischen 4 und 5?", „Woran würden Sie merken, dass Sie bei 6 angekommen wären, was wäre anders?"

Hypothetische Fragen Sprachmodus Konjunktiv – Fragen beginnen meistens mit: „Angenommen, …". Sie sind nicht zeitgebunden, können sich auf die Vergangenheit, Gegenwart oder Zukunft richten:
- Einladungen zu Gedankenexperimenten: Man betrachtet das Leben und verändert in Gedanken eine Variable.
- Beispiel: „Angenommen, Sie hätten keine Antriebsstörung, wie würde Ihr Leben dann aussehen?

Zukunftsfragen (Futur I – Futur II)
- Futur I (Zeitlänge): „Wie wird es danach, in einem Jahr etc. aussehen?"
- Futur II blickt in die vollendete Zukunft. Beispiel: „Angenommen, wir werden uns eine Woche nach einer (erfolgreichen) Therapie getroffen haben (Futur II), was werden Sie mir berichten? Was waren die ersten Schritte (imaginäre Vergangenheit), die für das gute Ergebnis verantwortlich waren?" Die reale Zukunft wird somit zur imaginären Vergangenheit, gleichzeitig verändert sich die Kausalität. Statt eine bestimmte Ursache in der Vergangenheit mit ihrer Wirkung in der Gegenwart zu suchen, wird bei einer Wirkung in der Zukunft nach ihrer Ursache in der Gegenwart gesucht.

15.2.5 Weitere bewährte Therapieformen

Holger Thiel, Siegfried Traxler und Markus Jensen†

Die Veränderung nicht nur in der psychiatrischen Therapie läuft parallel zu den sich verändernden Organisationsstrukturen im Gesundheitswesen. In allen psychiatrischen und psychotherapeutischen Institutionen gibt es ein gewachsenes Angebot besonders von gruppentherapeutischen Methoden.

Neben dem aktuellen Trend, viele psychische Erkrankungen auf der organisch-strukturellen Ebene zu untersuchen, finden sich besonders im stationären Bereich Entwicklungen zu therapeutischen Arbeitsformen, die mit der professionellen Leitung und Koordination für Milieugestaltung und therapeutischen Gruppen verbunden sind. In der Entwicklung der psychiatrischen Gesamttherapie seit der Psychiatriereform ist die Arbeit mit Patientengruppen ein zunehmend wichtiger werdendes Arbeitsfeld.

Fachpflegende als „Experten des Alltags" leiten Gruppen, deren Themen im Unterschied zu psychotherapeutischen Gruppen und Interventionen eher mit Defiziten oder noch vorhandenen Ressourcen bei der Bewältigung des Alltags verbunden sind. Neben der Milieutherapie (z. B. Stationsversammlungen, Meetings, Zeitungs-/Presseschau, Außenaktivitäten, Kochgruppen, Spielgruppen, Tanzabende, Märchen-/Erzählgruppen, Milieugestaltung auf der Station) sind spezifische Psychoedukative Gruppen (z. B. soziales Kompetenztraining, Euthymie-Genussgruppen, kognitive Gruppen-Gedächtnistrainings, Aktivitätsgruppen bei Depressionen, Psychose Gruppen, Informationsgruppen zu spezifischen psychischen Erkrankungen, Pflegeberatung, Angehörigengruppen) Erfordernisse einer zeitgemäßen psychiatrischen Therapie.

Die nachfolgende Beschreibung skizziert diese therapeutische Landschaft.

Milieutherapie

Nachfolgend werden wichtige und bewährte therapeutische Gruppenangebote, die in den meisten Einrichtungen praktiziert werden, kurz beschrieben:
- **Stationsversammlung, Meeting, Forum:** für alle Patienten einer Station-Therapieeinheit

gedacht, meist einmal wöchentlich, Besprechung der Stationsvorkommnisse, Begrüßung neuer Patienten, Eingehen auf Beschwerden und Wünsche, Planung neuer Aktivitäten
- **Zeitungs-/Presseschau:** Lektüre verschiedener Zeitungen, Diskussion über bestimmte Artikel
- **Außenaktivitäten, Ausflüge, Spaziergänge:** Klärung der Ausgangsregeln, Treffen von Vereinbarungen, Hinweise auf interessante und positive Erlebnismöglichkeiten
- **Kochgruppen:** gemeinsame Auswahl eines Rezepts, Organisation der Vorbereitung und des Einkaufs, Koordination klären, gemeinsames Essen und Genießen
- **Spielgruppen:** zur Kontaktaufnahme und Förderung der Kommunikation/Interaktion gut geeignet, Spieleauswahl treffen, Wettbewerbe organisieren
- **Tanzabende:** fördern das ungezwungene Erleben von Gemeinschaft, Aktivierung angenehmer Erlebnisse, öffnet Arbeit an der Biografie
- **Märchen-/Erzählgruppen:** positive Märchen/Themen auswählen, den Genussaspekt betonen, Anregungen zum Vorlesen von Lieblingsgedichten und Geschichten
- **Milieugestaltung auf der Station:** gemeinsame Ausgestaltung der Räume

Psychoedukative Methoden

Die nachfolgend beschriebenen Angebote stellen weiterführende therapeutische Methoden dar, die in einer zeitgemäßen Psychiatrie Standard sein sollten:

Soziales Kompetenztraining Kann mit standardisierten Manualen (z. B. „Gruppentraining sozialer Kompetenzen“ nach Pfingsten und Hinsch) durchgeführt werden. Die Therapie orientiert sich am aktuellen Sozialverhalten und benutzt das Rollenspiel. Training für Gruppenleiter ist nötig.

Euthyme Therapien – Genussgruppen Alle fünf Sinne (Riechen, Tasten, Schmecken, Sehen, Hören) werden in Einzelstunden fokussiert bearbeitet, Genusserleben wird an den Genussregeln orientiert. Ziel ist bewusstes Wahrnehmen der sinnlichen Eindrücke, der Gruppenleiter wirkt als Modell.

Kognitives Gruppen-Gedächtnistraining Bewahrt haben sich die „heiteren Gedächtnisspiele“ von Franziska Stengel oder Publikationen in der „Zeitschrift der Gesellschaft für Gehirntraining“.

Aktivitätsgruppen bei Depressionen Ziel ist die Vermittlung der Zusammenhänge zwischen Aktivität und Stimmung. Die Arbeit orientiert sich an Listen mit angenehmen Tätigkeiten, Wochenplänen mit Vergnügungen, Leistungen und Aktivitäten. Gut bewährt ist die Zusammenarbeit mit Depressionsgruppen.

Psychose-Gruppen Auf der Grundlage des Vulnerabilitäts-Stress-Modells (➤ Abb. 8.1) und des Drei-Phasen-Modells von Ciompi erarbeiten die Gruppenleiter mit den Psychose-Patienten in Gruppenarbeit Strategien zur Informationsvermittlung und störungsspezifischen Aufklärung. Themen sind dabei das Krankheitskonzept, die Behandlungsmöglichkeiten, die medikamentöse Therapie mit Psychopharmaka/Neuroleptika, deren Wirkungen und Nebenwirkungen, Frühwarnzeichen und die Erstellung eines individuellen Krisenplans. Patientenratgeber und Informationsschriften ergänzen das methodische Inventar. Besonders erfolgreich wird diese Arbeit sein, wenn Angehörige einbezogen werden können (Psychose-Seminare, Trialog).

Informationsgruppen zu spezifischen psychischen Erkrankungen (Gesundheitsinformationsgruppen) Im Rahmen der Psychoedukation können Informationen über spezielle psychische Störungen, Bewältigungsstrategien, Erkennen von Frühsymptomen in indikativen (störungsspezifischen) Gruppen geleistet werden.

Pflegeberatung Anstelle der oft unsystematischen Beratung können Pflegefachpersonen gezielte Informationen zu vielen pflegerischen Themen geben (z. B. gesunde Lebensführung, Obstipation bei Depression, Übernahme von Selbstverantwortung für die eigene Gesundheit).

Angehörigengruppen In diesen Gruppen können Angehörige Informationen über die Erkrankung der Familienmitglieder erhalten. Wichtig sind auch die Entlastung der Angehörigen und deren Umgang mit vermeintlicher Schuld.

Biografiearbeit Diese Methode wird nicht nur im Rahmen der gerontopsychiatrischen Arbeit eingesetzt. Das Finden des „roten Fadens" des Lebens kann Ziel dieser Arbeit sein. Arbeit an der eigenen Biografie, die Vergangenheit, Gegenwart und Zukunft einbezieht, kann zu einem vertieften Verständnis des eigenen Schicksals führen.

Diese therapeutischen Gruppen werden oft von Pflegefachpersonen geleitet und sind keine Konkurrenz. Zu den Arbeitsfeldern der fachtherapeutischen Kollegen (Ärzten, Psychologen, Psychotherapeuten, Ergotherapeuten, Sozialarbeitern, Sozialpädagogen, Kunsttherapeuten, Sport-Bewegungstherapeuten), sondern ein engagiertes Miteinander im Sinne einer umfassenden Therapie. Eine gezielte, qualifizierte und an den Notwendigkeiten der Praxis orientierte Aus- und Weiterbildung wird (in überschaubaren Kursen) das für diese Arbeiten nötige Training, die Reflexion, Fertigkeiten und Fähigkeiten vermitteln müssen. Dabei können insbesondere Elemente aus elaborierten Therapieformen – etwa der Verhaltenstherapie – trainiert werden. Dieser Weiterbildungsweg wird gerade die Pflegefachpersonen zu anerkannten, geschätzten und gleichberechtigten Partnern in den multidisziplinären Teams machen.

Weitere Therapieformen

Die nachfolgend angeführten Therapieangebote stammen aus speziellen therapeutischen Schulen oder haben sich in der psychiatrischen Therapie als wertvoll und weiterführend bewährt.

Familientherapie

Im Gegensatz zur Psychoanalyse, deren therapeutisches Ziel die Entwicklung der Persönlichkeit eines Einzelnen ist, wird in der Familientherapie versucht, die **pathologischen oder pathogen** (krankmachenden) **wirkenden Interaktionsmuster zu erkennen** und **zu korrigieren.** Das pathologische familiäre Beziehungssystem, das zur Erkrankung meist eines Familienmitglieds führt, soll geändert werden. Der neurotisch, psychosomatisch, psychotisch Erkrankte wird als „Delegierter" einer neurotischen, psychosomatisch erkrankten, psychotischen Familie betrachtet. Lebensvorgänge werden nicht isoliert, sondern als miteinander verbundene und in Wechselwirkung stehende biologische, physikalische, individuelle, psychische, gesellschaftliche und systemische Begebenheiten gesehen (systemorientierte Familientherapie).

Zur Anwendung kommt die Familientherapie bei psychosomatischen Störungen, Ängsten, bei verschiedenen Süchten (Alkohol- und Drogenmissbrauch) und psychotischen Störungen. Als weitere Erkrankungen, bei der Familientherapie weiterführend ist, sind Essstörungen (z. B. Anorexia nervosa) zu nennen. Hier wird der erkrankte Patient als Symptomträger einer pathologischen Familiendynamik gesehen, sodass ihm nur unter einem systemischen Blickwinkel geholfen werden kann. Die große Schwierigkeit liegt häufig in der begrenzten Motivation der Familie. Angst und Sorge der Angehörigen, selbst etwas verändern zu müssen bzw. in der Therapie sogar für die Symptomatik des erkrankten Familienmitglieds „angeklagt" zu werden, verhindern oft eine Familientherapie. Hier ist die motivierende Arbeit des Therapeuten gefragt.

Gestalttherapie

Abgeleitet aus der Gestaltpsychologie (einer Schule der Psychologie) begründet die Gestalttherapie ihre spezifische **psychotherapeutische Methode.** Das Fundament für eine Veränderung ist die **Selbstannahme:** „Akzeptiere dich, wie du bist, nur dies wird dich ändern". Ziel ist, konflikthaftes Blockieren zu überwinden und die Anteile des Selbst zu integrieren.

Einer allgemeinen Theorie zufolge kann ein Neurotiker sein „Selbst" nicht wahrnehmen und seine Figur nicht vom Hintergrund trennen, er reagiert daher aspontan und in immer gleicher Weise. Der Patient wird daher in der Therapie immer wieder ins „Hier und Jetzt" zurückgeführt, wobei die Persönlichkeit in ihrer wahren Gestalt wiederhergestellt und zur vollen Wahrnehmung ihrer selbst gebracht werden soll.

Wirksam ist die Gestalttherapie vor allem bei neurotischen und psychosomatischen Störungen Erwachsener, Jugendlicher und Kinder als Einzel-, Gruppen-, Paar- und Familientherapie.

Methodisch wird zu Beginn (Initialphase) der Einstieg in die Problematik gesucht, die sich dabei einstellenden Gefühle werden in der Integrationsphase durchgearbeitet (z. B. mithilfe von Arbeit im „Hier und Jetzt“, heißer Stuhl, Rollenspiele).

Entspannungstherapie

Entspannung stellt für die Therapie vieler psychischer Störungen ein wichtiges und gut anwendbares unspezifisches Basistherapeutikum dar, das oft mit anderen psychotherapeutischen Verfahren kombiniert wird. Entspannungsverfahren werden in vielen Einrichtungen von trainierten und erfahrenen Co-Therapeuten (oft aus der Pflege) im Rahmen therapeutischer Gruppen angeboten und durchgeführt. Entspannung hilft bei der aktiven Bewältigung besonders von umschriebenen Einzelproblemen (z. B. Stressbewältigung). Die Wirksamkeit der Entspannungsverfahren ist empirisch gut abgesichert.
Die bekannten Entspannungsverfahren sind:

Progressive Muskelentspannung (Progressive Muskelrelaxation nach Jacobson) Die Willkürmuskulatur ist der Lernort für Entspannung.

Autogenes Training Willentliche Beeinflussung des vegetativen Nervensystems durch Autosuggestion.

Biofeedback Einfluss auf Körperfunktionen durch elektronische Rückmeldung von Biosignalen.

Meditation Fokussierung der Aufmerksamkeit auf einzelne gleichmäßige Reizquellen. Als Meditationsobjekt können Gedanken, Worte, Gesang, körperliche Vorgänge (z. B. der eigene Atem) oder sichtbare Objekte, wie Kerzenflackern oder Bilder, verwendet werden.

Eutonie Eine Methode, um die „rechte“ Entspannung erleben zu können. Über ein umfangreiches Übungsprogramm (z. B. Aufmerksam werden auf bestimmte Körperbereiche, Aufbauen des Körperbewusstseins, Strecken und Dehnen) soll das Körperbewusstsein erhöht werden.

Musiktherapie

Die Musiktherapie bedient sich der nonverbalen Kommunikation mittels Musik.

Einzeln und in Gruppen versuchen die Beteiligten, sich durch Musizieren (Nachspielen, freies Improvisieren) oder Musikhören die vielfältige Wirkung der Klänge (emotionale Umstimmung, Aktivierung schöpferischen Gestaltens, Erweiterung der Erlebnisfähigkeit) nutzbar zu machen.
Vier Ziele sind bei der Therapie zu erreichen:
- Aktivierung emotionaler Prozesse
- Aktivierung sozial-kommunikativer Prozesse
- Wiedergewinnung von Interessen und ästhetischer Erlebnisfähigkeit
- Regulierung psychovegetativer Fehlsteuerungen

INFO

Stimmungen wie Depressionen sind nicht mit gegenteiliger, also lustiger Musik zu therapieren. Der depressive Patient ist in der Regel für derartige Töne nicht zugänglich. Da er nicht „mitgehen" kann, wertet er sein Unvermögen eventuell als Niederlage, die seine Depression verstärkt.

Kunsttherapie

Durch die Kunst ist ein Mensch in der Lage, sich bewusst und unbewusst Ausdruck zu verschaffen. Kunst bietet die Möglichkeit, konfuse, kaum verständliche Gefühle deutlich werden zu lassen und sie sogar zu ordnen. Die Kunsttherapie beruht auf der Erkenntnis, dass grundlegende Gedanken und Gefühle der Menschen, die sich aus dem Unterbewusstsein ableiten, in Bildern besser als in Worten zum Ausdruck gebracht werden können (➤ Kap. 3.7). Künstlerische Aktivität fördert die Kommunikationsfähigkeit. Ist das Sprechvermögen unterentwickelt oder wird es aus einem anderen Grund als Kommunikationsmittel abgelehnt, kann Kunst therapeutisch wirken.

Wortgewandte Menschen benutzen Kunst unter Umständen als **Symbolsprache.** Beim anschließenden Gespräch mit dem Kunsttherapeuten kann eine Person sowohl intellektuell als auch emotional Einsicht gewinnen, wenn man die Bedeutung des gezeichneten Bildes mit der jeweiligen Lebenssituation verknüpft.

Viele vorher verdeckte Aspekte des Menschen werden sichtbar. Der Betroffene engagiert sich aktiv und physisch. Die Therapie ist spontan, eigenmotiviert und autark (unabhängig), da der Therapeut die Aktivität nur einleitet. Gegenwehr und Barrieren bauen sich durch künstlerische Aktivitäten (Malen) ab und geben so starken Emotionen die Möglichkeit zum Ausdruck.

Die Kunsttherapeutin **Edith Kramer,** die lange Jahre in den USA mit Kindern arbeitete, sagte dazu: *„Kunst ist ein Mittel zur Erweiterung des menschlichen Erfahrungsbereiches, indem sie Äquivalente für solche Erfahrungen schafft. Sie stellt den Bereich dar, in dem Erfahrungen nach Belieben ausgewählt, variiert und wiederholt werden können. Während der schöpferischen Handlung werden Konflikte erneut durchlebt, gelöst und integriert".*

Kunsttherapeutische Sitzungen gliedern sich in zwei Phasen: Die erste Hälfte der Zeit malt der Patient oder beschäftigt sich in anderer Weise kreativ. Darauf folgt eine Diskussion mit dem Schwerpunkt auf die Gefühle, die das Kunstwerk in dem Menschen auslöst, wie es die Gefühle spiegelt und inwieweit sich der Prozess der Herstellung des Bildes auf die Situation des Patienten bezieht.

Tanztherapie

Tanztherapie ist eine seit etwa 60 Jahren in den USA praktizierte Therapieform. In Deutschland wird sie erst seit einigen Jahren gelehrt und angewandt.

Tanz ist eines der ältesten therapeutischen und künstlerischen Medien der Menschheit. Die moderne Tanztherapie begann, als Anfang des 20. Jahrhunderts die Tänzerin **Isadora Duncan** eine Veränderung in der Auffassung des Tanzes bewirkte. Ähnlich wie Psychoanalytiker durch ständiges Durcharbeiten den Zugang zu unbewussten Konflikten zu finden versuchen, entwickelten Tänzer Methoden zum Beobachten und Verwenden von Bewegung, um sich das Unterbewusste zu erschließen. Tanzen und sich bewegen, sich ausdrücken über Körper, Musik und Sprache, ist etwas, was viele Menschen sich erst nicht zutrauen, weil sie oft das Selbstvertrauen verloren haben. Da Patienten durch ihre erschütterte Identität öfter handlungsbeeinträchtigt sind, ist es ihnen meistens nicht mehr möglich, sich den Forderungen der Welt adäquat zu stellen. Dabei ist jedoch der Körper mit all seinen Funktionen und Organtätigkeiten intakt. Durch die integrative Tanztherapie können Wege gefunden, aufgezeigt und beschritten werden, die dem psychisch erkrankten Menschen helfen, seine Identität zu finden. Ziel sind die Erhaltung und der Gewinn von Grundvertrauen und Identitätsförderung.

Ähnliche Ansätze finden sich bei den bewegungstherapeutischen Methoden:

Konzentrative Bewegungstherapie Fokussierte körperliche Wahrnehmung von Bewegung.

Taichi Chuan Verlangsamte Bewegungsabläufe.

Sporttherapie

Neben der pädagogischen Arbeit zum Verhalten in der Gruppe und der Motivation zur Bewegung verfolgt die Sporttherapie folgende Ziele (➤ Kap. 3.6):

- Zusammenhang über seelische Zustände und Abläufe aus bewegungstherapeutischer Sicht herstellen
- Förderung von Gruppenaktivitäten, Abbau von Kommunikationsbarrieren
- Vermittlung adäquater Körperwahrnehmung (besonders bei Einnahme von Psychopharmaka)
- Förderung von körperlichem Wohlbefinden
- Vermittlung von Freude an Eigenaktivität und Spaß an Bewegung
- Aktivierung
- Aktive Freizeit- und Lebensgestaltung
- Vermittlung von Vertrauen in den eigenen Körper und seine Leistungsfähigkeit

Der klinischen Sporttherapie kommt besondere Bedeutung in der Zusammenarbeit mit psychoedukativen Programmen, Aktivierungstherapien bei Depressionsgruppen und dem Aufbau von Selbstvertrauen zu. Häufig sind Sporttherapeuten auch Experten für Entspannungsverfahren.

Ergotherapie

Ergotherapie hat in der Psychiatrie eine lange und wichtige Tradition und einen hohen Stellenwert. Heute wird unter Ergotherapie die Gemeinsamkeit der früher sog. Beschäftigungstherapie und der Arbeitstherapie verstanden (➤ Kap. 3.5). Es gibt eine breite Indikation für die Überweisung zur Ergotherapie. In der Ergotherapie wird je nach Zielsetzung entweder eher **handlungspersonenzentriert** oder mehr **produktorientiert** gearbeitet. In der Arbeitstherapie stehen ergebnis- und produkt-

orientiertes Arbeiten im Vordergrund. Belastungserprobungen stellen eine wichtige Erkenntnisquelle einer an der Realität außerhalb des Krankenhauses orientierten Gesamttherapie dar.
Therapeutische Kernelemente sind:

- Aktivierung
- Auflockerung
- Verbesserung des Antriebs
- Verbesserung und Stabilisierung der Stimmungslage
- Anregung von Fantasie und Kreativität
- Stärkung von Selbstvertrauen
- Affektabfuhr durch Gestalten
- Kontaktverbesserung in Gruppen
- Verbesserung der sozialen Wahrnehmung und Realitätskontrolle

Viele Ergotherapeuten machen zusätzliche Angebote, wie

- Kognitives Training
- Entspannung
- Gestaltungstherapien
- Alltagstraining (z. B. Kochtraining)
- Zusammenarbeit mit psychoedukativen Programmen

Selbsthilfegruppen, Selbsthilfemanuale, Patientenratgeber und Trialog

Selbsthilfegruppen werden meist von Personen gebildet, die ähnliche Probleme haben und miteinander an der Problembewältigung arbeiten wollen. Starthilfe leisten oft professionelle Helfer, dann sollen diese Gruppen selbstständig weiter arbeiten. Die Selbsthilfebewegung ist ein Element der gemeindepsychiatrischen Versorgung, die sich auf die Möglichkeiten der sozialen Netzwerke stützt. Heute gibt es offizielle Selbsthilfeorganisationen der psychisch Erkrankten (z. B. **Bundesverband der Psychiatrie-Erfahrenen,** Infos unter: www.bpe-online.de).

Die Selbsthilfeorganisation „Anonyme Alkoholiker" (AA, Infos unter: www.anonyme-alkoholiker.de) ist beispielhaft bekannt als erfolgreiche Selbsthilfegruppe.

Die möglichst regelmäßigen Zusammenkünfte der Selbsthilfegruppen sollen jeweils von einem Mitglied organisiert werden.

Eine interessante Sonderform stellen die Psychose-Seminare dar. Dabei wird zwischen Professionellen, Angehörigen und psychisch Erkrankten (Psychiatrie-Erfahrenen) im Sinne eines **Trialogs** ein statusgleicher Austausch der Erfahrungen, des Wissens und des gegenseitigen Verständnisses angestrebt.

Die Entwicklung von **Selbsthilfemanualen** (hervorgegangen aus manualgestützten Therapieprogrammen) hat Selbsthilfeschritte und die Arbeit in Selbsthilfegruppen verbessert. So gibt es in der Zwischenzeit störungsspezifische Programme für Ängste, Zwänge, Depressionen, Schlafstörungen, Abhängigkeiten, Aufmerksamkeitsdefizite, Schmerzen und pathologisches Spielen.

Das **Internet** ermöglicht einen raschen Zugriff auf Homepages verschiedener Anbieter, deren Links Informationen über psychische Störungen und deren Behandlungsmöglichkeiten leicht und rasch zugänglich machen. Diesem Informationsweg kommt eine zunehmende Bedeutung zu.

Elektrokrampftherapie

Der Einsatz der Elektrokrampftherapie ist in Deutschland im Vergleich zu skandinavischen Ländern, Großbritannien oder den USA selten. Durch ihre negative Darstellung in der Vergangenheit ist die Akzeptanz für diese Behandlungsmöglichkeit in der Gesellschaft sehr gering. Deshalb ist eine besonders gute Aufklärung erforderlich.

Indikationen Eine Elektrokrampfbehandlung ist nur dann indiziert, wenn alle anderen Möglichkeiten ausgeschöpft wurden. Dies kann zum Beispiel sein bei:

- lebensbedrohlicher perniziöser Katatonie (primäre Indikation),
- schweren Depressionen, die auf Medikamente nicht ansprechen und
- therapieresistenten Schizophrenien.

Kontraindikationen

- Arterielles Aneurysma
- Vorausgegangener zerebraler Insult
- Frischer Myokardinfarkt

Die elektrische Auslösung großer epileptischer Anfälle ist das Prinzip dieser Therapie. Die Elektrokrampfbehandlung darf nur in Zusammenarbeit mit einem Anästhesisten und nur in einer Fachklinik vorgenommen werden. In der Regel bekommt der Patient mindestens zehn Elektrokrampfbehandlungen. Die Patienten, bei denen die Wirkung nicht von großer Dauer ist, können Erhaltungs-EKTs bekommen. Es ist möglich, durch die Therapie die Ansprechbarkeit auf Neuroleptika zu steigern und so ihre Dosis zu reduzieren.

Immer wird die Heilkrampfbehandlung in **Kurznarkose** und unter dem Schutz eines nur kurze Zeit wirksamen **Muskelrelaxans** vorgenommen. Früher waren Frakturen (Kompressionsfraktur im unteren Teil der Brustwirbelsäule, Oberarm- und Oberschenkelfrakturen) sowie Luxationen keine Seltenheit. Durch die Gabe des Muskelrelaxans ist dies vermeidbar. Der Patient wird meist kurzfristig mit einer Maske beatmet und muss wie bei jeder Narkose wegen der Gefahr des Erbrechens nüchtern bleiben.

Ist der Patient nach Gabe des Narkotikums eingeschlafen, wird das Muskelrelaxans injiziert und etwa 0,5–1 Minute später der Krampfanfall ausgelöst.

Durch künstliche Beatmung wird die den Anfall bis zu einigen Minuten überdauernde periphere Atemlähmung ausgeglichen. Nach der Behandlung muss der Patient überwacht werden, weil Bewusstseinstrübungen oder Durchgangssyndrome eintreten können. Appliziert werden Gleichstromimpulse, wobei die Stromstärke durchschnittlich 500 mA beträgt. Zu den Nebenwirkungen gehören kognitive Störungen, vor allem Störungen der Merkfähigkeit, die jedoch nur Stunden bis Tage anhalten. Als weitere typische Komplikationen sind Kopfschmerzen erwähnenswert. Die Gefahr von ernsthaften, lebensbedrohlichen Komplikationen ist deutlich geringer als beispielsweise bei einer Geburt.

MERKE

Die EKT ist nicht zu verwechseln mit einer Defibrillation während einer Reanimation, bei der es darum geht, das Herz durch eine elektrische Reizung wieder zum Schlagen zu bringen.

Schlafentzug oder Wachtherapie

Der Schlafentzug findet Anwendung in der Behandlung von Depressionen. Er kann eingesetzt werden, um die Zeit bis zur Wirkung der medikamentösen Therapie zu überbrücken, ebenso als zusätzlicher Anstoß bei einer Teilbesserung unter Medikamenten. Wenn der Patient auf Schlafentzug anspricht (ca. 60–70 % der Fälle) kann er als diagnostisches Mittel zur Unterscheidung von echter Demenz und Pseudodemenz bei Depressionen eingesetzt werden.
Es gibt folgende Arten des Schlafentzugs:

Kompletter Schlafentzug Eine ganze Nacht.

Partieller Schlafentzug (zweite Hälfte der Nacht) Es hat sich gezeigt, dass ein partieller Schlafentzug gute antidepressive Wirkung hat, d.h., eine Methode des Schlafentzugs besteht darin, dass man den Patienten nach einer 5- bis 6-stündigen Schlafdauer morgens um 1 oder 2 Uhr weckt und dann wach hält.

Verschobener Schlafentzug Eine Kombination aus partiellem Schlafentzug und Schlafphasenvorverlagerung hat sich ebenfalls bewährt. So schläft der Patient in der ersten Nacht von 17 bis 24 Uhr, dann von 18 bis 1 Uhr etc. Die Verschiebung wird weiter geführt, bis sich der ehemalige Schlafrhythmus wieder ergibt.

Selektiver Schlafentzug (Entziehung des REM-Schlafs) Beim selektiven Schlafentzug werden dem Patienten ungefähr 3 Wochen lang die REM-Schlafphasen entzogen. Da dies aber einen hohen technischen und personellen Aufwand verlangt, ist es in der Praxis nur schlecht umsetzbar.

Leiden die Patienten an Tagesschwankungen mit abendlicher Aufhellung (hier verhindert der Schlafentzug den nächtlichen Rückfall in die Depression) oder sind Schlaf- oder Vitalstörungen vorhanden, ist diese Art der Therapie indiziert. Auch bei psychomotorischer Hemmung und Angst oder bei depressiven Wahngedanken bei zyklothymen Depressionen (wenn sie mit Tagesschwankungen einhergehen), ist ein Schlafentzug sehr erfolgreich. Wenn die Besserung nicht anhält, muss die Behandlung in wöchentlichen Abständen wiederholt werden.

Lichttherapie

Treten die Phasen einer Depression überwiegend im Winter auf („saisonal affective disorder"), kann eine **Lichttherapie** (Phototherapie) den stimmungsaufhellenden Effekt von Antidepressiva verstärken. Die depressiven Phasen beginnen meist im Spätherbst und verschwinden nach durchschnittlich 4 Monaten.

Möglicherweise wird durch die Lichttherapie die „innere" Uhr der Patienten korrigiert. Bei Menschen, die an dieser Winterdepression leiden, treten häufig **zentral-vegetative Symptome** auf, wie erhöhte Kälteempfindlichkeit, Appetitsteigerung, einhergehend mit einem Heißhunger auf Süßigkeiten und einem größeren Schlafbedürfnis.

Sie werden täglich zweimal je 1–2 Stunden einem hellen Speziallampen-Licht, das dem Tageslichtspektrum entspricht (mindestens 10.000 Lux), ausgesetzt. Mit dieser Therapie können gleichzeitig mehrere Personen in einem Raum behandelt werden. Die antidepressive Wirkung ist auf einen durch das Licht veränderten Melatoninstoffwechsel zurückzuführen.

Literatur

AWMF-Leitlinien für die Kinder- und Jugendpsychiatrie, unter: www.awmf.org/leitlinien/aktuelle-leitlinien/ll-liste/deutsche-gesellschaft-fuer-kinder-und-jugendpsychiatrie-psychosomatik-und-psychotherapie.html (letzter Zugriff 15.7.2019).

von Auer A K, Bohus M. Integratives Skillstraining für Jugendliche mit Problemen der Gefühlsregulation (DBT-A) – Das Therapeutenmanual. Stuttgart: Schattauer.

Bandelow B et al. Deutsche S3-Leitlinie Behandlung von Angststörungen. Düsseldorf 2014.

Budnik B. Pflegeplanung leicht gemacht. München: Elsevier Urban & Fischer, 8. Aufl. 2018.

DGPPN. S3-Leitlinie Schizophrenie. AWMF-Register Nr. 038-009, März 2019.

Flatten G et al. S3 – Leitlinie Posttraumatische Belastungsstörung. Trauma & Gewalt, 2011; 3: 202–210.

Fricke S. Therapie-Tools Zwangsstörungen. Weinheim: Beltz, 2016.

Heidenreich T, Michalak J. Achtsamkeit („Mindfulness") als Therapieprinzip in Verhaltenstherapie und Verhaltensmedizin. Verhaltenstherapie, 2003; 13: 264–274.

Holnburger M. Pflegestandards in der Psychiatrie. München: Elsevier Urban & Fischer, 3. Aufl. 2012.

Kistner W. Der Pflegeprozess in der Psychiatrie. München: Elsevier Urban & Fischer, 4. Aufl. 2002.

Legenbauer T, Vocks S. Manual der kognitiven Verhaltenstherapie bei Anorexie und Bulimie. Berlin: Springer, 2. Aufl. 2014.

Lenz A, Wiegand-Grefe S. Ratgeber Kinder psychisch kranker Eltern. Informationen für Betroffene, Eltern, Lehrer und Erzieher. Göttingen: Hogrefe, 2016.

Löffert S, Blum K, Steffen P. Grundständige Ausbildung in der Intensiv- und Psychiatriepflege. Gutachten des Deutschen Krankenhausinstituts e. V. (DKI). Im Auftrag der Deutschen Krankenhausgesellschaft (DKG), Düsseldorf, 2012.

Maercker A (Hrsg.). Posttraumatische Belastungsstörungen, Berlin: Springer, 4. Aufl. 2013.

Margraf J. Kapitel 1: Hintergründe und Entwicklung. In: Margraf J, Schneider S (Hrsg.). Lehrbuch der Verhaltenstherapie. Band 1: Grundlagen, Diagnostik, Verfahren und Rahmenbedingungen psychologischer Therapie. Berlin: Springer, 4. Aufl. 2018.

Margraf J, Schneider S. Lehrbuch der Verhaltenstherapie. Band 1 und 2. Berlin: Springer, 4. Aufl. 2018.

Needham I. Pflegeplanung in der Psychiatrie. Bad Emstal: RECOM, 3. Aufl. 1996.

Niegot F. Pflege von Menschen mit Belastungsreaktionen, Anpassungsstörungen, Neurosen, Persönlichkeitsstörungen. Kapitel 10. In: Thiel H, Jensen M, Traxler S (Hrsg.). Klinikleitfaden Psychiatrische Pflege. München: Elsevier, 4. Aufl. 2016.

Petermann F. Therapie-Tools Eltern- und Familienarbeit. Weinheim: Beltz, 2017.

Plener P L. Suizidales Verhalten und nichtsuizidale Selbstverletzungen. Berlin: Springer, 2015.

Schneider S, Margraf J. Agoraphobie und Panikstörung. Fortschritte der Psychotherapie. Göttingen: Hogrefe, 2. Aufl. 2017.

Register